全国高职高专药学类专业规划教材（第三轮）

# 中药炮制

（供药学类、中药学类专业用）

主 编 赵 斌 葛秀允

副主编 赵启苗 丑 安 李 砺

编 者（以姓氏笔画为序）

丑 安（长沙卫生职业学院）

邓仙梅（肇庆医学院）

兰 英（乐山职业技术学院）

李 进（重庆三峡医药高等专科学校）

李 砺 [国药集团冯了性（佛山）药材饮片有限公司]

佘 丹（广东陈皮人家集团有限公司）

陈志维（广州至信中药饮片有限公司）

林 玲（福建卫生职业技术学院）

欧阳若水（广东江门中医药职业学院）

赵 斌（广东江门中医药职业学院）

赵启苗（辽宁医药职业学院）

黄玉梅（广东云浮中医药职业学院）

葛秀允（山东医学高等专科学校）

中国健康传媒集团
中国医药科技出版社 ·北京

# 内 容 提 要

本教材为"全国高职高专药学类专业规划教材（第三轮）"之一，是根据中药炮制技术教学大纲的基本要求和课程特点编写而成。本教材分为 17 个项目，前 4 个项目叙述了中药炮制的基本理论、基本知识和基本技术，中间 12 个项目系统介绍了 198 种中药炮制的相关内容，最后一个项目为炮制实训，涵盖了《国家职业技能标准：中药炮制工》技能要求的主要内容且与《中国药典》（2025 年版）保持一致。本教材为书网融合教材，配有 PPT、题库、重点小结等教学配套资源，使教材内容立体化、生动化，便教易学。

本教材供高职药学类、中药学类专业教学使用，也可供中药饮片生产、药品经营企业及医药其他相关专业人员学习使用，还可作为中药炮制工国家职业技能鉴定和执业中药师资格考试的参考用书。

## 图书在版编目（CIP）数据

中药炮制 / 赵斌，葛秀允主编. -- 北京：中国医药科技出版社，2025.8. --（全国高职高专药学类专业规划教材）. -- ISBN 978-7-5214-5113-9

Ⅰ. R283

中国国家版本馆 CIP 数据核字第 2025HP8514 号

美术编辑　陈君杞
版式设计　友全图文

出版　**中国健康传媒集团**｜中国医药科技出版社
地址　北京市海淀区文慧园北路甲 22 号
邮编　100082
电话　发行：010 - 62227427　邮购：010 - 62236938
网址　www.cmstp.com
规格　889mm×1194mm $^1/_{16}$
印张　19 $^1/_2$
字数　542 千字
版次　2025 年 8 月第 1 版
印次　2025 年 8 月第 1 次印刷
印刷　天津市银博印刷集团有限公司
经销　全国各地新华书店
书号　ISBN 978-7-5214-5113-9
定价　**65.00 元**

获取新书信息、投稿、为图书纠错，请扫码联系我们。

# 数字化教材编委会

# 出版说明

全国高职高专药学类专业规划教材，第一轮于2015年出版，第二轮于2019年出版，自出版以来受到各院校师生的欢迎和好评。为深入学习贯彻党的二十大精神，落实《国务院关于印发国家职业教育改革实施方案的通知》《关于深化现代职业教育体系建设改革的意见》《关于推动现代职业教育高质量发展的意见》等有关文件精神，适应学科发展和高等职业教育教学改革等新要求，对标国家健康战略、对接医药市场需求、服务健康产业转型升级，进一步提升教材质量、优化教材品种，支撑高质量现代职业教育体系发展的需要，使教材更好地服务于院校教学，中国健康传媒集团中国医药科技出版社在教育部、国家药品监督管理局的领导下，组织和规划了"全国高职高专药学类专业规划教材（第三轮）"的修订和编写工作。本轮教材共包含39门，其中32门为修订教材，7门为新增教材。本套教材定位清晰、特色鲜明，主要体现在以下方面。

## 1. 强化课程思政，辅助三全育人

贯彻党的教育方针，坚决把立德树人贯穿、落实到教材建设全过程的各方面、各环节。教材编写将价值塑造、知识传授和能力培养三者融为一体。深度挖掘提炼专业知识体系中所蕴含的思想价值和精神内涵，科学合理拓展课程的广度、深度和温度，多角度增加课程的知识性、人文性，提升引领性、时代性和开放性，辅助实现"三全育人"（全员育人、全程育人、全方位育人），培养新时代技能型创新人才。

## 2. 推进产教融合，体现职教特色

围绕"教随产出、产教同行"，引入行业人员参与到教材编写的各环节，为教材内容适应行业发展献言献策。教材内容体现行业最新、成熟的技术和标准，充分体现新技术、新工艺、新规范。

## 3. 创新教材模式，岗课赛证融通

教材紧密结合当前实际要求，教材内容与技术发展衔接、与生产过程对接、人才培养与现代产业需求融合。教材内容对标岗位职业能力，以学生为中心、成果为导向，持续改进，确立"真懂（知识目标）、真用（能力目标）、真爱（素质目标）"的教学目标，从知识、能力、素养三个方面培养学生的理想信念，提升学生的创新思维和意识；梳理技能竞赛、职业技能等级考证中的理论知识、实操技能、职业素养等内容，将其对应的知识点、技能点、竞赛点与教学内容深度衔接；调整和重构教材内容，推进与技能竞赛考核、职业技能等级证书考核的有机结合。

## 4. 建新型态教材，适应转型需求

适应职业教育数字化转型趋势和变革要求，依托"医药大学堂"在线学习平台，搭建与教材配套的数字化课程教学资源（数字教材、教学课件、视频及练习题等），丰富多样化、立体化教学资源，并提升教学手段，促进师生互动，满足教学管理需要，为提高教育教学水平和质量提供支撑。

# PREFACE 前言

为贯彻落实全国职业教育工作会议精神，推动职业教育教学改革，适应中医药行业对高技能人才的需求，我们依据高等职业教育专科中药学、中药制药专业教学标准、中药炮制技术教学大纲，并参考了本套教材的编写原则和要求编写了本教材。本教材供高职药学类、中药学类专业教学使用，也可供中药饮片生产、药品经营企业及医药其他相关专业人员学习使用，还可作为中药炮制工国家职业技能鉴定和执业中药师资格考试的参考用书。

中药炮制是高职中药学类专业的专业核心课程之一，学习目标是让学生掌握中药饮片常用的炮制技术知识和操作技能，并具有依据中药饮片生产质量管理规范和标准操作规程，进行中药饮片生产，并对饮片质量进行质量评价的能力。

本教材充分吸收中药炮制专业教材及医药行业最新成果，践行"落实立德树人根本任务"。本教材共分为 17 个项目，项目一至四论述了中药炮制的基本理论、基本知识与基本技能等内容；项目五至项目十六采用炮制工艺与辅料相结合的分类方法，列举了 198 种代表性中药的处方用名、来源、炮制方法、成品质量、炮制作用、炮制研究、贮藏等内容；项目十七介绍中药炮制实验技术。本教材的特点有以下几项。

一是编写内容上，精选了 198 种代表性中药，涵盖了执业中药师、中药炮制工（高级）、全国职业院校技能大赛高职组"中药传统技能"赛项全部品种。饮片的处方用名、炮制方法、成品质量、贮藏等内容，均与《中国药典》（2025 年版）、《全国中药炮制规范》（1988 年版）、各省级中药炮制规范等标准进行核对，与法定标准一致。其中《中国药典》（2025 年版）未收载的中药饮片，本教材均标明了标准来源，以便于学生查阅学习。

二是编写体例上，将传统炮制技术与现代新技术有机衔接，知识技能突出重点，技术技巧突出特色。每个项目均设计了学习目标、情境导入、知识链接和目标检测等栏目，便于学生明确教学重点和难点，了解炮制相关技术发展前沿，激发学习兴趣，提高学习效率。每个项目还增加对接执业药师考试大纲（第九版）内容，对学习内容进行知识梳理，为执业药师备考奠定基础。

三是在教学资源上，本教材配套了"医药大学堂"在线学习平台，配套有电子教材、PPT、重点小结、练习题及数字化教学服务（在线教学、在线作业、在线考试），使教材内容立体化、生动化，便教易学。

本教材由赵斌、葛秀允担任主编，参加教材编写的老师具体分工如下：赵斌负责项目一；葛秀允负责项目二、项目三；赵启苗负责项目五、项目七；丑安负责项目十的学习任务一至三、实训任务五；欧阳若水负责项目八、实训任务三；黄玉梅负责项目九、实训任务四；佘丹负责项目六、项目十二和实训任务七；林玲负责项目十的学习任务四至六、项目十一和实训任务六；邓仙梅负责项目四和实训任务十一；兰英负责项目十三、项目十四和实训任务八；李进负责项目十五、项目十六和实训任务九、十；陈志维负责实训任务一；李砺负责实训任务二；全书由赵斌负责统稿和定稿工作。

在本教材编写过程中，得到了各位编者所在院校及有关专家的大力支持。广州至信中药饮片有限公司、国药集团冯了性（佛山）药材饮片有限公司为本教材编写提供了大量帮助和企业案例，在此一并表示衷心的感谢。鉴于编者水平所限，教材难免存在不足之处，恳请广大师生和读者批评指正。

编　者
2025 年 3 月

# CONTENTS 目录

# 项目一 中药炮制概述

**知识目标**：通过本项目的学习，应掌握中药炮制、炮炙、中药饮片等术语的含义；中药炮制的有关法律法规。熟悉中药炮制各发展阶段代表性的中药炮制著作，传统制药原则和制法。了解中药炮制发展史和中药炮制任务。

**能力目标**：能根据教学资料自主学习中药炮制技术课程；能查阅中药炮制标准并正确解读标准要求。

**素质目标**：通过本项目的学习，树立专业自信和学科自信；培养依法炮制的理念和社会责任心。

**情境导入**

**情境**：2006 年 5 月 20 日，国务院在中央政府门户网上公布了《国务院关于公布第一批国家级非物质文化遗产名录的通知》（国发〔2006〕18 号），确定了包括十类 518 项在内的首批国家级非物质文化遗产名录。其中，中药炮制技术，作为中国传统医药的重要制备手段之一，由中国中医科学院和中国中药协会联合申报，成功跻身该名录的传统医药类别，编号为Ⅸ-3。这一荣誉不仅提升了中药炮制技术的社会认知度，也为其推广和保护奠定了坚实基础。

至今，我国已陆续于 2006 年、2008 年、2011 年、2014 年和 2021 年公布了五批非物质文化遗产名录。在这过程中，中药炮制技术的范畴也不断扩展，涵盖了四大怀药种植与炮制（2008 年）、中药炮制技艺（2008 年）、人参炮制技艺（2014 年）、武义寿仙谷中药炮制技艺（2014 年）、樟树中药炮制技术（2014 年）、汉派彭银亭中药炮制技艺（2021 年）以及新会陈皮炮制技艺（2021 年）等七项内容。

**思考**：1. 中药炮制在中医药中有什么重要地位？

2. 如何传承和创新发展中药炮制技术这项国家级非物质文化遗产？

中药炮制是按照中医药理论，根据药物自身性质以及调剂、制剂和临床应用的需要，将中药材制备成中药饮片的一项独特的制药技术。中药炮制的制备对象是中药饮片，与中药材、中成药都是中药行业的重要领域，彼此之间联系紧密。

中药材，系指药用植物、动物或矿物等的药用部位，采集后经过产地初加工而成的原料药材。中药材不能直接用于临床，仅是制备中药饮片的原料。中药饮片，系指药材经过炮制后可直接用于中医临床或制剂生产使用的药品。饮片既是临床处方药品，又是制备中药配方颗粒和中成药的原料。中成药，系指在中医药理论指导下，以中药饮片为原料，按规定的处方和标准制成的具有一定规格的剂型，可以直接用于防治疾病的制剂。中药材、中药饮片、中成药是中药行业的三大支柱，中药材必须炮制成中药饮片后，才能用于临床或用于制备中成药和中药配方颗粒，这是中医临床用药的一大特点，也是中医药学的一大特色。从以上叙述可知，中药饮片处于中药行业三大支柱的中心位置。

炮制是我国中医药学特有的制药术语，从历代相关资料来看，还曾有过炮炙、修事、修治、修制等多种称谓。虽然名称不同，但所叙内容一致，其中炮制、炮炙两词应用最多。"炮炙"最早是指用火加工处理药物的方法，但随着中医药的发展，中药加工技术远远超出了火制的范畴，"炮炙"一词已不能概括中药加工处理的全貌。为了保持炮炙的原意，又能更广泛涵盖中药的各种加工技术，现代多用"炮制"一词。其中，"炮"代表与火有关的加工处理技术，"制"则代表更广泛的各种加工处理方法。现今"炮炙"一词一般指除净制、切制以外的其他炮制方法。

学习中药炮制，推动中药炮制技术不断创新和发展，一是要继承中药传统炮制理论、技术和文化；二是要应用现代炮制技术和设备，进行中药饮片生产、质量控制和贮藏保管；三是要应用现代科学技术探讨炮制原理，改进炮制工艺和设备，完善饮片质量标准，确保中医临床用药安全、有效。

**知识链接**

### 中药配方颗粒

中药配方颗粒（single extract of Chinese traditional medicinal crops），是以传统中药饮片为原料，经过提取、分离、浓缩、干燥、制粒、包装等生产工艺，加工制成的一种统一规格、统一剂量、统一质量标准的新型配方用药。其有效成分、性味、归经、主治、功效和传统中药饮片完全一致，既保留了中医辨证施治的灵活性，又省去了患者的煎煮之烦。同时颗粒冲服便捷卫生，可单味使用，亦可组方调配。中药配方颗粒作为中药饮片的加工品，是对传统饮片的补充而不是替代，其质量监管仍纳入中药饮片的管理范畴。

2021 年，国家药品监督管理局发布《中药配方颗粒质量控制与标准制定技术要求》，结束了中药配方颗粒长达 20 余年的试点工作，正式推行备案制。至今，国家已发布 265 个中药配方颗粒国家药品标准，提升了该类产品的市场准入门槛，对生产企业的规模和质量把控提出了更高要求。

# 学习任务一　中药炮制的起源与发展

## 一、中药炮制的起源

中药炮制源远流长，其历史可追溯至原始社会，是随着中药的发现和应用而产生的，有了中药就有了中药的炮制。人类在生活实践中，逐渐积累了药物知识及其处理方法，简单的清洗、切割、捣碎等处理方法经过演变，形成了类似现代中药饮片净制和切制技术，这是中药炮制的萌芽。

火的使用是人类发展的一个里程碑，使人类的饮食方式由"茹毛饮血"转变为"炮生为熟"，同时也极大促进了中药炮制的发展。中药炮制在古代又称"炮炙"，据《说文解字》载："炮，毛炙肉也"；"炙，炙肉也，从肉在火上"。即用"炮""炙"等火加工食物的方法来加工处理药材，这就形成了中药炮制的雏形。

酒的发明与应用起源于旧石器时代，新石器时代晚期已有专用酒器出土，历史悠久。随着人们发现酒具有温中散寒、活血通络等作用，于是开始将其用于疾病治疗，并逐渐引入到药物炮制中，从而产生了辅料制法，丰富了炮制方法和内容。

陶器在我国仰韶文化时期（公元前 5000 年左右）就已出现，起初作为生活器皿，用于烹饪和储物。陶器皿不仅耐高温，还能保持药物成分的稳定和药效，后来逐步应用于中药的蒸、煮、煅制以及存放中药汤剂。陶器的发明和应用，极大丰富和拓展了炮制的内容。

## 二、中药炮制的发展

中药炮制技术独具特色，历史悠久且内涵丰富，是中医用药的精髓。随着科技的不断进步，中药炮制也在持续探索和发展中。其发展大致可分为四个阶段：起始形成于春秋战国至宋代，理论成熟于金元、明时期，广泛应用于清代，中华人民共和国成立以后进入振兴与发展时期。各个时期的炮制特点和主要文献如下。

### （一）春秋战国至宋代——炮制技术的起始与形成时期

**1. 汉代以前**　该时期文献中所记载的都是比较简单的炮制内容，且零散记载，未成体系。

《五十二病方》约成书于春秋战国时期，是我国迄今为止发现的最早有炮制内容记载的医方书。载有净制、切制、水制、火制、水火共制等炮制方法，并有操作方法的简单记述。如"取商牢（陆）渍醯（醋）中""陈鐖，蒸而取其汁"等。并对个别药物的炮制作用进行了说明，如"止出血者，燔发"。

《黄帝内经》约为战国至秦汉时代的著作，是我国现存最早的中医学经典。其在《灵枢·邪客》篇中有"治半夏"的记载，可见当时已注意到有毒药物的炮制；《素问·缪刺论》中所说的"其左角发方一寸，燔治……"即是煅制最早的炭药——血余炭。《灵枢·寿夭刚柔》中的"㕮咀"即是当时的切制饮片。

**2. 汉代**　对中药炮制的目的、原则已初步确立，出现了诸多炮制方法和炮制品，但方法均较为简单。

《神农本草经》约成书于东汉时期，是我国第一部中药学专著。全书载药365种，其中有13种药物记载了炮制方法，如"桑螵蛸……采蒸之"。该书序录中论述了药物应用时的炮制原则，如对有毒药物炮制方法与机制进行了阐述："若有毒宜制，可用相畏相杀者，不尔勿合用也"，对产地加工和生熟应用阐述为："药有酸咸甘苦辛五味……阴干，曝干，采造时月，生熟，土地所出，真伪新陈，并各有法。"

《伤寒杂病论》由东汉张仲景所著，后世整理为《伤寒论》和《金匮要略》两部分。该书明确了药物生熟异用学说，在《金匮要略》证治总例中指出"有须烧炼炮炙，生熟有定"，还阐明了药物粒度与药效的关系，指出"凡㕮咀药，欲如豆大，粗则药力不尽"。《伤寒杂病论》中有关药物的炮制方法多散见于处方药物的脚注，且与药物配伍、剂型、煎法、服用相联系，有些药物在不同方剂中还分别采用了不同的炮制方法，体现了炮制与辨证施治的关系。

**3. 两晋、南北朝时期**　该时期对于炮制原理和方法有了许多新的认识和创新，特别是出现了第一部中药炮制专著。

《肘后备急方》由东晋葛洪所著。全书收载了80余味中药的炮制方法，如首次记载干馏法制竹沥。书中提出了许多药物中毒的解救方法，如生姜汁可解半夏毒，大豆汁解附子毒等。

《本草经集注》由南北朝梁代陶弘景所著，是我国第二部中药学专著。该书首次将零星的炮制技术作了系统归纳，提出了炮制通用要求，如"凡汤中用完物皆擘破""诸虫先微炙""诸石皆细捣""阿胶，炙令通体沸起"等。

《雷公炮炙论》由南北朝刘宋时期雷敩所著，是我国第一部炮制专著，但该书早已佚失。该书总结了前人炮制方面的技术和经验，增加了许多新方法，较详细记述了药物的各种炮制方法。如净制有"拣、去甲土、去粗皮……"切制有"切、锉、擘……"干燥有"拭干、阴干、风干……"该书广泛应用辅料炮制药物，如收载有苦酒浸、蜜涂炙、糯米炒、酥炒、麻油煮、糯汁浸、药汁制等法。该书收载的许多炮制方法具有一定的科学性，如大黄用蒸来缓和其泻下作用；莨菪、吴茱萸等含有生物碱，用醋制可以使生物碱成盐，而增大在水中的溶解度；对挥发性药物茵陈，指出"勿令犯火"，即防止高温处理；对某些含鞣质药物，如白芍等需用竹刀刮去皮，知母勿令犯铁器等，至今仍有指导意义。

**4. 唐代** 该时期中药炮制的品种、方法等方面均取得长足进步，并作为国家法定内容加以收载。

《备急千金要方》由唐代孙思邈所著。书中阐明了炮制的重要性，还记载了中药由依方中脚注临时炮制发展为提前炮制，"诸经方用药所有熬炼节度，皆脚注之，今方则不然，与此篇具条之，更不烦方下别注也。"

《新修本草》是唐代苏敬等人编撰，由唐朝政府颁布的世界最早的药典。该书将炮制列为法定内容，收载有很多炮制方法，除了煨、煅、燔、炒、蒸、煮等外，还有作糵、作曲、作豉、作大豆黄卷、芒硝提净等法。书中还首次明确规定"唯米酒、米醋入药"，对矿物药的炮制方法也有较为详尽的记载，炮制内容更为丰富。

**5. 宋代** 在此时期，政府非常重视药学发展，中药炮制也取得了较大发展。炮制品种更加丰富，炮制目的更加多样化，炮制方法有很大改进。

《经史证类备急本草》（简称《证类本草》）由宋代唐慎微所编撰。该书广泛辑录了宋以前有关药学方面的文献，部分现今已失传的医药书籍内容通过该书得以保存，如《雷公炮炙论》等。书中每种药物之后附有炮制方法，为后世制药行业提供了药物炮制资料。

《太平惠民和剂局方》由宋政府组织陈师文等编撰，是由国家颁布的第一部中成药规范。该书对中药炮制非常重视，强调"凡有修合，依法炮制"，并特设"论炮炙三品药石类例"，收录了185种中药的炮制方法和要求。该书的炮制工艺和要求成为国家法定制药技术标准的组成部分，充分体现了中药炮制与中药制剂的密切关系，对保证中成药质量起了很大的作用。现代应用的许多炮制方法，很多都与该书所列的方法相似，如水飞、醋淬、镑、纸煨、面煨、巴豆制霜、苍术米泔水浸等。

## （二）金元、明时期——中药炮制理论的形成时期

**1. 金元时期** 该时期名医众多，各有专长，普遍重视药物炮制前后的不同应用，炮制辅料的作用，并结合临床实践阐述炮制理论，促进了炮制理论的发展和提高。

《汤液本草》由元代王好古所著。书中对酒制药物进行了论述："黄芩、黄连、黄檗、知母，病在头面及手梢皮肤者，须用酒炒之，借酒力以上腾也。咽之下、脐之上，须酒洗之，在下生用。"

《十药神书》由元代葛可久所著。书中首次提出炭药止血的理论："大抵血热则行，血冷则凝……见黑则止。"著名的止血方"十灰散"就是出自于该书。

**2. 明代** 该时期医药学家系统归纳总结了前人的传统炮制技术和理论，在炮制技术和炮制理论方面均有显著建树。

《本草发挥》由明代徐彦纯编撰。该书对炮制作用原理有较多阐述，如"神曲火炒以补天五之气，入足阳明胃经"。还提出童便制、盐制的炮制作用，即"用附子、乌头者当以童便浸之，以杀其毒，且可助下行之力，入盐尤捷也""心虚则盐炒之""以盐炒补心肺"等。

《本草蒙筌》由明代陈嘉谟所著。书中提出要严格控制炮制品质量："凡药制造，贵在适中，不及则功效难求，太过则气味反失。"该论述对于现代评价中药饮片质量仍有指导意义。该书总结了水制、火制、水火共制三类中药炮制方法，还首次系统概括了辅料在中药炮制中的作用，如"酒制升提，姜制发散，入盐走肾脏，仍仗软坚，用醋注肝经且资住痛，童便制除劣性降下，米泔制去燥性和中，乳制滋润回枯助生阴血，蜜制甘缓难化增益元阳，陈壁土制窃真气骤补中焦，麦麸皮制抑酷性勿伤上膈，乌豆汤、甘草汤渍曝并解毒致令平和，羊酥油、猪脂油涂烧，咸渗骨容易脆断……"

《本草纲目》由明代李时珍所著，是我国古代最重要的中药学巨著。全书载药1892种，其中有330味药记有"修治"专目。在"修治"专目中，记载的炮制方法有近20类70法，多为综述前代的炮制经验，其中也有部分为李时珍本人炮制经验或见解。书中多数制法，至今仍为炮制生产所沿用，

如半夏、天南星、胆南星等的炮制方法。

《炮炙大法》由明代缪希雍所著，是继《雷公炮炙论》之后第二部炮制专著。收载了439种药物的炮制方法，叙述了各药出处、采集时间、优劣鉴别、炮制辅料、操作程序及药物贮藏等内容。并将前人的炮制方法归纳为：炮、爁、煿、炙、煨、炒、煅、炼、制、度、飞、伏、镑、摋、晒、曝、露十七种方法，称为雷公炮炙十七法。

### （三）清代——炮制品种和技术进一步扩大应用时期

清代在总结前代炮制理论和炮制方法的基础上，增加了炮制品种，并有专项记载炮制方法和作用。

《本草述》由清代刘若金所著。全书收载有关炮制的药物超过300种，记述药物的各种炮制方法、作用、炮制目的以及理论解释，内容丰富。经杨时泰修改删节为《本草述钩元》，意旨更为明确，如记载黄芪"治痈疽生用，治肺气虚蜜炙用，治下虚盐水或蒸或炒用等"。

《修事指南》由清代张仲岩所著，是我国第三部炮制专著。全书共载药232种，系统地叙述了各种炮制方法，书中强调了炮制在中医药学中的重要作用，指出："炮制不明，药性不确，则汤方无准而病证无验也。"书中还增加了部分新的炮制理论，如提出："吴茱萸汁制抑苦寒而扶胃气，猪胆汁制泻胆火而达木郁，牛胆汁制去燥烈而清润……炙者取中和之性，炒者取芳香之性……"

《本草纲目拾遗》由清代赵学敏编撰。全书记载了当时很多炮制方法，还特别收载了相当数量的炭药，并明确提出"炒炭存性"的要求。书中还对某些中药的炮制方法提出了不同的见解，如不赞同对半夏长期浸泡。

### （四）中华人民共和国成立以后——炮制振兴与发展时期

民国时期，国民政府大力发展西医学，通过了《废止旧医以扫除医事卫生之障碍案》等提案，严重阻碍了中医药事业发展，中药炮制的发展也受到影响。中华人民共和国成立后，党和政府十分重视中医药事业的发展，现代科学技术应用于中药炮制的各个领域，中药炮制也从一门传统的制药技术发展为一门学科，得到了前所未有的发展。

**1. 传承和文献整理方面** 中药炮制技术被列入第一批国家非物质文化遗产目录。2015—2022年，国家中医药管理局在全国遴选了74个中药炮制技术传承基地，开展了以技术传承、理论传承、文化传承、人才传承、开发利用为主要目标的建设。广大中医药工作者将各地具有悠久历史的炮制经验和炮制文献进行了系统整理，相继出版了一些炮制专著，如《中药炮制经验集成》《历代中药炮制法汇典》《樟树中药炮制全书》等，形成了较为完整的文献资料。

**2. 法规与质量标准方面** 2019年修订的《中华人民共和国药品管理法》和2016年通过的《中华人民共和国中医药法》均有与炮制相关的法律条文。《中华人民共和国药典》作为国家监督药品质量的法典，从1963年版开始在一部收载中药炮制的内容，并附有"炮制通则"，2005年版开始单列中药饮片的国家药品标准，明确了中药饮片作为处方药品的法定特性。2023年，《国家中药饮片炮制规范》公布了61个中药饮片的质量标准，加上《全国中药炮制规范》《中药饮片质量通则》和各省级《中药饮片炮制规范》，形成了中药饮片的质量标准体系。

**3. 人才培养方面** 一是在全国中医药院校的中药学及相关专业开设中药炮制专业课，并出版了统编和规划教材，培养了大批中药炮制技术人才。二是重视师承制教育，使炮制技术和实践经验得以传承。三是重视高级炮制科技人才的培养，全国高等中医药院校、科研院所培养的中药炮制方向研究生现已成为教学和科研的骨干力量，甚至成长为创新型领军人才。

**4. 炮制研究方面** 自国家"七五"计划以来，国家科研主管部门和生产主管部门就将中药炮制研究列入国家攻关项目，取得了较显著的科研成果，基本实现了炮制工艺规范化、饮片质量标准化、生产设备现代化。如"十五"期间，国家先后将川芎、巴戟天、千金子、大蓟等 30 个品种及枳壳、百合、厚朴、莪术、荆芥等 50 个品种分别列入国家重大科技专项"创新药物和中药现代化"研究课题，开展中药饮片炮制工艺和质量标准规范化研究，利用现代科学技术，以现代理论充分阐释中药炮制这门古老学科的科学内涵。全国有 21 所高校、科研院所和 18 家制药及饮片生产企业的 300 多人参与，是中华人民共和国成立以来中药炮制领域内，参加单位最多的国家科技攻关项目。"十三五"期间，国家发改委和国家中医药管理局共同组织实施"中药标准化行动计划"，制定了 60 种中成药全程质量控制标准和优质产品标准，形成中药标准化的技术服务支撑体系。

**5. 饮片生产方面**　随着中医药事业的快速发展，中药饮片的生产向大生产、机械化、自动化方向发展。原国家食品药品监督管理局规定，自 2008 年 1 月 1 日起，所有中药饮片生产企业必须在符合 GMP 条件下生产。《中药饮片 GMP 补充规定》对饮片生产管理和质量控制的全过程做了规定。这些对于统一和规范饮片生产工艺、保证饮片质量具有十分重要的意义。

☞ 课程思政

### 中药炮制学泰斗——王孝涛

王孝涛，温州平阳人，我国著名的中药炮制学专家，被评为首批国家非物质文化遗产中药炮制技术的代表性传承人。

1958 年，王老筹创"中药炮制研究室"，他遍访各地中药饮片厂，耐心总结老药工的传统炮制技艺与经验，积累了大量珍贵的第一手资料，最终汇编成《中药炮制经验集成》与《历代中药炮制资料辑要》两部巨著，为中药炮制学术的继承和发展做出了不可磨灭的贡献。

20 世纪 60 年代，王老提出建立中药炮制新学科的构想，并在与同仁们的共同努力下使其变为现实。此后，他不断深化新学科的内涵，并投身于培养炮制学科的接班人，桃李满天下，为中医药界培育了大量英才。

王老毕生致力于中药炮制事业，他的研究成果和学术贡献已成为中医药宝库中的璀璨明珠。愿广大学子传承和发扬老一辈科学家的崇高精神和科研风范，为中医药事业的持续繁荣而不懈奋斗。

# 学习任务二　中药炮制的制药原则及制法

## 一、传统制药原则

在中医药理论的指导下，历代中医药学家将炮制方法与中药的自然属性及临床疗效相结合，逐步形成了较完善的中药炮制的传统制药原则，其中明代徐大椿（灵胎）在《医学源流论·制药论》中进行了系统总结，曰："凡物气厚力大者，无有不偏，偏则有利必有害，欲取其利，而去其害，则用法以制之，则药性之偏者醇矣。其制之意各有不同，或以相反为制，或以相资为制，或以相恶为制，或以相畏为制，或以相喜为制。而制法又复不同，或制其形，或制其性，或制其味，或制其质，此皆巧于用药之法也。"现具体介绍如下。

**1. 相反为制**　系指用药性或作用相对立的辅料（或药物）来炮制，以制约药物的偏性或改变药性。如用辛热的吴茱萸炮制黄连，可制约其大寒之性。用咸寒的盐水炮制益智仁，可缓其温燥之性。用苦寒的胆汁炮制天南星，可制成性味苦凉的胆南星，用于清化热痰。

**2. 相资为制**　指用药性相似的辅料或用某种方法来炮制，以增强药物的疗效。如知母、黄柏经盐水炮制后均可增强滋阴降火作用。酒炙仙茅可增强温肾助阳作用。蜜炙黄芪可增强补中益气作用。

用炒黄法炮制种子类药物有利于有效成分煎出而提高疗效，用炒炭法能增强止血药的止血作用。

**3. 相恶为制**　指用某种辅料或某种方法来炮制，以减弱药物的副作用，是中药配伍中"相恶"内容在炮制中的延伸应用。"相恶"本来是指两种药物合用会降低或丧失功效，属于"配伍禁忌"，但在中药炮制中可以良性利用，即当中药的某种功能太过或某种功能不需要时，可用相恶的辅料或办法炮制，使太过者趋于平和，使临床不需要的功能得以消除或缓和。如枳实破气作用过强，可用麸炒的方法使缓和。苍术之燥性，非治病之需，可用麸炒或米泔水制法消除或缓和。

**4. 相畏为制**　亦称相杀为制，指用某些辅料（或药物）或某种方法来炮制，以制约药物的毒性或副作用。如生姜、白矾、石灰、甘草等能杀半夏毒，童便杀马钱子毒等。

**5. 相喜为制**　指利用某种辅料（或药物）来炮制，以改善药物的形、色、气、味，使患者乐于接受，便于服用。如阿胶经蛤粉烫后，鼓起呈球形，表面棕黄色或灰白色，质酥易碎，黏腻性降低，利于煎煮和服用。僵蚕麸炒后，色变黄且腥气减弱，减轻患者服药时的心理负担。

## 二、具体制法

**1. 制其形**　指通过炮制改变药物的外观形态或分开不同的药用部位。"形"指中药的形状、部位。中药因形态多样，或体积较大，不利于配方和煎药。所以在配方前都要通过切制、碾或捣等方法，将中药制成饮片或颗粒，煎熬时才能达到"药力共出"之要求，如茯苓、大黄等。有的中药不同药用部位具有不同的功效，需分开分别入药，如麻黄与麻黄根，莲子肉与莲子心等。

**2. 制其性**　指通过炮制改变药物的性能。通过炮制，抑制药物过偏之性，以免伤正气；或改变药物寒、热、温、凉或升、降、浮、沉的性质，以满足临床辨证施治用药的要求。如麸炒白术、炒焦槟榔、酒制大黄、胆汁制南星等。

**3. 制其味**　指通过炮制调整药物的辛、甘、酸、苦、咸五味，或矫正不良气味。根据临床用药要求，用不同的方法炮制，特别是用辅料制，能改变中药固有的味，使某些味得以增强或减弱，达到"制其太过，扶其不足"的目的，如黄连味苦恐伤胃，酒或姜制可缓解；麻黄辛味太甚恐发汗太过，伤人正气，蜜制可缓之；五灵脂腥臭味较重，醋炙后可减弱。

**4. 制其质**　指通过炮制改变或缓和中药的性质或质地。如种子类药物炒至鼓起，矿物类药物煅或淬至酥松，龟甲、鳖甲砂烫醋淬至酥脆等，均利于粉碎和煎出有效成分；如川乌、半夏等毒性药物，多以蒸、煮等方法炮制以缓其毒性和烈性，使其既能发挥治疗作用，又不至于中毒。

# 学习任务三　中药炮制的法律法规与质量标准

## 一、中药炮制的法律法规

我国中药饮片的监督管理已构建了一套较为完备的法律法规监管体系。鉴于中药炮制相关法规的丰富性，本任务将重点阐述中药炮制所依托的法律。

### （一）《中华人民共和国药品管理法》

《中华人民共和国药品管理法》（简称《药品管理法》），是由全国人民代表大会常务委员会于1984年审议通过的一部综合性药品管理法律，自1985年7月1日起施行，现在执行2019年第二次修订的《药品管理法》。其第四十四条第二款："中药饮片应当按照国家药品标准炮制；国家药品标准没有规定的，应当按照省、自治区、直辖市人民政府药品监督管理部门制定的炮制规范炮制。省、自治区、直辖市人民政府药品监督管理部门制定的炮制规范应当报国务院药品监督管理部门备案。不符合国家药品标准或者不按照省、自治区、直辖市人民政府药品监督管理部门制定的炮制规范炮制的，不得出厂、销售。"

### （二）《中华人民共和国中医药法》

《中华人民共和国中医药法》（简称《中医药法》）是由全国人民代表大会常务委员会于 2016 年审议通过的一部中医药类法律，自 2017 年 7 月 1 日起施行。其第二十七条："国家保护中药饮片传统炮制技术和工艺，支持应用传统工艺炮制中药饮片，鼓励运用现代科学技术开展中药饮片炮制技术研究。"第二十八条："对市场上没有供应的中药饮片，医疗机构可以根据本医疗机构医师处方的需要，在本医疗机构内炮制、使用。医疗机构应当遵守中药饮片炮制的有关规定，对其炮制的中药饮片的质量负责，保证药品安全。医疗机构炮制中药饮片，应当向所在地设区的市级人民政府药品监督管理部门备案。根据临床用药需要，医疗机构可以凭本医疗机构医师的处方对中药饮片进行再加工。"

> **知识链接**
>
> **禁止出口的炮制技术**
>
> 中药炮制技术是我国最具有原创性自主知识产权的一门传统制药技术，为加强对这一国家级非物质文化遗产的保护，确保中药饮片产业的健康发展，国家采取了行政保护、商业秘密保护、专利保护、商标保护等一系列手段。其中，国家商务部、科技部联合发布的《中国禁止出口限制出口技术目录》（2008 年第 12 号令、2020 年第 38 号公告）均把"中药饮片炮制技术"以及与炮制相关的"中药材资源及生产技术"列入禁止出口范围，共涉及控制要点 2 项，共 42 个品种。
>
> 毒性中药的炮制工艺和产地加工技术（25 种）：制川乌、制草乌、制南星、胆南星、制白芥子、清半夏、法半夏、姜半夏、制关白附、制附子、制商陆、制马钱子、制肉豆蔻、制芫花、制蟾酥、制藤黄、制甘遂、制狼毒、巴豆霜、制斑蝥、制青娘子、飞雄黄、飞朱砂、制京大戟、千金子霜。
>
> 常用大宗中药炮制工艺和产地加工技术（17 种）：熟大黄、熟地黄、制何首乌、制香附、鹿茸、紫河车、六神曲、建神曲、炮山甲、制肉苁蓉、制黄精、制山茱萸、制女贞子、红参、厚朴、阿胶、龙血竭。

## 二、中药炮制的质量标准

由于中药饮片的特殊性，我国中药饮片质量标准包括国家药品标准和地方药品标准。凡是国家药品标准收载的品种，必须按国家药品标准有关规定执行，国家标准没有收载的品种，应执行地方标准。

### （一）国家药品标准

**1.《中华人民共和国药典》（简称《中国药典》）**　由国家药品监督管理局组织国家药典委会制定和颁布实施，是国家药品标准的核心。《中国药典》一经颁布实施，其所载同品种或相关内容的上版药典标准或原国家药品标准即停止使用。《中国药典》2005 年版一部首次将中药饮片质量标准单列，2010 年版在凡例中对中药饮片作出了新的定位，突出了中药饮片作为处方药品的法定特性，2015 年版完善了"药材和饮片检定通则""炮制通则"，《中国药典》2025 年版一部共收载药材和饮片 615 种。其中，23 种饮片标准单列，450 种饮片标准与药材标准并列，中间用"饮片"隔开，142 种药材末列饮片项，其药材名就是饮片名，该药材标准即是其饮片标准。2025 年版饮片标准收载项目有来源、炮制、鉴别、检查、浸出物、含量测定、性味与归经、功能与主治、用法与用量、贮藏等。

**2.《国家中药饮片炮制规范》** 由国家药品监督管理局组织国家药典委员会制定并颁布实施，属于中药饮片的国家药品标准。《国家中药饮片炮制规范》的具体饮片品种自2023年开始陆续颁布、分批实施，目前已公布两批共计61个具体饮片的国家炮制规范。每个品种的炮制规范项下由来源、炮制、性状、贮藏等四项内容组成，饮片质量控制的其他要求，则执行《中国药典》相应品种的规定。

**3.《全国中药炮制规范》** 由原卫生部药政管理局于1988年颁布，亦称部颁标准。现阶段对于《中国药典》《国家中药饮片炮制规范》没有规定的饮片标准，本规范仍然有效。本规范精选了全国各省、自治区、直辖市现行实用的炮制品，共收载常用中药554种及其不同的饮片规格。

**4.《中药饮片质量通则》** 由国家中医药管理局于1994年颁布，亦称局颁标准。本标准属于饮片企业生产质量管理的范畴，包括两部分：一是《中药饮片生产过程质量标准通则（试行）》，对企业生产过程中的加工工序（包括挑选整理、水处理、切制、粉碎、干燥、炮炙）制定了质量标准；二是《中药饮片质量标准通则（试行）》，对企业生产中药饮片的性状、片型、水分、药屑杂质、包装等制定了质量标准。

**（二）地方药品标准**

我国中药饮片品种繁多，饮片规格不一，各地用药习惯和炮制方法不尽统一。为了保留地方特色，对于国家药品标准没有收载的饮片品种，各省（自治区、直辖市）制定了适用本地区使用的饮片质量标准，即省级中药饮片炮制规范，但其必须报国务院药品监督管理部门备案。

## 目标检测

答案解析

**一、单项选择题**

1. 下列不属于中药炮制学主要任务的是（ ）

    A. 改进炮制工艺     B. 制定饮片质量标准     C. 提高中药材产量

    D. 保证临床用药的安全有效     E. 探讨炮制原理

2. 归纳总结雷公炮炙十七法的是（ ）

    A. 李时珍     B. 陈嘉谟     C. 缪希雍

    D. 雷敩     E. 张仲岩

3. 直接应用于中医临床调剂配方的是（ ）

    A. 植物药     B. 原药材     C. 原料药

    D. 天然药物     E. 饮片

4. 历代的医药典籍中，最早记载的炭药是（ ）

    A. 槐花炭     B. 地榆炭     C. 血余炭

    D. 荆芥炭     E. 棕榈炭

5. 我国第一部炮制专著《雷公炮炙论》成书于（ ）

    A. 刘宋时期     B. 金元时期     C. 唐代

    D. 明代     E. 清代

6. "凡此七情，合和视之……若有毒宜制，可用相畏相杀尔，不尔勿合用也"出自（ ）

    A.《黄帝内经》     B.《神农本草经》     C.《五十二病方》

    D.《金匮玉函经》     E.《伤寒杂病论》

**二、多项选择题**

1. 中药炮制在历代医药典籍中的名称有（　）

    A. 炮炙　　　　　　　　B. 修台　　　　　　　　C. 修治

    D. 修制　　　　　　　　E. 修事

2. 下列属于古代中药炮制学专著的是（　）

    A.《修事指南》　　　　　B.《雷公炮炙论》　　　　C.《肘后备急方》

    D.《金匮玉函经》　　　　E.《炮炙大法》

**三、简答题**

中药炮制的主要任务有哪些？

-----

**书网融合……**

重点小结　　　　　习题

# 项目二 中药炮制的目的及对药物的影响

**知识目标：** 通过本项目的学习，应掌握中药炮制的目的和炮制对中药药性的影响；熟悉炮制对中药化学成分的影响；了解炮制对中药临床疗效的影响。

**能力目标：** 能根据中药炮制的目的和炮制对药物性能以及药物化学成分的影响，阐释中药炮制原理和确定炮制工艺。

**素质目标：** 通过本项目的学习，传承制药工匠精神，培养求真务实、勤于实践、勇于创新的探索精神。

## 情境导入

**情境：** 《中国药典》（2025年版）一部收载的桂附地黄丸，处方由肉桂、附子（制）、熟地黄、酒萸肉、牡丹皮、山药、茯苓、泽泻八味药组成。《备急千金要方》记载的犀角地黄汤由水牛角、生地黄、芍药、牡丹皮组成。上述两个方剂均使用地黄，其中桂附地黄丸采用熟地黄，犀角地黄汤采用的是生地黄。熟地黄是生地黄经加黄酒炖或者直接蒸制而成。中药通过炮制满足临床需要，是中医临床用药的一大特色。

**思考：** 1. 地黄饮片炮制后化学成分和药性有哪些变化？

　　　　2. 为什么地黄饮片不同炮制品功效会发生变化，中药炮制目的是什么？

## 学习任务一　中药炮制的目的

中药材来源于自然界的植物、动物和矿物等，有野生，也有家种（养殖）。原药材在采收后，经过简单产地加工而成为中药材。但它们或个体粗大、质地坚硬，或含有杂质、泥沙及非药用部位，或含有毒性成分等，不可直接应用于临床，需要经过加工炮制成饮片后方可应用。中药化学成分复杂、疗效多样，中药炮制目的也是多方面的。一种中药用不同方法炮制就会同时具有多种作用。这些作用间既有主次之分又有密切联系。归纳起来中药炮制的目的主要有以下九个方面。

### 一、降低或消除药物的毒性或副作用

毒性中药是中药的重要组成部分，也是中医用药的一大特色，毒性中药虽有较好的疗效，但直接应用于临床毒性或副作用较大，临床应用不安全。通过炮制，可以降低或消除其毒性或副作用。

炮制可以降低或消除药物的毒性。历代医家对毒性中药的炮制都很重视，如乌头、附子、半夏、天南星、甘遂、大戟等，或浸渍，或漂洗，或清蒸，或单煮，或加入辅料共同蒸、煮，以降低毒性。又如，相思子、蓖麻子、商陆、苍耳子等用加热炮制降低毒性。再如，明代李时珍在《本草纲目》中说，"干漆要炒熟，不尔损人伤胃"，以示干漆要通过炒或煅等制法除去毒性。

炮制也可消除或降低药物的副作用。如临床上遇到失眠、心神不安而又大便稀溏的患者，需用柏

子仁宁心安神。但生柏子仁有滑肠通便的副作用，服后可使患者发生腹泻，此时可将柏子仁压去油脂制成柏子仁霜应用，以消除其副作用。又如汉代张仲景在《金匮要略》中明确指出：麻黄"生则令人烦，汗出不可止"。说明麻黄生用有"烦"和"汗出不止"的副作用，用时"皆先煮数沸""去上沫"，便可除去其副作用。再如苍术中的挥发油具有"燥性"，通过麸炒，可以除去苍术中的部分挥发油，缓和"燥性"。

## 二、改变或缓和药物的性能

中药的性能主要是以寒、热、温、凉（四气）和辛、甘、酸、苦、咸（五味）来表示的。性味偏盛的药物，临床应用时往往会给患者带来一定的副作用。如太寒伤阳，太热伤阴，过辛耗气，过甘生湿，过酸损齿，过苦伤胃，过咸生痰等。

炮制可以改变药物性能，以达到改变药物作用的目的。如天南星炮制成为胆南星，性味由辛热转变为苦寒。又如，生地黄性寒，具清热、凉血、生津之功，常用于血热妄行引起的吐衄、斑疹、热病口渴等症。经蒸制成熟地黄后，其药性变温，能补血滋阴、养肝益肾，凡血虚阴亏、肝肾不足所致的眩晕，均可应用。再如，甘草"生则泻火，炙则温中"。传统认为是生则性凉，故能泻火；熟则性温，故能补中。所以古代就有"补汤宜用熟，泻药不嫌生"之说。

炮制也可以缓和药性，缓和药性是指缓和某些药物的刚烈之性。因为用药过于猛烈，易伤病家元气，可带来不良影响。为了适应患者的病情和体质的需要，许多药物必须经过炮制，以制约药物的过偏之性。如炒牛蒡子寒滑之性缓和，以免伤中。唐代孙思邈在对孕妇使用桂枝时，为了防止"胎动"，特要求用"熬"法炮制后入药。明代罗周彦也曾提及枳壳"消食去积滞用麸炒，不尔气刚，恐伤元气"。中医临床常采用炒制、蜜炙等炮制方法缓和药性，并总结出"甘能缓""炒以缓其性"的规律。

## 三、增强药物疗效

增强疗效是中药炮制的主要目的之一，炮制是增强药物疗效的有效途径和手段。如种子类药物炒黄后，种皮爆裂，有效成分易于煎出，使药效增强。矿物类药物火煅后质变酥脆，易于粉碎和煎出成分而提高疗效。健脾消食类药物炒焦后产生焦香气味，增强消食健脾胃作用。止血类药物炒炭，增强收敛止血作用。加固体辅料或液体辅料炒法，所用辅料大多能与药物产生协同作用而增强疗效。如麸炒能增强健脾胃作用，土炒增强补脾止泻作用，醋炙能增强疏肝止痛作用，蜜炙能增强润肺止咳作用等。

## 四、改变或增强药物作用的趋向

中药的作用趋向是以升、降、浮、沉来表示的。炮制可以改变药物的作用趋势。如莱菔子味辛、甘，性平偏温，作用升浮，但作为种子，其质沉降，该药能升能降。生莱菔子，升多于降，用于涌吐风痰；炒莱菔子，降多于升，用于降气化痰，消食除胀。《本草纲目》记载：莱菔子"生能升，熟能降，升则吐风痰，散风寒，发疮疹，降则定痰喘咳嗽，调下痢后重，止内痛，皆是利气之效"。现代研究表明，在离体家兔肠管试验中，莱菔子的炒制品对抗肾上腺素的作用强于生品。因此，临床应用莱菔子的炒制品来作消导药是有一定道理的。

炮制辅料对药物作用趋向的影响至关重要。《本草纲目》记载："升者引之以咸寒，则沉而直达下焦；沉者引之酒，则浮而上至颠顶。"酒能升能散，宣行药势，是炮制中最常用的液体辅料之一，古人对其作用概括为"酒制升提"。黄柏生品性寒而沉降，酒炙后借酒升腾之力，引药上行，转降为升，清上焦湿热。

## 五、改变药物作用的部位或对某部位的作用

中药作用的部位常以归经来表示。归经以脏腑经络为基础，所谓某药归某经，即表示该药对某些脏腑和经络有明显的选择性。如苦杏仁可以止咳平喘，故入肺经；可润肠通便，故入大肠经。有些药物常常归几经，可以治疗多个经络和脏腑的疾病，炮制可以调整某些药物的一药多经，使其作用专一。香附归肝、脾、三焦经，上行胸膈，外达肌表，用于肝郁气滞，胸胁胀痛，脾胃气滞，脘腹痞闷，胀满疼痛等症；醋香附转入肝经，增强疏肝止痛作用。

## 六、便于调剂制剂

临床中药调剂过程中需要按处方分剂量，中药制剂过程一般也要进行前处理。因此，来源于植物根、茎、花、果、叶等的中药材，经水制软化，切制成一定规格的片、丝、段、块后，便于调剂时分剂量、配药方。质地坚硬的矿物类、甲壳类及动物化石类药材很难粉碎，不便制剂和调剂，在短时间内也不易煎出其药效成分，因此必须经过砂烫等处理，使之质地酥脆而便于粉碎，并增加药效成分的溶出，利于调剂制剂。如砂烫醋淬鳖甲、煅代赭石、煅自然铜等。药材在质地变得酥脆的同时，也可增加药效成分的溶出，有利于药物在体内的吸收。又如阿胶生品质硬脆，受热易粘连，蛤粉炒制后质地酥脆，易于粉碎。

## 七、洁净药物，利于贮藏保管

药材在采收、仓储、运输过程中常混有泥沙杂质，有的还残留有非药用部位，或夹有霉败品，因此必须经过严格的分离和洗刷，使其达到所规定的洁净度，以保证临床用药的卫生和剂量准确。例如，根茎类药材去残茎、皮类药材去栓皮、昆虫类药物去头足翅等。有的虽属同一植株，但由于部位不同，其药效作用亦不同。如麻黄，其茎能发汗，其根能止汗，故须分开使用。莲子心清心热，而莲子肉健脾止泻。药物经过加热处理可以进一步干燥，或杀死虫卵，有利于贮藏保管，如桑螵蛸、五倍子蒸制。有些含苷类成分的药物，如黄芩、苦杏仁等，经过加热处理，能促使其中与苷共存的酶失去活性，从而避免苷类成分在贮藏过程中被酶解而使疗效降低。植物种子类药物经过蒸炒焯等加热处理，能终止种子发芽，便于贮存而不变质，如紫苏子、莱菔子等。

随着人们健康生活水平的提高，中药饮片的洁净度受到重视，饮片标准规定了洁净度的限量要求，对于直接口服中药饮片更是规定了控制级的生产环境，如直接口服中药饮片生产要求达到十万级。先进的灭菌和仓储技术（如辐射灭菌、气体灭菌、微波灭菌等技术）逐渐在行业内推广应用，同时生产环境得到了相应的改进。

## 八、矫味矫臭，利于服用

中药一般具有特殊的气味，某些动物类（如紫河车、乌贼骨）、树脂类（如乳香、没药）或其他有特殊不良气味的药物，直接服用患者往往难以接受，服后有恶心、呕吐、心烦等不良反应。为了便于服用，常用酒制、蜜制、水漂、麸炒、炒黄等方法炮制，能起到矫臭矫味的效果，有利于患者服用。如酒制乌梢蛇、麸炒僵蚕、醋制乳香、没药等。

## 九、产生新功效，扩大用药范围

炮制可产生新的药物，扩大药物的应用范围，满足中医临床的需要。通过发芽、制霜、发酵、干

馏等炮制方法，可以将某些原来不入药的物质转变为药物，或者使药物通过炮制加工产生新的功用。例如，蛋黄油是由家鸡的卵黄经干馏提炼出的油脂，产生消肿解毒、敛疮生肌的功效。麦芽是由大麦通过发芽炮制而成，从而使其具有行气消食、健脾开胃、回乳消胀的功效；红曲是以大米为原料，经发酵而成的曲，发酵后使其具有活血化瘀、消食健胃的功效。

另外，中药材经过炮制加工后的饮片应色彩鲜明、厚薄均匀、大小长短一致，突出中药饮片断面鉴别花纹，整齐美观，切制后的顺刀片、圆片、斜片等提高了药材的商品等级，形好质优，既增加了患者对中药的信任，又提高了中药的信誉和商品价值。

**▌知识链接**

### 直接口服中药饮片

国家《药品生产质量管理规范（2010 年版修订）》中规定，直接口服（直服）饮片是指可直接口服或冲服，无需煎煮的中药饮片。2018 年 8 月国家药品监督管理局印发《中药饮片质量集中整治工作方案》中提出集中整治中药饮片质量，对再次加工后中药饮片（配方颗粒、破壁饮片、直接服用饮片等）的安全性、有效性、稳定性等进行严厉监管，大部分省、市陆续废止了若干粉末饮片标准，但基本保留了应用于药食同源或保健食品的直服饮片。现阶段直服饮片主要包括三类：贵重饮片品种、药食同源或保健食品品种以及部分动物药材品种。

# 学习任务二　炮制对中药药性的影响

中药有其固有的性能，包括四气五味、升降浮沉、归经、有毒无毒等。中医临床遣方用药时，可以通过配伍，利用不同中药的药性，补偏救弊，调整机体阴阳气血的偏盛偏衰，恢复生理平衡，从而达到治疗疾病的目的；也可通过炮制加工，来调整或改变药性，增其功效，降其毒性，纠其偏性，以满足临床辨证施治的用药要求。

## 一、炮制对中药性味的影响

四气五味是中药的基本性能之一。四气，又称四性，即指药物具有的寒、热、温、凉四种药性；五味是指辛、甘、酸、苦、咸五种药味。每味药有其固有的性味，且各有所偏，中医就是借助药物的偏性来治疗机体阴阳偏盛偏衰的病变。炮制常常通过对药物性味的影响，从而达到调整药物治疗作用的目的。炮制对药物药性的影响大致有以下三种情况。

**1. 纠正药物过偏之性味**　属"反制法"，通过加入相对立的辅料或者采取一定的炮制方法，纠正药物的偏性。如栀子苦寒之性甚强，经过辛温的姜汁制后，能降低苦寒之性，以免伤中，即所谓"以热制寒"。若用咸寒的盐水炮制辛温的巴戟天、茴香等，可以缓和辛温之性，即所谓"以寒制热"。这也是中医治则理论"寒者热之，热者寒之"的具体运用。

**2. 增强药物不足之性味**　属"从制法"，即"相资为制"。一种情况是药性本偏，但用于实证或重证仍嫌药力不足，通过炮制进一步增强药力。如以苦寒的胆汁制黄连，更增强黄连苦寒之性，所谓寒者益寒，用于泻肝胆实火，以求速效。以辛热的酒炮制仙茅，更增强仙茅温肾壮阳作用，用于命门火衰，阴寒偏盛的阳痿精冷，宫寒不孕或寒湿痹痛。所谓热者益热。另一种情况是药性较缓和，临床嫌其药效不强，取效太慢，通过炮制增强药性，从而增强药物的作用。如辛温的当归用辛热的酒制可增强辛散温通作用，常用于血瘀痛经或血瘀经闭以及跌损所致的瘀滞肿痛。这实际上是中药配伍七情中"相须"配伍使用的运用。

**3. 改变药物性味，扩大药物用途**　当同一来源或同一药用部位，经过炮制，成为多种饮片规格，药性发生变化，适用于临床不同病症。如生石膏清热泻火，除烦止渴力胜，用于外感热病，高热烦渴，肺热喘咳，胃火亢盛，头痛，牙痛。煅后缓和了大寒之性，免伤脾阳，清热泻火之功减弱，增加了收湿、生肌、敛疮、止血的功能。用于溃疡不敛，湿疹瘙痒，水火烫伤，外伤出血。另一种情况是药物性味发生根本性的转变，炮制前后功效也迥然不同。如天南星性本辛温，善于燥湿化痰、祛风止痉；加胆汁反复制作成胆南星，则性味转为苦凉，具有清热化痰、息风定惊的功效，《中国药典》2025 年版已经收载为两种不同的药物。

## 二、炮制对升降浮沉的影响

升降浮沉是指药物作用于机体上下表里的趋向。升降浮沉与性味有着密切的关系。《本草备要》云："气厚味薄者浮而升，味厚气薄者沉而降，气味俱厚者能浮能沉，味俱薄者可升可降"。一般而言，性温热、味辛甘的药物，属阳，作用升浮；性寒凉、味酸苦咸的药物，属阴，作用沉降。

药物经炮制后，由于性味的变化，可以改变其作用趋向，尤其对具有双向性能的药物更明显，药物大凡生升熟降。辅料的影响更明显，通常酒制升提，醋制收敛，盐制下行。如砂仁性味辛温，作用升浮，具有行气开胃、化湿醒脾的功能，盐制后作用沉降、下行，功效为温肾散寒，理气安胎。

由此可见，药物升降沉浮的性能并不是固定不变，可通过炮制改变其作用趋势，满足临床辨证施治的需要。

## 三、炮制对归经的影响

药物作用的部位常以归经来表示，它是以脏腑经络理论为基础的。所谓归经就是指药物有选择性地对某些脏腑或经络表现出明显的作用，而对其他脏腑或经络的作用不明显或无作用。如生姜能发汗解表，故入肺经，又能和胃止呕，故入胃经。

中药经辅料和加热炮制，可达引药归经之效，如醋制入肝经，蜜制入脾经，盐制入肾经等，增强药物在某一经络的作用。

很多中药都能归几经，可以治几个脏腑或经络的疾病。临床上为了使药物更准确地针对主证，作用于主脏，发挥其疗效，需通过炮制突出主要作用部位。如益智仁入脾、肾经，具有温脾止泻、摄涎唾、固精、缩尿等功效；盐炙后则主入肾经，专用于涩精、缩尿。青皮入肝、胆、胃经，用醋炒后，可增强对肝经的作用。

总之，药物经炮制后，作用重点可以发生变化，对其中某一脏腑或经络的作用增强，而对其他脏腑或经络的作用相应地减弱，使其功效更加专一。

## 四、炮制对毒性的影响

在古代医药文献中，早期的"毒药"是药物的总称，认为"是药三分毒"。所谓"毒"主要是指药物的偏性。利用"毒"来纠正脏腑的偏盛偏衰。后世医药著作中所称的"毒"则是具有一定毒性和副作用的药物，用之不当，可导致中毒，与现代"毒"的概念是一致的。药物通过炮制，可以达到去毒的目的。消除或降低药物毒性常用的炮制方法有净制、水漂洗、水飞、加热、加辅料处理、去油制霜等。这些方法可以单独运用，也可以几种方法联合运用。川乌、草乌蒸或煮制，京大戟、甘遂醋制，巴豆制霜等，均可去毒。

炮制有毒药物时一定要注意去毒与存效并重，不可偏废，并且应根据药物的性质和毒性表现，选用恰当的炮制方法,才能收到良好的效果。否则,顾此失彼,可能造成毒去效失,甚至效失毒存的结果,达不到炮制目的。中药炮制降低药物毒性的主要途径分为三个方面:①使毒性成分发生改变,如川乌、草乌等。②使毒性成分含量减少,如巴豆等。③利用辅料的解毒作用,如白矾炮制半夏、天南星等。

# 学习任务三　炮制方法对药物临床疗效的影响

中药炮制与临床疗效关系密切,药材炮制方法的确定应以临床需求为依据。炮制工艺是否合理,方法是否恰当,直接影响药物临床疗效的发挥。宋代《太平圣惠方》就有:"炮制失其体性,筛罗粗恶,分剂差殊,虽有疗疾之名,永无必愈之效,是以医者必须殷勤注意"。这表明炮制不合法度,就会失去固有的性能,达不到原有的治疗效果。明代《本草蒙筌》记载:"凡药制造,贵在适中,不及则功效难求,太过则气味反失",表明药物炮制应遵循一定的标准。清代《修事指南》记载:"炮制不明,药性不确,则汤方无准,而病证不验也。"指明中药的炮制目的要明确临床需求。这些论述都表明了炮制与药性、炮制与临床疗效的关系十分密切。

## 一、净制与临床疗效

净制是中药炮制的第一道工序。净制方法虽然比较简单,但对药效的影响较大。由于原药材中混有一些杂质或非药用部位,或各部位作用不同,若一并入药会影响用药剂量的准确,从而降低疗效,甚至会造成医疗事故。因此,中药在临床应用前,需经过净制处理,保证临床用药安全有效。从古至今,医药学家对中药的净度都十分重视。如汉代《金匮玉函经》证治总例云:"或须皮去肉,或去皮须肉,或须根去茎,又须花须实,依方拣采,治削,极令净洁。"明确指出药用部位和净度的要求。《中国药典》2025 年版四部炮制通则将净制列为炮制三大方法之一。如麻黄,茎具有发汗作用,而根具有敛汗作用;巴戟天的木心为非药用部分,且占的比例较大,若不除去,则用药剂量不准,降低疗效。有的原药材中还可能混有外形相似的其他有毒药物,如八角茴香中混入莽草,贝母中混入光菇子(丽江慈菇),天花粉中混入王瓜根等,这些异物若不拣出,轻则中毒,重则造成死亡。

## 二、加工切制与临床疗效

药材切制的目的是为了提高煎药质量,或者利于进一步炮制和调配。药材在切制之前,需经过泡润等软化处理,使软硬适中,便于切制。药材软化过程中控制水处理的时间和吸水量非常关键,若浸泡时间过长,则吸水量过多,药材中的成分会大量流失,并给饮片的干燥带来困难。如果用蒸汽软化药材时,也应控制温度和时间,以免有效成分被破坏,切制时饮片的厚薄、长短、粒度相差太大,在煎煮过程中就会出现药用成分溶出不一的现象;若需进一步加热炮制,还会出现受热不均、生熟不一、药效有异的情况。如调和营卫的桂枝汤,方中桂枝以气胜,白芍以味胜,若白芍切片,煎煮时间不易控制,煎煮时间短,虽能全桂枝之气,却失白芍之味;若煎煮时间过长,虽能取白芍之味,却失桂枝之气。因此桂枝汤方中桂枝、白芍均切薄片,煎煮适当时间,即可达到气味共存的目的。切制后的饮片因含水量高,若不及时干燥,就会发霉变质,但如果选择的干燥方法或温度不当,也会造成有效成分损失。特别是一些含挥发性成分、黏液质含量较多的或对日光敏感的中药材,尤其要注意干燥过程要避免有效成分的损失。

### 三、加热炮制与临床疗效

加热是中药炮制的重要手段，其中炒制和煅制应用最广泛。药物炒制，其方法简便，在提高疗效、抑制偏性方面有较大的作用。许多中药经过炒制，可以产生不同程度的焦香气，有启脾开胃的作用，如炒麦芽、炒谷芽等。白术生品虽能补脾益气，但其性壅滞，服后易致腹胀，炒焦后不仅能健运脾气，且无壅滞之弊，又能开胃进食。种子和细小果实类药物炒后不但有香气，而且有利于溶媒渗入药物的内部，提高煎出效果。苦寒药物炒后苦寒之性缓和，免伤脾阳，如炒栀子。温燥药物或作用较猛的药物经炒后可缓和烈性，如白芥子、花椒。有异味的药物炒后可矫臭矫味，利于服用，如九香虫。荆芥生用发汗解表，炒炭则能止血。苍耳子、牵牛子炒后可降低毒性。干姜与炮姜仅就温中散寒的作用而言，干姜性燥，作用较猛，力速，适于脾胃寒邪偏盛或夹湿邪者；炮姜则作用缓和持久，适于脾胃虚寒之证。由此可见，中药采用清炒或加辅料炒等方法处理，能从不同途径改变药效，以适应临床用药的需求。

煅制常用于处理矿物药、动物甲壳及化石类药物，或者需要制炭的某些药物。矿物药或动物甲壳类药物，煅后不但能使质地酥脆，利于粉碎和煎熬，而且作用也会发生变化。如白矾煅后燥湿、收敛作用增强。自然铜煅后可提高煎出效果。人发通常不入药，但煅炭后得到的血余炭则为有效的止血药。

此外，如生地黄加热蒸制成熟地黄，其性味、功效都发生明显的变化；川乌、草乌适度加热煮制后，其毒性显著降低，可以保证临床用药的安全和有效；苦杏仁焯制后利于有效成分的保存；木香煨制后实肠止泻作用增强等。

### 四、辅料炮制与临床疗效

中药经辅料制后，在性味、功效、作用趋向、归经和毒副作用方面都会发生某些变化，从而最大限度地发挥疗效。中药加入辅料用不同方法炮制，可借助辅料发挥协同、调节作用，使固有性能有所损益，以尽量符合治疗要求。如苦寒药通常气薄味厚，通过酒制，利用酒的辛热行散作用，既可缓和苦寒之性，免伤脾胃，又可使其寒而不滞，更好地发挥清热泻火作用。活血药酒制可使作用增强而力速，适于瘀阻脉络、肿痛较剧或时间较短需速散者。滋腻药气薄味厚，易影响脾胃的运化，酒制能宣行药势，减弱黏滞之性，使其滋而不腻，更易发挥药力。活血药醋制能使作用缓和而持久，提高疗效，适用于血脉瘀滞引起的出血证，如醋五灵脂；或积聚日久，实中夹虚，需缓治者，如醋大黄。温肾药以盐制时味的扶助，使气厚之药得到味的配合，达到"气味相扶"的目的，增强其补肾作用，如盐补骨脂。姜制药物可增强其化痰止呕的作用，如姜半夏、姜竹茹等。蜜制能增强止咳药或补气药的作用，如紫菀生用虽然化痰作用较强，但能泻肺气，仅适于肺气壅闭、痰多咳嗽的患者，若肺气不足的患者，尤其是小儿服用后，有的可出现小便失禁。用甘温益气的蜜炼制后可纠此弊，并能增强润肺止咳之功。药汁制可发挥辅料与主药的综合疗效，如吴茱萸辛热，以气胜，黄连苦寒，以味胜，用吴茱萸制黄连，一冷一热，阴阳相济，无偏盛之害，故萸黄连长于泻肝火以和胃气。总之，中药通过不同的方法和不同的辅料炮制后，可以从不同的途径，以不同的方式，趋利避害，提高疗效。

总之，不同的中药炮制手段或方法，对中药的临床疗效有密切的影响，应根据不同的临床需求，加入不同辅料进行炮制，达到合理应用的目的。

# 学习任务四　炮制对中药化学成分的影响

药物的化学成分是药物发挥临床作用的物质基础。中药的化学成分组成相当复杂，其所含各类成分之间既有协同作用，也有对抗作用。中药炮制后，由于加热、水浸及酒、醋、药汁等辅料处理，其化学成分发生一系列变化，有的可能是量变，一些成分含量增加了，另一些成分含量减少或消失了；也有的可能是质变，改变了药物中某些成分的结构，即产生新的化合物。因此，研究中药炮制前后化学成分的变化，对探讨中药炮制作用和原理、制定中药饮片质量标准、确保用药安全有效具有重要意义。就炮制对化学成分的影响，大体有以下几方面。

## 一、炮制对含生物碱类药物的影响

生物碱是一类含氮的有机化合物，通常有类似碱的性质，能与酸结合成盐，具有明显的药理活性。

游离生物碱一般不溶或难溶于水，但有些小分子生物碱如槟榔碱易溶于水，一些季铵类生物碱如小檗碱也能溶于水，在炮制过程中如用水洗、水浸等操作时，应尽量减少与水接触的时间，在切制这类药材时，宜采取少泡多润的原则，尽量减少在切片浸泡过程中生物碱的损失，以免影响疗效，如黄连、黄柏、槟榔、苦参、山豆根、麻黄等药材在软化时，应尽量减少与水接触的时间，采取少泡多润的原则，减少生物碱流失，保证临床疗效。游离生物碱易溶于乙醇、三氯甲烷等有机溶剂，可溶于酸水（形成盐）。大多数生物碱盐类可溶于水，难溶或不溶于有机溶剂。

生物碱常用酒、醋等作为炮制辅料，中药化学成分的提取最常用的溶剂就是乙醇。乙醇是亲水性有机溶剂，不论是游离生物碱或其盐类都能溶解。所以药物经过酒制后能提高生物碱的溶出率，从而提高药物的疗效。乙酸是弱酸，能与游离生物碱结合成盐。生物碱的乙酸盐易被水溶出，增加水溶液中有效成分的含量，提高疗效。例如，延胡索主要有效成分是延胡索乙素、延胡索甲素等，是具有止痛和镇静作用的生物碱，这两种生物碱以游离形式存在于植物中，难溶于水，但与乙酸结合生成的乙酸盐，能溶于水，所以延胡索经醋制后，在水溶液中溶出量增加，从而增强镇痛和镇静作用。另外生物碱在植物体中，也往往与植物体中的有机酸、无机酸生成复盐，如柠檬酸盐、草酸盐等，这都是不溶于水的复盐，若加入乙酸后，可以取代上述复盐中的酸类，形成可溶于水的乙酸盐复盐，增加生物碱在水中的溶解度。

各种生物碱都有不同的耐热性。高温情况下某些生物碱不稳定，可产生水解、分解等变化。炮制常用煮、蒸、炒、烫、煅、炙等方法，以改变生物碱的结构，达到减毒、增效的目的。例如，草乌中剧毒的乌头碱在高温条件下水解成毒性小得多的乌头原碱；马钱子中的士的宁在加热条件下转变为毒性较小的异士的宁及其氮氧化合物等，可保证临床用药安全有效。另外有些药物如石榴皮、龙胆草、山豆根等，其所含有效物质生物碱遇热活性降低，影响疗效，因而这类中药在炮制过程中较少热处理，以生用为宜。

不同药用部位所含生物碱类成分及其生物活性可有所不同，在净选加工时应严格区分不同药用部位，以确保疗效。例如，麻黄茎含有较多的麻黄碱和伪麻黄碱，具有升高血压作用，而麻黄根所含麻根碱则具有降低血压作用，两者作用不同，需分离后分别入药。

## 二、炮制对含苷类药物的影响

苷是指由糖或糖的衍生物（如氨基糖、糖醛酸）与另一非糖物质（称为苷元或配基）通过糖的端基碳原子连接而成的一类化合物。苷在自然界中分布极广，广泛地存在于植物体中，尤其在果实、树皮和根部最多。

苷的溶解性常无明显的规律。苷一般易溶于水或乙醇中，故中药在炮制过程中用水处理时应尽量少泡多润，以免苷类成分溶于水流失，或发生水解而减少。常见者如大黄、甘草、秦皮等，均含可溶于水的各种苷，切制前用水处理时要特别注意。有些苷也易溶于三氯甲烷和乙酸乙酯，但难溶于乙醚和苯。溶解度主要受糖分子的种类、数目和苷元所含极性基团的影响，若苷元极性基团多，则在水中的溶解度大；反之，在水中的溶解度就小。

不同的炮制方法和辅料对苷类的影响也是多种多样的。酒是炮制中常用的辅料，它可以提高含苷类药物的溶解度，从而增强疗效。大部分苷类成分易溶于水，故在中药炮制过程中用水处理时应尽量"少泡多润"，在水处理时要特别注意。苷类成分在酸性条件下容易水解，不但降低了苷的含量，也增加了成分的复杂性，降低了疗效。因此，当苷类为药物的有效成分时，除医疗上有专门要求外，一般少用或不用醋处理。

植物细胞中往往含有相应苷类成分的分解酶，在一定温度和湿度条件下可被相应的酶所水解，从而使有效成分减少，影响疗效。例如，槐花、苦杏仁、黄芩等含苷药物，采收后长期放置，相应的酶便可分解芦丁、苦杏仁苷、黄芩苷，从而使这些药物的药效降低。花类药物所含的花色苷也可因酶的作用而变色脱瓣，所以含苷类药物常用炒、蒸、烘、焯或曝晒的方法破坏或抑制酶的活性，以保证药物有效物质免受酶解，保存药效。

在生产过程中，药物中一些有机酸会被水或醇溶出，使水呈酸性，促进苷的水解，应加以注意。

### 三、炮制对含挥发油类药物的影响

挥发油也称精油，是指水蒸气蒸馏所得到的挥发性油状成分的总称，通常也是一种具有治疗作用的活性成分。常温下为易流动的油状液体，有一定的香味和挥发性，一般具有芳香性，在常温下可以自行挥发而不留任何油迹，大多数比水轻，溶于多种有机溶剂及脂肪油中，在70%以上的乙醇中可全溶，在水中的溶解度极小，呈油状液体。

挥发油在植物体内，多数是以游离状态存在，少数以结合状态存在。对挥发油以游离状态存在的薄荷、荆芥等宜在采收后或喷润后迅速加工切制；有些药材所含挥发油是以结合状态存在于植物体内，则宜经堆积发汗后香气方可逸出，如厚朴、杜仲、鸢尾等。

在古代人们就知道许多植物中含有挥发性的香气物质，并指出含挥发油的中药要尽量少加热或不加热。如《雷公炮炙论》中就对茵陈注明"勿令犯火"。《本草纲目》在木香条下云："凡入理气药，不见火。若实大肠，宜面煨熟用。"所以凡含挥发油的药材应及时加工处理，水处理宜"抢水洗"，以免挥发油损失，也不宜带水堆积久放，以免发酵变质；干燥宜阴干，或以不超过60℃人工干燥为宜。

但也有些药物需要通过炮制以减少或除去挥发油，以达到临床治疗的需要。如苍术经麸炒后除去部分挥发油，可以降低其燥性；乳香所含挥发油具有明显的毒性和强烈的刺激性，通过醋炙后可大部分除去，有利于临床应用；蜜炙麻黄后其具发汗作用的挥发油可减少1/2以上，而具有平喘作用的麻黄碱则基本未受影响，加上蜂蜜的辅助作用，可使蜜炙麻黄更适用于喘咳的治疗。

药物经炮制后，不仅挥发油的含量发生变化，有的也发生了质的变化，如颜色加深，折光率增大，有的产生新的成分，有的还可改变药理作用。如肉豆蔻经煨制后其挥发油增强了对家兔离体肠管收缩的抑制作用，而能起到实肠止泻作用。

### 四、炮制对含鞣质类药物的影响

鞣质是一类复杂的多元酚类化合物，具有一定的生理活性，广泛地存在于植物中，在医疗上常作为收敛剂。具有收敛止血、止泻、抗菌、保护黏膜等作用，有时也用作生物碱及重金属中毒的解毒剂。

鞣质因为含有多元酚羟基，极性较强，所以易溶于水，尤其易溶于热水。因而以鞣质为主要药用成分的药物，在炮制过程中用水处理时应"少泡多润"，以减少化学成分流失。如地榆、虎杖、石榴皮等。

鞣质为强还原剂，暴露于日光和空气中易被氧化，生成鞣红，而颜色加深。中药槟榔、白芍等切片时露置空气中有时色泽泛红，就是这些药物所含的鞣质被氧化所致。鞣质在碱性溶液中变色更快，所以在炮制过程中要特别注意。

鞣质能耐高温，经高温处理，一般变化不大。例如，大黄含有致泻作用的蒽醌苷和具有收敛作用的鞣质，经酒蒸、炒炭炮制后，蒽醌苷的含量明显减少，但鞣质含量变化不大，故可使大黄致泻作用减弱，而收敛作用相对增加，若煎煮时间过长，蒽醌苷破坏殆尽，不能泻下，反而能导致便秘。有一些鞣质经高温处理能影响疗效。例如，地榆、槐花等炒炭时，若温度适宜，鞣质的含量会有所增加；若温度过高，则鞣质含量反而降低，甚至完全破坏，因此炮制时要注意火候。

含鞣质的药物不要与铁接触，以免发生反应形成墨绿色鞣质铁盐。切制时宜用竹刀、铜刀，洗涤时使用非铁质容器，煎煮时用砂锅等，以免鞣质和铁发生反应。

### 五、炮制对含有机酸类药物的影响

有机酸类指分子结构中含有羧基的化合物。广泛存在于植物细胞液中，特别是正要成熟的肉质果实内，通常随着果实接近成熟，其含酸量逐渐减低。中药中已经发现了较多种类和数量的有机酸类成分，如桂皮酸、熊果酸、齐墩果酸、咖啡酸、阿魏酸、绿原酸、原儿茶酸、当归酸、琥珀酸、丁香酸、甘草酸、没食子酸、丹酚酸等。有机酸对人体营养及人体生理都有重要作用。

有机酸在植物体内有以游离状态存在的，也有与钾、钠、钙、镁、镍、锶、钡等离子结合成盐类存在的。低分子的有机酸大多能溶于水。因此炮制过程中用水处理时宜采用"少泡多润"的方法，以防止有机酸类成分的损失。但如果植物含有较多可溶性的草酸盐，因其往往有毒（如酢浆草，动物食后可产生虚弱、抑制，甚至死亡），则可通过水处理将其除去。

加热炮制可使某些有机酸破坏。具有强烈酸性的有机酸对口腔、胃黏膜刺激性较大，因此，对含有此类有机酸的药材，宜进行加热处理，以适应临床需要。如山楂炒焦后，部分有机酸被破坏，酸性降低，从而减少了对胃肠道的刺激。有的药物经加热后，有机酸会发生质的变化。如咖啡经炒后，绿原酸被破坏，从而生成咖啡酸和奎宁酸，同时酒石酸、枸橼酸、苹果酸、草酸减少，而生成挥发性的乙酸、丙酸、丁酸、缬草酸。

有些有机酸能与生物碱生成盐，有利于药效发挥。

### 六、炮制对含油脂类药物的影响

油脂的主要成分为长链脂肪酸的甘油酯，大多存在于植物种子中，通常有润肠致泻作用，有的作用峻烈，具有一定毒性。油脂不溶于水，易溶于石油醚、苯、三氯甲烷、丙酮和热乙醇中。

对于含毒性油脂的中药，在炮制过程中药物加热时所含油脂易于渗出，使用吸油纸或压榨除去部分油脂类成分，以降低滑肠致泻等毒副作用，保证临床用药安全有效。如巴豆、千金子、木鳖子去油制霜能降低毒性，缓和泻下作用；柏子仁、瓜蒌仁等去油制霜，能消除或降低滑肠致泻的副作用；蓖麻子含有脂肪油，具消肿拔毒、泻下通滞作用，但种子中还含有毒性蛋白质，炒制后可使毒性蛋白质变性，降低毒性。同时注意含油脂的种子类药物，不宜久炒或炒制温度过高，以免失效，如酸枣仁久炒或炒制温度过高，则油枯而失效。

## 七、炮制对含树脂类药物的影响

树脂是一类复杂的混合物，大多数是由萜类化合物在植物体内经氧化、聚合等作用而生成的，通常存在于植物组织的树脂道中。常与挥发油、树胶、有机酸等混合在一起，与挥发油共存的称油树脂（如松油脂），与树胶共存的称胶树脂（如阿魏），与芳香族有机酸共存的称香树脂（如安息香）。

树脂通常为无定型固体，表面微有光泽，质硬而脆，少数为半固体；不溶于水，也不吸水膨胀，易溶于乙醇、乙醚、三氯甲烷等大多数有机溶剂；加热软化，最后熔融，燃烧时有浓烟，并有特殊的香气或臭气。树脂具有防腐、祛痰、消炎、镇静、镇痛、解痉、活血、止血等作用。

炮制含树脂类药物，常用辅料酒、醋处理，可提高树脂类成分的溶解度，增强疗效。例如，五味子经酒制可提高疗效，原因在于五味子的补益成分为一种树脂类物质。乳香、没药经醋制，能增强活血止痛作用。豆腐制能降低树脂类药物的毒性，如豆腐制藤黄。有的树脂如果加热不当反而影响疗效，如乳香、没药中的树脂如果炒制时温度过高，可促使树脂变性，反会影响疗效。

## 八、炮制对含蛋白质、氨基酸类药物的影响

蛋白质是由氨基酸以肽键形式相互结合而形成的链状高分子化合物，大多数可溶于水，生成胶体溶液。氨基酸是含有氨基和羧基的有机化合物，是组成蛋白质的基本单位，溶于水，许多氨基酸是人体生命活动不可缺少的。

含蛋白质、氨基酸类药物经水处理易使成分随水流失。若需要浸泡宜采用少泡多润法。但苍耳子的毒性成分为毒蛋白质，经水浸泡后能溶于水，而降低毒性。

炮制时加热煮沸可使蛋白质凝固变性，某些氨基酸遇热不稳定，如雷丸、天花粉、蜂毒、蛇毒、蜂王浆等以生用为宜。一些含有毒性蛋白质的中药便可通过加热处理，使毒性蛋白质变性而消除或降低毒性，如巴豆、白扁豆、蓖麻子加热后毒性大减。扁豆中含有对人体红细胞的非特异性凝集素，它具有某些球蛋白的特性，煮后毒性大为减弱。另外一些含苷类药物如黄芩、苦杏仁经沸水焯或煮破坏酶的活性，也是基于此种考虑起到杀酶保苷的作用。蛋白质经过加热后，往往能产生新的物质，起到一定的治疗作用，如鸡蛋黄、黑豆、大豆等经过干馏能产生含氮的吡啶类、卟啉类衍生物而具有抗真菌、抗过敏和镇痉作用。

氨基酸还能在少量水分存在的条件下与单糖产生化学反应，生成具有特异香味的环状化合物。例如，缬氨酸和糖能产生香味可口的微褐色类黑素；亮氨酸和糖类能产生强烈的面包香味。所以麦芽、稻芽等炒后变香而具健脾消食的作用。

蛋白质能和鞣酸、重金属盐类等产生沉淀，所以含蛋白质类中药材一般不宜和鞣质类的药物一起加工炮制。酸碱度对蛋白质和氨基酸的稳定性、活性影响也很大，加工炮制时应根据药物性质妥善处理。

## 九、炮制对含糖类药物的影响

糖是植物中常见的一类化合物，其存在形式一般为单糖、低聚糖、多糖、苷类等，有一定的生物活性。单糖、低聚糖易溶于水，在热水中溶解度更大；多糖难溶于水，但能被水解成低聚糖、单糖；

糖与苷元组成苷，水解后生成还原糖。很多中药含有的糖类物质过去不为人重视，但随着科学研究的深入，糖类物质的生物活性越发得到关注。

含糖类药物水处理时，由于单糖及小分子寡糖易溶于水，在热水中溶解度更大，多糖难溶于水，但能被水解成寡糖、单糖等，因此在炮制含糖类成分的药物时，要少泡多润，尤其要注意与水共同加热的处理。

苷类化学成分由糖和苷元构成，故一些含糖苷类药物在加热处理后，可分解出大量糖。如生地黄制成熟地黄后甜度增加；何首乌炮制后还原糖含量随之增加，这都与糖类成分发生变化有关。

## 十、炮制对含无机盐类药物的影响

无机成分大量存在于矿物和介壳类药物中，在植物药中也含有一些无机盐类，如钾、钙、镁盐等，它们大多与组织细胞中的有机酸结合而成盐共存。

炮制过程中水处理时间过长，易使所含水溶性无机盐类成分流失而降低疗效。例如，夏枯草中含有大量的钾盐，若经长时间的水处理，会大大降低其降血压、利尿的作用。朱砂水飞后，不仅使其纯净细腻，还可除去其所含的可溶性汞盐等有毒成分。

矿物类药物通常采用煅烧或煅烧醋淬的方法，除了可改变其物理性状，使之易于粉碎，有利于有效成分的煎出外，也有利于药物在胃肠道的吸收，从而增强疗效，如磁石、自然铜、牡蛎等。某些含结晶水的矿物，经煅制后，失去结晶水而改变药效，如石膏、明矾、寒水石等。在加热炮制过程中，可改变某些药物的化学成分，产生治疗作用。如炉甘石主要成分为碳酸锌（$ZnCO_3$），煅后变为氧化锌（$ZnO$），具有解毒、明目退翳、收湿止痒、敛疮的作用。但矿物药朱砂、雄黄应忌火煅，以免生成游离汞或砒霜等剧毒成分。

炮制对微量元素也会产生影响。微量元素是人体健康不可缺少的物质，人体生命活动中必需的微量元素有 16 种，与人体密切相关的有 25 种。微量元素一般对热稳定，高温炮制后破坏了其他有机成分，使其更易溶出，有利于疗效的发挥。

总之，药物经各种不同方法加工炮制后，理化性质就会发生各种不同的变化，由于中药成分的多种多样，这些变化是复杂的，有的变化为已知，但绝大部分还有待去探索。随着 HPLC、GC、GC–MS 等现代分析技术的应用，对炮制品化学成分的研究已取得了很大进步，但仍存在着一些不足。实验中发现了一些临床疗效较好的炮制品，但其有效成分含量却比较低。我们要以中医理论为基础，充分运用现代科学技术和手段，以科学的态度、严谨的工作作风，广泛开拓思路，将中药炮制研究推上一个新的高峰，从而促进中药饮片行业持续快速的发展。

..... **目标检测**

答案解析

**一、单项选择题**

1. 炮制后达到了矫臭矫味、利于服用目的的药物是（　　）

    A. 蒲黄　　　　　　　　B. 大黄　　　　　　　　C. 黄连

    D. 乌梢蛇　　　　　　　E. 远志

2. 含苷类成分的药物一般不选用辅料（　　）处理

    A. 酒　　　　　　　　　B. 醋　　　　　　　　　C. 盐

    D. 姜　　　　　　　　　E. 甘草

3. 沙烫马钱子的目的是 (　　)

    A. 便于调剂制剂　　　　　B. 缓和药性　　　　　C. 降低毒性

    D. 便于贮存　　　　　　　E. 矫臭矫味

4. 在炮制处理过程中"忌铁器"的药物成分是 (　　)

    A. 生物碱类　　　　　　　B. 鞣质类　　　　　　C. 苷类

    D. 油脂类　　　　　　　　E. 挥发油类

5. 款冬花、紫苑化痰止咳，蜜炙后能润肺止咳，这属于下列炮制目的中的 (　　)

    A. 改变药性　　　　　　　B. 增强药物疗效　　　C. 增强作用趋势

    D. 矫臭矫味　　　　　　　E. 降低毒性

6. 下列药物中在炮制过程中尽量减少热处理，以生用为宜的是 (　　)

    A. 延胡索　　　　　　　　B. 乌头　　　　　　　C. 杏仁

    D. 龙胆草　　　　　　　　E. 马钱子

## 二、多项选择题

1. 中药炮制的主要目的有 (　　)

    A. 降低毒性　　　　　　　B. 增强药物疗效　　　C. 缓和药性

    D. 便于调剂　　　　　　　E. 便于服用

2. 常采用杀酶保苷的炮制方法有 (　　)

    A. 炒法　　　　　　　　　B. 蒸法　　　　　　　C. 煮法

    D. 焯法　　　　　　　　　E. 煨法

## 三、简答题

1. 炮制对药物的四气五味有何影响？

2. 试述炮制对含苷类药物的影响。

书网融合……

重点小结　　　　　习题

# 项目三 中药炮制的分类及常用辅料

## 学习目标

**知识目标**：通过本项目的学习，应掌握中药炮制的分类方法和中药炮制辅料的含义；熟悉中药炮制常用辅料及炮制作用；了解中药炮制分类的主要内容。

**能力目标**：能根据炮制目的正确选择和处理炮制辅料。

**素质目标**：通过本项目的学习，培养学生热爱中医药文化，牢固专业思想，树立严谨细致、精益求精的工匠精神。

## 情境导入

**情境**：随着中医药学的不断进步，中药炮制技术也在不断创新发展。众所周知，南北朝刘宋时期的雷敩撰写了我国第一部炮制学专著《雷公炮炙论》。但现在业内常提起的"雷公炮炙十七法"却不是出自雷敩之手，而是由明代缪希雍在《炮炙大法》中归纳所成。

**思考**：1. 中药炮制有哪些分类方法？
2. 现代的中药炮制分类与古代有何区别？

中药炮制的分类，应反映中药炮制专业技术内在的有机联系，既要体现对传统炮制方法的继承性，又要有利于用现代科学方法进行研究。因此，要求分类必须能够体现炮制内容的系统性、完整性、科学性，便于学习、掌握中药炮制的内容，有助于教学和指导生产。

中药炮制应用辅料的历史非常久远，大约在春秋战国时期即开始应用，反映了临床用药的灵活性，提示了药性与辅料之间联系的密切。由于辅料的广泛应用，增加了中药在临床上应用的灵活性。由于辅料品种不同，更由于各种辅料性能和作用不同，在炮制药材时所起的作用也各不相同。

## 学习任务一　古代炮制分类法

中药炮制方法是在漫长的医疗实践中逐步形成的，其大部分散见于历代本草及医学著作，人们为了简便、系统地掌握和运用如此繁多的炮制方法，就出现了炮制分类。梁代陶弘景是我国医药史上第一位系统总结炮制方法的医药家。他在《本草经集注·序》"合药分剂料理法则"中，把炮制方法与药用部位结合起来进行记述。如："凡汤中用完物皆擘破，干枣、栀子、瓜蒌之类是也；用细核物亦打破，山茱萸、五味子、蕤核、决明之类是也。"说明凡是果实种子类中药要打碎用。"凡用桂枝、厚朴、杜仲、秦皮、木兰辈，皆去削上虚软甲错，取里有味者秤之"，是指皮类药材要除去木栓层后入药用。但这种分类方法还很粗略，是炮制分类的初始。

古代中药炮制的分类方法主要有雷公炮炙十七法、三类分类法、五类分类法等。

### 一、雷公炮炙十七法

明代缪希雍在《炮炙大法》卷首将炮制方法进行了归纳，云"按雷公炮炙法有十七：曰炮、曰燀、曰煿、曰炙、曰煨、曰炒、曰煅、曰炼、曰制、曰度、曰飞、曰伏、曰镑、曰搬，曰瞰、曰曝、曰露是也，用者宜如法，各尽其宜"，这就是后世所说的"雷公炮炙十七法"，现分述于后。

**1. 炮**　即将药物包裹后烧熟或直接置高温下短时间急剧加热至发泡鼓起，药物表面变焦黑或焦黄色的一种火制方法。古代操作多为"裹物烧"，如《五十二病方》中的炮鸡是将鸡裹草涂泥后将鸡烧熟。现代的"炮"即用炒法将药物炒至微黑，如炮姜；或以高温砂炒至发泡，去砂取药，如炮甲珠等。

**2. 燀**　系指对药物进行焚烧、烘烤之意。如《太平惠民和剂局方》云："骨碎补，燀去毛。"

**3. 煿**　《玉篇》云："爆，落地，灼也。"《说文》云："灼也，暴声。"《广韵》云："迫于火也。"徐铉云："火裂也。是以火烧物，使之干燥爆裂。"此法常用于具有硬壳果实类药材的炮制。

**4. 炙**　有几种含义。《五十二病方》中的"炙蚕卵"及"炙梓叶"，是将药物置于近火处烤黄；张仲景用的"炙阿胶"同炒法；《太平惠民和剂局方》中"炒香"与"炙香"无区别；《雷公炮炙论》中的"炙淫羊藿"指用羊脂油与淫羊藿拌炒。现代，炙法是指药物加液体辅料拌润后，用文火炒干；或将药物先炒至一定程度，再加入液体辅料，继续以文火炒干。是中药炮制最常用的方法。

**5. 煨**　陶弘景谓煨为"煻灰炮"，即将药物埋在尚有余烬的灰火中缓慢令熟的意思。现在已广泛采用的面裹煨、湿纸裹煨等，是在原法基础上的发展。

**6. 炒**　汉代以前"炒"法少见，多为"熬"法，只是使用的工具有所不同，但均是将药放入容器内置于火上加热，使之达到所需的程度。雷敩时代已有麸皮炒、米炒、酥炒、酒炒等加辅料炒法，宋代《局方》中记述的炒法更多，现在炒法已成为炮制操作中的一类主要方法。

**7. 煅**　古代又称为"燔""烧""炼"等，是将药物在火上煅烧的方法。多应用于矿物药与贝壳类药物的炮制，如云母、矾石的"烧"，张仲景的"炼"钟乳石实际上即是"煅"。有些药物煅后常配合液体辅料淬制，以利于溶解和粉碎，如醋淬自然铜。

**8. 炼**　将药物在火上长时间、慢慢地烧炼。如炼丹，是将药物置密闭容器内用文武火烧炼。炼蜜，是将蜂蜜置非铁质容器内文火加热熬制。

**9. 制**　制约之意。为制药物之偏性，使之就范的泛称。通过制，能改变某些药物固有的性能。汉代即已应用姜制厚朴、蜜制乌头、酒制大黄、酥制皂荚等。可见制的方法较多，并随辅料、用量、温度、操作方法等不同而变化，常对不同药物作不同的处理。

**10. 度**　一种意思是指度量中药的大小、长短、厚薄。《五十二病方》中某些药物是以长度来计量的，如黄芩长三寸。随着历史的发展，后来逐步改用重量来计量。现在"度"多指衡量事物的发展过程及标准程度。如淫羊藿，炙待脂尽为度，乌头、附子水漂至微有麻舌感为度。

**11. 飞**　指"研飞"或"水飞"。研飞为干磨，使成细粉，水飞为加水研磨，取其混悬液，干燥后可得极细粉末。如水飞朱砂、水飞炉甘石等。有时也指炼丹过程中的升华过程，即将几种矿物加热炼制，以取其化合后的升华物，如炼制升丹。

**12. 伏**　一般是指"伏火"，即药物按一定程度于火中处理，经过一定时间的烧制，达到一定的要求。药物不同，伏火的要求亦不同，如伏龙肝，系指灶下黄土经长时间持续加热而成，其中氧化物较多，呈弱碱性，并不是一般黄土。

**13. 镑**　用多刃工具对坚硬的药物进行加工，制成极薄片，如镑檀香、牛角等。

**14. 搬**　打击、切割之意，使药材粉碎。

**15. 瞰**　即晒。

**16. 曝**　即暴晒。在强烈日光下晒。

**17. 露**　指药物不加遮盖地日夜暴露之，即所谓"日晒夜露"。如露乌贼骨、露胆南星。

#### 同仁堂老字号

北京同仁堂是中药行业的老字号，创建于清康熙八年（1669 年），至今已有 300 多年历史。同仁堂经历数代而不衰，在海内外信誉卓著，树立了一块金字招牌，真可谓药业史上的一个奇迹。

"炮制虽繁必不敢省人工，品味虽贵必不敢减物力。"这是北京同仁堂门口的一副对联。历代同仁堂人都恪守这个古训，也树立起了"修合无人见，存心有天知"的自律精神。这也是为什么同仁堂历经数百年依然不倒的最根本的原因。

### 二、三类分类法

明代陈嘉谟《本草蒙筌》以水制、火制、水火共制三大类方法对中药炮制进行分类，是中药炮制分类的一大进步，但不能包括中药炮制的全部内容。

### 三、五类分类法

《本草蒙筌》的三类分类法不全面，后人归纳了五类分类法。五类分类法包括：修治、水制、火制、水火共制及其他制法。该分类方法对炮制方法的概括比较全面，比较系统地反映了处理药物的炮制工艺。

## 学习任务二　现代炮制分类法

现代根据中药炮制的工艺分为净制、切制和炮炙三大类，现代药典多采用这种新的三类分类法，一些工具书采用了药用部位分类法，教材多采用工艺与辅料相结合的分类法。

### 一、药用部位来源分类法

中药炮制专著《雷公炮炙论》将炮制方法散列于各药之后，无规律可循。至宋代《证类本草》及《太平惠民和剂局方》，把炮制依据药物来源属性的金、石、草、木、水、火、果等分类，但仍局限于本草学的范畴。

现今，全国中药炮制规范及各省市制订的炮制规范，大多以药用部位的来源进行分类，即：根及根茎类，果实、种子类，全草类，叶类，花类，皮类，藤木类，动物类，矿物类等，在各种药物项下再分述各种炮制方法。此种分类方法的优点便于具体药物的查阅，但体现不出炮制工艺的系统性。

### 二、工艺与辅料相结合分类法

工艺与辅料相结合的分类方法是在三类、五类分类法的基础上发展起来的。它既继承了净制、切制和炮炙的基本内容，又对庞杂的炮炙内容进一步分门别类。其一是突出炮制工艺的作用，以工艺为纲，以辅料为目的分类法。如分为炒、炙、煅、蒸、煮等，在炙法中再分为酒炙法、醋炙法、姜炙法、蜜炙法等。这种分类方法较好地体现了中药炮制工艺的系统性和条理性，它吸收了工艺法的长处，采纳了辅料分类的优点。既能体现整个炮制工艺程序和特点，又便于叙述辅料对药物所起的作用，多为教材所采用。其二是突出辅料对药物所起的作用，以辅料为纲，以工艺为目的分类法，如分为酒制法、醋制法、蜜制法、盐制法、姜制法、药汁制法等。在酒制法中再分为酒炙、酒蒸、酒煮、酒炖等。此种分类法在工艺操作上会有一定的重复。

# 学习任务三　中药炮制常用辅料

## 一、炮制辅料概念

中药的疗效如何，不仅取决于药物本身的作用，还取决于炮制的方法、程度、火候及选用的辅料。由于辅料品种及性能和作用不同，在炮制药材时所起的作用也各不相同。如《本草蒙筌》就提到"酒制升提，姜制发散……"

中药炮制辅料是指除主药以外具有辅助作用的附加物料，它对主药可起协调作用，或增强疗效，或降低毒性，或减轻副作用，或影响主药的理化性质。

辅料的种类繁多，一般将其分为液体辅料和固体辅料两大类。

## 二、液体辅料

**1. 酒**　传统又称为酿、醇、醴、醹、盎、酎、醅、醍、醋、米酒、清酒、无灰酒等。有黄酒和白酒之分，黄酒为米、麦、黍等用曲酿制而成，含乙醇15%～20%，相对密度0.98，尚含有糖类、酸类、酯类、氨基酸、矿物质等成分。黄酒一般为棕黄色至深褐色透明液体，气味醇香特异。而白酒为米、麦、黍、高粱等用曲酿制并经蒸馏而成，含乙醇50%～70%，相对密度0.82～0.92，尚含有酸类、酯类、醛类等成分。白酒一般为无色澄明液体，气味醇香特异，且有较强的刺激性。炮制用酒一般用黄酒，浸提药物一般用白酒。

酒味甘、辛，性大热，具有宣行药势、活血通络、祛风散寒、矫臭矫味的功能。药物经酒制后，能缓和苦寒之性，引药上行，增强活血通络的功能，并能矫臭矫味。同时酒中含有乙醇，是一种良好的溶媒，有助于有效成分的溶出而提高疗效。

酒多用作炙、蒸、煮等炮制方法的辅料，常用酒制的药物有黄连、大黄、白芍、当归、川芎、牛膝、续断、乌梢蛇、蕲蛇、黄芩、熟地黄、山茱萸、女贞子、黄精等。

**2. 醋**　古称酢、醯、苦酒，习称米醋。醋有米醋、麦醋、化学醋等多种。炮制用醋为食用醋（米醋或其他发酵醋），化学合成品（醋精）不应用于中药炮制。我国食醋生产历史悠久，约始于周朝以前，开始仅作为贵族的食品和祭祀用品，后逐渐演变成为调味品，并在中医药领域中得到广泛的应用。自唐开始，历代医家均主张米醋入药，且认为陈久者良。明《本草纲目》也指出，制药用醋"惟米醋二三年者入药"。醋长时间存放者，称为"陈醋"，陈醋用于药物炮制佳。

醋以米、麦、高粱以及酒糟等酿制而成。主要成分为乙酸（醋酸），占4%～6%，尚有维生素、灰分、琥珀酸、草酸、山梨糖等成分，一般为淡黄棕色至深棕色透明液体，具特异气味，无其他不良气味与异味。

醋味酸、苦，性温，具有散瘀止痛、理气、止血、行水消肿、解毒、矫味矫臭的功能。药物经醋制后，能引药入肝经，入血分，增强散瘀止痛、疏肝行气解郁的功能，并能解毒，矫臭矫味。同时醋具有酸性，能与药物中所含的游离生物碱等成分结合成盐，增大溶解度而易于煎出有效成分。

醋多用作炙、蒸、煮等辅料，常用醋制的药物有延胡索、香附、柴胡、青皮、三棱、莪术、乳香、没药、芫花、甘遂、京大戟等。

**3. 蜂蜜**　系蜜蜂采集花粉酿制而成。为半透明、有光泽、浓稠的液体，色淡黄、气芳香、味极甜。主含果糖、葡萄糖，两者约占蜂蜜的70%，不含有淀粉及糊精，水分不超过25%。尚含少量蔗糖、麦芽糖、矿物质、蜡质、含氧化合物、酶类、氨基酸、维生素及微量元素等物质。

一般枣花蜜、荔枝蜜等质量为佳，荞麦蜜色深、有异臭，质量较差。采自石楠科植物或杜鹃花、乌头花、夹竹桃花、光柄山月桂花、山海棠花、雷公藤花等有毒植物花粉酿制的蜜有毒，不宜作为炮制辅料。

蜂蜜生则性凉，故能清热；熟则性温，故能补中；以其甘而平和，故能解毒；柔而濡泽，故能润燥；缓可去急，故能止痛；气味香甜，故能矫味矫臭；不冷不燥，得中和之气，故十二脏腑之病，无不宜之。因而认为蜂蜜有调和药性的作用。

炮制用蜜是经过炼制的蜂蜜，即将蜂蜜加入适量水煮沸，滤过去沫及杂质后，再加热浓缩而成。一般用中蜜。

蜂蜜春夏易发酵、易起泡沫而溢出或挤破容器，可加少许生姜片，盖严，能起一定的预防作用。或低温贮存，防止发酵。蜂蜜易吸附外界气味，不宜存放在腥臭气源附近，以免污染。蜂蜜不得用金属容器贮藏，因为铁与蜂蜜中的糖类化合物作用，锌与蜂蜜中的有机酸作用，均可生成有毒物质。

常用蜂蜜炮制的药物有甘草、麻黄、黄芪、紫菀、百部、马兜铃、白前、枇杷叶、款冬花、百合等。

**4. 食盐水**　系食盐加入适量水溶解、过滤而得到的澄明液体。主含氯化钠（NaCl），尚含少量的氯化镁（$MgCl_2$）、硫酸钙（$CaSO_4$）等物质。

食盐味咸，性寒，具有强筋骨、软坚散结、清热、凉血、解毒、防腐的功能。药物经盐水制后，能引药入肾，引火下行，增强补肝肾、治疝、利尿、泻相火的功能，并能缓和药物辛燥之性。

常用食盐水制的药物有杜仲、巴戟天、砂仁、黄柏、知母、车前子、泽泻、小茴香、橘核、荔枝核等。

**5. 姜汁**　为姜科植物鲜姜的根茎，经捣碎取的汁；或用干姜，加适量水共煎去渣而得的黄白色液体。生姜汁作为炮制辅料始见于《刘涓子鬼遗方》，如"半夏汤洗七遍，生姜浸一宿，熬过。"即是多次漂洗处理后，用姜汁浸炒的。姜汁有香气，其主要成分为挥发油、姜辣素（姜烯酮、姜酮、姜萜酮混合物），另外尚含有多种氨基酸、淀粉及树脂状物。

生姜味辛、性温。能解表散寒、温中止呕、化痰止咳、解毒。药物经姜汁制后能抑制其寒性，增强疗效，降低毒性。

常以姜汁制的药物有厚朴、竹茹、草果、半夏、黄连等。

**6. 甘草汁**　为甘草饮片加适量水共煎去渣而得的黄棕色至深棕色的液体。甘草主要成分为甘草甜素及甘草酸，还有淀粉及胶类物质等。

甘草味甘，性平。具有补脾益气、清热解毒、祛痰止咳、缓急止痛的功能。药物经甘草汁制后，能缓和药性，降低毒性。

常用甘草汁制的药物有远志、吴茱萸、乌头、半夏等。

**7. 黑豆汁**　为豆科植物大豆的黑色种子，加适量水煎煮去渣而得的黑色浑浊液体，要求无杂质、无残渣、无异味。主含蛋白质、脂肪、淀粉、维生素、色素等。

黑豆汁味甘，性平。能活血、解毒、祛风、利水、滋补肝肾。药物经黑豆汁制后能增强疗效，降低毒性和副作用。

常用黑豆汁制的药物有何首乌、川乌、草乌、附子等。

**8. 米泔水**　为淘米时第二次滤出的灰白色浑浊液体，主要成分含有淀粉和维生素。因易酸败发酵，应临用时收集。米泔水不易大量收集，大生产用2%大米粉加水搅匀，即2kg大米粉加水100kg，搅拌混合代替米泔水用。

米泔水味甘，性凉。能益气、除烦、止渴、解毒。对油脂有吸附作用。常用来浸泡含油脂较多的药物，以除去部分油脂，降低药物辛辣之性，增强补脾和中的作用。

常用米泔水制的药物有白术、苍术等。

**9. 胆汁**　系猪牛羊的新鲜胆汁，为绿褐色、微透明的液体，略有黏性，有特异腥臭气，主要含有胆色素、胆酸钠、黏蛋白、脂类及无机盐类等。

胆汁味苦，性大寒。能清肝明目、解毒消肿、润燥。药物经胆汁制后，能降低毒性，缓和燥性，增强疗效。

常用胆汁制的药物有天南星、黄连等。

**10. 麻油**　麻油为胡麻科植物芝麻的干燥成熟种子经压榨而得的油脂，主含亚油酸甘油酯、芝麻素等。

麻油味甘，性微寒。能清热，润燥，生肌。因沸点较高常用以炮制质地坚硬或有毒药物，使之酥脆，降低毒性。

常用麻油制的药物有马钱子、三七、蛤蚧、地龙等。

其他液体辅料还有吴茱萸汁、萝卜汁、羊脂油、鳖血、石灰水等。根据临床需要选用。

**知识链接**

### 甘草解毒机制

《神农本草经》记载甘草能"解百毒"，现代研究证明甘草对药物中毒、食物中毒、体内代谢中毒及细菌毒素确实有一定的解毒作用。如能解苦楝皮、丁公藤、山豆根的毒，对于抗癌药喜树碱有解毒增效作用。

其解毒机制一般认为与甘草甜素对毒物的吸附作用和在体内的代谢有关，甘草甜素水解后生成甘草次酸和葡糖醛酸，后者可与含有羟基或羧基的毒物生成在体内不易吸收的产物，分解物从尿中排出。甘草甜素还具有肾上腺皮质激素样的作用，能增强肝的解毒功能。另外，甘草含皂苷，系表面活性剂，能降低表面张力而增加其他不溶于水的物质的溶解度。中医处方中常用甘草为药引，调和诸药，在中药炮制和汤剂煎煮过程中起调和药性和增强疗效的作用可能与此机制有关。

## 三、固体辅料

**1. 稻米**　稻米为禾本科植物稻的种仁。其主要成分为淀粉、蛋白质、脂肪、矿物质等，还含有 B 族维生素、多种有机酸及糖类。

稻米性味甘，性平。具有补中益气、健脾和胃、除烦止渴、止泻痢的功能。与药物共制，可增强药物疗效，降低刺激性和毒性。中药炮制多选用大米或糯米。

常用米制的药物有斑蝥、红娘子、党参等。

**2. 麦麸**　麦麸为禾本科植物小麦的种皮，呈黄褐色，以片大、无细粉和面粉者为佳。质较轻，具特殊麦香气。主要成分为淀粉、蛋白质、脂肪、糖类、粗纤维、维生素、酶类和谷甾醇等。

麦麸味甘、淡，性平。能和中益脾。与药物共制能缓和药物的燥性，增强疗效，除去药物的不良气味，使药物色泽均匀一致。麦麸还能吸附油质，亦可作为煨制的辅料。麦麸用蜂蜜或红糖制过者称为蜜麸或糖麸。

常以麦麸制的药物有枳壳、枳实、僵蚕、苍术、白术、山药等。

**3. 土**　中药炮制常用的是灶心土、黄土、赤石脂等。灶心土又名伏龙肝，呈焦土状，黑褐色，有烟熏气味。主含硅酸盐、钙盐和碱性氧化物。

灶心土味辛，温性。能温中和胃，止血，止呕，涩肠止泻。与药物共制后可降低药物的刺激性，增强药物疗效。

常以土制的药物有白术、当归、山药等。

**4. 河砂** 中药炮制用河砂，应筛选粒度均匀适中的河砂，经去净泥土、杂质后，晒干备用。主要成分为二氧化硅。一般多用"油砂"，即取干净、粒度均匀的河砂，加热至烫后，再加入 1%~2% 的植物油，翻炒至油烟散尽，河砂呈油亮光泽时，取出备用。应用河砂作为中药炮制的辅料，主要是作中间传热体，利用其温度高、传热快的特点，使质地坚韧的药物质地酥脆，或使药物膨大鼓起，便于粉碎和利于有效成分的溶出。另外，还可利用河砂温度高，破坏部分毒副作用成分而降低药物的毒副作用，或除去非药用部位及矫味矫臭等。

常以河砂制的药物有穿山甲、骨碎补、狗脊、龟甲、鳖甲、马钱子等。

**5. 滑石粉** 系硅酸盐类矿物滑石经精选净化、粉碎、干燥制成。为白色、微细、无砂性的粉末，手捻有滑腻感。

味甘，性寒。能利尿，清热，解暑。炮制时作为传导热量的中间体，能使药物受热均匀。

常用滑石粉烫炒的药物有刺猬皮、鱼鳔胶等。

**6. 蛤粉** 为帘蛤科动物文蛤、青蛤等的贝壳，经煅制粉碎后的灰白色粉末。主要成分为氧化钙、碳酸钙等。

蛤粉味咸，性寒。能清热，利湿，化痰，软坚。与药物共制可除去药物的腥味，增强疗效。

常用蛤粉烫制阿胶。

**7. 白矾** 又称明矾，为三方晶系硫酸盐类明矾矿石经提炼而成的不规则的块状结晶体。无色，透明或半透明，有玻璃样色泽，质硬脆易碎，味微酸而涩，易溶于水。主要成分为含水硫酸铝钾。

白矾味酸，性寒。能祛痰杀虫，收敛燥湿，解毒防腐。与药物共制后，可防止腐烂，降低毒性，增强疗效。

常用白矾制的药物有半夏、天南星等。

**8. 豆腐** 为大豆种子粉碎后经特殊加工制成的乳白色固体，主含蛋白质、维生素、脂肪、淀粉、钙质及异黄酮、皂苷等物质。

豆腐味甘，性凉。能益气和中，生津润燥，清热解毒。豆腐具有较强的沉淀与吸附作用，与药物共制后可降低药物毒性，去除污物。

常用豆腐制的药物有藤黄、硫黄、珍珠、玛瑙等。

**9. 朱砂** 为三方晶系硫化物类矿物辰砂，主要成分为硫化汞（HgS）。中药炮制用的朱砂，系经研磨或水飞后的洁净细粉。

朱砂味甘，性微寒。具有清心镇惊、安神解毒等功效。与药物共制后能增强宁心安神疗效。

常用朱砂拌制的药物有麦冬、茯苓、茯神、远志等。

**10. 萝卜** 是指新鲜的白萝卜，其中含有大量的水分和粗纤维、维生素、蛋白质等。

味甘，性温。能降气、利尿。药物经萝卜制后，能缓和药性，增强疗效。主要用于制备芒硝。

## 目标检测

答案解析

**一、单项选择题**

1. 炮制常用的固体辅料不包括（ ）

　　A. 麦麸　　　　　　　B. 蛤粉　　　　　　　C. 食盐

　　D. 河砂　　　　　　　E. 稻米

2. 液体辅料中能强筋骨，软坚散结的是（　　）

    A. 酒　　　　　　　　　B. 醋　　　　　　　　　C. 食盐水

    D. 姜汁　　　　　　　　E. 米泔水

3. 液体辅料中能解表散寒，温中止呕的是（　　）

    A. 蜂蜜　　　　　　　　B. 黑豆汁　　　　　　　C. 食盐水

    D. 姜汁　　　　　　　　E. 甘草汁

4. 固体辅料中主要作为中间传热体的是（　　）

    A. 稻米　　　　　　　　B. 麦麸　　　　　　　　C. 土

    D. 河沙　　　　　　　　E. 明矾

5. 固体辅料中能温中和胃、涩肠止泻的是（　　）

    A. 滑石粉　　　　　　　B. 麦麸　　　　　　　　C. 土

    D. 蛤粉　　　　　　　　E. 朱砂

## 二、多项选择题

1. 陈嘉谟的三类分类法包括（　　）

    A. 水制　　　　　　　　B. 火制　　　　　　　　C. 水火共制

    D. 修治　　　　　　　　E. 修事

2. 《中国药典》现行版收载的"药材炮制通则"中将中药炮制工艺分为（　　）

    A. 修治　　　　　　　　B. 修事　　　　　　　　C. 净制

    D. 切制　　　　　　　　E. 炮炙

## 三、简答题

1. 试述中药炮制的分类及其主要内容，比较各法的优劣之处。

2. 白术适用于土炒和麸炒，其目的是否相同？

---

书网融合……

重点小结　　　　　习题

# 项目四 中药饮片的质量要求与贮藏保管

PPT

## 学习目标

**知识目标**：通过本项目的学习，应掌握中药饮片质量标准的主要内容；熟悉中药饮片适宜的贮藏保管方法；了解中药饮片常见的变异现象及其原因。

**能力目标**：能根据中药饮片的质量要求评价饮片的质量；能给中药饮片选择适宜的贮藏保管方法；能说出常见的饮片变异现象。

**素质目标**：通过本项目的学习，树立质量第一的饮片质量意识；培养科学储存意识与岗位责任心；培养工匠精神与创新精神。

## 情境导入

**情境**：吴某，常数日一次大便，便结如羊粪，便去某中医门诊求治。大夫通过望闻问切辨其为热耗阳明胃肠津液之证，给他用茵陈蒿汤加味，再开生大黄10g。诊毕，患者自行携方去购药回家煎服。

第2天，吴某气势汹汹来找他："我服用你开的药后就吐了，大便仍未通，一定是看错病了。"大夫将其带的一包药倒出和方对照，药均相符，量亦相差无几，唯大黄严重霉变。于是思考：山栀、虎杖等虽可致呕，但和大黄同服，若得泄泻，胃气下行，则极少会呕。而如今大黄因霉变已失泻下作用，反更促使较多苦寒药碍胃故作吐，于是告诉患者其吐与大黄霉变有关。但患者不信，大夫便自费抓原方药1剂给患者带回去煎服。隔日患者来说："药后大便畅行甚舒，并未再吐，我错怪您了。"且归还大夫为其购药的钱。

**思考**：1. 中药霉变后还能使用吗？

2. 大黄饮片应该如何储存保管才能保证其质量？

3. 给吴某抓药的中药师是否有错？作为中药师应具备哪些职业素养？

中药饮片质量决定其临床疗效，而贮藏保管方法又会影响饮片质量，继而影响其临床疗效。因此，为保证中医临床疗效，历代医家都非常重视中药饮片的质量及其贮藏保管方法。

## 学习任务一 中药饮片的质量要求

### 一、净度

净度是指中药饮片的纯净度，一般用饮片中所含杂质及非药用部位的限度来表示。中药饮片净度不够会导致其质量不合格，也会影响其临床疗效。如饮片中混有泥沙、非药用部位等杂质会直接影响调配剂量的准确度继而影响临床疗效。因此，为保证饮片质量，国家相关饮片质量标准规定了其净度要求。

《中国药典》(2025年版)四部中"0212药材和饮片检定通则"中规定：中药饮片所含的药屑及杂质通常不得过3%。《中药饮片质量标准通则（试行）》中规定饮片总的净度要求是：不应含有泥沙、灰屑、伪品、虫蛀品、霉变品以及非药用部位等杂质。根及根茎类、藤木类、叶类、花类、皮类、动物、矿物、藻菌类饮片含药屑杂质≤2%，果实、种子、全草、树脂类饮片含药屑杂质≤3%。此外，对不同炮炙品的药屑杂质也有相应的限量规定，总体要求在0.5%~3%之间，但具体又因不同炮炙方法而有差异，详情见具体炮炙方法下的成品质量要求项。

## 二、片型及粉碎粒度

**1. 片型** 片型是指中药饮片的外观形状。规格则指饮片的大小，用饮片的长短、宽细、厚薄、粒度等来表示。为满足方便调剂、贮存、煎煮等需求可将中药材切制成片、段、块、丝等片型。它是评价中药饮片质量的一项性状指标，切制后的中药饮片应符合《中国药典》(2025年版)一部及《全国中药炮制规范》等的有关规定。

《中国药典》(2025年版) 四部"0213炮制通则"中规定：切制品有片、段、块、丝等片型。其规格厚度通常为：片（极薄片0.5mm以下，薄片1~2mm，厚片2~4mm）；段（短段5~10mm，长段10~15mm）；块（8~12mm的方块）；丝（细丝2~3mm，宽丝5~10mm）。其他不宜切制者，一般应捣碎或碾碎使用。

《中药饮片质量标准通则（试行)》规定：各品种应符合各自规定的片型规格，厚薄均匀，表面光洁，含异形片不得超过10%；极薄片不得超过该片型标准厚度0.5mm；薄片、厚片、丝、块不得超过该片标准厚度1mm；段不得超过该标准厚度2mm。切制或经其他加工炮制后的饮片，其中破碎的药屑或残留的固体辅料均有一定的限量标准。

**2. 粉碎粒度** 一些中药材不宜切制，或因临床有特殊需要，或为了更好地煎出有效成分，经净选加工或水处理干燥后，用手工或机器粉碎成颗粒或粉末。粉碎后的药物应颗粒均匀，无杂质，颗粒或粉末的分等应符合现行版《中国药典》或《中药饮片质量标准通则（试行)》的相关规定。

## 三、色泽

中药饮片的色泽是指在日光下观察到其表面的颜色及光泽，若用两种色调复合描述颜色时，以后一种色调为主，例如黄棕色，即以棕色为主。饮片均有其固有的色泽，色泽是反映饮片内在质量的一项重要指标。若贮藏保管不当，饮片的色泽会发生不正常变化，说明其内在质量已发生变化。如白芍变红，枸杞子变黑等，均说明药物内在成分已发生变化。故色泽的变异，不仅影响其外观，也是饮片内在质量变化的标志之一。

生饮片经炮炙加工成熟饮片后，其色泽也会有差异。一些熟饮片比原来的生饮片颜色加深了，有的则是改变了原来的颜色，如甘草生品黄色，蜜炙以后则变为老黄色；山药生品为白色，经麸炒后变为黄色；炭药则要求成为炭黑色或黑褐色，如血余炭、棕榈炭要求表面乌黑而富有光泽等。以上都是以色泽变化作为熟饮片的评价要求。

饮片色泽应符合现行版《中国药典》《全国中药炮制规范》或地方《中药炮制规范》《中药饮片质量标准通则（试行)》等的相关规定。

## 四、气味

中药饮片均有其固有的气味，如丁香有清香气，阿魏有浊臭气，桂枝有辛辣味等。饮片的气味是体现其内在质量的一个重要因素，饮片的气味不仅与其疗效有关，也是鉴别饮片质量的重要依据。

饮片虽然经过了净制、切制、炮炙处理，但仍应具有其药材原有的气味，且原气味不应变淡、散失，更不应该带有异味。当然，有些饮片具有不良气味会引起副作用或不利于服用，则需通过炮制予以矫正。如厚朴的辛辣味会刺激喉咙导致呕吐，经姜汁炙后可以消除。动物类药材多有腥臭味，需炮制加以矫正，如僵蚕、蕲蛇、龟甲等。如果是加辅料炮炙的，炮炙后的饮片除了要具有其饮片炮制品的气味，还应具有辅料的气味，是药物与辅料的混合气味。如酒炙大黄有酒香味，醋炙柴胡有醋香味，麸炒山药有焦麦麸的气味等。

## 五、水分

水分含量是影响中药饮片质量的一个重要指标。中药材加工成饮片，有的须经水处理，有的要加入一定量的液体辅料。如操作不当，可使药材"伤水"，如未能充分干燥，则中药饮片极易霉烂变质。部分经过蒸、煮的中药，如熟地黄、制黄精、制肉苁蓉等，其质地柔润，含糖类及黏性成分较多，饮片内部不易干燥，更应防止其含水量过高；少数胶类药物，如阿胶、鹿角胶等，含水量直接影响其品质和硬度，同样还会影响其炮制操作和饮片的质量。因此，各种炮制方法所制得的饮片都必须要充分干燥，使其达到规定的水分限度。

按炮制方法及各中药材的具体性状，一般中药饮片的水分含量都应控制在 7%～13%。《中国药典》(2025 年版) 规定：除另有规定外，饮片水分通常不得过 13%，特殊品种如人工牛黄水分不得过5.0%，干姜饮片水分不得过 19.0%。《中药饮片质量标准通则（试行）》中对各类中药饮片的含水量规定为：蜜炙品不得超过 15%；酒炙品、醋炙品、盐炙品、姜汁炙品、米泔水炙品、蒸制品、煮制品、发芽制品、发酵制品均不得超过 13%；烫制后醋淬制品不得超过 10%。

## 六、灰分

灰分（又叫总灰分）是将中药饮片在高温下灼烧、灰化，所剩残留物的重量。将干净而又无任何杂质的合格中药饮片高温灼烧，所得之灰分称为"生理灰分"。如果在生理灰分中加入稀盐酸滤过，将残渣再灼烧，所得之灰分为"酸不溶性灰分"。两者都是控制中药饮片的基本指标。

同一饮片质量稳定时，其灰分应在一定范围内。如果测得的灰分超过标准规定的正常值，说明无机盐杂质含量多，原因可能是掺杂或有外源性杂质，饮片净度不符合要求。如炮制时处理不当，砂烫、滑石粉烫、蛤粉烫和土炒等制法中辅料没去干净时，灰分也会超标。测得的灰分低于规定的正常值，应考虑饮片的质量问题，可能是伪品或劣质品。

## 七、浸出物

浸出物是指中药饮片用水、乙醇或其他适宜溶剂进行浸提，测定浸提所得的干浸膏重量，然后以干燥品计算供试品中浸出物的含量（%），另有规定的除外。根据采用溶剂不同分为水溶性浸出物、醇溶性浸出物及挥发性醚浸出物等，一般最常用的溶剂是水和乙醇。对有效成分、有效部位或主成分群尚无可靠测定方法或所测成分含量低于万分之一的中药饮片，可根据饮片的实际情况采用水溶性浸出物或有机溶媒浸出物作为饮片质量控制指标。

炮制辅料的加入，能对中药饮片浸出物量产生影响。如醋制延胡索，让延胡索生饮片中不易溶于水的脂溶性生物碱生成易溶于水的生物碱盐，从而提高了浸出率，浸出物的量也增加了。所以，延胡索醋炙品的浸出物含量远比生品高。此外，采用炒、炙、煅等加热处理的方法炮制饮片也会提高其浸出物含量，这对检验炮制工艺、方法以及控制中药饮片质量都具有重要的意义。

## 八、含量测定

含量测定是现行版《中国药典》中主要的中药质量评价方法。是指采用 HPLC、GC、UV 等方法测定中药中某个或多个主要成分的含量，以此来评价中药质量的真伪优劣。

有效成分是中药发挥临床疗效的物质基础，因此测定中药饮片中的有效成分含量，是评价中药饮片质量较为可靠、准确的方法。对清楚其有效成分的中药饮片，应建立其有效成分含量测定方法，并规定其含量限度。如黄芩所含的黄芩苷、黄连所含的小檗碱、人参所含的人参皂苷等均具显著的生理活性。如饮片含有多种有效成分，应尽可能选择与中医用药功效主治相关的成分。为了更全面控制其质量，可以采用同一方法同时测定多成分含量，一般以总量计制订其含量限度。

对于有效成分尚不清楚的可测其指标性成分，一般饮片应规定含量下限。对于尚无法建立有效成分含量测定，或虽已建立含量测定，但所测成分与功效相关性差或含量低的饮片，可进行总有效部位的测定。如总黄酮、总生物碱、总皂苷、总鞣质等的测定；含挥发油成分的，可测定挥发油含量等。

## 九、有毒成分

"是药三分毒"，纯天然的中药也不例外。有些中药中含有毒性成分，使用不当会使人中毒甚至死亡。为满足临床用药需求，可对有毒中药进行炮制以降低或消除其毒副作用。因为炮制能降低饮片中有毒成分含量，或者能将大毒性成分转化为低毒性甚至无毒成分，从而达到安全有效的目的。但有些有毒中药中的毒性成分也是其有效成分，对这些中药进行炮制降毒的同时还要注意保存药效，把其毒性成分含量控制在一个有效安全的范围内即可。《中国药典》（2025 年版）对 9 种大毒中药的毒性成分作了含量规定：生川乌含乌头碱、次乌头碱和新乌头碱的总量应为 0.050%～0.17%；生草乌含乌头碱、次乌头碱和新乌头碱的总量应为 0.15%～0.75%。生马钱子含士的宁应为 1.20%～2.20%，含马钱子碱不得少于 0.80%。马钱子粉含士的宁应为 0.78%～0.82%，含马钱子碱不得少于 0.50%。天仙子含东莨菪碱和莨菪碱的总量不得少于 0.080%。巴豆含脂肪油不得少于 22.0%，含巴豆苷不得少于 0.80%。巴豆霜含脂肪油应为 18.0%～20.0%，含巴豆苷不得少于 0.80%。红粉含氧化汞（HgO）不得少于 99.0%。生斑蝥含斑蝥素不得少于 0.35%，米炒斑蝥含斑蝥素应为 0.25%～0.65%。

《医疗用毒性药品管理办法》所规定的医疗用毒性药品，系指毒性剧烈，治疗剂量与中毒剂量相近，使用不当会致人中毒或死亡的药品。所列毒性中药管理品种有 28 种，后因鉴定发现红升丹与红粉为同物异名，红升丹被除去，故就变为 27 种毒性中药材。

《中国药典》把毒性中药分为有大毒、有毒、有小毒三类。《中国药典》（2025 年版）一部收载有大毒中药 10 种，有毒中药 42 种，有小毒中药 31 种。

**知识链接**

### 27 种毒性中药材

砒石（红砒、白砒）、砒霜、水银、生马钱子、生川乌、生草乌、生白附子、生附子、生半夏、生南星、生巴豆、斑蝥、青娘虫、红娘虫、生甘遂、生狼毒、生藤黄、生千金子、生天仙子、闹羊花、雪上一枝蒿、白降丹、蟾酥、洋金花、红粉、轻粉、雄黄。——《医疗用毒性药品管理办法》

**《中国药典》（2025 年版）中的毒性中药品种**

有大毒（10 种）：川乌、草乌、马钱子、马钱子粉、天仙子、巴豆、巴豆霜、红粉、闹羊花、斑蝥。

有毒（42 种）：三颗针、干漆、土荆皮、山豆根、千金子、千金子霜、制川乌、制草乌、天南星、制天南星、木鳖子、甘遂、仙茅、白附子、白果、白屈菜、半夏、朱砂、华山参、全蝎、芫花、苍耳子、两头尖、附子、苦楝皮、金钱白花蛇、京大戟、牵牛子、轻粉、香加皮、洋金花、臭灵丹草、狼毒、常山、商陆、硫黄、雄黄、蓖麻子、蜈蚣、婴粟壳、蕲蛇、蟾酥。

有小毒（31 种）：丁公藤、九里香、土鳖虫、大皂角、川楝子、小叶莲、飞扬草、水蛭、艾叶、北豆根、地枫皮、红大戟、两面针、吴茱萸、苦木、苦杏仁、金铁锁、草乌叶、南鹤虱、鸦胆子、重楼、急性子、蛇床子、猪牙皂、绵马贯众、绵马贯众炭、紫萁贯众、蒺藜、榼藤子、鹤虱、翼首草。

## 十、有害残留物

中药材主要来源于自然界中的植物、动物和矿物，且现在市面上的中药材主要都是通过人工种植或养殖所得，药农在种植或养殖过程中为了提高产量会大量使用化肥农药等，以致中药饮片中含有有害残留物质或污染物质的概率较高，而这些物质是影响饮片质量和临床用药安全的重要因素。因此，做好中药饮片的有害残留物限量管理很重要。

《中国药典》规定有害残留物包括残留农药、重金属及有害元素、生物毒素等三大类。并以毒理学等相关数据为基础，结合残留物的暴露情况和人类日常膳食摄入情况，进行综合分析评估制定了有害残留物限量。其中，制定限量时首要考虑的因素就是其有害残留物的毒性程度。

**1. 残留农药**　主要是指中药材在种植过程中，因使用杀虫剂或因种植环境等因素而残存的有机氯类、有机磷类和拟除虫菊酯类等农药有害物质。《中国药典》（2025 年版）在通则"0212 药材和饮片检定通则"中对植物类中药材及饮片中的甲胺磷、六六六、滴滴涕等 47 种禁用农药进行一致性规定，要求其禁用农药不得检出（不得超过报告限）。此外，还依托《食品安全国家标准 食品中农药最大残留量限量》（GB 2763—2021），对人参、三七、白术、百合、延胡索、金银花、枸杞子、铁皮石斛、浙贝母、川贝母、湖北贝母、伊贝母、平贝母、菊花等 14 个中药材品种的 35 种登记农药制定了农药最大残留限量标准，统一收载于《药材与饮片检定通则》（通则 0212）中。

**2. 重金属及有害元素**　主要是指铅（Pb）、汞（Hg）、镉（Cd）、铜（Cu）、银（Ag）、铋（Bi）、锑（Ti）、锡（Sn）、砷（As）等。《中国药典》（2025 年版）在《药材和饮片检定通则》（通则 0212）中规定了 52 个中药材和饮片的重金属及有害元素的统一限量标准。在各论中收载有"重金属及有害元素"检查项的植物类中药材品种为人参、山茱萸、栀子、葛根、金银花、川芎、黄连这 7 个品种。例如，人参中重金属及有害元素限量规定为：铅不得过 5mg/kg；镉不得过 1mg/kg；砷不得过 2mg/kg；汞不得过 0.2mg/kg；铜不得过 20mg/kg。

**3. 生物毒素**　生物毒素主要指黄曲霉毒素、赭曲霉毒素等，黄曲霉毒素是由真菌黄曲霉（*Aspergillus flavus*）和寄生曲霉（*Aspergillus parasiticus*）产生的一类代谢产物，广泛存在于自然界中。

由于黄曲霉毒素毒性强，目前国际上不建议设定黄曲霉毒素的安全耐受量和无毒作用剂量，也无最大限量理论值计算公式，为降低安全风险，应尽可能地将其限量控制在最低范围内，且限量越低越好。《中国药典》（2025 年版）制定了九香虫、陈皮、莲子等 24 种中药要进行黄曲霉素含量检查，并规定了统一的限度标准：每 1000g 含黄曲霉毒素 $B_1$ 不得过 $5\mu g$，含黄曲霉毒素 $G_2$、黄曲霉毒素 $G_1$、

黄曲霉毒素 $B_2$ 和黄曲霉毒素 $B_1$ 的总量不得过 10μg。

### 知识链接

#### 黄曲霉毒素

早在 1993 年，黄曲霉毒素被世界卫生组织（WHO）划定为 I 类致癌物，黄曲霉毒素的毒性是砒霜的 68 倍。黄曲霉毒素在紫外线照射下能产生荧光，根据荧光颜色不同，将其分为 B 族和 G 族两大类。其中，在污染的食品中以黄曲霉毒素 B 最为多见，其毒性和致癌性也最强。

黄曲霉毒素最常见于发霉的花生、谷物、中药和发苦的坚果等。人类食用了被其污染的食物就有可能存在中毒风险。短期内摄入少量黄曲霉毒素，容易出现腹泻、恶心、呕吐等中毒症状。长期大量摄入则会引发严重的肝损伤，甚至致癌、致畸，危害巨大。

## 十一、二氧化硫残留量

中药材在采收加工过程中，为了达到防虫蛀霉变、美化饮片、利于储存等目的，传统有对部分中药材、中药饮片采用硫黄熏蒸的习惯。硫黄熏蒸的主要残留物为亚硫酸盐，虽然少量摄入不会产生明显危害，但过量摄入会影响人体对钙的吸收，破坏 B 族维生素，也能对肝脏等器官造成损害。因此，为防止中药材粗加工过程中滥用或者过度使用硫黄熏蒸的问题，保证中药质量和安全有效，原国家食品药品监督管理局制订中药材及其饮片二氧化硫残留限量标准为：山药、牛膝、粉葛、甘遂、天冬、天麻、天花粉、白及、白芍、白术、党参等 11 种传统习用硫黄熏蒸的中药材及其饮片，二氧化硫残留量不得超过 400mg/kg；其他中药材及其饮片的二氧化硫残留量不得超过 150mg/kg。上述限量标准均在世界卫生组织（WHO）认可的安全标准范围内。

## 十二、中药饮片的包装

中药饮片包装的目的是保护饮片不受污染，便于运输和贮存。检查中药饮片的包装是否完好无损及包装材料是否符合要求也是中药饮片质量要求中的重要内容。如今的无菌包装、真空包装等新包装法广泛应用于中药饮片的包装，这可以防止微生物污染饮片，同时又可避免环境的温湿度变化对饮片产生影响。

《中华人民共和国药品管理法实施条例》2016 年修订版第四十四条对中药饮片包装监督管理工作的有关事项明确规定如下。

1. 生产中药饮片，应当选用与药品性质相适应的包装材料和容器。

2. 中药饮片包装必须印有或者贴有标签。

3. 中药饮片的标签必须注明品名、规格、产地、生产企业、产品批号、生产日期，实施批准文号管理的中药饮片还必须注明药品批准文号。

4. 包装不符合规定的中药饮片，不得销售。

# 学习任务二　中药饮片变异现象与因素

中药材经炮制成中药饮片之后，如同其他商品一样，在使用之前均要妥善贮藏保管。若贮藏保管不当，饮片会发生多种变异现象，影响饮片的质量，从而影响其临床疗效和用药安全。研究贮藏保管过程中可能发生的变异现象及其原因，对探讨和制定科学合理的贮藏方法有着十分重要的意义。

## 一、中药饮片质量变异现象

**1. 霉变**　指霉菌在中药饮片表面或内部滋生的现象。霉变对饮片质量的危害最大，因为霉菌侵入中药后，会分解和吸收饮片的化学成分来维持其自身的繁殖生长，污染中药，使饮片变色、腐烂、有效成分含量降低甚至完全失效。在适宜的温湿度条件下（20~35℃，空气相对湿度75%以上），中药饮片因干燥不够（含水量超过15%）或受潮后就容易发霉。常见易霉变的中药有人参、知母、陈皮、玄参、佛手、玉竹等。常见的霉菌有黑酵菌、云白霉、绿霉菌、兰霉菌等。

**2. 虫蛀**　指害虫侵入中药饮片内部而蛀蚀的现象。这是中药饮片贮藏过程中较严重的一种变异现象。一般中药饮片都含有淀粉、糖类、蛋白质、脂肪油等，营养丰富，当温度在25~35℃，空气相对湿度在75%以上，饮片自身含水量又在15%以上时，就极易发生虫蛀。中药饮片经虫蛀后，会形成蛀孔，产生蛀粉，成分损耗，而且还会受到害虫排泄物污染，既影响饮片外观性状，又影响饮片内在质量，造成其药效降低，甚至完全失效。如泽泻、莲子、党参、山药、蜜炙品等最容易虫蛀。

**3. 变色**　指中药饮片固有的色泽发生了变化的现象。因为储存保管不当，受温度、湿度、日光等外界因素的影响而造成饮片变色。如花类药材，光线直射过久，就会褪色。饮片颜色的变化不仅影响外观，而且很可能会影响其内在质量。

**4. 气味散失**　指中药饮片因贮藏保管不当或贮存时间过长而导致其固有气味变淡薄或散失的现象。气味散失标志着中药饮片的药效降低甚至失效。易发生气味散失的主要是富含挥发油类成分的中药，如薄荷、荆芥、当归、川芎、细辛、沉香、肉桂、玫瑰花、丁香等。

**5. 泛油**　中药泛油，又称"走油"。是指某些富含脂肪油、挥发油、黏液质、糖类等成分较多的中药，在贮存过程中因受热或受潮造成饮片出现油润、返软、发黏、颜色变深等现象。

中药饮片泛油包括三种不同的变异现象：①含植物油脂多的药材（如杏仁、桃仁等），出现内外色泽严重加深，油质渗透外表，具有油败气味；②含糖分、黏液质多的药材（如天冬、党参、枸杞子等），质地变软，外表发黏，内外色泽加深，但无油败气味；③动物类药材（如刺猬皮、九香虫等），躯体易残，色泽加深，外表呈油样物质，酸变气味强烈。

**6. 风化**　指某些含结晶水的矿物类药物与干燥空气长时间接触，逐渐脱水而成为粉末状态的现象。风化了的药物由于失去结晶水，成分结构发生了改变，其质量和药性也随之改变。如芒硝（$Na_2SO_4 \cdot 10H_2O$）、硼砂（$Na_2B_4O_7 \cdot 10H_2O$）、白矾 $[KAl(SO_4)_2 \cdot 12H_2O]$ 等。

**7. 潮解溶化**　指固体药物吸收潮湿空气中的水分，而致其慢慢溶化成液体状态的现象。潮解使得饮片功效降低，并难以贮藏。如大青盐、芒硝、硼砂等。

**8. 粘连**　是指某些熔点比较低的固体树脂及胶类中药，由于熔点较低，遇热发黏而粘接在一起，使原来形态发生改变的现象。如乳香、没药、阿胶等。

**9. 腐烂**　是指某些新鲜的饮片，因受温度和空气中微生物的影响，引起闷热，使微生物繁殖加快，而导致腐烂败坏的现象。如鲜生姜、鲜生地、鲜芦根、鲜石斛等。饮片一经腐烂，即不能再入药。

**10. 自燃（又称冲烧）**　是指药材自动燃烧起来的现象。通常是质地轻薄松散的植物中药，由于本身干燥不适度，或在包装堆垛前吸潮，在层层重压的紧实状态中细胞代谢产生的热量不能散发，当温度积聚到一定程度时，热量便能从中心一下冲出垛外，轻者起烟，重者起火。药物自燃之后，饮片质量会遭受破坏。如红花、艾叶、柏子仁等。

## 二、引起中药饮片质量变异的因素

中药饮片在贮存过程中可能发生霉变、虫蛀、泛油、变色等多种变异现象，影响因素有很多，概括起来主要是内在因素和外在因素两个方面。

### （一）内在因素

**1. 药材含水量**　指中药饮片中水分的重量，常以百分比来表示。当中药饮片含水量过高时（15%以上），在贮存过程中容易发生霉变、虫蛀、变色等变异现象；当其含水量过低时，又容易发生风化、干裂等现象。因此必须将饮片含水量控制在适宜范围内，一般中药饮片的含水量要求控制在7%～13%。

**2. 药材化学成分**　中药饮片的化学成分复杂，在炮制及贮存过程中其化学成分可不断发生变化，以致影响临床疗效。而且主含化学成分不一样的中药饮片发生的变异现象也不同，如含淀粉、糖类、蛋白质、脂肪等营养成分较多的中药饮片，易发生霉变、虫蛀、走油、遭鼠害等；含挥发油较多者，易引起气味散失、泛油等；含生物碱较多者，久贮与空气和日光接触，可发生部分氧化、分解而变质、变色；含苷较多者，在酶或微生物作用下容易分解；含鞣质较多者，露置空气及日光中易氧化和聚合产生变色；含植物色素者，受日光照射或久贮易变色；含盐分较多者易潮解；含结晶水矿物药易风化等。因此储存过程中要系统了解中药的化学成分，选择恰当的养护方法，预防饮片变质。

### （二）外在因素

**1. 环境因素**

（1）空气　中药饮片除真空包装外，都要与空气接触。空气中的氧和臭氧对中药的变异起着重要作用。臭氧是强氧化剂，可加速中药中有机物质，特别是脂肪油的变质。氧可使某些药物中的挥发油、脂肪油、糖类等成分氧化、酸败、分解而泛油或泛糖；使药物中的鞣质等成分氧化、聚合形成大分子化合物而颜色由浅变深；使花类药物氧化变色，气味散失；也能使矿物药氧化，如灵磁石变为呆磁石。因此，饮片一般不宜久贮，要遵循"先进先出、陈货先出"的原则。

（2）日光　日光中的红外线可引起药物的温度升高，紫外线可诱发一些化学反应，进而促进中药成分发生氧化、分解、聚合等光合反应，导致饮片变色、气味散失、风化、泛油等变异。如红花等花类药物，经日光长时间照射，不仅色泽渐渐变暗，而且变脆，引起散瓣；薄荷等芳香挥发性成分的药物，常经日光照射，不仅使药物变色，而且使挥发油散失，质量降低。

（3）温度　是中药贮存过程中最为关键的因素之一。在15～20℃的贮藏温度下，中药的成分比较稳定。贮藏温度在20～35℃时，许多中药易生虫、发霉以至变质。而在低温环境中，一般的中药饮片都不会发生变质。但温度过低，对某些新鲜的或含水量高的中药，也会有不利影响，如冻结使中药的细胞壁及原生质受到机械损伤，还可能使所含蛋白质及其他胶体发生不可逆的凝固作用，药物解冻后的颜色常常变深，质量下降。

（4）湿度　空气的湿度是随季节以及天气情况而改变的，也是影响饮片质量的一个重要因素。当贮藏环境的空气相对湿度在75%以上时，有利于微生物、仓虫的繁殖，饮片易受潮产生霉变、虫蛀等变异现象。而当空气相对湿度在45%以下时，饮片的含水量又逐渐降低，可造成某些药物失水风化，出现干硬、干裂现象。因此，应控制饮片贮存环境的空气相对湿度在45%～75%之间为宜。

**2. 生物因素**　影响中药饮片变异的生物因素主要包括微生物、仓虫、老鼠等，其中最主要的是微生物和仓虫。由于温度、湿度的影响，微生物繁殖代谢，可造成药物发霉、腐烂、发酵、酸败、泛油、泛糖等变异现象。一旦环境的温湿度适宜，仓虫和仓鼠也会大量繁殖，不但啃咬损坏药物，还排泄粪便，传染病毒和致病菌，严重污染饮片。

**3. 时间因素**　指药物贮存时间的长短，绝大多数中药不能长期贮存，否则会造成有效成分的氧化、分解、挥发等而使含量降低，从而降低疗效甚至完全失效。少数中药强调长期贮存，以陈久者良，即存放的时间越久，药效越好，越珍贵。如陶弘景在《本草经集注》中记载了六味宜陈用的药材，分别是麻黄、橘皮、半夏、吴茱萸、枳实、狼毒。

**4. 人为因素**　人为因素主要指工作人员的管理工作对中药饮片贮藏质量的影响。主要表现在保管人员责任心不够、养护知识欠缺、违章操作等。因此，为保证饮片质量，仓库保管员、养护员要加强理论学习与实践，认识中药商品的自然属性，掌握养护技术，立足不同饮片的特性对其实行科学管理。

# 学习任务三　中药饮片贮藏保管技术

　　中药饮片储存不当，容易发生霉变、虫蛀、变色等变质现象。中药饮片变质不仅会给企业带来巨大的经济损失，也会影响饮片临床疗效，甚至危害患者的生命健康。因此，为保证饮片临床用药的疗效与安全，历代医家都非常注重中药的储藏与保管，总结和传承了很多有效的经验。因科学技术的发展应用，现代人又发明了很多新型的饮片储存保管技术。按照发展时期来划分，可将中药饮片的贮藏保管技术分为传统贮藏保管方法和现代贮藏保管方法。

## 一、传统贮藏保管方法

　　传统的中药贮藏保管方法，具有经济、有效、简单、实用等优点，如今依然作为最基本的贮藏方法被广泛应用。但存在养护规模小、设备简陋、劳动强度大等局限。

　　**1. 清洁养护法**　对中药材及其饮片、仓库及其周围环境进行清洁、消毒，以此杜绝害虫、霉菌来源，保证饮片质量。这是防止饮片发生虫蛀、霉变等变异现象最基本、有效的方法。

　　**2. 除湿养护法**　是通过适当方法或吸湿物，吸收潮湿空气或中药饮片中的水分，保证贮藏环境和药物干燥。常用的方法有通风、吸湿、晾晒和烘烤等。

　　（1）通风　利用空气的流动来调节仓库的温度、湿度。晴天天气干燥，若库房的湿度大于70%，温度高于库外的温度时，应开放门窗、排气窗以调节库内的温度、湿度。另外，还可以通过翻垛或堆成通风垛，使热气及水分散发。还可利用电风扇等机械装置加速通风。

　　（2）吸湿　利用吸湿剂，吸收空气和饮片中的水分。传统常用的吸湿剂有生石灰、木炭或竹炭、草木灰等。现代还可采用氯化钙、硅胶等吸潮。使用吸湿剂时，库房或容器应尽可能封闭严密。

　　（3）晾晒　即阴干和晒干。当饮片受潮时，应根据其性质及时晾晒。对于曝晒易变色（如陈皮、菊花、红花等）及易走油（如酸枣仁、知母、柏子仁、苦杏仁及火麻仁等）的中药宜摊晾阴干。

　　（4）烘烤　即加热烘烤，是利用较高温度杀灭虫卵及其害虫的方法。此方法尤其适用于入库前或雨季前后饮片的干燥。

　　**3. 密闭贮藏法或密封贮藏法**　是利用密闭的库房或缸、瓶、箱、桶、塑料袋等容器，将中药饮片密封或密闭储存，以防饮片被污染、变质的贮藏方法。严格地讲，"密闭"和"密封"有程度上的不同。对中药材和中药饮片讲，"密闭贮藏"只能防止尘土及异物的进入，而"密封贮藏"则除防止异物进入之外，还可以防止外界空气及微生物的进入，达到防潮、防风化、防霉变的目的。即密封比密闭相对更加严密。在中药饮片的密封或密闭贮存容器中，同时还可加入吸湿剂，使其防霉防蛀效果更好。对于细料、贵重等中药饮片，如冬虫夏草、人参、鹿茸、冰片、猴枣、熊胆、牛黄等，还可采用真空密封贮存。大量贮存可建密封库、密封室。

　　**4. 对抗同贮法**　是采用两种或两种以上药物同贮或采用与一些有特殊气味的物品同贮，利用其特殊气味而达到相互克制，抑制虫蛀、霉变、泛油的贮存方法。此法仅适用于少数药物。

　　（1）药物同贮　如花椒可分别与乌梢蛇、蕲蛇、金钱白花蛇、蛤蚧、全蝎、海马等同贮；牡丹皮可分别与泽泻、山药、白术、天花粉、冬虫夏草等同贮；细辛可分别与人参、全蝎、海马等同贮；大蒜可分别与芡实、薏苡仁、土鳖虫、蕲蛇、白花蛇等同贮；红花与冬虫夏草同贮；当归与麝香同贮；三七与樟脑同贮；柏子仁与滑石、明矾同贮；冰片与灯心草同贮；硼砂与绿豆同贮；胶类药物与滑石粉或米糠同贮；荜澄茄、丁香与人参、党参、三七等同贮，均能达到防止虫蛀、霉变、变色或泛油的目的。此外，蜜拌桂圆、肉桂可保味保色。生姜可以防止蜂蜜"涌潮"。

（2）特殊气味物品同贮　白酒或药用乙醇都属于良好的杀菌剂。对于易虫蛀、霉变或泛油的药物或饮片，均可采用喷洒少量95%药用乙醇或50°左右的白酒，密封同贮，以达到防蛀、防霉、防止泛油的效果。该法的关键是密封不透气，否则达不到对抗同贮的目的。

以上对抗同贮法一定要在中药发生虫蛀霉变前开始使用，否则难以达到好的防治效果。其次，两种药物同贮，还要防止它们串味和混用。

## 二、现代贮藏方法

近20年来中药养护技术不断发展，诞生了很多新的养护方法，这些方法应用现代技术设备大大降低了劳动强度，促进了中药饮片储存保管的科学化、现代化。

**1. 机械干燥灭菌法**　主要是利用远红外烘烤或微波（真空）干燥等设备，使受潮的中药饮片干燥，同时还能有效地杀灭药物上的微生物、虫卵，达到防霉、防虫的目的。本法设备投资较少，操作简单，适用于大多数中药饮片。

**2. 低温冷藏法**　低温冷藏是利用空调、冷藏柜和电冰箱等机械制冷设备降温，抑制微生物、仓虫和虫卵的滋生和繁殖，降低氧化反应的速度，减缓大多数化学变化，从而达到防止中药霉变、虫蛀、变色及气味散失的目的。低温贮藏的温度多在2~10℃。温度过低则会冻伤而破坏药物细胞壁结构及蛋白质等成分。该方法无污染，安全性高，且养护效果理想。但成本偏高，因冷库的建设和运行耗资较大。比较适用于贵重中药（如鹿茸、西红花、人参等）以及富含多糖或受热易变质的中药饮片贮藏保管。

**3. 机械吸湿法**　机械吸湿是利用空气去湿机吸收空气中的水分，降低库房内的湿度，从而达到防虫、防霉效果。本法费用较低，降湿快，可以自动控制湿度，不污染药物，是一种较好的除湿方法，适用于大多数中药饮片。

**4. 气调养护法**　气调养护法是通过人工降低饮片贮藏环境中的氧气浓度，达到抑制或杀死微生物和害虫并保证品质的目的。如何保证环境密封和有效降氧是方法成功的关键。因为氧气是微生物、霉菌及害虫生长繁殖的必需条件。目前采用的气调方法主要有充氮降氧法、充二氧化碳降氧法、真空降氧法、除氧剂降氧法和自然降氧法等。该方法防霉变、防虫蛀、防泛油的效果很好，也不影响药材品质，无污染，安全性高，储存期长，但成本偏高。此外，气调养护要经过一定的技术培训，养护周期内需要定期测量水分、温度、气体含量等，并且需要注意防范外部老鼠咬破密封包或内部不规则药材刺破密封包而导致漏气。在气调养护过程中，药材查看、交易、取用较为不便，一旦打开，需对剩余药材重新进行气调养护。目前气调养护技术的整体成本还是偏高，比较适合较贵重中药的长期储存养护。

**5. 气幕防潮法**　气幕又称气帘或气闸，是装在库房门上，配合自动门以防止库内外空气对流的装置，从而达到防潮的目的。

**6. 环氧乙烷灭菌法**　环氧乙烷是一种高效广谱气体灭菌杀虫剂，也是迄今为止唯一得到世界公认的最可靠化学气体灭菌剂。其穿透性和扩散性很强，可在常温下杀灭各种微生物。环氧乙烷可以与微生物或害虫中蛋白质分子上的羧基、氨基、硫氢基和羟基发生烷基化反应，使微生物代谢受阻，产生不可逆杀灭作用。环氧乙烷无腐蚀性，不会使物品变黄变脆，可用于那些不能用消毒剂浸泡、不耐高温等不宜用一般灭菌方法灭菌的中药。但应注意环氧乙烷是易燃易爆的有毒气体，储存和灭菌时不能泄漏。必须选择安全的灭菌器，进行安全操作和储存。

**7. ⁶⁰Co－γ射线辐射法**　放射性核素⁶⁰Co产生的γ射线有很强的穿透力和杀菌能力，可杀灭微生物和芽孢灭菌效率高，且时间短、见效快，效果显著，是较理想的灭菌方法。但需专门设施，设备费用较高，维护难等，且对操作人员存在一定的潜在危险性，故此法不能在一般的仓库中使用，目前常见用于科研单位的辐射场所。

**8. 蒸汽加热法**　是利用蒸汽杀灭中药饮片中的霉菌、细菌及害虫的方法。这是一种简单、价廉和可靠的灭菌方法，按灭菌温度一般分为低高温长时灭菌、亚高温短时灭菌和超高温瞬间灭菌3种。其中超高温瞬时灭菌是将灭菌物迅速加热到150℃，经2~4秒完成的灭菌方法，既可杀灭微生物，又可最大限度减少中药有效成分的破坏，且具有无残毒、成本低、成分损失少等优点，目前已被广泛应用。

**9. 无菌包装法**　无菌包装是先将需要贮藏的中药饮片灭菌，然后把无菌的饮片放进一个微生物无法生长的环境，避免再次污染的机会。在常温条件下，不需任何防腐剂或冷冻设施，防霉效果显著，在一年内不会发生霉变。中药饮片经过灭菌后若保管不善，仍会发生变异，将灭菌与无菌包装两种方法结合为一体，就可有效避免二次污染。

**10. 中药挥发油熏蒸法**　是利用某些中药的挥发油使其挥发，熏蒸中药材或饮片，而达抑菌和灭菌目的的方法。同时挥发精油还有驱虫抗虫作用，可以有效防止外源性虫害入侵，降低蛀虫发生率，延长储存时间。丁香、荜澄茄、肉桂、白芷、花椒、山苍子、山胡椒、高良姜等多种中药的挥发油，具有一定程度的抑菌和灭菌效果，其中以荜澄茄、丁香挥发油的效果更佳。

**目标检测**

答案解析

**一、单项选择题**

1. 除另有规定，一般中药饮片的水分含量都应控制在（　）
   A. 7%~13%　　B. 3%　　C. 不超过15%
   D. 不超过19%　　E. 不超过10%

2. 一般要求中药炮制品所含的药屑及杂质通常不得过（　）
   A. 1%　　B. 3%　　C. 5%
   D. 10%　　E. 12%

3. 以下中药中不容易发生虫蛀的是（　）
   A. 党参　　B. 泽泻　　C. 山药
   D. 花椒　　E. 陈皮

4. 以下中药养护方法中不属于传统养护法的是（　）
   A. 除湿养护法　　B. 对抗同贮法　　C. 气调养护法
   D. 清洁养护法　　E. 密闭贮藏法

5. 山药、泽泻与以下药物中的（　）同贮可以防虫保色
   A. 西红花　　B. 大蒜　　C. 牡丹皮
   D. 花椒　　E. 吴茱萸

6. 以下中药中因气候干燥容易发生风化现象的是（　）

    A. 朱砂　　　　　　　　　B. 雄黄　　　　　　　　　C. 三七

    D. 芒硝　　　　　　　　　E. 自然铜

7. 以下中药中容易出现走油现象的是（　）

    A. 党参　　　　　　　　　B. 泽泻　　　　　　　　　C. 人参

    D. 茯苓　　　　　　　　　E. 陈皮

8. 《中国药典》规定，马钱子的质量控制中含量测定的成分是（　）

    A. 士的宁和马钱子碱　　　　　　　B. 番木鳖次碱、士的宁

    C. 马钱子毒碱、异番木鳖碱　　　　D. 马钱子碱、异马钱子碱

    E. 士的宁、异马钱子碱

## 二、简答题

1. 中药饮片的质量要求主要包括哪些内容？

2. 请简述中药饮片在贮存保管过程中常见的变异现象。

---

**书网融合……**

重点小结　　　　　　习题

# 项目五　净选加工技术

PPT

## 学习目标

**知识目标：** 通过本项目的学习，应掌握杂质清除技术、分离和清除非药用部位的方法；熟悉净选加工的目的；了解各种净选加工技术的代表性药物。

**能力目标：** 能根据中药材的自身性质和中医临床的需求，选择使用不同的净选加工技术和净选加工设备，并能用于对中药饮片的净制加工生产的实际工作。

**素质目标：** 通过本项目的学习，树立细致严谨的净选加工生产理念；培养安全生产意识与岗位责任心；培养工匠精神与创新精神。

## 情境导入

**情境：** 细辛最早记载于《神农本草经》，列为上品。细辛药用部位的变迁主要经历了用全草、用根及根茎的过程。1950 年以前，细辛一直沿用历代本草的用药部位，有“去头节”“去头土”“拣去双叶”的经验总结，即细辛用根入药。1950 年以后，为便于鉴别，药店在收购细辛时要求送来全草，经鉴定后，除去地上部分取其根部入药。随后，由于资源渐少，难以满足临床需要，人们便逐渐将细辛地上部分也作为细辛一起入药，细辛的药用部位就演变成了全草入药。直到《中国药典》2005 年版对富含马兜铃酸的关木通、广防己、青木香进行删除，并且对部分药材的入药部位作出调整。其中细辛的地上部分含有的马兜铃酸的浓度明显高于地下，最高相差 40 倍。才明确规定细辛用“根及根茎”，从而结束了长达半个世纪细辛用全草的历史，此调整沿用至今。

**思考：** 1. 细辛除去地上部分而保留根及根茎部分属于炮制的哪种技术？

2. 细辛入药部位的改变原因是什么？

## 学习任务一　净选加工的目的

净选加工即净制，又称净选、治削。是中药炮制的第一道工序，是中药材在切制、炮炙或调剂、制剂前，均应选取规定的药用部位，除去非药用部位、杂质、霉变品及虫蛀等，使其达到药用的纯度标准。净制的目的如下。

**1. 除去泥砂、杂质及虫蛀霉变品，便于临床调配和制剂** 主要去除药材在产地采收加工、运输、贮藏等过程中混入的泥砂、杂质、霉变品和虫蛀品。

**2. 除去非药用部位，保证用药剂量准确** 如厚朴需将质量次、药效差的粗皮去除。

**3. 将药物大小、粗细分档，便于切制和炮炙** 对于同种药材，不同个体大小、粗细和长短方面均存在差异。如大黄、天南星等药材外形悬殊，净制将其大小分开，以便于软化和炮炙，进而可保证饮片质量。

**4. 分离不同的药用部位，更好地发挥药效** 如麻黄与麻黄根，莲子心与莲子肉。

**5. 降低或消除中药的毒副作用，保证临床用药安全** 蕲蛇头部毒腺中含有大量出血性和溶血性毒性成分，应除去头部。细辛的地上部分含有毒性成分马兜铃酸较高，应除去地上部分而保留根及根茎部分。

净选加工技术可根据具体情况，分别使用挑选、筛选、风选、水选、磁选、色选、剔除、擦、刷、剪、切、挖、剥、刮、削、酶法等方法，以达到药用净度的要求。

## 一、净度

净度是指中药饮片的纯净程度，可以用中药饮片含杂质及非药用部位的限度来表示。《中药饮片质量标准通则（试行）》规定：不应该含有灰屑、泥沙、杂物、霉烂品、虫蛀品及非药用部位等。非药用部位主要是果实、种子类药材的皮壳及核，根茎类药材的芦头，皮类药材的栓皮，动物类药材的头、足、翅，矿物类药材的夹杂物等。

国家中医药管理局关于《中药饮片质量标准通则（试行）》的通知中有规定：果实种子类、全草类、树脂类含药屑、杂质不得超过3%；根类、根茎类、叶类、花类、藤木类、皮类、动物类、矿物类及菌藻类等含药屑、杂质不得超过2%；炒制品中的炒黄品、米炒品等含药屑、杂质不得超过1%；炒焦品、麸炒品等含药屑、杂质不得超过2%；炒炭品、土炒品等含药屑、杂质不得超过3%；炙品中酒炙品、醋炙品、盐炙品、姜炙品、米泔炙品等含药屑、杂质不得超过1%；药汁煮品、豆腐煮品、煅制品等含药屑、杂质不得超过2%；发酵制品、发芽制品等含药屑、杂质不得超过1%；煨制品含药屑、杂质不得超过3%。

## 二、片型及破碎度

### （一）片型

片型是饮片的外观形状，有顶头片、顺片、斜片等，其规格有极薄片、薄片、厚片、丝、块和段。无论哪种片型都要符合《中国药典》及《全国中药炮制规范》的规定。切制后的饮片应均匀、整齐，色泽鲜明，表面光洁，无污染，无泛油，无整体，无枝梗，无连刀、掉边、翘边等。《中药饮片质量标准通则（试行）》规定：异形片不得超过10%；极薄片不得超过该片标准厚度0.5mm；薄片、厚片、丝、块不得超过该片标准厚度1mm；段不得超过该标准厚度2mm。

### （二）破碎度

有的中药不宜切成饮片，或临床上的特殊需要，或为了更好地保留有效成分，经净制处理后，用手工或机器直接破碎成不同规格的颗粒，颗粒的大小就是破碎度。破碎后的药物应颗粒均匀，无杂质。颗粒粒度的分等应符合《中国药典》的相关要求。

# 学习任务二　杂质清除技术

《中国药典》（2025年版）四部通则2301"杂质检查法"项下规定，杂质包括下列各类物质：来源与规定相同，但其性状或部位与规定不符的物质；来源与规定不同的物质；无机杂质，如砂石、泥块、尘土等。在实际操作中，去除杂质的同时也常进行大小分档、去除非药用部位和分离药用部位。根据操作方法的不同，分为挑选、筛选、风选、水选等。

## 一、挑选

是去除混在药材中的杂质、霉变品、虫蛀品及非药用部位，或将药材按大小、粗细等进行分档，便于进一步加工处理。挑选多采用人工进行操作，操作时可将药材摊于长竹匾内、桌面上或人工挑选台，除去肉眼可见的、手工可以去除的杂质，如核、柄、梗、骨、壳及虫蛀品、霉变品等，或分离不同的药用部位，如种子类、矿物类常含有木屑、砂石，叶类常夹有枯枝、腐叶及杂草。

## 二、筛选

是根据药材和杂质体积大小的不同，选用适宜的药筛或箩，筛除药材中的泥沙、灰屑等杂质，使其洁净；或筛除混在饮片中的辅料（如麸皮、滑石粉、河砂等）；或依次用不同孔径的筛，对药材进行大小分档，如延胡索、半夏、鸡内金等，以便分别浸润、漂制和加热炮制。筛选的方法有手工筛和机器筛，手工筛多用竹筛、罗筛、套筛等；机器筛目前有振荡式筛药机、旋转式筛药机、滚筒式草叶筛等。

## 三、风选

是根据药材和杂质之间的比重不同，借助风力，将药材中的杂质和叶、果柄、花梗、干瘪之物等非药用部位除去。主要用于果实、种子类药材中的杂质去除，如苏子、车前子、莱菔子、葶苈子、青葙子、吴茱萸、浮小麦等。一般用传统的簸箕或风车通过扬簸或鼓风，使药材与杂质分离。目前大生产中采用风选机进行操作，风选时可以根据物料不同性质调整风速。现代风选机器主要有卧式风选机和立式风选机。

## 四、水选

是采用水洗或浸漂的方法，将药材中的杂质和非药用部位除去。如山茱萸、乌梅、大枣等需洗去附着的泥沙；海藻、昆布、盐附子等需漂净盐分；如红娘子、蝉蜕、蛇蜕等质地较轻的药材，操作时需将药材置水中搅拌，使药材中的杂质漂浮于水面或沉于水中除去；酸枣仁等药材，可利用果仁与核壳的比重不同，用浸漂法除去核壳。水选洗漂时应注意掌握药材在水中的浸泡时间，以免药效损失，并及时干燥，防止霉变。常用的水洗设备有洗药池、循环水洗药机和滚筒式洗药机。

### 知识链接

#### 色选

是根据各种不同物料光学特性之间的差异，运用光电探测技术，将自动区分不同颜色的颗粒或杂质。近年来研制出了色选机，是一种集光、电、机、气等多种技术于一体的高科技产品。目前各种智能色选机已广泛运用于中药材及其饮片的色选除杂中，如果实种子类的枸杞、花椒、酸枣仁、补骨脂、车前子、女贞子、山茱萸和五味子等；花椒色选机能够将花椒原料中的异色、刺、梗、蜗牛、籽等异色颗粒杂质色选出去，提高花椒品质与价格。花类药材中菊花、金银花和丁香等可使用色选机进行净选。根及根茎类中药主要使用色选机进行炮制后饮片的净选分级。

### 五、磁选

是利用强磁性材料吸附后将药材与杂质分离的一种方法。通过磁选，可以除去药材中混入的铁质杂物，如钉子、铁丝、铁屑等，以保护切制、粉碎等炮制机械和人身安全；若在一些硫化物类矿物药材，如雄黄（主含硫化砷）、朱砂（主含硫化汞）中混入铁质杂质，还会与其中的硫反应还原出有毒的游离状的砷或汞，影响临床用药的安全性。目前磁选机械主要有棒式磁选机和带式磁选机。

### 六、其他清除杂质的方法

根据药材质地与性质，传统净制加工方法还有剔除、擦、刷、剪切、挖、剥、刮削、酶法等方法可在清除非药用部位时使用。

**1. 剔除**　指用手将不入药的柄梗等摘除，使之纯净。如旋覆花、辛夷除去梗柄，即将少许辛夷或旋覆花摊放在竹匾内，用手轻轻摘除连在花朵上的细梗，同时拣去杂草残叶，留净药使用。

**2. 擦**　将药材放水中浸渍，擦去果肉。如胡椒为胡椒科植物胡椒的干燥近成熟或成熟果实。秋末至次春果实呈暗绿色时采收，晒干，为黑胡椒；果实变红时采收，用水浸渍数日，擦去果肉，晒干，为白胡椒。

**3. 刷**　是用刷子刷去药材外表面灰尘、泥沙、绒毛或其他附着物。如枇杷叶入药时需用刷子刷去叶片的绒毛，方能炮制入药。

**4. 剪、切**　是利用剪刀或刀，剪或切去中药材残留的非药用部位，或将药用部位用剪刀剪碎，或分离不同的药用部位。如玄参去芦，细辛剪去叶等。

**5. 挖**　是采用金属刀或竹片，挖去果实类药材中的内瓤、毛核，以便于药用。如枳壳挖去内瓤、金樱子挖去毛。

**6. 剥**　是将果实类药材的外壳剥除，但分离时须保持其完整，如白豆蔻、砂仁、白果等剥去壳，临用时打碎。

**7. 刮、削**　用刀或其他工具，刮去或削去药材表面的粗皮、附生杂物。如杜仲、厚朴刮去粗皮。

**8. 酶法**　是指利用酶制剂在适宜条件下，通过酶反应分解或去除中药中的杂质，这种方法温和且高效。如采用胰蛋白酶使龟甲、鳖甲残肉、残皮中蛋白质水解成不同形式的多肽和氨基酸，进而达到净选的目的。

## 学习任务三　分离和清除非药用部位

根据中药材自身性质，结合中医临床需求，常需对有些中药材进行分离和清除非药用部位，以便于调剂制剂、降低毒副作用，提高药物的临床疗效。

### 一、去根茎

**1. 去残根**　用茎、地上部分或根茎的中药材须除去残留的主根、支根或须根等非药用部位。如麻黄、薄荷、益母草、黄连等。

**2. 去残茎**　用根、根茎的中药材须除去残留的茎，如地榆、丹参、威灵仙、柴胡、黄芩、防风、秦艽、细辛等。

此外，有些中药材的根、茎均能入药，但二者功效不同，需分离药用部位分别入药。如麻黄根能止汗，茎能发汗解表，故须分开入药。

操作：一般采用剪切、挑选、风选等方法。

## 二、去枝梗

指除去某些果实、花、叶类中药材的非药用部位，如去除老茎枝、柄蒂（花柄、果柄），使药物纯净，用量准确。常要求去枝梗的中药材有五味子、连翘、桑叶、夏枯草等。

操作：一般采用挑选、剪切、剔除等方法。

## 三、去皮壳

指去除皮类中药材的栓皮，根及根茎类中药材的根皮，果实、种子类中药材的果皮或种皮，茎木类中药材的粗皮等非药用部位。中药炮制的去皮壳最初记载于汉代，《金匮玉函经》指出：附子、大黄用时"皆去黑皮"。梁代《本草经集注》指出：皮类药材"皆削去上虚软甲错处，取里有味者秤之"。清代《修事指南》谓："去皮免损气"。现代认为去皮壳的作用及目的主要在于纯净药材，使用量准确，便于切片，利于有效成分煎出等。

一般采用剔除、擦、碾、剥、燀、擦等方法去皮壳。

去皮壳的方法因中药材不同而异，树皮类中药材，如肉桂、桑白皮，可用刀刮去粗糙的栓皮、苔藓及其他不洁之物；果实类中药材，如豆蔻、砂仁，可采用剥除外壳取仁的方法；种子类中药材，如薏苡仁、柏子仁等，常用碾、擦法去皮；根及根茎中药材，如天冬、北沙参、明党参等置沸水中煮或蒸后，趁热除去外皮；茎木类中药材，一般多在产地趁鲜去除粗皮、边材或不含树脂的部分，如川木通、苏木、沉香、降香等。

## 四、去毛

指去除生长于药材表面或内部的绒毛、鳞片、硬刺、根类药材的须根以及动物类药材的茸毛等。历代典籍认为服用带毛的药物后能刺激咽喉、引起咳嗽或其他有害作用，故须除去，消除其副作用。如唐《新修本草》载："枇杷叶凡用须火炙，以布拭去毛，不尔，射人肺，令咳不已。"

一般采用刷、砂烫、筛选、挑选、燎、碾、撞、挖等方法去毛。根据中药材自身的特点及毛茸生长的位置不同，可分别采取下列方法。

**1. 刷去毛** 部分叶类药材如枇杷叶、石韦等，在叶的背面密生绒毛，少量者，可在产地采摘后趁鲜用棕刷刷去绒毛；大量加工时，可用机器刷去绒毛。

**2. 挖去毛** 金樱子果实内部生有淡黄色绒毛，常在产地加工时趁鲜纵剖两瓣，用手工工具挖去毛、核。

**3. 烫去毛** 种子类药材的马钱子和某些根茎类药材如狗脊、骨碎补、知母等表面生有绒毛或鳞叶可用砂烫法将毛烫焦，再撞净、筛除焦毛。

**4. 刮去毛** 如鹿茸，加工时先用火燎去茸毛，注意不能将鹿茸燎焦，再用刀具等利刃将其表面刮净。

**5. 撞去毛** 如香附表面的黄棕毛，可将香附和瓷片放进竹笼中来回撞去毛。

## 五、去心

"心"，一般指根类药材的木质部或种子的胚根、胚芽及幼叶。从历代文献中可归纳出去心的作用有：去除非药用部位、分离药用部位以及消除药物的副作用（《修事指南》有"去心者免烦"）。现代研究认为，去心主要作用体现在两个方面：一是除去非药用部位，如地骨皮、白鲜皮、五加皮等药材的心（即木质部）所占比重较大，又无药效，在产地趁鲜除去，能保证临床用量的准确性；二是分离药用部位，如莲子心以幼叶及胚根入药，味苦，性寒，具有清心安神，交通心肾，涩精止血之功效，而莲子肉味甘、涩，具有补脾止泻，益肾涩精，养心安神之功效，一般在产地趁鲜用竹签插出莲子心，分别干燥入药。而关于"去心者免烦"，大部分学者研究认为无实际应用价值。

## 六、去核

有些果实类中药材，常用其果肉或假种皮，其中的核（或种子）属于非药用部位，或者核与果肉（或假种皮）的作用不同，故须除去或分别入药。关于去核的目的，历代医学家认为去核可以消除或缓和药物的毒副作用，如《雷公炮炙论》载："使山茱萸，须去内核，核能滑精。"《修事指南》概括为"去核者免滑"。现代认为去核主要是能增强果肉的药用效果，除去非药用部位，保证用药剂量准确，如山茱萸、诃子、乌梅、龙眼肉等中药，由于有效成分主要分布在果肉（或假种皮）部分，核不仅有效成分含量较低，而且在药材中占的比例又很大，故须去核（或种子）取肉（或假种皮）。

此外，去核还可以分离药用部位。《证类本草》中有，蜀椒"椒目冷，别入药用，不得相杂"。花椒与椒目均来源于芸香科植物青椒或花椒，花椒为其果皮入药，味辛，性温；有小毒，具有温中止痛、杀虫止痒的功效；椒目为其种子入药，味苦性寒，亦有小毒，能利水，定痰喘。两药性味功效相差甚远，需剥开果皮，去除种子，分别药用。

## 七、去芦

"芦"又称"芦头"，一般指根类中药的根头及根顶端带有的根茎、残茎、叶基等部位。历代医药学家认为"芦"为非药用部位，去芦能免吐，应除去。《证类本草》中"人参"项下有"采根用时，去其芦头，不去者吐人，慎之"的记载。《修事指南》有"去芦头者免吐"。

目前认为需要去芦的中药有：川牛膝、牛膝、西洋参、地黄、仙茅、红芪、黄芪、苦参、山药、续断、紫菀、玄参、赤芍等。

一般采用洗润、切除、剪除、风选、挑选等方法。

### ▶ 知识链接

#### 人参不去芦

人参来源于五加科人参的根及根茎，其侧根和须根称为人参须、根茎称为人参芦。传统把人参和参须作为补气药，参芦作为涌吐剂，分别入药。现代研究发现，参芦与人参根成分相同，且人参皂苷的含量参芦高于根；参芦与根有相似的生物活性，且参芦并无涌吐作用。因此人参去芦没有必要，从《中国药典》2005 年版开始规定人参不去芦，将根和根茎一同作人参药用。

## 八、去瓤

有些果实类药材，需去瓤后用于临床。中药去瓤始于汉代，《金匮玉函经》中有"枳实去瓤炒"的记载。《本草蒙筌》曰："有剜去瓤免胀"。现代研究认为去瓤的主要目的在于：去除药材中的质次部位以纯净药材，使用量准确，便于贮存，免除胀气等副作用。如枳壳的挥发油大多存在于果皮，瓤及中心柱中挥发油含量少，而瓤约占枳壳重量的20%，又容易霉变和虫蛀，故瓤作为非药用部位除去是有一定道理的。

历代要求去瓤的品种主要有枳壳、化橘红、木瓜、瓜蒌皮、青皮等。一般趁鲜挖去洗净后干燥。

## 九、去头尾、皮骨、足、翅

一些动物类或昆虫类中药材，需要去头尾或足翅。其目的是除去有毒部位或非药用部位。如乌梢蛇、金钱白花蛇、蕲蛇等均去头及鳞片；斑蝥、红娘子、青娘子均去头、足、翅；蛤蚧须除去鳞片、头及足。

操作：去头尾、皮骨，一般采用浸润切除，蒸制剥除等方法。去头、足、翅，一般采用掰除、挑选等方法。

## 十、去残肉

某些动物类中药材，如龟甲、鳖甲等，均须除去残肉筋膜，以纯净药材。

操作：传统方法一般采用刀刮、挑选、浸漂（如石灰、碱面浸。比例一般取龟板∶石灰∶碱面 = 100∶20∶2.5）等。现代可用胰脏净制法和酵母菌法。

## 十一、去杂质及霉败品

常黏附一些泥沙和木屑的中药材，如树脂类中药乳香、没药等采收时常常粘有树皮或落于地面的常黏附砂土杂质，品质较次，均需对其进行去除。

常有霉变物混入的中药材，如枸杞子、百合、薤白等。枸杞子为茄科植物宁夏枸杞的干燥成熟果实，夏、秋二季果实呈红色时采收，药材表面红色或暗红色，需除去果梗，因其含有枸杞多糖，储存时容易发生霉变，挑选时需注意。百合为百合科植物卷丹、百合或细叶百合的干燥肉质鳞叶，薤白为百合科植物小根蒜或薤的干燥鳞茎，两者产地加工虽将其置沸水中略烫，干燥，但仍易出现霉变。

**课程思政**

### 胡庆余堂

胡庆余堂曾经是享誉天下的江南最大药府。在胡庆余堂，里面的招牌、匾额大都是朝外挂的，惟独有块横匾却是朝里，那就是面向耕心草堂悬挂的"戒欺"横匾。"戒欺"两个大字是胡雪岩亲自所写，"凡百贸易均着不得欺字，药业关系性命，尤为万不可欺。余存心济世，誓不以劣品弋取厚利，惟愿诸君心余之心，采办务真，修制务精，不至欺予以欺世人，是则造福冥冥，谓诸君之善为余谋也可，谓诸君之善自为谋亦可。"

在"戒欺"匾上，我们可以看出它秉承了中国传统医药文化中最基本的道德，"采办务真，修制务精"成了胡庆余堂经营药品的最基本要求。这是创始人胡雪岩对胡庆余堂经营者的谆谆告诫，是胡庆余堂制药的铁定规则，也是胡庆余堂称雄制药界的原因所在。

执考对接

根据《国家执业药师资格考试大纲》（第九版·2025）要求，中药饮片净选加工技术知识点的具体要求与教材内容对照见表5-1。

表5-1 饮片净选技术考点与教材内容对照表

| 细目 | 要点 | 教材内容 |
| --- | --- | --- |
| 净选 | 净选的目的 | 1. 除去泥沙、杂质及虫蛀霉变品，便于临床调配和制剂<br>2. 除去非药用部位，保证用药剂量准确<br>3. 将药物大小、粗细分档，便于切制和炮炙<br>4. 分离不同的药用部位，更好地发挥药效<br>5. 降低或消除中药的毒副作用，保证临床用药安全 |
| | 清除杂质的方法及适用的品种 | 挑选、筛选、风选、水选、磁选、色选及其他 |
| | 去除非药用部位的方法及适用的品种 | 去根茎、去枝梗、去皮壳、去毛、去心、去核、去瓤、去芦、去头尾、皮骨、足、翅、去残肉、去杂质及霉败品 |
| | 需分离不同药用部位的品种 | 麻黄与麻黄根；莲子肉与莲子心；花椒与椒目 |

## 目标检测

答案解析

### 一、单项选择题

1. 不去毛的药物有（　　）
   A. 金樱子　　　　　B. 石韦　　　　　C. 麦冬
   D. 鹿茸　　　　　E. 骨碎补

2. 去芦的药物有（　　）
   A. 党参　　　　　B. 补骨脂　　　　　C. 麦冬
   D. 五味子　　　　E. 木通

3. 除去葶苈子中花梗的方法是（　　）
   A. 挑选　　　　　B. 风选　　　　　C. 筛选
   D. 水选　　　　　E. 磁选

### 二、配伍题

   A. 去皮　　　　　B. 去心　　　　　C. 去核
   D. 去芦　　　　　E. 去毛

1. 厚朴、杜仲净制应（　　）
2. 麦冬、巴戟天净制应（　　）
3. 人参、桔梗净制应（　　）

### 三、多项选择题

1. 须除去残根的药物有（　　）
   A. 石斛　　　　　B. 藕节　　　　　C. 茵陈
   D. 细辛　　　　　E. 荆芥

2. 下列药物中要去其粗皮的有（　　）

A. 五加皮　　　　　　　　B. 厚朴　　　　　　　　C. 黄柏

D. 肉桂　　　　　　　　　E. 地骨皮

3. 筛选的主要目的是（　　）

A. 除去杂质　　　　　　　B. 除去辅料　　　　　　C. 除去败片

D. 除去非药用部位　　　　E. 将大小不等的药物分开

4. 净选时应去瓤的药物有（　　）

A. 化橘红　　　　　　　　B. 诃子　　　　　　　　C. 枳壳

D. 瓜蒌皮　　　　　　　　E. 龙眼肉

---

书网融合……

重点小结　　　　习题

# 项目六 饮片切制技术

将净选后的药物进行软化，再切成一定规格的片、丝、段、块等炮制工艺，称为饮片切制。能直接供中医临床调配处方或中成药生产用的所有中药，统称为饮片。饮片切制最早是由"㕮咀"发展而来。早在汉代以前的《五十二病方》中，就载有"细切""削""剡"等早期饮片切制用语。元初周密在《武林旧事》一书中，曾记载杭州已有制售"熟药圆散，生药饮片"的作坊。至明代陶华的《伤寒六书》制药法中，明确提出了饮片一词，曰："一用川大黄，须锦纹者，佳。锉成饮片，用酒搅匀，干燥，以备后用。"中药材切制成不同规格类型的饮片，其主要目的有以下几项。

**1. 利于有效成分煎出**  药材切成饮片后，内部组织显露，增大接触面，促进溶媒渗入药材组织内部，从而提高有效成分的煎出率。一般按药材的质地不同采取"质坚宜薄""质松宜厚"的切制原则，利于煎出药物有效成分的同时，又可避免药材细粉在煎煮过程中出现糊化、粘锅等现象，显示出饮片"细而不粉"的特色。

**2. 利于炮炙**  药材切制成一定规格的饮片后，便于炮炙时控制火候，使药物受热均匀。还有利于各种辅料的均匀接触和吸收，提高炮炙效果。

**3. 利于调配和制剂**  药材切制成片后，体积适中，方便配方。在制备液体剂型时，药材切制后能增加浸出效果；制备固体剂型时，便于粉碎，从而使处方中的药物比例相对稳定。

**4. 便于鉴别**  药材切制成一定规格的片型后，显露其组织结构的特征，有利于区别不同药材，防止混淆。

**5. 方便药物贮运**  药材切制后，含水量下降，减少了霉变、虫蛀等因素而利于贮存。同时还有利于规范包装、便于运输的优点。

饮片切制技术操作流程如图 6 - 1 所示。

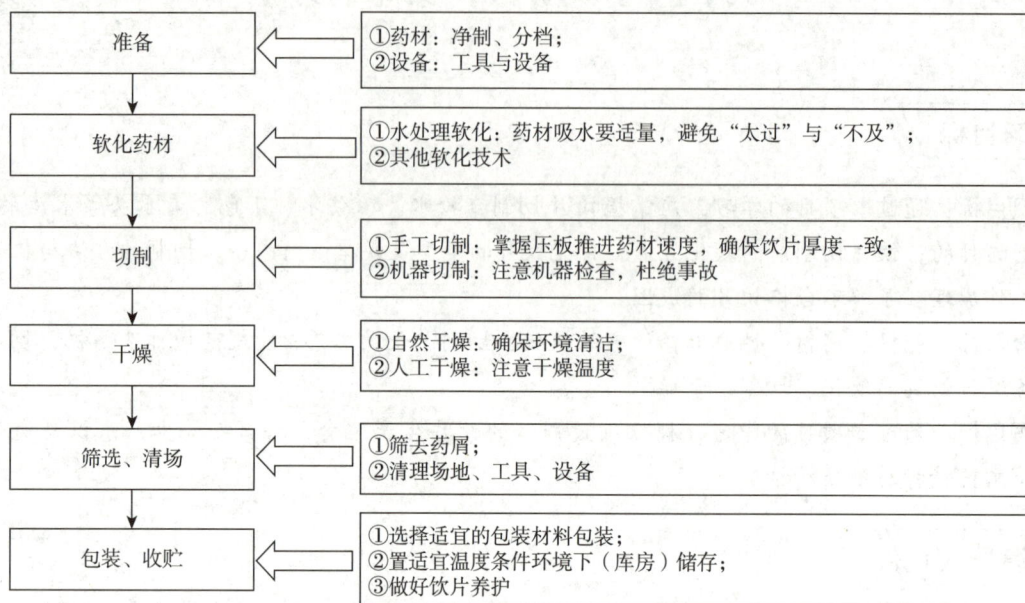

```
┌────────┐   ┌──────────────────────────────┐
│  准备  │◄──│ ①药材：净制、分档；          │
└────────┘   │ ②设备：工具与设备            │
    │        └──────────────────────────────┘
    ▼
┌────────┐   ┌──────────────────────────────────────────┐
│ 软化药材│◄──│ ①水处理软化：药材吸水要适量，避免"太过"与"不及"；│
└────────┘   │ ②其他软化技术                            │
    │        └──────────────────────────────────────────┘
    ▼
┌────────┐   ┌──────────────────────────────────────────┐
│  切制  │◄──│ ①手工切制：掌握压板推进药材速度，确保饮片厚度一致；│
└────────┘   │ ②机器切制：注意机器检查，杜绝事故          │
    │        └──────────────────────────────────────────┘
    ▼
┌────────┐   ┌──────────────────────────────┐
│  干燥  │◄──│ ①自然干燥：确保环境清洁；    │
└────────┘   │ ②人工干燥：注意干燥温度      │
    │        └──────────────────────────────┘
    ▼
┌──────────┐ ┌──────────────────────────────┐
│筛选、清场│◄─│ ①筛去药屑；                  │
└──────────┘ │ ②清理场地、工具、设备        │
    │        └──────────────────────────────┘
    ▼
┌──────────┐ ┌──────────────────────────────────┐
│包装、收贮│◄─│ ①选择适宜的包装材料包装；        │
└──────────┘ │ ②置适宜温度条件环境下（库房）储存；│
             │ ③做好饮片养护                    │
             └──────────────────────────────────┘
```

**图 6 - 1  饮片切制技术操作流程**

# 学习任务一  药材切制前的软化技术

除少数药材须鲜切或干切外，大多数药材净制后，都会软化处理后再行切制。药材的软化须结合其种类、质地、所含化学成分等情况，选择适宜软化方法。常用软化技术主要为常规水处理软化，也有蒸、煮、减压冷浸软化、真空加温软化等其他软化技术。

## 一、药材的软化技术

### （一）常规水软化处理

常规水软化法是指用饮用水软化药材的方法，亦称冷水软化法，是药材切制前最常用的软化方法，主要包括淋、洗、泡、漂、润等，现代常用真空加温润药、减压浸渍和气相置换设备进行快速软化。为防止药材有效成分在水中溶解和扩散而流失，药材在软化时应遵循"少泡多润，药透水尽"的原则，按药材大小、粗细、质地等分别处理，以达到软硬适度，便于切制、保证质量的目的。

**1. 淋法**  亦称喷淋法，是指用清水喷淋或浇淋药材的方法。

（1）操作方法  将净制、分档后的药材整齐堆放，均匀喷淋清水（喷淋的次数根据药材质地和季节而定），一般 2～4 次，并控制水量，待药材外部全淋湿后，上盖湿物稍润，至适合切制的程度。

（2）适用药材  多适用于气味芳香、质地酥松的全草类、叶类、果皮类及有效成分易流失的药材，如薄荷、荆芥、益母草、香薷、枇杷叶、陈皮等。

**2. 洗法**  亦称淘洗法、抢水洗法，是用清水洗涤或快速洗涤药物的方法。

（1）操作方法  将药材投入清水中，经淘洗或快速洗涤后，及时捞出，稍润，即可切制。

（2）适用药材  适用于质地松软、水分易渗入及有效成分易溶于水的药材，如五加皮、白鲜皮、合欢皮、南沙参、石斛、瞿麦、陈皮、防风、龙胆、细辛等。大多数药材洗一次即可，但有些药材附着多量泥沙或其他杂质，则需用水洗数遍，以洁净为度。每次用水量不宜太多，如蒲公英、紫菀、地丁等。

淘洗法在保证药材洁净和易于切制的前提下，要求操作迅速，避免含水分过多，导致"伤水"，影响药材质量，同时造成有效成分易流失。目前大生产中多采用滚筒式洗药机（图 6 - 2）洗涤药材。

洗药机的工作原理为：将待洗药物从滚筒口送入后，启动机器，打开开关放水。在滚筒转动时，喷水不断冲洗药物，冲洗水再经水泵打起作第二次冲洗。洗净后，打开滚筒尾部，放出药物，停机。此种洗药机的特点是：利用导轮作用，噪声及振动很小；冲洗水用水泵循环，可反复使用，以节约用水。

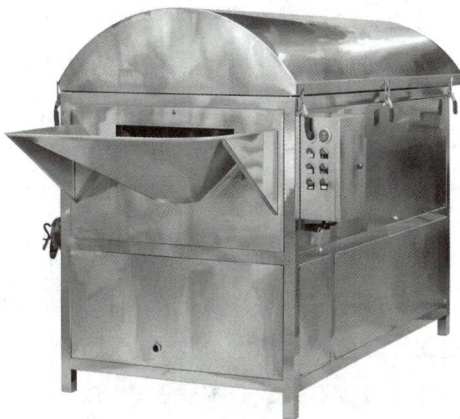

图 6 - 2　滚筒式洗药机外型图

**3. 泡法**　亦称浸泡法，是将药材用清水泡一定时间，使其吸入适量水分的方法。

（1）操作方法　先将药材洗净，再注入清水至淹没药材，放置一定时间，视药材的质地、大小和季节、水温等灵活掌握，中间不换水，一般浸泡至一定程度，捞起，润软，再切制。

（2）适用药材　适用于质地坚硬，水分较难渗入的药材。如萆薢、天花粉、木香、乌药、土茯苓、泽泻、姜黄、三棱、大黄、甘草等。

一般来说，体积粗大、质地坚实者，泡的时间宜长些；体积细小，质轻者，泡的时间宜短些。春、冬季节浸泡的时间相对宜长些；夏、秋季节浸泡的时间则宜短。质轻遇水漂浮的药材，如枳壳、青皮，在浸泡时，要压一重物，使其泡入水中。浸泡要本着"少泡多润"的原则，尽量减少药材在水中的浸泡时间，适当延长润制时间，既要使药材吸收一定量的水分促使其软化，又要防止药材"伤水"或"下色"。

**4. 漂法**　亦称漂洗法，是将药材用多量水，多次漂洗的方法。

（1）操作方法　将药材放入大量的清水中，每日换水 2～3 次。漂去有毒成分、盐分及腥臭异味。古代常用长流水漂。

（2）适用药材　适用于毒性药材、用盐腌制过的药物及具腥臭异常气味的药材，如川乌、草乌、天南星、半夏、附子、肉苁蓉、昆布、海藻、紫河车等。漂的时间根据药材的质地、季节、水温灵活掌握，以去除其刺激性、咸味及腥臭气味为度。

**5. 润法**　是指保持湿润的外部环境，使已渍湿药材外部的水分徐徐渗透到药物组织内部的方法。

（1）操作方法　把泡、洗、淋过的药材，用适当器具盛装，或堆积于润药台上，以湿物遮盖，或继续喷洒适量清水，保持湿润状态，使药材外部的水分徐徐渗透到药物组织内部，以达到内外湿度一致，柔软适中，利于切制。润制的具体方法主要有以下几种。

浸润：亦称浸渍，是用定量水或其他溶液浸渍药材，经常翻动，使水分缓缓渗入内部，以"药透水尽"为度。如酒浸蕲蛇、鹿茸、黄连、木香，水浸郁金、枳壳、枳实等。

闷润：亦称伏润，是指质地致密且坚硬的药材，经水洗、泡或用其他辅料处理后，装缸（坛）等容器内，在基本密闭条件下进行闷润，使药材内外软硬一致，达到适合切制的程度。如郁金、川芎、白术、白芍、山药、三棱、槟榔等。

露润：亦称吸潮回润，是指药材不经水处理，直接摊放于湿润而垫有箅席的地上，使其自然吸潮回润，达到适合切制的程度。如当归、玄参、牛膝、干地黄等。

盖润：是指经过淋、洗处理的药材，用湿物（麻袋等）遮盖，使水分渗入内部，达到适合切制的程度。如益母草、丹参、板蓝根、桔梗、独活、茜草、秦艽等。

晾润：是指将抢水洗后的药材，置于阴凉通风处，摊开，不加遮盖，使部分水分渗入内部。若没被润软，要喷淋清水，继续滋润至适合切制的程度。如北沙参、茯苓皮等。

复润：是指有的药材一次难以润透，可闷润至发热或稍发黏时，取出，用清水洗涤，稍经晾晒后再行闷润，如此反复操作，直至药材润透、适合切制的程度。复润因中途淋水和晾晒，防止了药材发热霉变。如大黄、何首乌、乌药、常山、三棱、泽泻、川芎、白芷等。

（2）适用药材  适用于大多数需要软化处理的药材。润法常与淋、洗、泡、漂等软化方法配合使用。

润制方法和时间应视药材质地及季节而定。润制过程中要勤检查，若出现发热、发黏、变红、变味等现象，应立即用冷水冲洗，摊开晾晒后再适当闷润，否则影响饮片外观和内在质量。润药得当，可使饮片颜色鲜艳，水分均匀，饮片平坦整齐，很少出现炸心、翘片、掉边、碎片等现象，既保证质量，又可减少有效成分损失，素有"七分润工，三分切工"之说，可见润药是关键。

### （二）其他软化技术

**1. 常压湿热软化**  有些不宜常温水软化处理的药材，可采用蒸、煮软化。操作时，将已净制的药材，置于蒸制设备内蒸制或置于沸水中煮制一定时间，取出后再趁热继续润软至适宜程度即可。

蒸、煮软化，水温可达100℃，水分子穿透能力强，利于进入药材内部而达到软化或杀酶保苷的目的。如木瓜、红参、天麻等药材，质地坚硬，常温水不易渗入，久泡又易损失药效，而用蒸法软化切片，既能加速软化，又利于保持片形美观，并能缩短干燥时间；如黄芩等药材，常温水虽能使软化，但苷类有效成分易被酶解，用蒸或煮法软化，既能杀酶保苷，又利于切片。

**2. 干热软化**  有的药材不宜用水软化，可根据药物的性质，通过直接加热来软化。如阿胶蛤粉烫炒前，要将整块阿胶置烘箱内或热锅台上烘软，趁热切制成立方块（称阿胶丁）后，再用蛤粉烫制。再如肉豆蔻等药材，用煨法煨熟后，既能除去部分油质，增强固肠止泻作用，又便于趁热切制成厚片。

**3. 砂润软化**  将待软化的药物埋入含水充分的砂中，利用渗透的原理，达到软化的方法。操作时，取一个下部漏空的容器，装上三四成的中粗河砂，并用水浸湿。将大小分档后的药材埋没在湿砂中，使其缓缓吸收水分，每天淋水1次，至漏水口有水滴出，使砂中的水分逐渐渗入药物组织内部，软化至适宜切制为度。该法的优点是设备简单，操作方便，润药过程中不易伤水。如大黄、槟榔等可采用砂润软化。

**4. 软化新技术**  传统软化方法，劳动强度大，软化时间长，且操作不当容易损失药效，现仅适用于少量生产。大量生产中，宜采用新技术，不仅能缩短软化时间，减少损耗，还能提高饮片质量。

（1）真空加温软化技术  将药材置于特制的容器内，利用真空泵抽出容器及药材内部的空气，然后通入蒸汽，使药材内外保持一定的温度及湿度，待药材软硬适中后取出切片。常用的有真空加温润药机（图6-3）。

（2）减压冷浸软化技术  此技术是用减压抽真空的机械将药材组织间隙中的气体抽出至接近真空状态，之后注入饮用水，恢复常压，使水分迅速吸入药材组织内部，从而缩短软化时间，提高软化效果。常用的有DCS型减压冷浸软化装置（图6-4）。

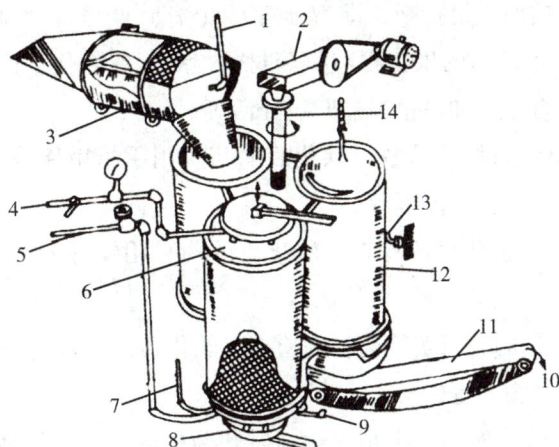

图 6 - 3　真空加温润药机示意图

1. 加水管；2. 减速器；3. 洗药机；4. 通真空泵；5. 蒸汽管；6. 顶盖；7. 水银温度计；8. 底盖；
9. 防水阀门；10. 软化后的药材至切药机；11. 输送带；12. 保温筒；13. 定位灯；14. 转动轴

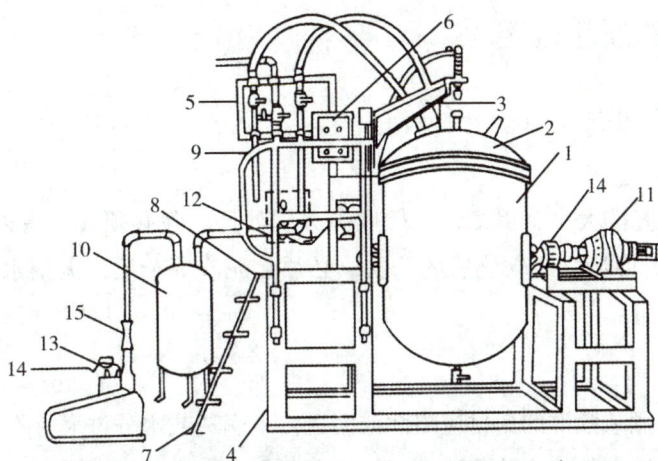

图 6 - 4　DCS 型减压冷浸软化装置示意图

1. 罐体；2. 罐盖；3. 移位架；4. 机架；5. 管线架；6. 开关箱；7. 梯子；8. 工作台；9. 扶手架；
10. 缓冲罐；11. 减速机；12. 液压动力站；13. 真空泵；14. 罐体定位螺栓；15. 减震胶管

DCS 型减压冷浸软化装置，是采用旋片式真空泵经缓冲罐抽真空。罐盖的开启和移位采用液压传动，罐体由减速机低速传动，可正反旋转 360°，因而罐体可停于任何角度进出料，所有动作均由工作台上的电器开关控制，便于操作。

（3）加压冷浸软化技术　是通过加压机械将水分强行压入药物组织内部而达到软化目的的技术。

## 二、药材软化程度的检查方法

药材在水处理过程中，要检查其吸水量是否合适，其软化程度是否符合切制要求，习称"看水头"或"看水性"。看水头是传统的经验判断方法，需要反复练习，才能掌握其技巧。常用的检查方法主要有以下几种。

**1. 弯曲法**　适宜于粗细较均匀的长条状药材的检查。有两种方法：一种方法是将软化后的药材握于手中，大拇指向外推，其余四指向内收；另一种方法是两手各握住药材的一端，同时向相同或相反的方面用力。若药材略弯曲而不易折断，即为合格。如白芍、山药、木通、木香等。

**2. 手捏法** 适宜于粗细不均匀的根与根茎类药材的检查。将软化后的药材用拇指和食指捏粗的一端，若感觉较柔软，即为合格。如白芷、当归、独活等。

**3. 指掐法** 适宜于团块状药材的检查。软化后的药材用手指甲能掐入表面，并感觉软硬适度，即为合格。如白术、白芷、天花粉、泽泻等。

**4. 穿刺法** 适宜于粗大块状药材的检查。软化后的药材用铁扦能刺穿而无硬心感，即为合格。如大黄、泽泻、虎杖等。

**5. 手握法** 适宜于体积小的、果实等药材的检查。软化后的药材用手握无吱吱响声或无坚硬感，即为合格。如延胡索、枳实、雷丸等。

**6. 刀劈法** 适宜于大多数药材，特别是个大、质硬药材的检查。质地坚硬或粗大的药材，用刀剖开观察，若内有六七成透（中间仍有干心），应停止浸泡，捞出后用润法润制，至再用刀切开内心也有潮湿的痕迹，即为合格。如泽泻、大黄等。刀劈法能直接观察到药材内部的吸水情况，又可作为检验药材是否宜切的手段，因而是很直观的检查方法。

## 三、药材软化的质量规定

对药材软化的质量规定如下。

### （一）质量要求

在水处理过程中，应按大小、粗细、软硬度等分别处理。除必须浸泡者外，一般都应坚持"少泡多润""药透水尽"的原则。经软化后的药材，必须无泥沙等杂质，无伤水、腐败，无霉变异味，软硬适度。

### （二）质量指标

**1. 喷淋** 经清水喷洒或喷淋的药材应略润或润透。未润透或水分过大者不得超过 5%。

**2. 润洗** 经清水润洗、冲洗或抢水洗的药材，不得伤水。水分过大或未润透者不得超过 5%。

**3. 浸泡** 经清水或液体辅料浸泡的药材，应软硬适度，不流失有效成分。未泡透者不得超过 5%，伤水者不得超过 3%。

**4. 漂洗** 经漂洗需除去腥味、咸味、毒性或需浸洗透心的药材，漂洗后应无或微有腥味或咸味，有毒药材应略有麻辣味。应润至内无白心，不得有霉变、腐烂、酸败。

**5. 润渍** 经清水润过的药材，应软硬适度，不伤水、不酸败，润透程度一致。未润透者不得超过 5%。

# 学习任务二　饮片类型及切制原则

饮片的形状及规格，是由药材自身的性质（如质地、外部形态、内部组织结构等）以及炮制、调剂、制剂、鉴别等的不同需求决定的。《中国药典》（2025 年版）规定切制饮片有片、丝、段、块 4 种类型，包括极薄片、薄片、厚片、细丝、宽丝、短段、长段、块等 8 种饮片规格。其他不宜切制的药材，一般应捣碎或碾碎使用。常见饮片类型、规格及选择原则见表 6-1。

表6－1 常见饮片类型、规格及选择原则

| 类型 | | | 规格 | 选择原则 | 举例 |
|---|---|---|---|---|---|
| 片 | 厚度 | 极薄片 | 厚0.5mm以下 | 适用于质地致密、极坚实的木质类，动物骨、角质类药材 | 羚羊角、水牛角、松节、苏木、降香等 |
| | | 薄片 | 厚1~2mm | 适用于质地坚实、切薄片不易破碎的药材 | 槟榔、白芍、乌药、天麻、当归、川木通等 |
| | | 厚片 | 厚2~4mm | 适用于质地松泡、粉性大、黏性大，切薄片易破碎的药材 | 山药、天花粉、泽泻、葛根、丹参、南沙参等 |
| | 形状 | 圆片（横片） | 厚1mm以下 厚1~2mm 厚2~4mm | 适用于长条形、断面特征明显的根、根茎类药材及球形果实、种子类药材 | 枳壳、白芍、白芷、何首乌等 |
| | | 斜片 | 厚1mm以下 厚1~2mm 厚2~4mm | 适用于长条形而纤维性强的药材。斜度小的叫瓜子片；斜度稍大而体粗者称马蹄片；斜度大而较细者称柳叶片 | 柳叶片：甘草、黄芪、银柴胡、漏芦、苏梗、鸡血藤、木香等 瓜子片：桂枝、桑枝等 马蹄片：大黄等 |
| | | 直片（顺片） | 厚2~4mm | 适用于形体肥大、组织致密、色泽鲜艳需突出鉴别特征的药材 | 当归、防己、升麻、附子等 |
| 丝 | | 细丝 | 宽2~3mm | 适用于皮类、叶类药材 | 黄柏、厚朴、桑白皮、青皮、合欢皮、秦皮、陈皮、枸骨叶等 |
| | | 宽丝 | 宽5~10mm | 适用于宽大的叶类、较薄的果皮类药材 | 枇杷叶、荷叶、淫羊藿、冬瓜皮、瓜蒌皮、昆布等 |
| 段 | | 短段（咀） | 长5~10mm | 适用于形态较粗且长、质地疏松、内含成分易于煎出的全草类、根及根茎类、藤木类等药材 | 薄荷、荆芥、香薷、益母草、大蓟、巴戟天、牛膝、北沙参、两面针、虎杖、桑寄生、忍冬藤、石斛等 |
| | | 长段（节） | 长10~15mm | 适用于形态较细且长、质地疏松、内含成分易于煎出的全草类、根及根茎类药材 | 青蒿、谷精草、麻黄、木贼、佩兰、广藿香、小蓟、蒲公英、甘松、白茅根、芦根等 |
| 块 | | | 边长8~12mm的方块 | 煎煮时易糊化、根据炮炙和煎煮的需要，须切成边长不等的块状药材 | 茯苓、阿胶丁、儿茶、六神曲、粉葛、何首乌、大黄等 |

此外，某些外皮坚韧或形体小且质地硬的果实种子类药材，以及某些贵重药材，不宜用刀切制；而矿物类、贝壳类、动物化石类药材，则不能用刀切制。均需用手工或机械破碎成一定粒度而无一定形状的块状饮片，以利于称量调配和煎出。

**知识链接**

### 各地传统饮片特色名称

中药饮片片型规格丰富多样，根据切制后成品的不同形状，全国各地还有各具特色的饮片类型，主要有：①顶头片：即圆片。将切药刀与药材长轴垂直切出的药材，亦称顶刀片。如白芍、白芷等。②骨牌片：属于一种直片。将长方形片状药材，先切成长段，再纵切成骨牌片，如杜仲、黄柏等。③肚片：多用于树皮类药材，如厚朴、肉桂等。④蝴蝶片：适用于不规则块根或菌类药材，如白术、川芎。⑤马蹄片：如大黄。⑥腰子片：如马钱子。⑦凤眼片：如枳壳。⑧如意片：如双筒厚朴。⑨剪片：用剪刀将硬皮类药材剪成小块片，如陈皮等。⑩刨片：将药材用机械压制后，再纵切或刨成片，如黄芪、天麻、当归等。

# 学习任务三　饮片切制方法

饮片切制有手工切制和机械切制两种方法。目前，在不影响药效，便于调配、制剂的前提下，基本上采用机械化切制，并逐渐向联动化生产发展。但某些特殊饮片类型的切制仍要求手工切制。因此，二者均不可或缺。

## 一、手工切制

手工切制的技术性和经验性强，可切制各种类型的饮片，且片型美观，但其生产效率低，劳动强度大，现多用于小批量饮片的切制，尤其是商品价值较高的饮片切制。

### （一）切制工具

手工切药传统主要有铡刀、片刀两种。

**1. 铡刀**　是手工切制最常用的切制工具。刀形及附件全国各地不完全相同，但切制方法基本相似，旧时中药界有"见刀认帮"之说。

切药刀一般由刀片、刀床、刀鼻、压板、压板床、蟹爪钳、装药斗等部件组合而成。简要介绍如下。

刀片：又称药刀或刀叶，一面凸起，一面凹进，是切药最主要的部件。以祁州刀为例，刀片较大，较厚，刀刃深而锋利，分量较重。

刀床：又称刀桥。刀床的床面平滑，床刃与刀刃组成钳形，以利于将药材切成饮片。

刀鼻：又称象鼻，由刀片鼻、床鼻两部分组成。用坚硬的木质刀轴从药刀鼻中穿过，将刀片固定在刀床上。

压板：为镶嵌有锯齿形铁片的柳木薄板，有弹性。使用时，左手小鱼际有节奏地下压，使药材匀速向前推送，切出厚度均匀的饮片。

压板床：为木质厚板，斜放斗壁上，是使压板向前均匀推送药材的辅助工具。

蟹爪钳：又称槟榔钳，为铁质或钢质，是切槟榔、附子等"个货"药材的主要工具。使用时，用钳刃夹住药材，防止其在床上滚动，再用压板卡住蟹爪钳，将药材匀速向前推送，即可切出合格的饮片。

装药斗：为木质，镶嵌在长条形的木凳上，被刀片分隔为两半。左半部分成槽形，用于盛放已经软化好、待切制的药材；右半部分平坦，便于随时将切好的饮片扫下，下有盛药容器盛接。

**2. 片刀**　类似于菜刀，多用于切制厚片、直片、斜片、段等饮片形状。如浙贝母、白术、甘草、黄芪、苍术、乌梢蛇等。

### （二）切制前的准备

**1. 磨刀**　切制药材时，要经常磨刀以保持刀刃锋利，切药刀磨得好坏直接影响到饮片质量。磨刀方法：身体斜向磨刀石站立，刀片凸面朝下置磨刀石上，调整倾斜度，使刀刃平贴于磨石板上，一手握住刀柄，另一只手按刀并扣住刀背，两腿叉开，用力推拉，磨至刀刃发青并微向凹面卷曲时，即为锋利。

**2. 鐾刀**　磨至锋利的刀刃，有小锯齿向凹面卷曲，要在皮带等物上，把刀两面反复摩擦几下，或用小磨石轻轻打磨平整，使其锋利、耐用，习称"鐾刀"。

**3. 合床**　刀床的床刃要用锉刀锉平，再用小磨石打磨光滑，用苏木或柘木等硬木轴把刀片固定在刀床上，将刀片贴靠刀床提升、下压 4~5 次，使刀刃与床刃紧密吻合，习称"合床"。合床后的切药刀，即可用于切制药材。

### （三）切制的坐姿与握刀方法

**1. 切时的坐姿**　切药时要坐在凳子上。有两种坐法，一种是整个身体坐于长凳一侧，挺胸直腰，双脚着地或踏在脚架上；另一种如骑马式，双腿跨坐在长凳两侧。

**2. 握刀方法与技巧**　右手紧握刀把中上端，大拇指竖起，四指收拢，胳膊肘及上臂内收、夹紧，做到刀把、刀床、肘关节在一条直线上。刀片紧贴刀床轻提重压，匀速操作，即可切出厚薄均匀的合格饮片。

### （四）切制方法

手工切制有"把活"和"个活"两种操作手法。

**1. 把货与把活**　需理成一把（束）切制的药材，称把货。切制把货的操作过程，称把活。切制方法：将长条状的把货药材理顺，整理成把，放在刀床上，左手拿压板压住、掐紧，左手鱼际有节奏地弹性下压，压板匀速推送药材至刀口，右手提刀下压，药材即被切成饮片。如切制桔梗、党参、荷叶等。

**2. 个货与个活**　需单个或2~4个一起切制的药材，称个货。在中药商品流通领域中，对于未被切制的完整中药材，不论何种形状，也习称"个货"。切制个货的操作过程，称个活。切制方法：有两种方法。一种手法是取单个"个货"药材，用蟹爪钳的钳刃夹住，再用压板的铁齿卡住蟹爪钳，左手鱼际有节奏地弹性下压，将药材匀速推送至刀口，右手提刀下压，药材即被切成饮片；另一种手法是先将润好的单个或2~4个"个货"药材切一平底，竖起放刀床上，左手用压板压住，推送至刀口，右手握刀下压，药材即被切制成饮片。

## 二、机器切制

机械切制饮片具有速度快、产量大、效率高和减轻劳动强度等优点，但也存在切制的饮片类型较少等缺点。因此，更新、改进现有的切药机械，使之能生产多种类型的饮片是机械切制亟待解决的问题。

目前，全国各地生产的切药机种类较多，如剁刀式切药机、旋转式切药机、往复式切药机、多功能切药机等。现将几种常用的切药机简介如下。

**1. 剁刀式切药机**　适用于一般根及根茎、全草类药材的切制，但不适宜颗粒状（团块状）药材的切制。该机器结构简单，由电机、台面、输送带、切药刀等组成。具体构造如图6-5所示。

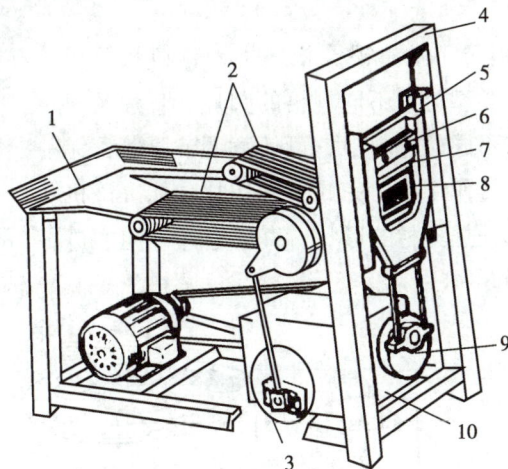

**图6-5　剁刀式切药机示意图**

1. 台面；2. 输送带；3. 机身；4. 导轮；5. 压力板；6. 刀片；7. 出料口；
8. 偏心轮；9. 减速器；10. 偏心轮调片子厚度部分

工作原理：将润至适中的药材放于机器台面后，启动机器，再将药槽内的药材捋顺、压紧，防止塞刀或切出败片。药材经输送带（无声链条组成）进入刀床，被横切成饮片。片的厚度由偏心调节部件进行调节。

**2. 旋转式切药机** 适用于颗粒状药材的切制，但不适合全草类药材切制。该机由电机、装药盒、固定器、输送带、旋转刀床、调节器等组成。具体构造如图 6-6 所示。

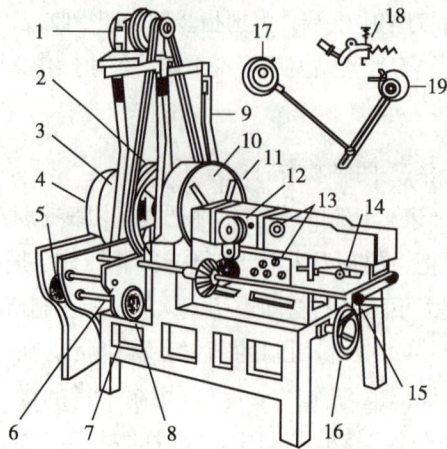

图 6-6 旋转式切药机示意图

1. 电动机；2. 皮带轮；3. 偏心轮（三套）；4. 安全罩；5. 撑牙齿轮；6. 撑牙齿轮轴；

7. 出料口；8. 手板轮；9. 架子；10. 刀床；11. 刀；12. 输送滚轮齿轮；13. 输送滚轮轴；

14. 输送松紧调结器；15. 套轴；16. 机身进退手板轮；17. 喂料辊；18. 弹簧；19. 撑牙

工作原理：将润至适中的药材放入固定器内，铺平，压紧，启动机器，在推进器的推动下，把药材推送至刀床切口，进行切片。

**3. 往复式切药机** 适用各类药材的切制加工。由于机械的传动，使刀片上下往复运动，原料经链条连续送至切药口由往复式切刀切制成所需要厚度的饮片。如图 6-7 所示。

工作原理：将润至适中的药材放入输送带，铺平、压紧，启动机器，输送带将药材输送至刀刃处，进行切片，刀片切入传送带深度以正好切断物料为宜。

**4. 多功能切药机** 主要用于小批量根及根茎类、颗粒状及果实类药材的切制，切制的饮片类型可为不同规格的圆片、直片及斜片等。该机机盖设有 3 个形状不同的进料口，可任意调节厚薄，无机械输送，在刀盘和刀架的旋转作用下，完成多种切片功能。该机体积小，重量轻，噪声低；可根据药材的形状、直径选择不同的进药口，以保证饮片质量。如图 6-8 所示。

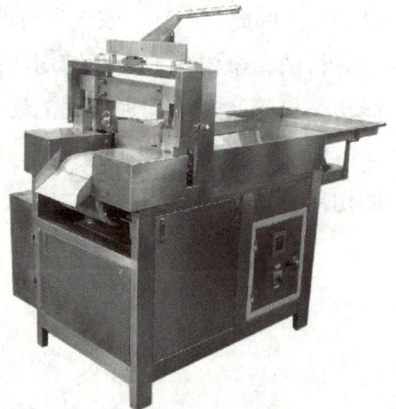

图 6-7 往复式切药机外型图

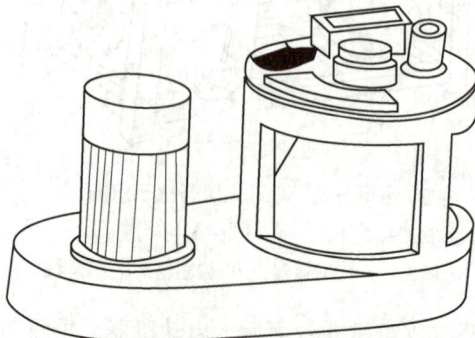

图 6-8 多功能切药机外型图

## 三、其他切制方法

对于坚硬的木质类、矿物类、动物骨甲和角类药材，用上述工具较难切制时，可根据不同情况，选用下列方法进行切制或粉碎。

**1. 镑**　是用刀镑成极薄片的方法。镑刀为一厚木板上平行镶嵌有多个刀片，一端或两端有手柄。操作时，将软化好的药材用钳子夹住，两手各持镑刀一端，来回刮削成极薄片。目前生产已有镑片机。无论手工镑片还是机械镑片，均需将药材软化后再行操作。适用于木质类、动物角质类药材，如降香、羚羊角、水牛角、玳瑁等。

**2. 刨**　是用刨刀刨成极薄片或薄片的方法。刨刀又称药刨，大多地区用的形似木工刨刀，江西建昌帮传统用特制的雷公刨。操作时，先根据切制饮片厚薄的需要调节刨刀，将药材固定好后，再用刨刀将药材刨成极薄片或薄片。若利用机械刨刀，药材则需预先进行水处理。适用于木质类、动物角质类药材，如檀香、松节、苏木、水牛角等。

**3. 锉**　是用锉刀锉成粉末的方法。锉刀即钢锉。有些中药药用时习惯用其粉末，但由于用量少，一般不宜事先制备，而是在处方调配时，用钢锉将其锉为末，或再继续加工研细即可，适用于动物角质类药材，如水牛角、羚羊角等。

**4. 劈**　是用斧类工具劈成片的方法。有的药物体长质硬，可先锯成段，再劈成块。适用于木质类或动物骨骼类药材，如降香、松节、鹿角等。

**5. 粉碎**　亦称破碎，是通过碾、捣或用粉碎机械制成具有一定粉碎粒度的粉粒饮片的方法。某些矿物、动物、植物类药物，由于质地坚硬或形体甚小，不便切制或医疗上有特殊要求，不论生熟，均须粉碎，以便于调剂和制剂，使其充分发挥疗效；动物甲壳类药物质地多坚韧，需砂烫及砂烫醋淬或火煅及煅淬后再粉碎；某些较贵重药材，如珍珠、羚羊角等，为了被充分吸收利用，需要提前粉碎成细粉；某些需制成极细粉的药物，如朱砂、滑石等，常用水飞法或电动乳钵或球磨机提前粉碎。此外，果实种子类药材大多种皮坚韧，且含有脂肪油或挥发油，久贮易泛油或挥发而失效；少数根及根茎类药物形体很小，不便切制，如川贝母、制半夏、三七等，均须在临用时捣碎。

## 四、切制后饮片的质量规定

《中药饮片生产过程质量标准通则（试行）》对切制、粉碎后的饮片质量做了规定。

### （一）质量要求

**1. 切制饮片**　应均匀、整齐、表面光洁，片面无机油污染、无整体、无长梗，无连刀片和斧头片。

**2. 粉碎饮片**　应粉粒均匀，无杂质。

### （二）质量指标

**1. 切制饮片质量指标**　异形片不得超过 10%。

（1）标准饮片　极薄片厚度 0.5mm 以下，薄片厚度 1~2mm，厚片厚度 2~4mm，短段长度 5~10mm，长段长度 10~15mm，块为边长 8~12mm 的方块，细丝宽度 2~3mm，宽丝宽度 5~10mm。

（2）不合格饮片　超过下列规定即为不合格饮片。极薄片不得超过该品种标准厚度的 0.5mm；薄片、厚片、丝、块不得超过标准的 1mm；段不得超过标准的 2mm。

（3）异形片　包括不合格饮片、斜长片、破碎片（碎丝）、斧头片、连刀片等。

**2. 粉碎饮片质量指标**　超标准粉粒不得多于 5%。

（1）最粗粉　能全部通过一号筛，混有能通过三号筛的不超过 20%。

（2）粗粉　能全部通过二号筛，混有能通过四号筛的不超过 40%。

（3）中粉　能全部通过四号筛，混有能通过五号筛的不超过 60%。

（4）细粉　能全部通过五号筛，含能通过六号筛的不少于 95%。

（5）最细粉　能全部通过六号筛，含能通过七号筛的不少于 95%。

（6）极细粉　能全部通过八号筛，含能通过九号筛的不少于 95%。

# 学习任务四　常见不合格饮片及成因

在饮片切制、干燥过程中，由于软化不当或切制刀具不合床，切制机械调试不佳，或干燥不及时、干燥方法不当等，均会影响饮片质量，导致下列不合格饮片的产生。生产过程中，应对切制过程中及干燥后的饮片进行外观检查以便及时采取措施，保证饮片质量。

## （一）败片

在中药饮片切制过程中所有不符合切制规格、片型标准的饮片，都称为败片。主要包括有连刀片、掉边与炸心片、皱纹片等。

**1. 连刀片与胡须片（挂须儿）**　前者指饮片之间相连，未完全切断的现象；后者指饮片切面有短纤维，呈须状。是药物软化时，外部含水量过多，或刀具不锋利所致。如桑白皮、黄芪、厚朴、麻黄等。

**2. 掉边（脱皮）与炸心**　前者为药材切断后，饮片的外层与内层相脱离，形成圆圈和圆芯两部分；后者为药材切制时，其髓芯随刀具向下用力而破碎。是药材软化时，浸泡或闷润不当，内外软硬度不同所致。如郁金、桂枝、白芍、泽泻等。

**3. 皱纹片（鱼鳞片）**　指饮片切面粗糙，具鱼鳞样瘢痕。是药材未完全软化，"水头"不及或刀具不锋利或刀与刀床不吻合所致。如三棱、莪术等。

**4. 斧头片**　指切出的饮片一边厚一边薄，形如斧头。是药材软化不透，或刀具不锋利，或刀与刀床不吻合，或操作技术不熟练，进料不均匀所致。

**5. 破碎片**　指饮片不完整，或呈破碎状态的现象。是刀具不锋利，或软化不当，或传送带送药时挤压过度所致。如大黄、川芎、防风、苍术、羌活等。

## （二）翘片

饮片边缘卷曲而不平整，系药材软化时，内部含水分太过所致，又称"伤水"。如槟榔、白芍、木通等。

## （三）变色与走味

变色是指饮片干燥后失去了原药材的色泽；走味是指干燥后的饮片失去了药材原有的气味。是药材软化时浸泡时间太长，或切制后的饮片干燥不及时，或干燥方法选用不当所致。如槟榔、白芍、大黄、薄荷、荆芥、广藿香、香薷、黄连等。

## （四）油片（走油）

是药材或饮片的表面有油分或黏液质渗出的现象。是药材软化时，吸水量"太过"，或环境温度过高所致。如苍术、白术、独活、当归等。

### （五）发霉

是药材或饮片表面长出菌丝。是干燥不透或干燥后未放凉即贮存，或贮存处潮湿所致。如枳壳、枳实、白术、山药、白芍、当归、远志、麻黄、黄芩、泽泻、芍药等。

**执考对接**

根据《国家执业药师资格考试大纲》（第九版·2025）要求，饮片切制的知识为考点内容，其具体要求与教材内容见表6-2。

表6-2  饮片切制技术考点与教材内容对照表

| 细目 | 要点 | 教材内容 |
|---|---|---|
| 切制 | 切制的目的 | 1. 利于有效成分煎出；2. 利于炮炙；3. 利于调配和制剂；4. 便于鉴别；5. 方便药物贮运 |
| | 常用的水处理软化方法及适用的品种 | 淋、洗、泡、漂、润 |
| | 药材软化程度检查方法及适用品种 | 弯曲法、手捏法、指掐法、穿刺法、手握法、刀劈法 |
| | 常用饮片的类型、规格及适应品种 | 类型：片、丝、段、块<br>规格：极薄片、薄片、厚片、细丝、宽丝、短段、长段、块 |
| | 饮片的切制、干燥方法及适用的品种 | 切制：手工切制、机器切制<br>干燥：自然干燥、人工干燥 |

**目标检测**

答案解析

**一、单项选择题**

1. 质地坚硬的药物常切制成（　　）
   A. 薄片　　　　B. 直片　　　　C. 丝
   D. 厚片　　　　E. 斜片

2. 宜采用淋法软化的药物是（　　）
   A. 苍术　　　　B. 黄连　　　　C. 荆芥
   D. 大黄　　　　E. 防风

3. 当归适宜切制成（　　）
   A. 薄片　　　　B. 厚片　　　　C. 丝
   D. 段　　　　　E. 块

4. 可以用指掐法检查软化程度的药物是（　　）
   A. 白芍　　　　B. 泽泻　　　　C. 雷丸
   D. 大黄　　　　E. 枇杷叶

5. 皮类药材及宽大的叶类药材宜切成（　　）
   A. 薄片　　　　B. 厚片　　　　C. 丝
   D. 段　　　　　E. 斜

6. "抢水洗"又称作（　　）
   A. 淋法　　　　B. 淘洗法　　　　C. 泡法
   D. 漂法　　　　E. 润法

二、简答题

1. 简述饮片切制的目的，并举例说明。

2. 如何"看水头"？各方法适用范围及代表药材有哪些？

3. 常用的水处理软化方法有哪些？其适用范围及代表药材有哪些？

书网融合……

重点小结    习题

# 项目七  中药饮片的干燥与包装技术

PPT

## 学习目标

**知识目标**：通过本项目的学习，应掌握中药饮片干燥的方法及其适用范围；中药饮片包装的要求。熟悉中药饮片干燥设备的特点，中药饮片的包装程序、包装方法及包装检查。了解中药饮片干燥设备的工作原理，中药饮片包装设备的特点及适用范围。

**能力目标**：能根据中药饮片不同的性质选择合适的干燥方法、包装方法及规格，并能正确对中药饮片的干燥与包装进行生产。

**素质目标**：通过本项目的学习，树立细致严谨的干燥与包装的生产理念；培养安全生产意识与岗位责任心；培养工匠精神与创新精神。

## 情境导入

**情境**：2021年5月，广州市花都区市场监督管理局对广州市某医药有限公司杨屋分店进行检查，发现该分店经营的"精制陈皮""三七""高丽参"等药品存在虫蛀或疑似霉变现象，涉案药品抽样检查结果不合格，属于劣药。

**思考**：为什么"精制陈皮""三七""高丽参"等药品会出现虫蛀和霉变的现象？

## 学习任务一  饮片的干燥

药材切成饮片后，为保存药效，便于贮存，必须及时干燥，否则影响质量。由于各种药物性质不同，干燥方法不尽相同，主要分为自然干燥和人工干燥。干燥方法是否适当是保证药物质量的关键。

### 一、自然干燥

自然干燥是指把切制好的饮片置日光下晒干或置阴凉通风处阴干，必要时采用烘焙至干的方法。晒干法和阴干法都不需要特殊设备，但易受气候的影响，饮片亦不太卫生，烘焙法则可弥补上述缺点。饮片干燥要求保持形、色、气、味俱全，充分发挥其疗效。根据不同性质的药物，将其干燥方法介绍如下。

#### (一) 黏性类药材干燥

黏性类药物如天冬、玉竹等含有黏性糖质类药材，潮片容易发黏，多采用烘焙法或晒干法。明火烘焙可使药物外皮迅速硬结，内部原汁不向外渗，从而保证药材质量。但时间过久会使颜色枯黄，原汁走失，故一般烘焙至九成干，以手摸之感觉烫不粘手为度。干燥时要勤翻动，防止焦枯，如有烈日晒至九成干即可。

#### (二) 粉质类药材干燥

粉质类药物就是含有淀粉较多的药物，如山药、浙贝母等，这些药材潮片极易发滑、发黏、发馊、发臭而变质，宜采用晒干法或烘焙法。随切随晒，薄摊晒干，要轻翻防碎；如天气不好，微火烘焙。

### （三）油质类药材干燥

油质类药材如当归、怀牛膝、川芎等，宜采用日晒法，如遇阴雨天，不能日晒，也只能微火烘焙，如果火力过大，会使油质溢出表面，失油后干枯，影响质量。

### （四）芳香类药材干燥

芳香类药材如荆芥、薄荷、香薷、木香等，保持香味极其重要，因为香味与质量有密切的关系，香味浓就意味着质量好，所以，多采用阴干法，切后薄摊于阴凉通风干燥处。如太阳不太强烈也可晒干，但不宜烈日暴晒。否则温度过高会挥发香气，颜色也随之变黑。如遇阴雨连绵天气，药材快要发霉，用微火烘焙，避免猛火或高温干燥。

### （五）色泽类药材干燥

色泽类药材如桔梗、浙贝母、泽泻、黄芪等，这类药材色泽很重要，含水量不宜过多，否则不易干燥。根据色泽不同，分别采用日晒法和烘焙法，如白色类的桔梗、浙贝母宜用日晒，越晒越白。黄色类的泽泻、黄芪，宜用小火烘焙，可保持黄色，增加香味。

此外，根须类和根皮类药物可采用日晒法和烘焙法，如白薇、龙胆草、厚朴、黄柏等；草叶类药物要薄摊暴晒，勤翻动，不宜用烘焙法，以防燃烧，如仙鹤草、泽兰、竹叶、地丁等。

干燥方式很大程度上决定了药材质量。由于温度和时间的变化会对药物化学成分产生不同的影响，在确定适宜的干燥方法时，把有效成分的含量、药性等多种因素综合起来考虑，尽可能取其各方面的优势，才能获得质优效高的药材。

## 二、人工干燥

人工干燥是利用一定的干燥设备，对饮片进行干燥。本法的优点是：不受气候影响，比自然干燥卫生，并能缩短干燥时间，降低劳动强度，提高生产效率。人工干燥的温度，应视药物性质而灵活掌握。一般药物以不超过80℃为宜。含芳香挥发性成分的药材以不超过60℃为宜。已干燥的饮片需放凉后再贮存，否则，余热会使饮片回潮，易发生霉变。干燥后的饮片含水量应控制在7%～13%为宜。

近年来，全国各地在生产实践中，设计并制造出各种干燥设备，如直火热风式、蒸汽式、电热式、远红外线式、微波式，其干燥能力和效果均有了较大的提高，这些干燥设备正在不断推广和完善，适宜大量生产。下面介绍几种饮片企业常用的干燥设备。

### （一）翻板式干燥机

由送料带、干燥室、燃烧室等部分组成，如图7-1所示。工作原理：饮片经上料输送带送入干燥室内，由若干翻板构成的帘式输送带往复传动，热风炉或蒸汽换热器产生的干净热空气经送风器分配给烘箱内的多层翻板，自上而下运动，经热空气对物料的对流传导和辐射传导，达到物料干燥之目的，干燥后饮片沿出料口经振动输送带进入立式送料器，上输入出料漏斗，下承麻袋装药。此设备干燥结构简单，易于安装，干燥饮片受热均匀，干燥效果好，适宜大量生产。

### （二）热风循环烘箱

由箱体、加热器、循环风机、控制箱及隔板等组成，如图7-2所示。工作原理：将湿饮片置于烘箱上层干燥盘内，入烘箱内，密闭。空气由循环风机送入，经加热器加热，热空气将湿饮片干燥，变成湿热空气，由排气口排出，由于热空气不断补充，保证饮片水分不断蒸发而使之干燥。

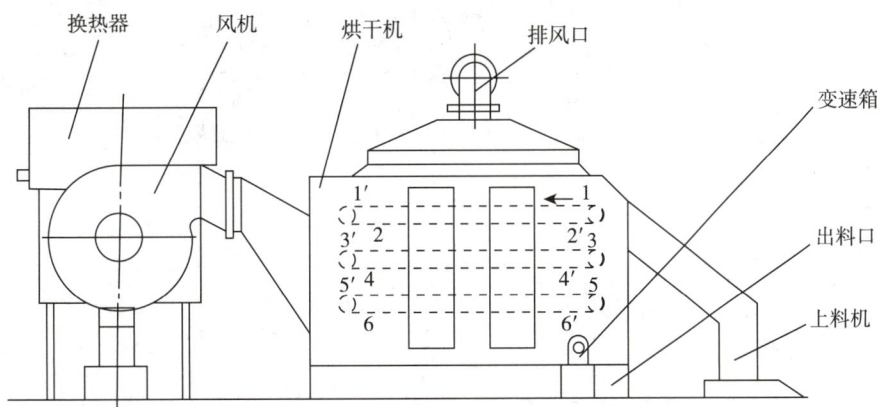

图 7－1　翻板式干燥机示意图

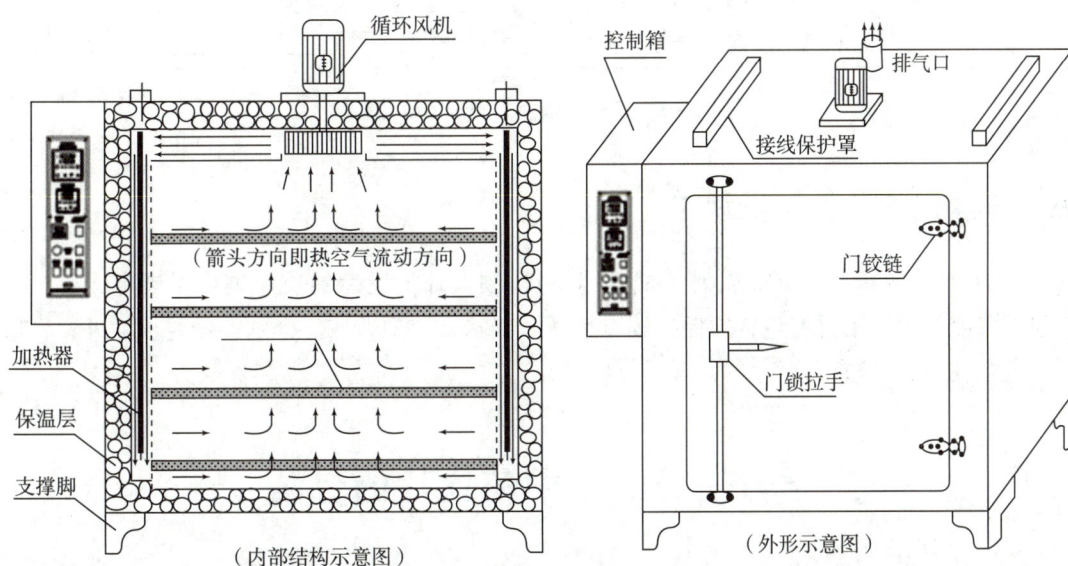

图 7－2　热风循环烘箱示意图

### （三）远红外辐射干燥设备

如图 7－3 所示。工作原理：远红外线辐射物料，使分子运动加剧而内部发热，温度升高；内部水分的热扩散和湿扩散梯度方向一致，都是由内向外，与表面水蒸气共同处在正在进行的最佳状态，加速了干燥过程，缩短了干燥时间。其特点是干燥速度快，药物质量好，具有较高的杀菌、杀虫及灭卵能力，节省能源，造价低，便于自动化生产，减轻劳动强度。

此种设备能较好地保留中药挥发油，可用于中药饮片及芳香性药物的干燥灭菌，近年来在中药材原料、饮片等脱水干燥及消毒中都有广泛应用。

### （四）微波干燥技术

微波干燥技术是用微波照射待干燥的中药饮片，电磁场方向和大小随时间作周期性变化使中药饮片内极性水分子随着交变的高频电场变化，使分子产生剧烈的转动，发生摩擦转化为热能，使饮片整体均匀升温达到干燥的目的。微波干燥优点是：微波的穿透能力比远红外线大得多，速度快，时间短，加热均匀，产品质量好，热效率高等，微波干燥不受燃料废气污染的影响，且能杀灭微生物，具有消毒防腐的作用。

此外还有传送带式干燥器、太阳能干燥器等，可根据企业规模选择不同的干燥设备。

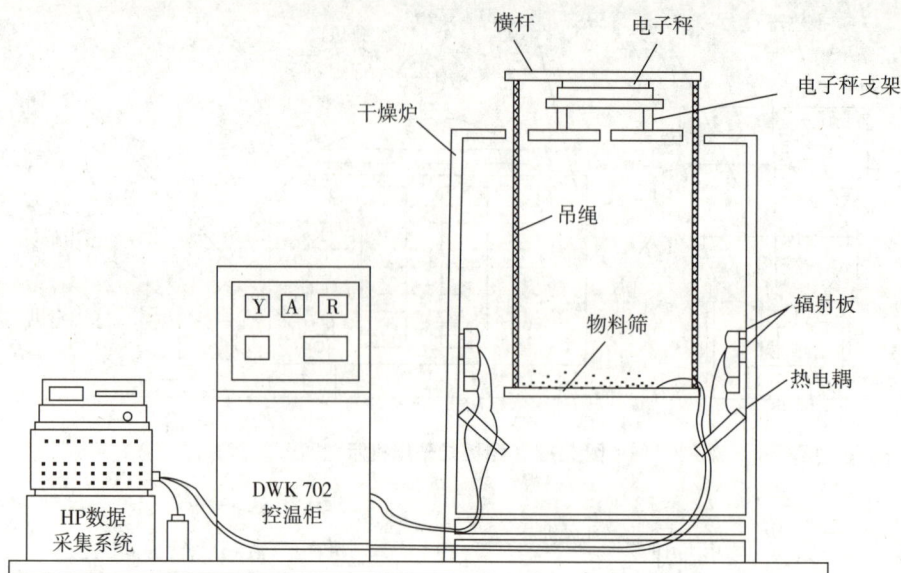

图 7-3 远红外辐射干燥设备示意图

### 三、干燥后饮片的质量规定

《中药饮片生产过程质量标准通则（试行）》对切制饮片干燥后的质量进行了规定，要求饮片干燥后必须干湿度均匀，不得变色，应保持固有色泽、气味，片型整齐。个别特殊要求除外，一般饮片的水分应控制在7%~13%。

# 学习任务二　中药饮片的包装

饮片的包装是指将中药饮片通过机械或人工方式将一定量的中药饮片装入符合药用规定的包装材料内并封口，同时进行包装标识的操作过程。包装是中药饮片进入商品流通领域前的最后一道加工程序，是中药饮片贮存和运输期间保证质量的重要环节。饮片通过适宜的包装，更可体现其商品价值，促进销售。随着包装技术的发展，无毒、无害、环保型的中药饮片包装材料的研究与应用日益受到重视，中药饮片包装机械也日益向着计量化、自动化方向发展。

饮片包装的主要作用有：保证中药饮片的质量；方便中药饮片流通环节的贮、运、调、销等操作；利于提高中药饮片品牌形象；促进饮片生产的现代化、标准化。

饮片生产企业应严格执行《药品生产质量管理规范》《中药饮片包装管理办法》《中药饮片标签管理规定（试行）》等对饮片进行包装的有关规定。经营企业与医疗机构应使用包装合格的中药饮片，保证饮片质量，保障人民用药安全。

### 一、饮片包装的要求

饮片包装材料应有利于保质、贮存、运输，并不得对成品造成污染。包装标签或合格证要注明品名、数量、批号、生产日期、企业名称和质检签章。

#### （一）质量合格的中药饮片才能进行包装

包装前的中药饮片必须是符合质量检验要求的产品，尤其是要满足各中药饮片的各项常规指标要求。

## （二）中药饮片包装必须严格按相关生产规程操作

要求封口严密、捆扎牢靠、码放整齐，以更好地保证中药饮片质量和方便清点及装卸。

## （三）应选用与中药饮片性质相适应及符合质量要求的包装材料和容器

作为中药饮片包装材料，根据《中药饮片包装管理办法》规定，中药饮片的包装应严格执行《药品生产质量管理规范》中的规定。中药饮片的包装必须适合饮片质量的要求，方便储存、运输、使用。包装中药饮片要选用符合国家药品、食品包装有关产品质量标准的材料，禁止采用麻袋、竹筐、纤维袋等非药品包装材料和容器。凡直接接触中药饮片的包装材料为一次性使用，不得回收重新使用。中药饮片常用的包装材料有：无毒聚丙烯塑料袋、无毒聚乙烯塑料透明袋、硬纸盒、玻璃瓶、陶瓷罐、铁盒、塑料瓶、食品袋等。

## （四）中药饮片包装的标签须严格管理

1. 标签须经质量管理部门校对无误后印制、发放、使用。
2. 标签须由专人保管、领用。
3. 标签须按品种、规格专柜存放，按照实际需要量领取。
4. 标签须记数发放，由领用人核对、签名。标签使用数、残损数及剩余数之和须与领用数相符。
5. 印有批号的残损标签或剩余标签应由专人销毁，应有记数、发放、使用、销毁记录。

## （五）按运输贮存要求选择包装

中药饮片包装必须符合运输装卸条件。包件的重量应适应装运工人的一般体力，以避免人身伤亡事故。现在一般纸箱包装商品包件规定 5~30kg，木箱包装包件规定在 50kg 左右。包件的体积要求方便搬运、装卸和堆码，以适应各种运输工具。

## 二、饮片包装的程序

**1. 准备**　根据《药品生产管理规范》的相关要求，检查所使用设施、设备是否完好正常；检查包材、待包装的中药饮片数量等信息是否有误，均符合相关规定后可允许生产。

**2. 包装**　按照电子天平、台秤标准操作规程对设备进行调试。称取规定重量的待包装中药饮片，放入相应包装袋中；或先将包装袋去皮，再往袋中装规定重量的待包装中药饮片。按照装量差异的相关知识，检查装量差异。

**3. 封口**　选择适合的封口机进行封口，封口时注意封口的美观性和严密性，不得压料，不得漏缝，封口应平直，倾斜度不得大于20°。

**4. 贴标签**　将打印好的标签贴在包装袋的规定位置上。若包装的为毒性饮片，应在每个最小包装单元右上角贴上醒目的"毒"字。

**5. 清场**　包装完成后要组织人员按照《清场管理程序》清场。

## 三、饮片包装方法

中药饮片包装依据设备性能不同，主要分为全自动化包装、半自动化包装、抽真空包装和人工包装。

**1. 全自动包装**　使用全自动智能化饮片包装设备包装。适用于体积小、大小均匀、流动性好的种子类中药饮片包装。

**2. 半自动包装**　使用半自动包装设备包装。适用于密度、比重较大，但片形均匀的根、茎、藤、木类饮片包装。

**3. 真空包装** 使用真空包装机,先将饮片按定量装入包装袋内,再放入真空包装机内进行排空封口。适用于不能用常规高温干燥灭菌处理的饮片包装,能有效防止饮片出现虫蛀、霉变和走油等现象。

**4. 人工包装** 人工用量具精确称量后,装入包装袋中再封口。适用于体积较大、质地较轻且蓬松的花、草、叶类中药饮片。此法现已较少应用,多被机械化包装取代。

除上述方法外,还有充气包装(充氮气、二氧化碳等惰性气体)、除氧剂包装等方法。此外,中药饮片作为特殊商品,其包装的装潢设计也相当重要。好的装潢既要体现出产品的价值、产品经济效益,又要体现出中药饮片这种商品的特殊性,在充分发挥社会效益的同时,创造出良好的经济效益。

## 四、饮片包装设备

目前最常用的中药饮片包装设备主要有薄膜封口机、真空包装机、便携式封包机、捆扎打包机等。

### (一)中药饮片内包装设备

**1. 普通薄膜封口机** 适用于各种类别和规格中药饮片的包装,是最常用的封口机械。通过电加热封口元件,使袋口受热而闭合。封口处可压印生产批号等文字。尽管一般需要人工事先称量,但与先前的纯手工缝合包装相比,工作效率也大为提高。特点是结构轻巧,方便移动包装。

(1)脚踏式封口机 适用于1kg或较大规格中药饮片的包装(图7-4)。
(2)履带式封口机 适用于批量生产小包装或单剂量包装要求的中药饮片(图7-5)。

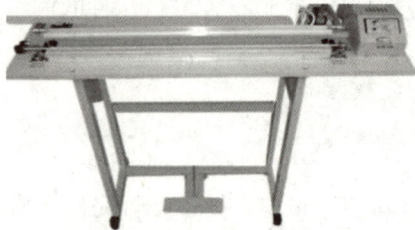

图7-4 脚踏式封口机　　　　图7-5 履带式封口机

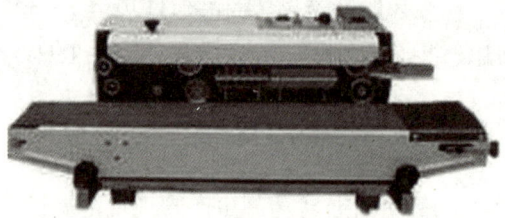

**2. 落地式真空包装机** 适用于整枝的人参、鹿茸等贵重中药饮片的包装。通常还同时封入干燥剂或除氧剂,以更好地保证中药饮片质量,延长中药饮片货架周期(图7-6)。

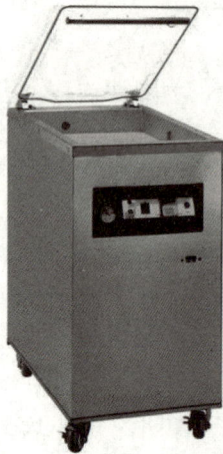

图7-6 落地式真空包装机　　　　图7-7 半自动托盘式包装机

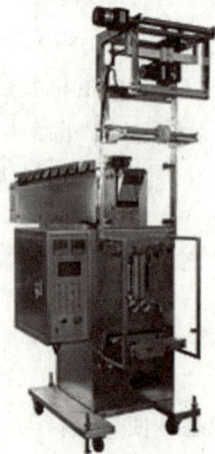

**3. 半自动托盘式包装机**　该设备运行时，工人于机器两侧将称好剂量的中药饮片加入连接到履带的一个个托盘上，机器再依次将各个托盘中的中药饮片翻倒进包装袋中封装。适用于各种类型的单剂量小包装中药饮片。特点：除人工称量外，机器可以自动完成制袋、充填、封合、分切、计数、热压批号或打印日期等功能。包装材料：聚酯/聚乙烯、聚酯/镀铝/聚乙烯、铝箔/聚乙烯、纸/聚乙烯、尼龙等可热封复合材料（图 7 - 7）。

### （二）中药饮片外包装设备

**1. 手提便携式电动封包机**　适用于使用麻袋、编织袋、牛皮纸袋等中药饮片大包装的封包操作。特点：具有线迹美观、封包牢固、富有弹性、拆包方便等优点。结构紧凑轻巧、调整简单，方便移动包装（图 7 - 8）。

**2. 半自动捆扎打包机**　以聚乙烯塑料带为捆扎材料，适用于使用麻袋、编织袋、牛皮纸袋、纸箱、木箱等已封口中药饮片大包装的捆扎打包操作。使中药饮片包装更为规整牢靠，方便码垛及运输装卸。特点：将已封口的中药饮片大包装置于机器的打包台面，按要求插入包装带后，机器能自动完成聚带、热合、切断并出带，并有自动停机功能。省时省力，捆扎牢靠（图 7 - 9）。

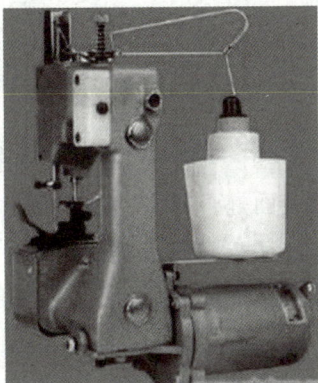

图 7 - 8　手提便携式电动封包机　　　　　　　图 7 - 9　半自动捆扎打包机

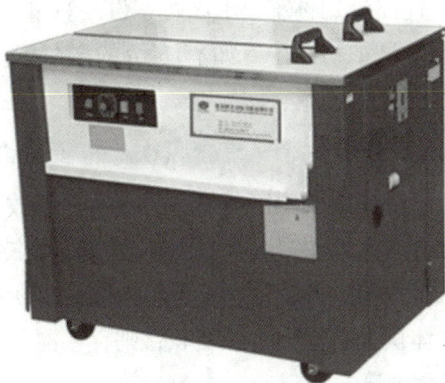

## 五、小包装中药饮片

近几年，国家正在开展小包装中药饮片推广使用的研究与探讨。中药小包装饮片是指将加工炮制合格的饮片，根据临床常用剂量，用一定的包装材料封装，由配方药师直接调配，无需称量的一种饮片。这种饮片一方面改变了传统的中药调配方式，具有计量准确、配方效率高的特点；另一方面又使患者能对所配中药一目了然，保护了消费者的利益。对药房而言，小包装饮片干净卫生，粉尘少，质量有保证，配方准确性也高。

## 六、饮片包装检查

### （一）中药饮片生产质量管理对包装的相关规定

1. 最终包装容器中产品的数量、重量或体积表示的包装规格。

2. 所需全部包装材料的完整清单，包括包装材料的名称、数量、规格、类型以及与质量标准有关的每一包装材料的代码。

3. 印刷包装材料的实样或复制品，以及标明产品批号、有效期打印位置的实样。

4. 需要说明的特别注意事项，包括对生产区和设备进行的检查，在包装操作开始前，确认包装生产线的清场已经完成等。

5. 包装操作步骤的说明，包括重要的辅助性操作条件和所用设备的注意事项、包装材料使用前的核对。

6. 中间控制的详细操作，包括取样方法及合格标准。

7. 待包装产品、印刷包装材料的物料平衡计算方法和限度。

### （二）中药饮片包装的质量要求

1. 中药饮片包装外观应该完整、美观，无破损。

2. 中药饮片包装规格的装量差异允许误差 ±0.5%。

3. 内包装要标明生产企业、品名、炮制标准、生产日期、产品批号、装量规格、质量合格标志等内容。

4. 包装内容物与包装标示产品名称、规格等一致。

### （三）中药饮片装量的检查方法

1. 取供试品 10 份，打开样品的包装盒、包装袋，将样品全部取出。

2. 样品分别称重，求出每一份的装量差异和平均装量差异。

3. 复试：初试中，如有 1 份的装量超过装量差异的限度规定时，另取 10 份样品按上述方法复试。

### （四）检查铝箔、复合膜饮片包装是否存在漏气

取出待检查的铝箔、复合膜包装，平放于台面上，检查包装表面是否有尖锐物体刺破、是否有撕裂、是否有封口不严，存在上述现象则存在漏气现象。

取出待检查的铝箔、复合膜包装，将所装饮片堆于包装袋下方，轻压上方无内容物的空白处，若内部气体快速跑空，手感变软，则存在漏气现象。

💡 执考对接

根据《国家执业药师资格考试大纲》（第九版·2025）要求，中药饮片的干燥与包装技术知识点的具体要求与教材内容见表 7-1。

表 7-1  中药饮片的干燥与包装技术考点与教材内容对照表

| 细目 | 要点 | 教材内容 |
|---|---|---|
| 切制 | 饮片干燥方法及适用的品种 | 1. 自然干燥：（1）黏性类药材干燥；（2）粉质类药材干燥；（3）油质类药材干燥；（4）芳香类药材干燥；（5）色泽类药材干燥<br>2. 人工干燥：一般药物以不超过 80℃ 为宜。含芳香挥发性成分的药材以不超过 60℃ 为宜。干燥后的饮片含水量应控制在 7%~13% 为宜 |

**•••• 目标检测**

答案解析

一、单项选择题

1. 饮片包装的大规格重量为（　）
    A. 1~10kg          B. 5~10kg          C. 10~50kg
    D. 0.5~2kg         E. 5~8kg

2. 一般药物人工干燥的不宜超过 （　　）

    A. 50℃                 B. 60℃                 C. 70℃

    D. 80℃                  E. 90℃

3. 干燥后的饮片含水量应控制为 （　　）

    A. 5%～6%            B. 7%～13%         C. 6%～8%

    D. 3%～4%            E. 5%～7%

4. 适宜阴干的药材是 （　　）

    A. 玉竹                 B. 山药                 C. 桔梗

    D. 槟榔                 E. 大黄

5. 人工干燥时，含挥发性成分药材的干燥温度不宜超过 （　　）

    A. 80℃                  B. 50℃                 C. 60℃

    D. 70℃                  E. 90℃

6. 中药饮片包装规格的装量差异允许误差为 （　　）

    A. ±0.1%            B. ±0.3%            C. ±0.5%

    D. ±1%                  E. ±5%

## 二、多项选择题

1. 下列药物中切片后宜阴干不宜曝晒的是 （　　）

    A. 有机酸含量较高的药物         B. 含芳香挥发成分的药物

    C. 受日光照射易变色的药物       D. 蛋白质含量较高的药物

    E. 黏液质含量较高的药物

2. 饮片包装的程序有 （　　）

    A. 准备                 B. 包装                 C. 封口

    D. 贴标签             E. 清场

**书网融合······**

        重点小结           习题

# 项目八　清炒技术

## 学习目标

**知识目标**：通过本项目的学习，应掌握炒黄、炒焦、炒炭等清炒技术的操作要点及代表药物的炮制方法、炮制作用、质量要求；熟悉代表药物的炮制原理研究进展；了解中药饮片炒制生产的概况。

**能力目标**：能根据药材的性质选择适宜的炒制工艺；能规范操作滚筒式炒药机等设备进行各种炒法。

**素质目标**：通过本项目的学习，树立细致严谨的饮片炒制生产理念；培养安全生产意识与岗位责任心；培养工匠精神与创新精神。

## 情境导入

**情境**：《中华人民共和国中医药法》明确要求："国家保护中药饮片传统炮制技术和工艺，支持应用传统工艺炮制中药饮片，鼓励运用现代科学技术开展中药饮片炮制技术研究"。自古至今，中医药界流传着"逢子必炒"的说法，其理论源于明代罗周彦所著的《医宗粹言》："决明子、萝卜子、芥子、苏子……凡药中用子者，俱要炒过研碎入煎，方得味出，若不碎，如米之在谷，虽煮之终日，米岂能出哉"。此后经过不同历史时期的发展演变和临床实践被继承下来。国家级非遗项目"中药炮制技术"首批代表性传承人、国医大师金世元教授也将"逢子必炒"作为中药炮制的重要理论。国内外专家针对种子类中药炒制机制开展了系列研究，为"逢子必炒"炮制理论的科学内涵提供科学依据。

**思考**：1. "逢子必炒"中的炒具体指什么炮制方法？

2. 传统炮制理论进行现代研究的意义是什么？

将净制或切制过的药物，筛去灰屑，大小分档，置炒制容器内，加辅料或不加辅料，用不同火力加热，并不断翻动或转动使之达到一定程度的炮制方法，称为炒法。

炒法历史悠久，早在医方书《五十二病方》中就有"爝盐令黄"的记载，即今之"炒也"。汉代《神农本草经》记载了露蜂房、蛇蜕和蛸蝴有"火熬"的炮制方法；《金匮玉函经》记载有芫花"熬"，水蛭"熬"，虻虫"熬去翅足"等。"熬"字作"炒"解释。寒凉派名医刘河间说过"仲景乡语，云炒作熬"。王好古的《汤液本草》也解释"方言熬者，即今之炒也"，炒法在唐代以后广泛地用于药物的炮制，并对不同药物提出不同火候要求，有微炒、炒出汗、炒香、炒黄、炒熟、炒焦、炒黑之分。宋代以后加辅料炒得到广泛应用。

根据炒法操作时加辅料与否，可分为清炒技术和加辅料炒制技术。

炒制过程要用火加热，其中两个关键因素是火力和火候。根据临床需要和药物自身性质的不同，所控制的火力和火候标准不同。

**1. 火力**　是指火的大小（强弱）或温度的高低。火力一般分为文火、中火、武火。

（1）文火　即小火，火苗较小，锅温较低。一般炒黄法、炙法、烘焙法、煨法多用。

（2）武火　即大火或强火，火苗大，锅温较高。一般炒炭法、砂烫法、煅法多用。

（3）中火　介于文火和武火之间，火苗与锅温均介于文火与武火之间。一般炒焦法、麸炒、米炒等加辅料炒制技术多用。

（4）文武火　先文火后武火，或文火和武火交替使用的火力。一般扣锅煅法、蒸煮法多用。

炒法最初用火都是柴火，有柳木火、桑木火、炭火等。后来逐渐发展用煤、煤气、电、电磁和微波等。火力是影响炮制品质量的重要因素，可根据炒制要求选用不同的火力。

**2. 火候**　是指药物炮制的温度、时间和程度。可根据药物内外特征的变化和附加判别方法进行判断。

加热时间的长短及火力的大小都与火候有密切的关系，而火候又是影响炮制品质量的要素。操作中还要根据炒法的类别、药物性质以及辅料的不同，掌握翻动的方法和速度，使药物受热均匀，色泽一致，以达到临床用药所需的质量要求。只有熟练运用火力，正确判断火候，炮制药物时才能做到"贵在适中"，防止炮制程度的"不及"或"太过"。

清炒技术是将药物净制后，置于不同的火力连续加热至温度适宜的炒制器具中，不加辅料，不断搅拌翻动或转动至药物达到一定程度的操作技术，也称单炒法。自汉代以后一直被广泛应用，是一种最基本的炮制技术，根据加热程度的不同将清炒技术分为炒黄、炒焦和炒炭。

**（一）炮制目的**

**1. 增强疗效**　如炒芡实、炒紫苏子、炒九香虫、炒王不留行等；焦麦芽、焦山楂等。

**2. 降低毒性或副作用**　如炒白果、炒苍耳子、炒牛蒡子、炒牵牛子等。

**3. 缓和药性**　如炒冬瓜子、炒水红花子、炒葶苈子、炒薏苡仁等。

**4. 增强或产生止血、止泻作用**　如地榆炭、大蓟炭、石榴皮炭、牡丹皮炭等。

**5. 保证疗效，利于贮存**　如炒槐花、炒芥子、炒酸枣仁等。

**（二）炒药程序**

清炒技术在实际应用中主要有传统的手工炒制和现代化的机械炒制。

**1. 手工炒制**　古代炮制和现代小批量药物的炮制多用手工炒制。手工炒制的优点是炒制器具简单易得，能炒制出各种程度的炮制品，应用范围广等。但也存在劳动强度大、生产量少、饮片质量不易控制等缺点。

手工炒药器具包括炒药锅、药铲、炊帚等。其中炒药锅是炒药的主要器具，置固定的锅台上，锅台后平前低，炒药锅放上后能向前倾斜30～45°，不仅便于搅拌和翻动，而且有利于从锅中及时扫出炮制好的饮片。手工炒药一般分预热、投药、翻炒、出锅四个操作步骤。

（1）预热　炒药前要先用一定的火力加热炒药锅，待锅温适合炒药时，再投入药物进行炒制。传统用手掌来判断和预试锅温，不同的火力烤炙皮肤的热度不同，此操作技能性强，需经长期的实践才能掌握。另外，也可用少量药物试炒的方法来预试锅温。

（2）投药　锅温适宜后，应迅速将适量待炮制品投入热锅内。投药量的多少要根据炒药锅的大小和药物的品种而定，原则是少量分锅炒，投药太多易使药物受热不均匀。

（3）翻炒　投入药物后，要用药铲（或炊帚）等工具迅速搅拌或翻炒，操作要快、勤和有节奏，使药物均受热。翻动时，要求每次下铲都要紧贴锅底，铲过处要能露出锅底，俗称"亮锅底"，以免药物长时间停留锅底受热而导致程度太过。

（4）出锅　当药物炒至适中的程度时，要立即将其扫出，俗称"出锅"。出锅要迅速以免炮制程度"太过"，并要及时摊晾，还要筛除炮制过程中产生的药屑。

具体流程如图8-1所示。

```
┌──────────────┐      ┌────────────────────────────────────┐
│     准备      │◄─────│ ①药材：净制、分档，干燥              │
└──────────────┘      │ ②设备：手工炒制工具                  │
       │              └────────────────────────────────────┘
       ▼
┌──────────────┐      ┌────────────────────────────────────┐
│     预热      │◄─────│ 选择规定火力加热至适宜锅温            │
└──────────────┘      └────────────────────────────────────┘
       │
       ▼
┌──────────────┐      ┌────────────────────────────────────┐
│     投药      │◄─────│ 投入药材要迅速均匀                    │
└──────────────┘      └────────────────────────────────────┘
       │
       ▼
┌──────────────┐      ┌────────────────────────────────────┐
│     翻炒      │◄─────│ 翻炒速度适宜，翻炒动作规范，均匀并"亮锅底"│
└──────────────┘      └────────────────────────────────────┘
       │
       ▼
┌──────────────┐      ┌────────────────────────────────────┐
│     出锅      │◄─────│ 手工炒药至规定程度时，关闭热源，迅速出锅摊开放凉│
└──────────────┘      └────────────────────────────────────┘
       │
       ▼
┌──────────────┐      ┌────────────────────────────────────┐
│ 筛除药屑、清场 │◄─────│ 关闭热源电源，清理设备与器具，并按规定放回原位│
└──────────────┘      └────────────────────────────────────┘
       │
       ▼
┌──────────────┐      ┌────────────────────────────────────┐
│  包装、贮存   │◄─────│ ①采用适宜包装材料包装                │
└──────────────┘      │ ②置相应温湿度条件的库房贮存          │
                      │ ③注意防虫、防鼠、防霉等              │
                      └────────────────────────────────────┘
```

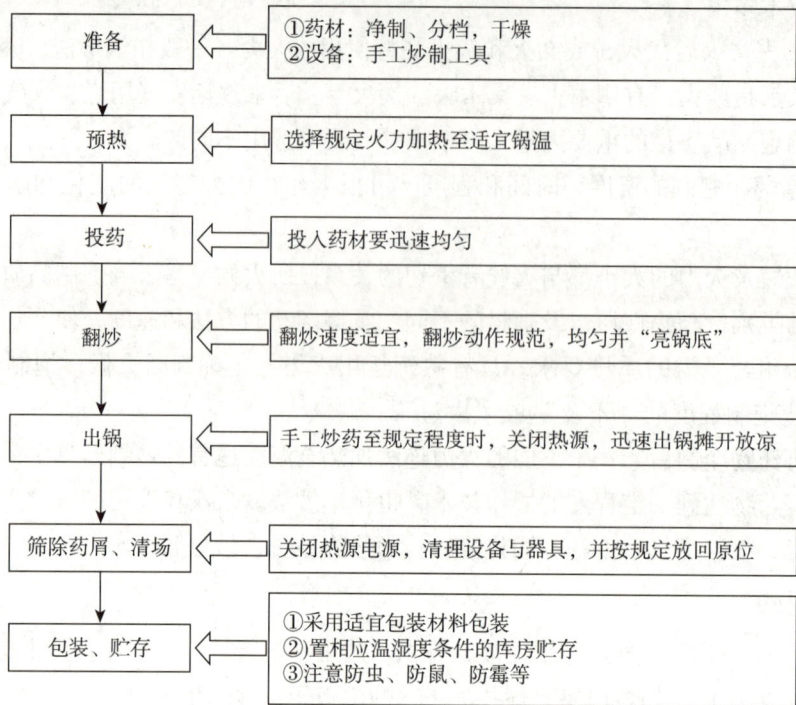

图 8-1　清炒技术手工炒制操作流程

**2. 机械炒制**　大量生产时多用炒药机，具有操作方便、生产量大、能减轻劳动强度的优点。目前常用的有滚筒式炒药机、平锅式炒药机、中药微机程控炒药机等。

（1）滚筒式炒药机　滚筒式炒药机适用于大多数药物的炒制，是目前炒药机的主流机型。该机由炒药滚筒、热源及动力等部分组成。滚筒式炒药机的温度可根据不同的药材及不同的炒制方法进行调节。由于炒药筒匀速回转，因而药物受热均匀，炒制的饮片色泽一致，且炒制时间比手工炒制可缩短1/3，加之结构简单，操作方便，劳动强度小，故应用广泛。可用于炒黄、炒焦、炒炭、砂烫、麸炒、土炒、醋炒、盐炒、蜜炙等。滚筒式炒药机示意图如图8-2所示。

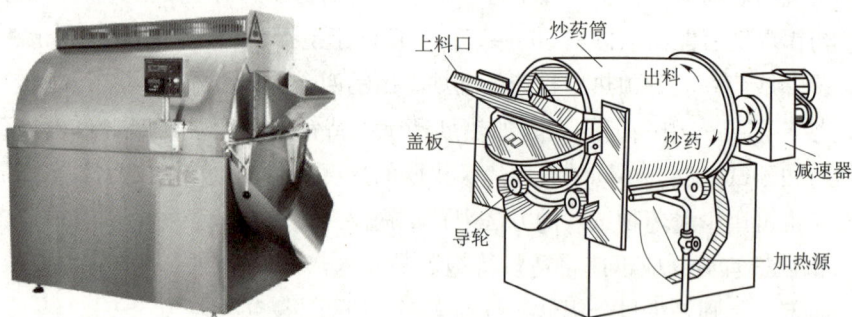

图 8-2　滚筒式炒药机示意图

（2）平锅式炒药机　该机由炒药平锅、电动搅拌器、热源及动力部分组成。炒药机的温度可根据不同的药材及不同的炒制方法进行调节。本机应用范围广，但以炒黄、炒焦、各种液体辅料炒制及烫制最为常用。

（3）中药微机程控炒药机　该机为炒药机与微机程控技术结合形成的智能化炒药机，具有自动定量投药、程序控制、温度控制等功能，这使炒药机的机械性能和自动化控制水平有了新的提高，可以保证中药饮片炒制时温度可控，受热均匀，炒制程度均一，质量稳定。尤其适用于大生产。

# 学习任务一　炒黄技术

PPT

炒黄技术是将净制或切制后的药物，置炒制容器内，用文火或中火加热，并不断翻动或转动，使药物表面呈黄色或较原色加深，或发泡鼓起，或爆裂，并逸出固有气味的技术，是清炒技术中最基本的操作。

炒黄技术多适用于果实种子类药物，传统有"逢子必炒"之说。

## （一）成品质量要求

炒黄品应显黄色或色泽加深，微带焦斑，形体鼓起甚至爆裂，质地松脆或手捻易碎，内部基本不变色，具香气或药物的固有气味。炒爆品应大部分爆成白花。成品含生片、糊片不得超过2%，含药屑、杂质不得超过1%。

## （二）注意事项

1. 炒制前应净选并大小分档，分别炒制，避免加热时生熟不匀。
2. 炒药前应先将炒制容器预热至适宜温度，否则有的药物易粘锅或形成"哑子"或"僵子"。
3. 炒制时要选用适宜的火力和加热时间，以免不及或太过。
4. 翻搅要均匀，翻动时要"亮锅底"。
5. 出锅要迅速。

### 知识链接

#### 炒黄技术火候的经验判断方法

炒黄的操作虽然简单，但炒制程度却难判定，因为很多药物表面就是黑色、黄色或灰色的。根据经验，可以从以下几个方面判定。

（1）对比看　炒制时可以留少许生品，一边炒，一边与生品比较，颜色加深即可。

（2）听爆声　很多种子类药材，在炒制时都有爆鸣声，一般在爆鸣声减弱时即已达到炒制程度，不要等到爆鸣声消失。

（3）闻香气　种子类药材炒制过程中一般都有固有的香气逸出，所以闻到香气时就炒好了。

（4）看断面　当看表面和听爆声仍难以判定时，可以看种子的断面。断面呈淡黄色时即达到了炒制程度。这条是判定标准中最关键的一条，可以说炒黄的程度体现，在多数情况下就是断面的颜色。

### 王不留行

【处方用名】王不留行、炒王不留行。

【来源】本品为石竹科植物麦蓝菜 *Vaccaria segetalis*（Neck.）Garcke 的干燥成熟种子。夏季果实成熟、果皮尚未开裂时采割植株，晒干，打下种子，除去杂质，再晒干。

【炮制方法】

**1. 王不留行**　取原药材，除去杂质。

**2. 炒王不留行**　取净王不留行，置预热的炒制容器内，用中火炒至大部分爆开白花，取出，晾凉。

【成品质量】

**1. 王不留行**　呈球形，表面黑色，少数红棕色，微有光泽。有细密颗粒状突起，一侧有1条凹陷的纵沟。质硬。气微，味微涩、苦。

王不留行含王不留行黄酮苷（$C_{32}H_{38}O_{19}$）不得少于 0.40%。

**2. 炒王不留行** 呈类球形爆花状，表面白色，质松脆。

炒王不留行含王不留行黄酮苷（$C_{32}H_{38}O_{19}$）不得少于 0.15%。

【炮制作用】王不留行味苦，性平。归肝、胃经。具有活血通经，下乳消肿，利尿通淋的功能。用于经闭，痛经、乳汁不下，乳痈肿痛，淋证涩痛。生品长于消痈肿，用于乳痈或其他疮痈肿痛。炒制后质松易碎，易于有效成分煎出且走散力强，长于活血通经，下乳消肿，利尿通淋。用于经闭，痛经，产后乳汁不下，石淋，小便不利等。

【炮制研究】王不留行目前以炒爆法为主。研究表明，炒制后利于成分的煎出，爆花率越高，水溶性浸出物也越高。根据爆花率与水浸出物含量的关系，炒王不留行的爆花率达 80% 以上为宜。

【贮藏】置干燥处。

## 芥子

【处方用名】芥子、炒芥子。

【来源】本品为十字花科植物白芥 *Sinapis alba* L. 或芥 *Brassica juncea*（L.）Czern. et Coss. 干燥成熟种子。前者习称"白芥子"，后者习称"黄芥子"。夏末秋初果实成熟时采割植株，晒干，打下种子，除去杂质。药材外观以粒大、饱满者为佳。

【炮制方法】

**1. 芥子** 取原药材，洗净，干燥。用时捣碎。

**2. 炒芥子** 取净芥子，置于预热的炒制设备内，用文火炒至淡黄色至深黄色（炒白芥子）或深黄色至棕褐色（炒黄芥子），有爆裂声，并透出香辣气味时，取出，放凉。用时捣碎。

【成品质量】

**1. 芥子** 白芥子呈球形，表面灰白色至淡黄色，具细微的网纹，有明显的点状种脐，种皮薄而脆，破开后内有白色折叠的子叶，中间包有胚根，有油性。气微，味辛辣。黄芥子较小，表面黄色至棕黄色，少数暗红棕色，研碎后加水浸湿，则产生辛烈的特异臭气。

**2. 炒芥子** 形如芥子，呈淡黄色至深黄色（炒白芥子）或深黄色至棕褐色（炒黄芥子），偶有焦斑，有香辣气。

炒芥子含芥子碱以芥子碱硫氰酸盐（$C_{16}H_{24}NO_5 \cdot SCN$）计，不得少于 0.40%。

【炮制作用】芥子味辛，性温。归肺经。具有温肺豁痰利气，散结通络止痛的功能。芥子生品力猛，辛散作用和通络散结作用强。多用于寒痰喘咳，胸闷胁痛，关节疼痛，痈肿疮毒。炒芥子辛散走窜之性缓和，以免耗气伤阴，长于顺气豁痰，且质脆易碎，易于煎出药效，同时可破坏芥子酶，利于芥子苷的保存。常用于咳嗽气喘，特别适于寒痰咳喘，亦治食积成痞。

【炮制研究】芥子主要含芥子苷、芥子碱、芥子酶、芥子碱硫氰酸盐、芥子酸、脂肪油等。研究表明芥子内服以炒品为宜。因为芥子苷本身无刺激性，内服后在胃酸作用下生成芥子油，芥子油（异硫氰酸酯类）才能刺激黏膜，引起胃部温暖感，增加消化液的分泌，起到健胃作用。芥子中含有分解芥子苷的酶，在体外芥子苷被酶解生成芥子油，辛辣味和刺激性强，较难服用。炒后可杀酶保苷，内服后，芥子苷在胃肠道环境中缓缓水解，逐渐释放出芥子油而发挥治疗作用。

【贮藏】置通风干燥处，防潮。

## 黑芝麻

【处方用名】黑芝麻、炒黑芝麻。

【来源】本品为脂麻科植物脂麻 *Sesamum indicum* L. 的干燥成熟种子。秋季果实成熟时采割植株，晒干，打下种子，除去杂质，再晒干。药材外观以颗粒饱满、色黑者为佳。

【炮制方法】

**1. 黑芝麻** 取原药材，除去杂质，洗净，干燥。用时捣碎。

**2. 炒黑芝麻** 取净黑芝麻，置于预热的炒制设备内，用文火炒至有爆裂声，有香气逸出时，取出，放凉。用时捣碎。

【成品质量】

1. 黑芝麻呈扁卵圆形，表面黑色，平滑或有网状皱纹，尖端有棕色点状种脐，种皮种仁白色，富油性，味甘，有油香气。

2. 炒黑芝麻微鼓起，色泽加深，有时可见爆裂痕，有油香气。

【炮制作用】黑芝麻味甘，性平。归肝、肾、大肠经。具有补肝肾，益精血，润肠燥的功能。黑芝麻生品用于滑痰，凉血解毒。如治小儿瘰疬，与连翘等份研为末，频频食之；治浸淫恶疮，本品生捣敷之。炒黑芝麻长于补肝肾，益精血，润肠燥。用于精血亏虚，头晕眼花，耳鸣耳聋，须发早白，后脱发，肠燥便秘等。如治肝肾不足，头昏耳鸣或脱发的桑麻丸。

【贮藏】置通风干燥处，防蛀。

## 青葙子

【处方用名】青葙子、炒青葙子。

【来源】本品为苋科植物青葙 *Celosia argentea* L. 的干燥成熟种子。秋季果实成熟时采割植株或摘取果穗，晒干，收集种子，除去杂质。药材外观以粒饱满、色黑、光亮者为佳。

【炮制方法】

**1. 青葙子** 取原药材，除去杂质，筛去灰屑。用时捣碎。

**2. 炒青葙子** 取净青葙子，置于预热的炒制设备内，用文火炒至有爆裂声，并有香气逸出时，取出，放凉。用时捣碎。(《全国中药炮制规范》1988 年版)

【成品质量】

**1. 青葙子** 呈扁圆形，少数呈圆肾形，表面黑色或红黑色，光亮，中间微隆起，侧边微凹处有种脐，种皮薄而脆，气微，味淡。

青葙子含青葙苷（$C_{47}H_{72}O_{20}$）不得少于 0.14%。

**2. 炒青葙子** 形如青葙子，表面焦黑色，有香气。

【炮制作用】青葙子味苦，性微寒。归肝经。具有清肝泻火，明目退翳的功能。青葙子生品清肝平肝作用强。用于肝热目赤，目生翳膜，视物昏花，肝火眩晕。炒青葙子寒性缓和，易于煎出有效成分。用于目生翳膜，视物昏暗，亦可用于肝阳上亢之头痛头昏（如高血压）。

【贮藏】置干燥处。

## 葶苈子

【处方用名】葶苈子、炒葶苈子。

【来源】本品为十字花科植物播娘蒿 *Descurainia sophia*（L.）Webb. ex Prantl. 或独行菜 *Lepidium apetalum* Willd. 的干燥成熟种子。前者习称"南葶苈子"，后者习称"北葶苈子"。夏季果实成熟时采割植株，晒干，搓出种子，除去杂质。药材外观以籽粒充实均匀、色黄棕者为佳。

【炮制方法】

**1. 葶苈子** 取原药材，除去杂质及灰屑。

**2. 炒葶苈子**　取净葶苈子，置于预热的炒制设备内，用文火炒至微鼓起，有爆裂声深，并有香气逸出时，取出，放凉。

【成品质量】

**1. 葶苈子**　葶苈子呈长圆形略扁（南葶苈子）或扁卵形（北葶苈子），表面棕色或红棕色，微有光泽，一端钝圆，另一端尖而微凹，有黏性，味微辛苦。

南葶苈子含槲皮素-3-$O$-$\beta$-D-葡萄糖-7-$O$-$\beta$-D-龙胆双糖苷（$C_{33}H_{40}O_{22}$）不得少于0.075%。

**2. 炒葶苈子**　形如葶苈子，表面棕黄色，微鼓起，有油香气，不带黏性。

炒南葶苈子含槲皮素-3-$O$-$\beta$-D-葡萄糖-7-$O$-$\beta$-D-龙胆双糖苷（$C_{33}H_{40}O_{22}$）不得少于0.080%。

【炮制作用】　葶苈子味辛、苦，性大寒。归肺、膀胱经。具有泻肺平喘，利水消肿的功能。葶苈子生品苦寒沉降，作用峻烈，能耗伤肺气，长于利水消肿，宜用于实证的患者。用于水积滞和全身水肿。炒葶苈子苦寒之性缓和，免伤肺气，且利于苷类成分的保存，宜用于实中夹虚的患者。用于咳嗽喘逆，腹水胀满。

【炮制研究】　葶苈子主要含芥子苷、芥子碱、槲皮素-3-$O$-$\beta$-D-葡萄糖-7-$O$-$\beta$-D-龙胆双糖及脂肪油等。研究表明，葶苈子炒后芥子苷的含量是生品的1.77倍；炒后水煎液中芥子苷含量是生品水煎液的2.73倍。且炒后杀酶保苷，提高芥子苷煎出率，防止体外酶解生成芥子油，可增强止咳效果。

【贮藏】　置干燥处。

## 使君子

【处方用名】　使君子、使君子仁、炒使君子仁。

【来源】　本品为使君子科植物使君子 *Quisqualis indica* L. 的干燥成熟果实。秋季果皮变紫黑色时采收，除去杂质，干燥。药材外观以个大、表面紫黑色具光泽、仁饱满、色黄白者为佳。

【炮制方法】

**1. 使君子**　取原药材，除去杂质，用时捣碎。

**2. 使君子仁**　取净使君子，除去外壳，取仁。

**3. 炒使君子仁**　取净使君子仁，置于预热的炒制设备内，用文火炒至表面黄色，有香气出时，取出，放凉。

【成品质量】

**1. 使君子**　呈椭圆形或卵圆形，具5条纵棱，表面黑褐色至紫黑色，平滑，微具光泽。

使君子种子含胡芦巴碱（$C_7H_7NO_2$）不得少于0.20%。

**2. 使君子仁**　呈长椭圆形或纺锤形，表面棕褐色或黑褐色，有多数纵皱纹，种皮易剥离，黄白色，有油性，断面有裂隙，气微香，味微甜。

使君子仁含胡芦巴碱（$C_7H_7NO_2$）不得少于0.20%。

**3. 炒使君子仁**　表面黄白色，有多数纵皱纹，有时可见残留有棕褐色种皮，微有焦斑，有香气，味微甜。

炒使君子仁含胡芦巴碱（$C_7H_7NO_2$）不得少于0.20%。

【炮制作用】　使君子味甘，性温。归脾、胃经。具有杀虫消积的功能。使君子与使君子仁功用相同，长于杀虫。用于蛔虫病，蛲虫病。入煎剂可直接用使君子捣碎入药，使君子仁多入丸、散剂或嚼食。炒使君子仁长于健脾消积，亦可杀虫，用于虫积腹痛，小儿疳积。

【炮制研究】　使君子主要含使君子酸钾、胡芦巴碱等。种子中含脂肪油，约25%。使君子酸钾为驱虫的有效成分之一。现证实脂肪油也有驱虫作用。清炒法不易炒透，可用砂烫法代替，砂温不超过110℃为好；大生产可采用100℃左右温度烘制，以烘至种仁变软，香气逸出为经验指标。

【贮藏】置通风干燥处，防霉，防蛀。

## 酸枣仁

【处方用名】酸枣仁、炒酸枣仁。

【来源】本品为鼠李科植物酸枣 *Ziziphus jujuba* Mill. var. *spinosa*（Bunge）Hu ex H. F. Chou 干燥成熟种子。秋末冬初果收成熟果实，除去果肉及核壳，收集种子，晒干。药材外观以粉满、完整、外皮紫红色、种仁黄白色、无核壳者为佳。

【炮制方法】

**1. 酸枣仁** 取原药材，洗净，淘去硬壳及杂质，捞出，干燥。用时捣碎。

**2. 炒酸枣仁** 取净酸枣仁，置于预热的炒制设备内，用文火炒至鼓起，有爆裂声，色微变深有香气逸出时，取出，放凉。用时捣碎。

【成品质量】

**1. 酸枣仁** 呈扁圆形或扁椭圆形，表面紫红色或紫褐色，平滑有光泽，有的有裂纹，有的两面均呈圆隆状突起，一面较平坦，中间或有一条隆起的纵线纹；另一面稍突起，一端凹陷，可见线形种脐，另端有细小突起的合点，种皮较脆，胚乳白色，子叶浅黄色，富油性，气微，味淡。

酸枣仁含斯皮诺素（$C_{28}H_{32}O_{15}$）不得少于 0.070%，含酸枣仁皂苷 A（$C_{58}H_{94}O_{26}$）不得少于 0.030%。

**2. 炒酸枣仁** 形如酸枣仁，表面微鼓起，微具焦斑，略有焦香气，味淡。

炒酸枣仁含含斯皮诺素（$C_{28}H_{32}O_{15}$）不得少于 0.070%，酸枣仁皂苷 A（$C_{58}H_{94}O_{26}$）不得少于 0.030%。

【炮制作用】酸枣仁味甘、酸，性平。归肝、胆、心经。具有养心补肝，宁心安神，敛汗，生津的功能。酸枣仁生品与炒酸枣仁的功效基本一致，均有安神作用。生品性平，常入清剂中，具有养心安神，益肝肾作用。用于心阴不足和肝肾亏损及肝胆虚热所致的失眠、惊悸、健忘、眩晕、耳鸣、目暗不明。炒品性偏温补，常入温剂中，长于养心敛汗。且炒后质脆易碎，易于煎出有效成分，增强疗效，用于心血不足或心气不足的惊悸、健忘、盗汗、自汗及胆虚不眠。

【炮制研究】酸枣仁含酸枣仁皂苷 A 和 B、斯皮诺素、三萜类化合物、脂肪、蛋白质、甾醇、维生素 C 等。尚含微量具强烈刺激性的挥发油。小火微炒或炒黄的酸枣仁，水或乙醚提出物含量均高于生品，炒焦和炒黑均低于生品，尤以炒黑为甚。乙醇提取物含量，各炒制品均低于生品，微炒差异较小，炒焦和炒黑差异显著。

动物实验表明，生、炒酸枣仁对中枢神经系统均有镇静、安眠和抗惊厥作用，两者之间无显著性差异。但酸枣仁久炒油枯后，易失去镇静效能。

【贮藏】置阴凉干燥处，防蛀。

## 冬瓜子

【处方用名】冬瓜子、炒冬瓜子、麸炒冬瓜子、蜜冬瓜子。

【来源】本品为葫芦科植物冬瓜 *Benincasa hispida*（Thunb.）Cogn. 的干燥成熟种子。食用冬瓜时，掏出瓜瓤，取出成熟的种子，洗净，干燥。药材外观以颗粒饱满、色白者为佳。

【炮制方法】

**1. 冬瓜子** 取原药材，除去杂质，筛净，干燥。用时捣碎。（《全国中药炮制规范》1988 年版）

**2. 炒冬瓜子** 取净冬瓜子，置于预热的炒制设备内，用文火炒至鼓起，表面淡黄色，稍带焦斑时，取出，放凉。用时捣碎。（《全国中药炮制规范》1988 年版）

**3. 麸炒冬瓜子** 将麦麸均匀撒入预热的炒制设备内，用中火加热，待冒烟时，加入净冬瓜子，迅速翻动，炒至表面微黄色，取出，筛去麸皮，晾凉。用时捣碎。(《北京市中药饮片炮制规范》2008年版)

每100kg净冬瓜子，用麸皮10kg。

**4. 蜜冬瓜子** 取炼蜜，加入适量开水稀释，淋入净冬瓜子中拌匀，闷润至蜜被吸尽后，置于预热的炒制设备内，用文火炒至深黄色，不粘手时，取出，晾凉。(《上海市中药饮片炮制规范》2018年版)

每100kg净冬瓜子，用炼蜜20kg。

【成品质量】

**1. 冬瓜子** 扁平的卵圆形或长卵形，一端钝圆，另一端尖，表面黄白色，质轻，味微甜。

**2. 炒冬瓜子** 形如冬瓜子，形微鼓起，表面淡黄色，略有焦斑，气微香。

**3. 麸炒冬瓜子** 形如冬瓜子，表面微黄色，略带焦斑，气微香，味微甜。

**4. 蜜冬瓜子** 形如冬瓜子，表面深黄色，稍滋润，略有焦斑和蜜香气，味甜。

【炮制作用】冬瓜子味甘，性微寒。归肺、肝、小肠经。具有清热化痰，排脓利湿的功能。冬瓜子生品寒滑疏利，长于清热化痰，消痈排脓。用于肺热痰嗽，肺痈、肠痈初起。炒冬瓜子寒滑之性缓和，免伤脾胃，长于渗湿化浊。用于湿热带下，白浊，常与黄柏、苍术、芡实、椿根白皮等合用。麸炒冬瓜子缓和寒滑之性，免伤脾胃，长于清热化痰，消痈。用于肺热咳嗽，肺痈，肠痈，淋病，水肿，脚气。蜜冬瓜子缓和寒滑之性，免伤脾胃，增强润肺止咳作用。

【贮藏】置通风干燥处，防蛀。

## 茺蔚子

【处方用名】茺蔚子、炒茺蔚子。

【来源】本品为唇形科植物益母草 Leonurus japonicus Houtt. 的干燥成熟果实。秋季果实成熟时采割地上部分，晒干，打下果实，除去杂质。药材外观以粒大、饱满、无杂质者为佳。

【炮制方法】

**1. 茺蔚子** 取原药材，除去杂质。用时捣碎。

**2. 炒茺蔚子** 取净茺蔚子，置于预热的炒制设备内，用文火炒至鼓起，有爆裂声，色泽变深，有香气逸出时，取出，放凉。用时捣碎。

【成品质量】

**1. 茺蔚子** 呈三棱形，表面灰棕，色至灰褐色，有深色斑点，一端稍宽，平截状，另一端渐窄而钝尖，果皮薄，子叶类白色，富油性，气微，味苦。

茺蔚子含盐酸水苏碱（$C_7H_{13}NO_2 \cdot HCl$）不得少于0.050%。

**2. 炒茺蔚子** 形如茺蔚子，微鼓起，色泽加深，质脆，断面淡黄色或黄色，富油性，气微香，味苦。

【炮制作用】茺蔚子味辛、苦，性微寒。归心包、肝经。具有活血调经，清肝明目的作用。茺蔚子生品长于清肝明目。多用于目赤翳障，头晕胀痛。用于目生翳膜或目赤肿痛，有清肝热、益肾明目的作用。炒茺蔚子寒性减弱，且质脆易碎，易于煎出有效成分，长于活血调经。用于月经不调，经闭痛经。可与当归、白芍、香附、延胡索等同用，治气血瘀滞的痛经。

【炮制研究】茺蔚子含油酸、亚油酸、亚麻酸、棕榈酸；生物碱，如益母草碱，水苏碱；黄酮及其葡萄糖苷类。实验表明，茺蔚子总水溶性成分，各炮制品均高于生品。其中微炒品和酒炒品与生品比较，有极显著的差异，用于一般疾病以微炒为宜，用于头目之疾，则以酒炒为佳。

【贮藏】置通风干燥处。

## 莱菔子

【处方用名】莱菔子、炒莱菔子。

【来源】本品为十字花科植物萝卜 *Raphanus sativus* L. 的干燥成熟种子。夏季果实成熟时采割植株，晒干，搓出种子，除去杂质，再晒干。药材外观以粒饱满者为佳。

【炮制方法】

**1. 莱菔子**　取原药材，除去杂质，洗净，干燥。用时捣碎。

**2. 炒莱菔子**　取净莱菔子，置于预热的炒制设备内，用文火炒至微鼓起，有爆裂声，并有香气逸出时，取出，放凉。用时捣碎。

【成品质量】

**1. 莱菔子**　呈类卵圆形或椭圆形，稍扁，表面黄棕色、红棕色或灰棕色，一端有深棕色圆形种脐，一侧有数条纵沟。种皮薄而脆，子叶黄白色，有油性，气微，味淡、微苦辛。

莱菔子含芥子碱以芥子碱硫氰酸盐（$C_{16}H_{24}NO_5 \cdot SCN$）计不得少于 0.40%。

**2. 炒莱菔子**　形如莱菔子，微鼓起，色泽加深，质酥脆，气微香。

炒莱菔子含芥子碱以芥子碱硫氰酸盐（$C_{16}H_{24}NO_5 \cdot SCN$）计不得少于 0.40%。

【炮制作用】莱菔子味辛、甘，性平。归肺、脾、胃经。具有消食除胀，降气化痰的功能。莱菔子生品能升能散，有涌吐风痰的作用。用于痰涎壅盛者。以本品为末，温水调服，可以宣吐风痰。炒莱菔子性降，药性缓和，有香气，可消除生品服后恶心的副作用，长于降气化痰，消食除胀。用于食积腹胀，气喘咳嗽。

【炮制研究】莱菔子含脂肪油、挥发油及少量莱菔子素、芥子碱、黄酮类等成分。莱菔子素为活性成分，有抗菌作用。莱菔子炒制可抑制硫代葡萄糖苷分解酶的活性，防止硫苷类成分中的主成分萝卜苷分解为莱菔子素和进一步分解。

【贮藏】置通风干燥处，防蛀。

## 紫苏子

【处方用名】紫苏子、炒紫苏子。

【来源】本品为唇形科植物紫苏 *Perilla frutescens*（L.）Britt. 的干燥成熟果实。秋季果实成熟时采收，除去杂质，晒干。药材外观以粒饱满、色灰棕、油性足者为佳。

【炮制方法】

**1. 紫苏子**　取原药材，洗净，干燥。用时捣碎。

**2. 炒紫苏子**　取净紫苏子，置于预热的炒制设备内，用文火炒至有爆裂声，并有香气逸出时，取出，放凉。用时捣碎。

【成品质量】

**1. 紫苏子**　呈卵圆形或类球形，表面灰棕色或灰褐色，有微隆起的暗紫色网纹，基部稍尖，有灰白色点状果梗痕，果皮薄而脆，易压碎，种子黄白色，种皮膜质，子叶类白色，有油性，压碎有香气，味微辛。

紫苏子含迷迭香酸（$C_{18}H_{16}O_8$）不得少于 0.25%。

**2. 炒紫苏子**　形如紫苏子，表面灰褐色，有细裂口，有焦香气。

炒紫苏子含迷迭香酸（$C_{18}H_{16}O_8$）不得少于 0.20%。

【炮制作用】紫苏子味辛，性温。归肺经。具有降气化痰，止咳平喘，润肠通便的功能。紫苏子生品辛燥之性较强，润燥滑肠力专。用于肠燥便秘。亦可用于痰壅气逆，咳嗽气喘，尤其适于喘咳而兼便秘者。炒紫苏子辛散之性缓和，善于降气平喘，并易于煎出有效成分。常用于多种原因引起的气喘咳嗽。

【炮制研究】紫苏子经炒制、蜜制、制霜炮制后迷迭香酸含量均不同程度降低，其中蜜制品下降的幅度最大。炒紫苏子醇提物在抗过敏、降血脂等方面也具较强的活性。

【贮藏】置通风干燥处，防蛀。

## 槐花

【处方用名】槐花、炒槐花、槐花炭。

【来源】本品为豆科植物槐 *Sophora japonica* L. 的干燥花及花蕾。夏季花开放或花蕾形成时采收，及时干燥，除去枝、梗及杂质。前者习称"槐花"，后者习称"槐米"。药材外观以花头将开而未开、粒大紧缩、色黄绿者为佳。

【炮制方法】

**1. 槐花**　取原药材，除去杂质及灰屑。

**2. 炒槐花**　取净槐花，置于预热的炒制设备内，用文火炒至表面深黄色，取出，放凉。

**3. 槐花炭**　取净槐花，置于预热的炒制设备内，用中火炒至表面焦褐色时，喷淋清水少许，灭尽火星，取出，摊晾。

【成品质量】

**1. 槐花**　皱缩，气微而卷曲，花瓣多散落，完整者花萼呈钟状，黄绿色，先端5浅裂；花瓣5，黄色或黄白色，体轻，味微苦。

槐花含芦丁（$C_{17}H_{30}O_{16}$）不得少于6.0%。

**2. 炒槐花**　形如槐花，呈深黄色。微有焦香气。

炒槐花含芦丁（$C_{17}H_{30}O_{16}$）不等少于6.0%。

**3. 槐花炭**　表面焦褐色，质轻脆易碎。有焦香气。

槐花炭含芦丁（$C_{17}H_{30}O_{16}$）不得少于2.0%，含槲皮素（$C_{15}H_{10}O_7$）不得少于0.40%。

【炮制作用】槐花味苦，性微寒。归肝、大肠经。具有凉血止血，清肝泻火的功能。槐花生品长于清泻肝火，凉血。用于血热妄行之便血、痔血、崩漏、吐血、衄血，肝热目赤头痛眩晕。槐花炒后苦寒之性缓和，可避免伤中，并能破坏酶，利于芦丁的保存。槐花炭性涩，长于止血，而清热凉血作用极弱。用于便血、痔血、崩漏、吐血、衄血等。

【炮制研究】槐花主要含芦丁，白桦脂醇，槐二醇，槐花米甲素、乙素、丙素，槲皮素，异鼠李素，$\beta$-谷甾醇及鞣质等。槐米生品有止血作用，炒炭止血作用增强。研究表明当炮制方法适宜时，鞣质成分含量增高，止血作用增强。具止血作用的槲皮素含量增加，止血作用增强。对槲皮素具有拮抗作用的异鼠李素含量减少，相应地增强了止血作用。

【贮藏】置干燥处，防潮，防蛀。

## 苍耳子

【处方用名】苍耳子、炒苍耳子。

【来源】本品为菊科植物苍耳 *Xanthium sibiricum* Patr. 的干燥成熟带总苞的果实。秋季果实成熟时采收，干燥，除去梗、叶等杂质。药材外观以粒大、饱满、色黄绿者为佳。

【炮制方法】

**1. 苍耳子**　取原药材，除去杂质。用时捣碎。

**2. 炒苍耳子**　取净苍耳子，置于预热的炒制设备内，用中火炒至表面呈黄褐色时，取出，放凉，碾去刺，筛净。

【成品质量】

**1. 苍耳子** 呈纺锤形或卵圆形，表面黄棕色或黄绿色，全体有钩刺，顶端有 2 枚较粗的刺，分离或相连，基部有果梗痕。质硬而韧。瘦果略呈纺锤形，一面较平坦，顶端具突起的花柱基，果皮薄，灰黑色，具纵纹。种皮膜质，浅灰色，子叶有油性，气微，味微苦。

苍耳子含绿原酸（$C_{16}H_{18}O_9$）不得少于 0.25%。

**2. 炒苍耳子** 形如苍耳子，表面黄褐色，有刺痕。微有香气。

炒苍耳子含绿原酸（$C_{16}H_{18}O_9$）不得少于 0.25%。

【炮制作用】 苍耳子味辛、苦，性温，有毒。归肺经。具有散风寒，通鼻窍，祛风湿的功能。苍耳子生品有毒，长于消风止痒。用于风疹瘙痒，疥癣及其他皮肤病。炒苍耳子毒性降低，且质松刺酥，易于去刺和煎出有效成分，长于通鼻窍，祛湿止痛。多用于风寒头痛，鼻塞流涕，鼻鼽，鼻渊，风疹瘙痒，湿痹拘挛。

【炮制研究】 苍耳子主要含脂肪油约 40%，此外尚含苍耳子苷（1.2%）、树脂、生物碱、维生素 C 及色素等。服用苍耳子过量容易中毒，苍耳子中的毒蛋白是一种细胞原浆毒，其毒性可影响到机体的各个系统，尤以损害肝脏为甚，能引起肝性脑病而迅速死亡，即便治愈，也易留下肝脾肿大的后遗症。通过加热，能降低其毒性。

【贮藏】 置干燥处。

## 蔓荆子

【处方用名】 蔓荆子、炒蔓荆子。

【来源】 本品为马鞭草科植物单叶蔓荆 *Vitex trifolia* L. var. *simplicifolia* Cham. 或蔓荆 *Vitex trifolia* L. 的干燥成熟果实。秋季果实成熟时采收，除去杂质，晒干。药材外观以粒大、饱满、味浓者为佳。

【炮制方法】

**1. 蔓荆子** 取原药材，筛去灰屑及杂质。用时捣碎。

**2. 炒蔓荆子** 取净蔓荆子，置于预热的炒制设备内，用文火炒至色泽加深，取出，放凉，揉搓去膜，筛净灰屑。用时捣碎。

【成品质量】

**1. 蔓荆子** 呈球形，表面灰黑色或黑褐色，被灰白色粉霜状茸毛，基部有灰白色宿萼及短果梗，体轻，质坚韧，气特异而芳香，味淡微辛。

蔓荆子含蔓荆子黄素（$C_{19}H_{18}O_8$）不得少于 0.030%。

**2. 炒蔓荆子** 形如蔓荆子，表面黑色或黑褐色，基部有的可见残留宿萼和短果梗，气特异而芳香，味淡微辛。

炒蔓荆子含蔓荆子黄素（$C_{19}H_{18}O_8$）不得少于 0.030%。

【炮制作用】 蔓荆子味辛、苦，性微寒。归膀胱、肝、胃经。具有疏散风热，清利头目的功能。蔓荆子生品微寒而辛散，长于疏风散热。用于风热感冒头痛，牙龈肿痛，目赤多泪，目暗不明，头晕目眩。炒蔓荆子辛散之性和寒性缓和，且质酥易碎，易于煎出有效成分，长于升清阳之气和祛湿止痛。用于耳目失聪，风湿痹痛，偏正头痛。

【炮制研究】 蔓荆子主要含挥发油、微量生物碱、蔓荆子黄素、蔓荆子黄酮苷、维生素 A 及 γ-氨基丁酸等。研究表明水溶性浸出物的含量，炒黄碎品 > 生碎品 > 炒黄品 > 生品，说明蔓荆子炒黄后捣碎，确能提高成分的煎出。挥发油的含量，生品 > 微炒品 > 炒焦品 > 炒炭品，说明蔓荆子炒制后挥发油含量降低，可缓和其辛散之性。

【贮藏】 置阴凉干燥处。

## 牛蒡子

【处方用名】牛蒡子、炒牛蒡子。

【来源】本品为菊科植物牛蒡 *Arctium lappa* L. 的干燥成熟果实。秋季果实成熟时采收果序，晒干，打下果实，除去杂质，再晒干。药材外观以粒大、饱满、色灰褐者为佳。

【炮制方法】

**1. 牛蒡子**　取原药材，筛去灰屑及杂质。用时捣碎。

**2. 炒牛蒡子**　取净牛蒡子，置于预热的炒制设备内，用文火炒至略鼓起，有爆裂声，微有香气逸出时，取出，放凉，除净药屑。用时捣碎。

【成品质量】

**1. 牛蒡子**　呈长倒卵形，略扁，微弯曲，表面灰褐色，带紫黑色斑点，有数条纵棱，果皮较硬，子叶富油性，气微，味苦后微辛而稍麻舌。

牛蒡子含牛蒡苷（$C_{27}H_{34}O_{11}$）不得少于 5.0%。

**2. 炒牛蒡子**　色泽加深，微鼓起，微有香气。

炒牛蒡子含牛蒡苷（$C_{27}H_{34}O_{11}$）不得少于 5.0%。

【炮制作用】牛蒡子味辛、苦，性寒。归肺、胃经。具有疏散风热，宣肺透疹，解毒利咽的功能。牛蒡子生品长于疏散风热，解毒散结。用于风热感冒，咳嗽痰多，麻疹，风疹，咽喉肿痛，疹腮，丹毒，痈肿疮毒。炒牛蒡子寒滑之性缓和，免伤脾胃，气香使宣散作用更佳，且有利于煎出药效，长于解毒透疹，利咽散结，化痰止咳。用于麻疹不透，咽喉肿痛，咳嗽气喘。

【炮制研究】牛蒡子含牛蒡苷、脂肪油、牛蒡酚等。研究表明，随着炒制温度的升高和炒制时间的延长，牛蒡苷的含量下降，牛蒡苷元的含量增加。

据报道，用黑曲霉 *Aspergillus niger* ZJUT712 菌株固态发酵和水煮工艺相耦合炮制牛蒡子的研究结果表明，最佳固态发酵炮制条件为：0.5g 牛蒡子粉、3g 麸皮、2g 甘蔗渣、0.33g 蛋白胨和 10ml Mandels 营养液，固液比 1∶3.6g/ml，初始 pH 5.6，30℃发酵 7 天。牛蒡子苷元产率随底物初始浓度的增加而降低。牛蒡子苷的产率可达 93.0%。该工艺提高了牛蒡子中有效成分牛蒡子苷元的含量，从而有利于促进牛蒡子摄入体内迅速起效。

【贮藏】置通风干燥处。

## 决明子

【处方用名】决明子、炒决明子。

【来源】本品为豆科植物钝叶决明 *Cassia obtusifolia* L. 或决明（小决明）*Cassia tora* L. 的干燥成熟种子。秋季采收成熟果实，晒干，打下种子，除去杂质。药材外观以颗粒饱满、色绿棕者为佳。

【炮制方法】

**1. 决明子**　取原药材，除去杂质，洗净，干燥。用时捣碎。

**2. 炒决明子**　取净决明子，置于预热的炒制设备内，用文火炒至鼓起，微有爆裂声，并逸出香气时，取出，放凉。用时捣碎。

【成品质量】

**1. 决明子**　决明（钝叶决明）略呈菱方形或短圆柱形，表面绿棕色或暗棕色，平滑有光泽，一端较平坦，另端斜尖，背腹面各有 1 条突起的棱线，棱线两侧各有 1 条斜向对称而色较浅的线性凹纹。质坚硬，不易破碎。种皮薄，子叶黄色，呈"S"形折曲并重叠。气微，味微苦。小决明呈短圆柱形，较小，表面棱线两侧各有 1 片宽广的浅黄棕色带。

决明子含大黄酚（$C_{15}H_{10}O_4$）不得少于 0.20%，含橙黄决明素（$C_{17}H_{14}O_7$）不得少于 0.080%。

**2. 炒决明子**　形如决明子，微鼓起，表面绿褐色或暗棕色，偶见焦斑，微有香气。

炒决明子含大黄酚（$C_{15}H_{10}O_4$）不得少于0.12%，含橙黄决明素（$C_{17}H_{14}O_7$）出不得少于0.080%。

【炮制作用】决明子味甘、苦、咸，性微寒。归肝、大肠经。具有清热明目，润肠通便的功能。决明子生品药性寒滑，长于清肝热，润肠燥。用于目赤涩痛，大便秘结。治肠燥便秘或热结便秘，可用生品大剂量打碎水煎服或与火麻仁或瓜蒌仁合用。炒决明子寒滑之性缓和，且质较松脆，易于粉碎和煎出药效，具有平肝养肾的功能。用于头痛、头晕、视物昏花等。高血压头痛、头晕，可用决明子炒黄，水煎代茶饮。

【炮制研究】决明子主要含蒽醌化合物等。常规煎煮时间内，煎液中游离蒽醌的量，打碎品比未打碎者多，炒品又比生品多。说明决明子应炒后打碎入药。决明子中的结合性蒽醌是泻热通便的主要成分。加热炮制后，总蒽醌、结合性蒽醌均有不同程度的下降，而游离蒽醌则相应地有所增加。因此决明子炒后能缓和泻下作用。

【贮藏】置干燥处。

## 牵牛子

【处方用名】牵牛子、炒牵牛子。

【来源】本品为旋花科植物裂叶牵牛 *Pharbitis nil*（L.）Choisy 或圆叶牵牛 *Pharbitis purpurea*（L.）Voigt 的干燥成熟种子。秋末果实成熟、果壳未开裂时采割植株，晒干，打下种子，除去杂质。药材外观以粒饱满者为佳。

【炮制方法】

**1. 牵牛子** 取原药材，除去杂质，洗净，干燥。用时捣碎。

**2. 炒牵牛子** 取净牵牛子，置于预热的炒制设备内，用文火炒至稍鼓起，有爆裂声，色泽加深，并有香气逸出时，取出，放凉。用时捣碎。

【成品质量】

**1. 牵牛子** 似橘瓣状，表面灰黑色（黑丑）或淡黄白色（白丑），背面有一条浅纵沟，腹面棱线下端有一点状种脐，微凹，质硬，横切面可见淡黄色或黄绿色皱缩折叠的子叶，微显油性，气微，味辛苦，有麻感。

牵牛子含醇溶性浸出物不得少于15.0%。

**2. 炒牵牛子** 色泽加深，表面黑褐色或黄棕色，稍鼓起，微具香气。

炒牵牛子含醇溶性浸出物不得少于12.0%。

【炮制作用】牵牛子味苦，性寒；有毒。归肺、肾、大肠经。具有泻水通便，消痰涤饮，杀虫攻积的功能。牵牛子生品药力较猛，泻下力强，能耗伤元气，长于逐水消肿，杀虫攻积。用于水肿胀满，二便闭涩，虫积腹痛。炒牵牛子毒性降低，泻下作用缓和，免伤正气，并易于捣碎和煎出药效，以涤痰饮，消积滞见长。用于痰喘咳逆，饮食积滞。

【炮制研究】牵牛子含牵牛苷、脂肪油及其他糖类。

研究表明，牵牛子炒品水浸出物含量较高，脂肪油含量降低，生物碱等有效成分的含量减少。有研究认为，炒制后牵牛子泻下作用缓和的主要原因是牵牛子苷在肠内遇胆汁和肠液分解出牵牛子素，对肠道有强烈刺激作用，增加肠蠕动，引起肠黏膜充血，分泌增加而致泻。炒制后破坏部分牵牛子苷，从而使泻下作用缓和，毒性降低。除牵牛子苷外，尚含其他泻下成分。

【贮藏】置干燥处。

## 九香虫

【处方用名】九香虫、炒九香虫。

【来源】本品为蝽科昆虫九香虫 *Coridius chinensis*（Dallas）的干燥体。11月至次年3月前捕捉，置于适宜容器内，用酒少许将其闷死，取出阴干；或置于沸水中烫死，取出，干燥。药材外观以个完整均匀、色棕褐发亮、油性大者为佳。

【炮制方法】

**1. 九香虫** 取原药材，除去杂质，筛净灰屑。

**2. 炒九香虫** 取净九香虫，置于预热的炒制设备内，用文火炒至微焦，色泽加深，有香气逸出时，取出，放凉。

【成品质量】

**1. 九香虫** 略呈六角状扁椭圆形，表面棕褐色或棕黑色，略有光泽，头部小，与胸部略呈三角形，复眼突出，卵圆状，腹部棕红色至棕黑色，质脆，折断后腹内有浅棕色的内含物，气特异，味微咸。

九香虫含醇溶性浸出物不得少于 10.0%。

**2. 炒九香虫** 形如九香虫，表面棕黑色至黑色，显油润光泽，气微腥，略带焦香气，味微咸。

炒九香虫含醇溶性浸出物不得少于 8.0%。

【炮制作用】九香虫味咸，性温。归肝、脾、肾经。有理气止痛，温中助阳的功能。九香虫生品具特异的臭气，临床多炒后用。九香虫炒后气香，可矫其臭气，增强行气、温补肾阳的作用。用于胃寒胀痛，肝胃气滞，肾虚阳痿，腰膝酸痛等。

【贮藏】置木箱内衬以油纸，防潮，防蛀。

# 学习任务二　炒焦技术

PPT

炒焦技术是将净制或切制后的药物，置炒制容器内，用中火加热，并不断翻动或转动，使药物表面呈焦黄色或焦褐色，内部色泽加深，并透出焦香气味的技术。

炒焦技术多适用于健脾胃、消食类的药物。传统有"焦香可以醒脾胃"之说。

## （一）成品质量要求

炒焦品外部应呈焦黄色或焦褐色，有焦斑，内部色泽加深，具有焦香气味。成品含生片、糊片不得超过 3%，含药屑、杂质不得超过 2%。

## （二）注意事项

1. 大小不等的药物要分档。

2. 药物焦化程度较重者，需喷水降温，防止程度"太过"。

3. 出锅后要散尽余热和湿气再收贮。

## 山楂

【处方用名】山楂、炒山楂、焦山楂、山楂炭。

【来源】本品为蔷薇科植物山里红 *Crataegus pinnatifida* Bge. var. *major* N. E. Br. 或山楂 *Crataegus pinnatiida* Bge. 的干燥成熟果实。秋季果实成熟时采收，切片，干燥。药材外观以个大、皮红、肉厚者为佳。

【炮制方法】

**1. 山楂** 取原药材，除去杂质及脱落的核。

**2. 炒山楂** 取净山楂，置于预热的炒制设备内，用中火炒至表面色泽加深，呈黄褐色时，取出，放凉，筛去药屑。

**3. 焦山楂**　取净山楂，用中火炒至表面焦褐色，内部黄褐色时，喷淋清水少许，摊晾，筛去药屑。

**4. 山楂炭**　取净山楂，用武火加热炒至外表焦黑色，内部焦褐色。

【成品质量】

**1. 山楂**　为圆形片，皱缩不平，外皮红色，具皱纹，有灰白色小斑点，果肉深黄色至浅棕色，中部有浅黄色果核，有的核已脱落而中空，有的片上可见短而细的果梗或花萼残迹，气微清香，味酸、微甜。

山楂含有机酸以枸橼酸（$C_6H_8O_7$）计，不得少于5.0%。

**2. 炒山楂**　形如山楂片，表面色泽加深，果肉呈黄褐色，偶见焦斑，气清香，味酸、微甜。

炒山楂含有机酸以枸橼酸（$C_6H_8O_7$）计，不得少于4.0%。

**3. 焦山楂**　形如山楂片，表面焦褐色，内部黄褐色，有焦香气。

焦山楂含有机酸以枸橼酸（$C_6H_8O_7$）计，不得少于4.0%。

**4. 山楂炭**　表面焦黑色，内部焦褐色，味涩。

【炮制作用】山楂味酸、甘，性微温。归脾、胃、肝经。具有消食健胃，行气散瘀，化浊降脂的功能。山楂生品消食，活血化瘀，但味酸伐脾。用于血瘀经闭，产后瘀阻腹痛，疝气疼痛，高脂血症、高血压、冠心病等，亦用于食积停滞。炒山楂酸味减弱，药性和缓，对脾胃的刺激减少，长于消食化积。用于肉食积滞，胃脘胀满，泻痢腹痛，瘀血经闭，产后瘀阻，心腹刺痛，胸痹心痛，疝气疼痛，高脂血症。焦山楂不仅酸味减弱，而且产生苦味，消食导滞的功能增强。用于肉食积滞，泻痢不爽。山楂炭性收涩，偏于止血、止泻。用于胃肠出血或脾虚腹泻兼食滞者。

【炮制研究】山楂主要含有机酸类、黄酮类、糖分、鞣质、维生素C、微量元素及磷脂等成分。炒山楂中有机酸的含量略低于生品，黄酮类成分无明显变化。焦山楂和山楂炭中总黄酮类成分分别保留了41.9%和25.8%，总有机酸下降得更明显，分别保留了10.7%和2.8%。说明加热时间越长，温度越高，总黄酮类成分和总有机酸类成分被破坏就越多，特别对有机酸类成分的影响较大。

【贮藏】置通风干燥处，防蛀。

## 川楝子

【处方用名】川楝子、炒川楝子。

【来源】本品为楝科植物川楝 *Melia toosendan* Sieb. et Zucc. 的干燥成熟果实。冬季果熟时采收，除去杂质，干燥。药材外观以个大、饱满、外皮金黄色、果肉色黄白者为佳。

【炮制方法】

**1. 川楝子**　取原药材，除去杂质。用时捣碎。

**2. 炒川楝子**　取净川楝子碎块，置于预热的炒制设备内，用中火炒至表面焦黄色时，取出放凉，筛去药屑。

【成品质量】

**1. 川楝子**　呈类球形，表面金黄色至棕黄色，微有光泽，具深棕色小点，外果皮革质，与果肉间常成空隙，果肉松软，淡黄色，遇水湿润显黏性，果核球形或卵圆形，质坚硬气特异，味酸、苦。

川楝子含水溶性浸出物不得少于32.0%。

**2. 炒川楝子**　呈半球状、厚片或不规则的碎块，表面焦黄色，偶见焦斑，有焦香气，味酸、苦。

炒川楝子含水溶性浸出物不得少于32.0%。

【炮制作用】川楝子味苦，性寒；有小毒。归肝、小肠、膀胱经。具有疏肝泄热，行气止痛，杀虫的功能。川楝子生品有小毒，且能滑肠，长于杀虫，疗癣，止痛。用于虫积腹痛，头癣。治头癣以本品焙干为末，用猪油或麻油调成油膏，涂患处。炒川楝子苦寒之性缓和，毒性降低，滑肠之力减弱，长于疏肝泄热，行气止痛。用于肝郁化火，胸胁、脘腹胀痛。

【炮制研究】川楝子含川楝素、异川楝素、川楝苷A、川楝苷B及己酸、龙脑、异龙脑等多种挥发性成分。以川楝子中川楝素为指标，采用HPLC法对生品、炒品、醋炙品、盐炙品、酒炙品进行比较研究，结果表明，各炮制品中川楝素含量较生品均有降低。川楝素可能是川楝子中的毒性成分之一，川楝素含量的降低可能与炮制后能降低毒性有关。

【贮藏】置通风干燥处，防蛀。

## 栀子

【处方用名】栀子、炒栀子、焦栀子。

【来源】本品为茜草科植物栀子 *Gardenia jasminoides* Ellis 的干燥成熟果实。9~11月果实成熟呈红黄色时采收，除去果梗和杂质，蒸至上气或置沸水中略烫，取出，干燥。药材外观以皮薄、饱满、色红黄者为佳。

【炮制方法】

**1. 栀子**　取原药材，除去杂质，碾碎。

**2. 炒栀子**　取净栀子碎块，置于预热的炒制设备内，用文火炒至黄褐色，有香气逸出时，取出，放凉，筛去药屑。

**3. 焦栀子**　取净栀子碎块，置于预热的炒制设备内，用中火炒至表面焦褐色或焦黑色时，取出，放凉，筛去药屑。

【成品质量】

**1. 栀子**　呈不规则的碎块，果皮表面红黄色或棕红色，有的可见翅状纵横，种子多数，扁卵圆形，深红色或红黄色，气微，味微酸而苦。

栀子含栀子苷（京尼平苷）（$C_{17}H_{24}O_{10}$）不得少于1.8%。

**2. 炒栀子**　呈不规则碎块或细小颗粒，黄褐色，种子多数，扁卵圆形，红褐色或红黄色，表面密具细小疣状突起。具焦香气，味微酸而苦。

炒栀子含栀子苷（$C_{17}H_{24}O_{10}$）不得少于1.5%。

**3. 焦栀子**　形状同栀子或不规则的碎块，表面呈焦褐色或焦黑色，果皮内表面棕色，种子表面黄棕色或棕褐色，气微，味微酸而苦。

焦栀子含栀子苷（京尼平苷）（$C_{17}H_{24}O_{10}$）不得少于1.0%。

【炮制作用】栀子味苦，性寒。归心、肺、三焦经。具有泻火除烦，清热利湿，凉血解毒的功能；外用消肿止痛。栀子生品苦寒之性甚强，易伤脾胃，长于清热泻火、凉血解毒。用于热病心烦，湿热黄疸，血淋涩痛，血热吐衄，目赤肿痛，火毒疮疡；外治扭挫伤痛。炒栀子苦寒之性稍缓，长于清热除烦。用于热病心烦。焦栀子长于凉血止血。用于血热吐血，衄血，尿血，崩漏。

【炮制研究】栀子含栀子苷（京尼平苷）、异栀子苷、山栀子苷、栀子酮苷等多种环烯醚萜苷类以及熊果酸、绿原酸等多种有机酸。栀子苷（京尼平苷）主要集中在栀子仁中，而壳中含量很低。栀子苷以生品含量最高，炒黄、炒焦后含量有所下降。

【贮藏】置通风干燥处。

## 槟榔

【处方用名】槟榔、炒槟榔、焦槟榔。

【来源】本品为棕榈科植物槟榔 *Areca catechu* L. 的干燥成熟种子。春末至秋初采收成熟果实，用水煮后，干燥，除去果皮，取出种子，干燥。药材外观以大、体重、质坚、无破裂者为佳。

**【炮制方法】**

**1. 槟榔**　取原药材，除去杂质，浸泡，润透，切薄片，阴干或低温烘干。

**2. 炒槟榔**　取净槟榔片，置于预热的炒制设备内，用文火炒至表面微黄色时，取出，放凉，筛去药屑。

**3. 焦槟榔**　将净槟榔片，置于预热的炒制设备内，用中火炒至表面呈焦黄色，取出，放凉，筛去药屑。

**【成品质量】**

**1. 槟榔**　呈类圆形薄片，切面可见棕色种皮与白色胚乳相间的大理石样花纹，气微，味涩、微苦。

槟榔含槟榔碱（$C_8H_{13}NO_2$）不得少于 0.20%。

**2. 炒槟榔**　形如槟榔片，表面微黄色，可见大理石样花纹。

炒槟榔含槟榔碱（$C_8H_{13}NO_2$）不得少于 0.20%。

**3. 焦槟榔**　呈类圆形薄片，表面焦黄色，可见大理石样花纹，质脆，易碎，气微，味涩，微苦。

焦槟榔含槟榔碱（$C_8H_{13}NO_2$）不得少于 0.10%。

**【炮制作用】**　槟榔味苦、辛，性温。归胃、大肠经。具有杀虫，消积，行气，利水，截疟的功能。槟榔生品作用较猛，以杀虫，降气，行水消肿，截疟力胜。用于绦虫病、蛔虫病、姜片虫病，虫积腹痛，水肿脚气，疟疾。炒槟榔药性较缓，炒焦后药性更缓，避免克伐太过耗气伤正。二者作用相似，长于消食导滞。用于积滞泻痢，里急后重。一般体虚患者用焦槟榔，体质较强者用炒槟榔。

**【炮制研究】**　槟榔含生物碱、鞣质、脂肪油及槟榔红色素、氨基酸等。生物碱主要为槟榔碱，其余为槟榔次碱、去甲基槟榔碱、槟榔副碱、高槟榔碱等。槟榔饮片干燥时以阴干或低温烘干为宜。槟榔饮片暴晒干燥后，不仅外观上因颜色变红影响质量，更重要的是生物碱含量显著降低，而阴干与低温烘干槟榔碱含量无显著性差异。故传统经验"槟榔不能暴晒"是有一定的科学道理的。

**【贮藏】**　置通风干燥处，防蛀。

# 学习任务三　炒炭技术

炒炭技术是将净制或切制后的药物，置炒制容器内，用武火或中火加热，并不断翻动或转动，使药物表面呈焦黑色或焦褐色，内部"存性"的技术。

炒炭技术多适用于止血类药物。传统有"血为赤色，见黑则止"之说。

炒炭要求存性。"炒炭存性"是指药物在炒炭时只能使其部分炭化，不能灰化，未炭化部分仍应保存药物的故有气味。花、叶、草类炭药仍可清晰辨别药物的原形。

## （一）成品质量要求

炒炭品应外部黑色，内部存性。成品含生片和完全炭化者不得超过5%，含药屑、杂质不得超过3%。

## （二）注意事项

1. 待炮制品应大小分档。

2. 要控制好火力。一般质地坚实、片厚的药物宜用武火；质地疏松的花、叶、全草类及片薄的药物宜用中火。操作时要视具体药物灵活掌握。

3. 出现火星要及时喷洒适量清水，以免燃烧，失去存性。

4. 出锅后要及时摊开晾凉，待散尽余热和湿气，检查无复燃可能后，再收贮。

## 大蓟

【处方用名】大蓟、大蓟炭。

【来源】本品为菊科植物蓟 *Cirsium japonicum* Fisch. ex DC. 的干燥地上部分。夏、秋二季花开时采割地上部分，除去杂质，晒干。药材外观以叶多、色灰绿者为佳。

【炮制方法】

1. **大蓟**　取原药材，除去杂质，抢水洗或润软后，切段，干燥。

2. **大蓟炭**　取净大蓟段，置于预热的炒制设备内，用中火炒至表面焦黑色时，喷淋清水少许，灭尽火星，取出，摊晾，筛去药屑。

【成品质量】

1. **大蓟**　呈不规则的段。茎短圆柱形，表面绿褐色，有数条纵棱，被丝状毛；切面灰白色，骨髓部疏松或中空。叶皱缩，多破碎，边缘具不等长的针刺；两面均具灰白色丝状毛。头状花序多破碎。气微，味淡。

大蓟含柳穿鱼叶苷（$C_{28}H_{34}O_{15}$）不得少于 0.20%。

2. **大蓟炭**　本品呈不规则的段。表面黑褐色。质地疏脆，断面棕黑色。气焦香。

大蓟炭含醇溶性浸出物不得少于 13.0%。

【炮制作用】大蓟味甘、苦，性凉。归心、肝经。具有凉血止血，散瘀解毒，消痈的功能。大蓟生品凉血消肿力胜，常用于热淋、痈肿疮毒及热邪偏胜的出血证。大蓟炭凉性减弱，收敛止血作用增强。用于衄血，吐血，尿血，血淋，便血，崩漏，外伤出血等出血较急者。

【贮藏】大蓟置通风干燥处。大蓟炭置阴凉干燥处。

## 小蓟

【处方用名】小蓟、小蓟炭。

【来源】本品为菊科植物刺儿菜 *Cirsium setosum*（Willd.）MB. 的干燥地上部分。夏、秋二季花开时采割，除去杂质，晒干。药材外观以叶多、色绿者为佳。

【炮制方法】

1. **小蓟**　取原药材，除去杂质，洗净，稍润，切段，干燥。

2. **小蓟炭**　取净小蓟段，置于预热的炒制设备内，用中火炒至表面黑褐色时，喷淋清水少许，灭尽火星，取出，摊晾，筛去药屑。

【成品质量】

1. **小蓟**　为不规则的段，茎圆柱形，表面灰绿色或带紫色，具纵棱及白色柔毛，切面中空，叶片多皱缩或破碎，叶齿尖具针刺，两面均具白色柔毛，头状花序，总苞钟状，黄绿色，花紫红色，气微，味苦。

小蓟含蒙花苷（$C_{28}H_{32}O_{14}$）不得少于 0.70%。

2. **小蓟炭**　形如小蓟段，表面黑褐色，内部焦褐色。

【炮制作用】小蓟味甘、苦，性凉。归心、肝经。具有凉血止血，散瘀解毒，消痈的功能。小蓟生品凉血，祛瘀，消痈。用于血热出血，痈肿疮毒。小蓟炭凉性减弱，收敛止血作用增强。用于衄血，吐血，尿血，血淋，便血，崩漏，外伤出血等出血较急者。小蓟用法与大蓟情况相似，二者常配伍应用。

【炮制研究】小蓟主要含蒙花苷、生物碱等成分。以止血作用为指标，用正交试验法优选小蓟炭的炮制工艺条件为：温度 210℃，炒制 5 分钟。药理实验证明，小蓟炭确能缩短出血时间和凝血时间。

【贮藏】置通风干燥处。

## 地榆

【处方用名】地榆、地榆炭。

【来源】本品为蔷薇科植物地榆 *Sanguisorba officinalis* L. 或长叶地榆 *Sanguisorba officinalis* L. var. *longifolia*（Bert.）Yü et Li 的干燥根。后者习称"绵地榆"。春季将发芽时或秋季植株枯萎后采挖，除去须根，洗净，干燥，或趁鲜切片，干燥。药材外观以条粗、质硬、断面色粉红者为佳。

【炮制方法】

**1. 地榆**　取原药材，除去杂质，未切片者，洗净，除去残茎，润透，切厚片，干燥。

**2. 地榆炭**　取净地榆片，置于预热的炒制设备内，用武火炒至表面焦黑色，内部棕褐色时喷淋清水少许，灭尽火星，取出，摊晾，去药屑。

【成品质量】

**1. 地榆**　为不规则的类圆形片或斜切片，外表皮灰褐色至深褐色，切面较平坦，粉红色、淡黄色或黄棕色，木部略呈放射状排列，或皮部有多数黄棕色棉状纤维，气微，味微苦涩。

地榆含鞣质不得少于 8.0%，含没食子酸（$C_7H_6O_5$）不得少于 1.0%。

**2. 地榆炭**　表面焦黑色，内部棕褐色，具焦香气，味微苦涩。

地榆炭含鞣质不得少于 2.0%，含没食子酸（$C_7H_6O_5$）不得少于 0.60%。

【炮制作用】地榆味苦、酸、涩，性微寒。归肝、大肠经。具有凉血止血，解毒敛疮的功能。地榆生品长于凉血解毒。用于血痢，烫伤，皮肤溃烂，湿疹。地榆炭收敛止血力强。便血、痔血、崩漏下血等各种出血证均可选用。

【炮制研究】地榆中含鞣质、没食子酸、地榆苷、地榆皂苷、地榆皂素、赤芍素、地榆素以及 Ca、Fe、Zn 等多种微量元素。研究表明，以鞣质含量为指标，用正交试验法得出地榆炭的最佳炮制条件为：250℃，炒制 7.5 分钟。该条件下所得的炮制品鞣质含量及微量元素均有一定程度的升高。

【贮藏】置通风干燥处，防蛀。

## 白茅根

【处方用名】白茅根、茅根炭。

【来源】本品为禾本科植物白茅 *Imperata cylindrica* Beauv. var. *major*（Nees）C. E. Hubb. 的干燥根茎。春、秋二季采挖，洗净，晒干，除去须根及膜质叶鞘，捆成小把。药材外观以条粗、色白、无须根、味甜者为佳。

【炮制方法】

**1. 白茅根**　取原药材，除去杂质，洗净，微润，切段，干燥。

**2. 茅根炭**　取净白茅根段，置于预热的炒制设备内，用中火炒至表面焦褐色时，喷淋水少许，灭尽火星，取出，摊晾，筛去药屑。

【成品质量】

**1. 白茅根**　为圆柱形的段，外表皮黄白色或淡黄色，微有光泽，具纵皱纹，有的可见隆起的节；切面皮部白色，多有裂隙，放射状排列，中柱淡黄色或中空，易与皮部剥离，气微，微甜。

白茅根含水溶性浸出物不得少于 28.0%。

**2. 茅根炭** 形如白茅根，表面黑褐色至黑色，具纵皱纹，有的可见淡棕色稍隆起的节，略具焦香气，味苦。

茅根炭含水溶性浸出物不得少于 7.0%。

【炮制作用】白茅根味甘，性寒。归肺、胃、膀胱经。具有凉血止血，清热利尿的功能。白茅根生品长于凉血，清热利尿。用于血热吐血，衄血，尿血，热病烦渴，湿热黄疸，水肿尿少，热淋涩痛。茅根炭寒性减弱，味涩，收敛止血作用增强。专用于各种出血证。

【炮制研究】白茅根中含可溶性钙、三萜类化合物、糖及多种钾盐。用正交试验法优选茅根炭的最佳炮制工艺为：170℃，烘制 16 分钟。

【贮藏】置干燥处。

## 荆芥

【处方用名】荆芥、荆芥炭。

【来源】本品为唇形科植物荆芥 *Schizonepeta tenuifolia* Briq. 的干燥地上部分。夏、秋二季花开到顶、穗绿时采割，除去杂质，晒干。药材外观以茎细、色淡黄绿、穗多而绿、香气浓者为佳。

【炮制方法】

**1. 荆芥** 取原药材，除去杂质，喷淋清水，洗净，润透，于50℃烘1小时，切段，干燥。

**2. 荆芥炭** 取净荆芥段，置于预热的炒制设备内，用中火炒至表面焦黑色，内部焦黄色，喷淋清水少许，灭尽火星，取出，摊晾，筛去药屑。

【成品质量】

**1. 荆芥** 为不规则的段，茎呈方柱形，表面淡黄绿色或淡紫红色，被短柔毛。切面类白色。叶多已脱落。穗状轮伞花序。气芳香，味微涩而辛凉。

荆芥含挥发油不得少于0.30%（ml/g）；含胡薄荷酮（$C_{10}H_{16}O$）不得少于0.020%。

**2. 荆芥炭** 不规则段，全体黑褐色。茎方柱形，体轻、质脆，断面焦褐色。叶对生，多已脱落。花冠多脱落，宿萼钟状。略具焦香气，味苦而辛。

荆芥炭含醇溶性浸出物不得少于8.0%。

【炮制作用】荆芥味辛，性微温。归肺、肝经。具有解表散风，透疹，消疮的功能。荆芥生品辛散之力较强，长于解表散风，透疹，消疮。用于感冒，头痛，麻疹，风疹，疮疡初起。荆芥炭辛散之性减弱，味苦涩，具有收敛止血的作用。用于便血，崩漏，产后血晕。

【炮制研究】荆芥主要含挥发油，油中主要成分为右旋薄荷酮、消旋薄荷酮及少量右旋柠檬烯。以止血时间和凝血时间为指标，用正交试验优选荆芥炭的最佳炮制条件为温度180℃，炒制5分钟。

【贮藏】置阴凉干燥处。

## 干姜

【处方用名】干姜、炮姜、姜炭。

【来源】本品为姜科植物姜 *Zingiber officinale* Rosc. 的干燥根茎。冬季采挖，除去须根和泥沙，晒干或低温干燥。趁鲜切片晒干或低温干燥者称为"干姜片"。药材外观以质坚实、断面色黄白、粉性足、气味浓者为佳。

【炮制方法】

**1. 干姜** 取原药材，除去杂质，略泡，洗净，润透，切厚片或块，干燥。

**2. 炮姜** 取净砂放置于锅内，用武火加热至滑利状态时，投入净干姜片或块，不断翻动，烫至鼓起，松泡，表面棕褐色时，取出，筛去砂，放凉。

**3. 姜炭** 取净干姜片或块，置于预热的炒制设备内，用武火炒至表面焦黑色，内部棕褐色时，喷淋清水少许，灭尽火星，取出，摊晾，筛去药屑。

【成品质量】

**1. 干姜** 为不规则纵切片或斜切片，具指状分枝，外皮灰黄色或浅黄棕色，粗糙，有纵皱纹及明显的环节，片面灰黄色或灰白色，略显粉性，可见较多的纵向纤维，有的呈毛状，质坚实，断面纤维性，气香、特异，味辛辣。

干姜含挥发油不得少于0.8%（ml/g）；含6-姜辣素（$C_{17}H_{26}O_4$）不得少于0.60%。

**2. 炮姜** 为不规则膨胀的块状，是指状分枝，表面棕黑色或棕褐色，质轻泡，断面边缘处显棕黑色，中心棕黄色，细颗粒性，维管束散在，气香、特异，味微辛、辣。

炮姜含6-姜辣素（$C_{17}H_{26}O_4$）不得少于0.30%。

**3. 姜炭** 形如姜片、块，表面焦黑色，内部棕褐色，体轻，质松脆，味微苦，微辣。

姜炭含6-姜辣素（$C_{17}H_{26}O_4$）不得少于0.050%。

【炮制作用】 干姜味辛，性热。归脾、胃、肾、心、肺经。具有温中散寒，回阳通脉，温肺化饮的功能。用于脘腹冷痛，呕吐泄泻，肢冷脉微，寒饮喘咳。炮姜辛，热。长于温经止血，温中止痛。用于阳虚失血，吐衄崩漏，脾胃虚寒，腹痛吐泻。姜炭苦、涩，温。长于止血温经。其温经作用弱于炮姜，固涩止血作用强于炮姜，用于各种虚寒性出血，且出血较急，出血量较多者。

【炮制研究】 干姜所含挥发油中主要成分为6-姜辣素、姜酮、$\beta$-没药烯、$\alpha$-姜黄烯、$\beta$-倍半水芹烯、姜醇等。生姜与干姜均无明显缩短小鼠凝血时间的作用，而炮姜与姜炭的醚提取物水煎液和混悬液均能明显缩短小鼠的凝血时间；姜炭的凝血作用有随剂量增加而作用增强、时间缩短的趋势。

【贮藏】 置阴凉干燥处，防蛀。

## 石榴皮

【处方用名】 石榴皮、石榴皮炭。

【来源】 本品为石榴科植物石榴 *Punica granatum* L. 的干燥果皮。秋季果实成熟后收集果皮，晒干。药材外观以皮厚、色红棕、整洁者为佳。

【炮制方法】

**1. 石榴皮** 取原药材，除去杂质，洗净，切块，干燥。

**2. 石榴皮炭** 取净石榴皮块，置于预热的炒制设备内，用武火炒至表面黑黄色，内部棕褐色时，喷淋清水少许，灭尽火星，取出，摊晾，筛去药屑。

【成品质量】

**1. 石榴皮** 为不规则的长条状或不规则的块状，外表面红棕色、棕黄色或暗棕色，略有光泽，有多数疣状突起，有时可见筒状宿萼及果梗痕，内表面黄色或红棕色，有种子脱落后的小凹坑及隔瓤残迹。切面黄色或鲜黄色略显颗粒状，气微，味苦涩。

石榴皮含鞣质不得少于10.0%；含鞣花酸（$C_{14}H_6O_8$）不得少于0.30%。

**2. 石榴皮炭** 形如石榴皮丝或块，表面黑黄色，内部棕褐色。

【炮制作用】 石榴皮味酸、涩，性温。归大肠经。具有涩肠止泻，止血，驱虫的功能。石榴皮生品长于驱虫，涩精止带。用于虫积腹痛，滑精，带下，脱肛，癣疮。石榴皮炭收涩力增强，用于久泻，久痢，崩漏。

【炮制研究】 石榴皮主要含有多酚类成分，包括鞣质类、黄酮类和有机酸类化合物。炮制工艺研究结果表明，最优工艺为取石榴皮饮片200g，置于炒药锅中400℃炒制20分钟。炒炭品中鞣质含量降低，鞣花酸含量升高。这是因为在加热炮制过程中，石榴皮可水解鞣质的苷键或酯键断裂，分解产生游离的鞣花酸等成分。传统认为，鞣质是"炭药止血"的物质基础，鞣质增加则止血作用增强；有研究表明鞣花酸具有凝血作用，是一种有效的凝血剂，且小分子的鞣花酸更有利于人体吸收。石榴皮炒炭后止血作用增强是鞣质和鞣花酸等成分共同作用的结果。

【贮藏】置阴凉干燥处。

## 牡丹皮

【处方用名】牡丹皮、牡丹皮炭。

【来源】本品为毛茛科植物牡丹 *Paeonia suffruticosa* Andr. 的干燥根皮。秋季采挖根部，除去细根和泥沙，剥取根皮，晒干；或刮去粗皮，除去木心。前者习称连丹皮；后者习称刮丹皮。药材外观以条粗、肉厚、断面色白、粉性足、香气浓者为佳。

【炮制方法】

**1. 牡丹皮** 取原药材，除去杂质，迅速洗净，润透，切薄片，干燥。

**2. 牡丹皮炭** 取净牡丹皮片，置于预热的炒制设备内，用中火炒至表面黑褐色时，喷淋清水少许，灭尽火星，取出，晾凉，筛去药屑。(《全国中药炮制规范》1988 年版)

【成品质量】

**1. 牡丹皮** 为圆形或卷曲形的薄片，连丹皮外表面灰褐色或黄褐色，栓皮脱落处粉红色；刮丹皮外表面红棕色或淡灰黄色，内表面有时可见发亮的结晶，切面淡粉红色，粉性，气芳香，味微苦而涩。

牡丹皮含丹皮酚（$C_9H_{10}O_3$）不得少于 1.2%。

**2. 牡丹皮炭** 形如丹皮片，黑褐色，气香，味微苦而涩。

【炮制作用】牡丹皮味苦、辛，性微寒。归心、肝、肾经。具有清热凉血，活血化瘀的功能。牡丹皮生品长于清热凉血，活血化瘀。用于热入营血，温毒发斑，夜热早凉，无汗骨蒸，经闭，痛经，跌仆伤痛，痈肿疮毒。牡丹皮炭长于凉血止血。用于吐血，衄血。

【炮制研究】牡丹皮主要含丹皮酚、丹皮酚苷、丹皮酚原苷和丹皮酚新苷。其中丹皮酚具有降压、抗血栓、抗炎、解热、活血化瘀等作用。用正交试验法优选出制牡丹皮炭新工艺为：185℃恒温烘烤 30 分钟；或 250℃，炒制 10 分钟。

【贮藏】置阴凉干燥处。

## 鸡冠花

【处方用名】鸡冠花、鸡冠花炭。

【来源】本品为苋科植物鸡冠花 *Celosia cristata* L. 的干燥花序。秋季花盛开时采收，晒干。药材外观以朵大、色泽鲜艳者为佳。

【炮制方法】

**1. 鸡冠花** 取原药材，除去杂质及残茎，切段。

**2. 鸡冠花炭** 取净鸡冠花段，置于预热的炒制设备内，用中火炒至表面焦黑色时，喷淋清水少许，灭尽火星，取出，摊晾，筛去药屑。

【成品质量】

**1. 鸡冠花** 为不规则的块段，扁平，有的呈鸡冠状，表面红色、紫红色或黄白色，可见黑色扁圆肾形的种子，气微，味淡。

鸡冠花含水溶性浸出物不得少于 17.0%。

**2. 鸡冠花炭** 形如鸡冠花，表面黑褐色，内部焦褐色，可见黑色种子，具焦香气，味苦。

鸡冠花炭含水溶性浸出物不得少于 16.0%。

【炮制作用】鸡冠花味甘、涩，性凉。归肝、大肠经。具有收敛止血，止带，止痢的功能。鸡冠花生品性凉，收涩兼有清热作用。用于赤白带下，痔血，便血，久痢不止。鸡冠花炭凉性减弱，收涩之性增强，故止血，涩肠，止带功能更佳。用于吐血，便血，崩漏反复不愈及带下，久痢不止。

【炮制研究】鸡冠花活性成分主要有黄酮类、皂苷等化合物。鸡冠花炮制后，糠酸的量均有不同程度的增加。鸡冠花炒炭前后无机元素的种类不变，炒炭后除了 Ca 含量明显升高，Na 的含量明显降低之外，其余各无机元素含量变化不明显。

【贮藏】置通风干燥处。

## 蒲黄

【处方用名】蒲黄，蒲黄炭。

【来源】本品为香蒲科植物水烛香蒲 *Typha angustifolia* L. 、东方香蒲 *Typha orientalis* Presl 或同属植物的干燥花粉。夏季采收蒲棒上部的黄色雄花序，晒干后碾轧，筛取花粉。药材外观以粉细、体轻、色鲜黄、滑腻感强者为佳。

【炮制方法】

**1. 蒲黄** 取原药材，揉碎结块，过筛，除去花丝及杂质。

**2. 蒲黄炭** 取净蒲黄，置于预热的炒制设备内，用中火炒至棕褐色时，喷淋清水少许，灭尽火星，取出，迅速摊晾。

【成品质量】

**1. 蒲黄** 为黄色粉末，体轻，放入水中则漂浮于水面，手捻有滑腻感，易附着手指上，气微，味淡。

蒲黄含异鼠李素-3-$O$-新橙皮苷（$C_{28}H_{32}O_{16}$）和香蒲新苷（$C_{34}H_{42}O_{20}$）的总量不得少于 0.50%。

**2. 蒲黄炭** 棕褐色或黑褐色粉末，具焦香气，味微苦、涩。

蒲黄炭含醇溶性浸出物不得少于 11.0%。

【炮制作用】蒲黄味甘，性平。归肝、心包经。具有止血，化瘀，通淋的功能。蒲黄生品性滑，偏于活血化瘀，利尿通淋，止痛。用于经闭，痛经，脘腹刺痛，跌仆肿痛，血淋涩痛。如治疗心腹疼痛、产后恶露不行或月经不调、少腹急痛的失笑散；治疗血淋涩痛的蒲黄散。蒲黄炭性涩，偏于止血。用于吐血，衄血，咯血，崩漏，外伤出血。

【炮制研究】蒲黄含异鼠李素-3-$O$-新橙皮苷、香蒲新苷、槲皮素、$\beta$-谷甾醇、棕榈酸、琥珀酸、氨基酸和 20 余种微量元素。

蒲黄生品、炒黄品、炒炭品均有较好的止血作用；蒲黄中鞣质含量的高低与其止血作用不成平行关系。蒲黄炒黄和炒炭后鞣质含量明显降低，但止血作用未见明显减弱。

【贮藏】置通风干燥处，防潮，防蛀。

## 丝瓜络

【处方用名】丝瓜络、丝瓜络炭。

【来源】本品为葫芦科植物丝瓜 *Luffa cylindrica*（L.）Roem. 的干燥成熟果实的维管束。夏、秋二季果实成熟、果皮变黄、内部干枯时采摘，除去外皮和果肉，洗净，晒干，除去种子。

【炮制方法】

**1. 丝瓜络** 原药材除去残留种子及外皮，压扁，切段或块。

**2. 丝瓜络炭** 取净丝瓜络段置锅内，用武火加热炒至表面焦黑色内部焦褐色时，喷淋清水，取出，晾干。(《全国中药炮制规范》1988 年版)

【成品质量】

**1. 丝瓜络** 为呈扁筒状，或呈条状、不规则块状，为丝状维管束交织而成。扁筒状者展开后横切面可见子房多为 3 室，呈空洞状。切面、内表面类白色、淡黄白色，外表面淡黄白色、黄白色，常略带浅棕黄色。体轻，质韧，有弹性，不能折断。气微，味淡。

**2. 丝瓜络炭** 表面焦黑色，内部焦褐色。

【炮制作用】丝瓜络甘，平。归肺、胃、肝经。具有祛风，通络，活血，下乳的功效。用于痹痛拘挛，胸胁胀痛，乳汁不通，乳痈肿痛。丝瓜络炭用于祛风痰，凉血，解毒，发痘疮。

【贮藏】置干燥处。

### 执考对接

根据《国家执业药师资格考试大纲》(第九版·2025)要求，清炒技术为考点内容，其具体要求与教材内容见表 8－1。

表 8－1 清炒法考点与教材内容对照表

| 细目 | 要点 | 教材内容 |
| --- | --- | --- |
| 炒法 | 炒黄：牛蒡子、芥子、王不留行、莱菔子、苍耳子、槐花、决明子、酸枣仁的炮制方法与作用 | 炒黄：牛蒡子、芥子、王不留行、莱菔子、苍耳子、槐花、决明子、酸枣仁 |
| | 炒焦：山楂、栀子、槟榔的炮制方法与作用 | 炒焦：山楂、栀子、槟榔 |
| | 炒炭：大蓟、蒲黄、荆芥、干姜、白茅根、侧柏叶的炮制方法与作用 | 炒炭：大蓟、蒲黄、荆芥、干姜、白茅根 |

### 目标检测

答案解析

一、单项选择题

1. 炒黄后可降低毒性的中药组是（　　）
   A. 苍耳子、酸枣仁　　　B. 花椒、苍耳子　　　C. 牵牛子、薏苡仁
   D. 白果、蔓荆子　　　E. 莱菔子、牛蒡子

2. 多用炒黄法炮制的药物种类是（　　）
   A. 果实种子类　　　B. 根及根茎类　　　C. 全草类
   D. 矿物类　　　E. 贝壳类

3. 生品能涌吐风痰，炒后能降气化痰的中药是（　　）
   A. 莱菔子　　　B. 冬瓜子　　　C. 白芥子
   D. 瓜蒌子　　　E. 蓖麻子

4. 治疗血热吐血的栀子炮制品是（　　）
   A. 生栀子　　　B. 盐栀子　　　C. 焦栀子
   D. 酒栀子　　　E. 姜栀子

5. 治疗脾虚食滞、食欲不振的山楂炮制品是（　　）
   A. 生山楂　　　B. 山楂炭　　　C. 焦山楂
   D. 炒山楂　　　E. 醋山楂

6. 炒后能缓和苦寒之性，降低毒性，以疏肝理气、止痛力胜的药物是（　　）

　　A. 麦芽　　　　　　　　B. 槟榔　　　　　　　　C. 栀子

　　D. 川楝子　　　　　　　E. 山楂

7. 下列各项，槐花宜采用的炮制方法是（　　）

　　A. 炒焦　　　　　　　　B. 炒炭　　　　　　　　C. 炒黄

　　D. 蜜炙　　　　　　　　E. 麸炒

8. 下列各项，关于炒炭的操作或质量要求说法正确的是（　　）

　　A. 炒炭时只能用武火加热　　　　B. 炒炭时应只能用中火加热

　　C. 炒炭时应全部炭化　　　　　　D. 炒炭时应部分炭化

　　E. 炒炭的药物不用大小分档

## 二、简答题

1. 简述清炒技术的目的及操作要点。

2. 简述"炒炭存性"的含义。

---

**书网融合……**

重点小结　　　　　习题

# 项目九 加固体辅料炒法

学习目标

**知识目标**：通过本项目的学习，应掌握加固体辅料炒制技术的操作方法、炮制作用、成品质量、辅料用量。熟悉加固体辅料炒制技术的目的、固体辅料的制备及处理；机械炒药机的原理和操作方法。了解加固体辅料炒制技术及其相关的含义；代表性药物的炮制原理或现代炮制研究。

**能力目标**：能按标准操作规程进行加固体辅料炒制法操作；根据标准操作规程进行固体辅料的制备及处理；能正确判断炮制品的质量。

**素质目标**：通过本项目的学习，树立细致严谨的饮片生产理念；培养安全生产意识与岗位责任心；培养工匠精神与创新精神。

情境导入

**情境**：斑蝥始载于《神农本草经》，具有破血逐瘀，散结消癥、攻毒蚀疮的功效。其毒性大，《中国药典》（2025 年版）将其列为大毒的中药之一，也是《医疗用毒性药品管理办法》收载的 27 味毒性中药之一。为了降低其毒性，历代本草收录了诸多炮制方法，其中有数种方法采用固体辅料炒制。如：刘宋时期《雷公炮炙论》记载有糯米、小麻子同炒法，并要求"待米黄黑出，去两翅足并头。"宋《圣惠方》记载以糯米同炒微黄，去翅足。宋《博济》记"去翅足，麸慢火炒，令黄色"。清《治全》记载"陈土炒，去头足"。现代斑蝥主要的炮制方法为米炒。研究表明，通过米炒等加固体辅料炒的方法，可以使斑蝥素部分升华而含量降低，从而使其毒性减弱。

**思考**：1. 加固体辅料炒制有什么炮制作用？

2. 还有哪些药物可以通过加固体辅料炒的方法来降低毒性？

将净制或切制后的药材与固体辅料共炒的炮制方法，称为加固体辅料炒法，又称为加固体辅料法。

固体辅料是指具有辅助作用的附加物料，对主药可以起到一定的协调作用，或增加疗效，或降低毒性，或缓和药性，或影响主药的理化性质，依据所加辅料的不同可分为麸炒、米炒、土炒、砂烫、蛤粉烫和滑石粉烫等。在砂炒、蛤粉烫和滑石粉烫时，所用辅料多，温度高且较恒定，辅料主要起中间传热体的作用，能使药物受热均匀，饮片色泽一致。除砂烫法用武火，其余皆为中火加热炒制。加固体辅料炒制技术操作流程如图 9 – 1 所示。

## 学习任务一 麸炒技术

将净制或切制后的药材用麦麸熏炒的炮制技术称为麸炒技术，又称"麸皮炒"或"麸炒"。具体操作为：先将炒制容器加热，至撒入麸皮即刻烟起，随即投入净制或切制后的待炮炙品，用中火加热，迅速翻动，炒至表面呈黄色或深黄色时，取出，筛去麸皮，放凉。

直接用生麸皮熏炒药物称净麸炒或清麸炒，若用蜂蜜或红糖制过的麸皮熏炒药物，则称为蜜麸炒

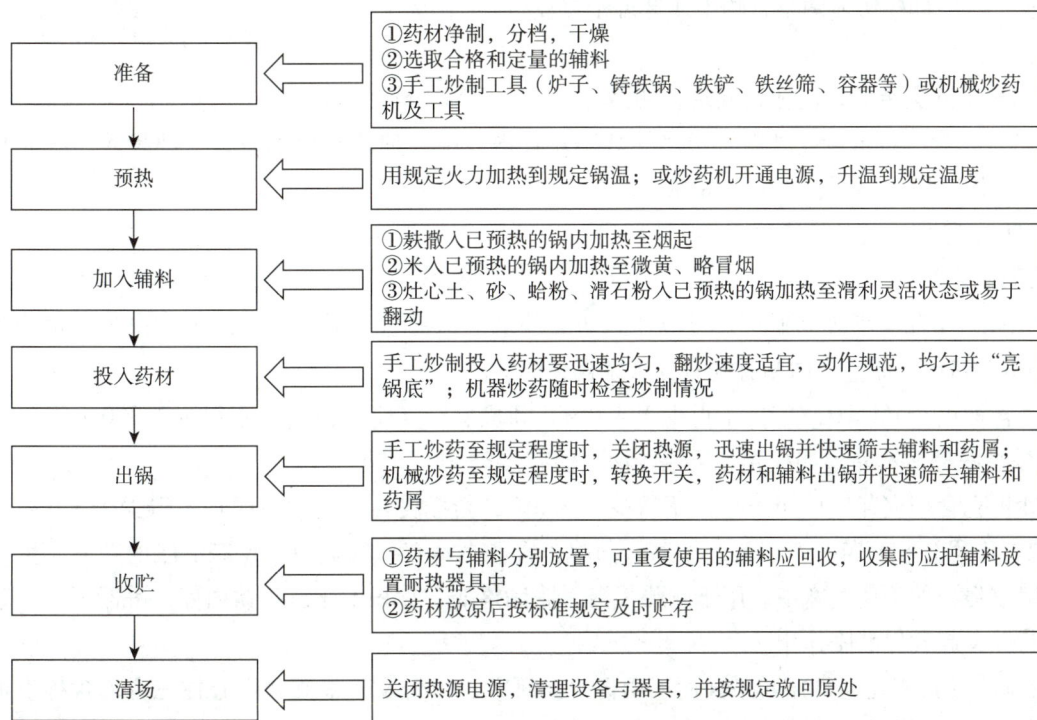

**图 9－1　加固体辅料炒制技术操作流程图**

或糖麸炒（麦麸、蜂蜜或红糖、清水的比例为10∶2∶1）。除另有规定外，辅料用料为每100kg药材，用麦麸10～15kg。

### （一）炮制目的

**1. 增强疗效**　如白术、山药、神曲等可以增强健脾作用。

**2. 缓和药性**　如苍术经麦麸炒后可缓和辛燥之性；枳实可缓和破气作用，以免损伤正气。

**3. 矫臭矫味**　如僵蚕经麦麸炒后可以矫正腥臭气味，便于服用。

### （二）成品质量

1. 药材经麦麸炒后表面呈淡黄色或深黄色，具药材与焦麦麸的混合气味。

2. 成品含生片、糊片不得超过2%，药屑、杂质不得超过2%。

### （三）注意事项

1. 药材炒制前一定要大小分档，且要干燥。

2. 火力要适中，通常用中火炒制。

3. 麦麸要片大和干燥，撒麦麸时要迅速且均匀，以免药材受热不匀或太过。

4. 锅温的判断：将少许麸皮撒在加热的锅底及其周围各对称点上，若麸皮焦化冒烟，又无火星出现，即为适中温度。

5. 麸炒时应先将麦麸炒至冒浓黄烟，达到熏炒的目的。

6. 当炒至所需程度时，应快速出锅并筛去麦麸，以免影响成品质量。

7. 麦麸过少烟气不足；过多发烟不均，翻炒不匀，也浪费辅料。

### 枳壳

【处方用名】　枳壳、麸炒枳壳。

【来源】　本品为芸香科植物酸橙 *Citrus aurantium* L. 及其栽培变种的干燥未成熟果实。7月果皮尚绿时采收，自中部横切为两半，晒干或低温干燥。

【炮制方法】

**1. 枳壳**　除去杂质，洗净，润透，切薄片，干燥后筛去碎落的瓤核。

**2. 麸炒枳壳**　将定量麦麸撒入预热的炒制器具内，中火加热至冒烟时、立即投入净枳壳片，快速炒至色变深，取出，筛去麦麸，放凉。

每100kg净枳壳片，用麦麸10~15kg。

【成品质量】

**1. 枳壳**　本品呈不规则弧状条形薄片。切面外果皮棕褐色至褐色，中果皮黄白色至黄棕色，近外缘有1~2列点状油室，内侧有的有少量紫褐色瓤囊。

枳壳含柚皮苷（$C_{27}H_{32}O_{14}$）不得少于4.0%，新橙皮苷（$C_{28}H_{34}O_{15}$）不得少于3.0%。

**2. 麸炒枳壳**　本品形如枳壳片，色较深，偶有焦斑。

麸炒枳壳含柚皮苷（$C_{27}H_{32}O_{14}$）不得少于4.0%，新橙皮苷（$C_{28}H_{34}O_{15}$）不得少于3.0%。

【炮制作用】枳壳苦、辛、酸，微寒。归脾、胃经。具有理气宽中，行滞消胀的功能。生品较辛燥，作用较强，偏于理气宽中。用于胸胁气滞，胀满疼痛，食积不化，痰饮内停，脏器下垂。麸炒后可缓和药性，起和胃消胀作用。

【炮制研究】枳壳通常用其果肉而不用瓤，据研究，枳壳及其果瓤和中心柱三者均含挥发油、柚皮苷及具升压作用的辛弗林和 N–甲基酪胺，但瓤和中心柱中挥发油含量甚少，且不含柠檬烯。枳壳瓤占枳壳重量的20%，又极易霉变和虫蛀，水煎液极为苦涩，还有瓤易引起胀气的说法，故枳壳瓤作为非药用部分除去是有一定道理的。研究表明，枳壳经炒制后，能显著提高水溶性浸出物的含量。加热促进枳壳果皮疏松，改变了组织结构，油室破裂，利于有效成分的溶出，枳壳的行气消胀作用得以增强，有效成分总黄酮经加热炮制后略有下降，可能是黄酮苷经过加热可以部分分解。麸炒枳壳较生品总成分溶出率增加。

【贮藏】置阴凉干燥处，防蛀。

## 枳实

【处方用名】枳实、麸炒枳实。

【来源】本品为芸香科植物酸橙 *Citrus aurantium* L. 及其栽培变种或甜橙 *Citrus sinensis* Osbeck 的干燥幼果。5~6月收集自落的果实，除去杂质，自中部横切为两半，晒干或低温干燥，较小者直接晒干或低温干燥。

【炮制方法】

**1. 枳实**　除去杂质，洗净，润透，切薄片，干燥。

**2. 麸炒枳实**　将定量麦麸撒入预热的炒制器具内，中火加热至冒烟时，立即投入净枳实，快速炒至色变深，取出，筛去麦麸，放凉。

每100kg净枳实片，用麦麸10~15kg。

【成品质量】

**1. 枳实**　本品呈不规则弧状条形或圆形薄片。切面外果皮黑绿色或棕褐色，中果皮部分黄白色至黄棕色，近外缘有1~2列点状油室，条片内侧或圆片中央具棕褐色瓤囊。气清香，味苦、微酸。

枳实含辛弗林（$C_9H_{13}NO_2$）不得少于0.30%。

**2. 麸炒枳实**　本品形如枳实片，色较深，有的有焦斑。气焦香，味微苦，微酸。

麸炒枳实含辛弗林（$C_9H_{13}NO_2$）不得少于0.30%。

【炮制作用】枳实苦、辛、酸，微寒。归脾、胃经。具有破气消积，化痰散痞的功能。用于积滞内停，痞满胀痛，泻痢后重，大便不通，痰滞气阻，胸痹，结胸，脏器下垂。生品破气作用强烈，长于破气化痰，多用于积滞气阻胸痹。麸炒后缓和其峻烈之性，可免损伤正气，长于散结消痞，多用于饮食内存，脘腹胀满。

【炮制研究】枳实含大量的挥发油。研究表明，麸炒后枳实的挥发油含量大大降低，但化学成分组成及主要成分的相对百分含量变化不大。

【贮藏】置阴凉干燥处，防蛀。

## 僵蚕

【处方用名】僵蚕、炒僵蚕。

【来源】本品为蚕蛾科昆虫家蚕 *Bombyx mori* Linnaeus 4～5 龄的幼虫感染（或人工接种）白僵菌 *Beauveria bassiana*（Bals.）Vuillant 而致死的干燥体。多于春、秋季生产，将感染白僵菌病死的蚕干燥。

【炮制方法】

**1. 僵蚕**　淘洗后干燥，除去杂质。

**2. 炒僵蚕**　将定量麦麸撒入预热的炒制器具内，中火加热至冒烟时，立即投入净僵蚕，快速炒至表面黄色，取出，筛去麦麸，放凉。

每100kg 净僵蚕，用麦麸 10～15kg。

【成品质量】

**1. 僵蚕**　本品略呈圆柱形，多弯曲皱缩。长 2～5cm，直径 0.5～0.7cm。表面灰黄色，被有白色粉霜状的气生菌丝和分生孢子。头部较圆，足 8 对，体节明显，尾部略呈二分歧状。质硬而脆，易折断，断面平坦，外层白色，中间有亮棕色或亮黑色的丝腺环 4 个。气微腥，味微咸。

**2. 炒僵蚕**　本品形如药材。表面黄棕色或黄白色，偶有焦黄斑。气微腥，有焦麸气，味微咸。

【炮制作用】僵蚕咸、辛，平。归肝、肺、胃经。具有息风止痉，祛风止痛，化痰散结的功能。用于肝风夹痰，惊痫抽搐，小儿急惊风，破伤风，中风口㖞，风热头痛，目赤咽痛，风疹瘙痒，发颐痄腮。生品以祛风定惊为主，且辛散之力较强，药力较猛，有腥臭气，不利于患者服用。麸炒可缓和僵蚕的燥烈之性，药性微温，疏风走表之力稍减，长于化痰散结。且矫正腥臭气味，便于服用，用于瘰疬痰核，中风失音，小儿急惊等。同时借助麸炒高温杀菌，除去表面毛丝。

【炮制研究】研究表明，僵蚕经过高温麸炒炮制可使部分蛋白质降解，毒性成分黄曲霉毒素被吸附，增加了药材的安全性。

【贮藏】置干燥处，防蛀。

# 学习任务二　米炒技术

PPT

将净制或切制后的药材与适量的米共同拌炒或将药材在平贴于锅底的湿米上翻炒的炮制技术，称为米炒技术。具体操作为：将米均匀撒入预热的炒药锅内，用中火加热，待米炒至冒烟时，投入待炮制的药材，拌炒至米呈焦黄色或微带焦斑时，取出，筛去米，放凉。或先将米渍湿，沥尽水分，均匀平贴于锅底，用中火加热至米冒烟时，投入待炮制的药材，轻轻翻动米上的药物，炒至米大多呈黄棕色，少数焦褐色或焦黑色时，取出。筛去米，放凉。

米炒法的辅料使用大米或糯米，但霉变的稻米不能作辅料。米炒技术多适用于某些补益脾胃药物和某些有毒昆虫类药物，如黄芪、党参、斑蝥、红娘子等。除另有规定外，辅料用量一般为每100kg

药材，用米 20kg。

## （一）炮制目的

**1. 降低毒性、矫臭矫味**　如斑蝥、红娘子等昆虫类药材，米炒后不仅降低毒性，且能矫正气味。

**2. 增强疗效**　如党参米炒增强健脾止泻作用。

## （二）成品质量

1. 植物类药材，经米炒后呈老黄色或深黄色，具香气。成品含杂质、药屑不得超过1%。

2. 昆虫类药材，经米炒后颜色加深，带光泽，腥臭气减弱。成品含杂质、药屑不得超过1%。

## （三）注意事项

1. 炒制药材的米，一般以糯米为佳，但通常多用陈米。

2. 炒制植物类药材时，可用拌米技术，观察米或药材色泽变化，炒至药材呈黄色或米呈黄棕色为好。

3. 炒制昆虫类药材时，用湿米技术或拌米技术，可通过米的色泽来观察炮制火候，以炒至米变黄棕色或焦褐色为好。

4. 在炒制有毒药材时，应加强保护措施，以防中毒。

### 党参

【处方用名】党参、米炒党参、蜜党参。

【来源】本品为桔梗科植物党参 *Codonopsis pilosula*（Franch.）Nannf.、素花党参 *Codonopsis pilosula* Nannf. var. *modesta*（Nannf.）L. T. Shen 或川党参 *Codonopsis tangshen* Oliv. 的干燥根。秋季采挖，洗净，晒干。

【炮制方法】

**1. 党参**　除去杂质，洗净，润透，切厚片，干燥。

**2. 米炒党参**　将米均匀撒入预热的炒药锅内，用中火加热至米冒烟时，投入净党参片，拌炒至米呈深黄色或微带焦斑时，取出，筛去米，放凉。

每100kg党参片，用米 20kg。

**3. 蜜党参**　取炼蜜用适量水稀释后，加入党参片拌匀，闷透，置锅内用文火加热，炒至黄棕色，不粘手为度，取出放凉。（《全国中药炮制规范》1988 年版）

每100kg党参片，用炼蜜20kg。

【成品质量】

**1. 党参**　呈类圆形的厚片。外表皮灰黄色、黄棕色至灰棕色，有时可见根头部有多数疣状突起的茎痕和芽。切面皮部淡棕黄色至黄棕色，木部淡黄色至黄色，有裂隙或放射状纹理。有特殊香气，味微甜。

**2. 米炒党参**　形如党参，表面深黄色，偶有焦斑。

**3. 蜜党参**　形如党参，略具黏性，显光泽。有蜜香气，味甜。

【炮制作用】党参甘，平。归脾、肺经。具有健脾益肺，养血生津的功能。用于脾肺气虚，食少倦怠，咳嗽虚喘，气血不足，面色萎黄，心悸气短，津伤口渴，内热消渴。生品益气生津作用较强，用于气阴两伤或气血两亏。米炒党参气味焦香，增强健脾止泻作用。用于脾胃虚弱，泻泄，脱肛等症。蜜党参增强补中益气作用，并能润燥养阴，用于气血两虚证。

【炮制研究】党参之名始见于《本草从新》，应用历史较短，故而炮制内容比较简单，从清代开始记载，近代继承了米炒党参及蜜党参，并发展了清炒、土炒、蜜麸炒等炮制方法。党参为补气药，蜜炙能增强补中作用，并证实蜜炙党参在提高小鼠免疫能力和抗疲劳能力方面均优于其他炮制品。土炒能增强和胃健脾作用；麸炒、赤石脂炒亦是同样道理。

【贮藏】　置通风干燥处，防蛀。

## 斑蝥

【处方用名】　生斑蝥、米斑蝥。

【来源】　本品为芜菁科昆虫南方大斑蝥 *Mylabris phalerata* Pallas 或黄黑小斑蝥 *Mylabris cichorii* Linnaeus 的干燥体。夏、秋二季捕捉，闷死或烫死，晒干。

【炮制方法】

**1. 生斑蝥**　除去杂质。

**2. 米斑蝥**　取净斑蝥与米拌炒，至米呈黄棕色，取出，除去头、翅、足。

每100kg斑蝥，用米20kg。

【成品质量】

**1. 生斑蝥**　南方大斑蝥　呈长圆形，长1.5~2.5cm，宽0.5~1cm。头及口器向下垂，有较大的复眼及触角各1对，触角多已脱落。背部具革质鞘翅1对，黑色，有3条黄色或棕黄色的横纹；鞘翅下面有棕褐色薄膜状透明的内翅2片。胸腹部乌黑色，胸部有足3对。有特殊的臭气。

黄黑小斑蝥　体型较小，长1~1.5cm。

生斑蝥含斑蝥素（$C_{10}H_{12}O_4$）不得少于0.35%。

**2. 米斑蝥**　南方大斑蝥　体型较大，头足翅偶有残留。色乌黑发亮，头部去除后的断面不整齐，边缘黑色，中心灰黄色。质脆易碎。有焦香气。

黄黑小斑蝥　体型较小。

米斑蝥含斑蝥素（$C_{10}H_{12}O_4$）应为0.25%~0.65%。

【炮制作用】　生斑蝥辛，热；有大毒。归肝、胃、肾经。具有破血逐瘀，散结消癥，攻毒蚀疮的功能。用于癥瘕，经闭，顽癣，瘰疬，赘疣，痈疽不溃，恶疮死肌。生用有大毒，气味奇臭，一般仅能外用，以攻毒蚀疮为主。用于瘰疬瘘疮，痈疽肿毒，顽癣瘙痒等。米炒后毒性降低、矫正气味，可供内服。

【炮制研究】　斑蝥中含有大量斑蝥素，既是有效成分，又是有毒成分。其对皮肤、黏膜有强烈的刺激性，能引起红肿、发泡、充血。口服毒性很大，可引起口咽部灼烧感、恶心、呕吐、腹部绞痛、血尿及中毒性肾炎等症状。往往引起肾衰竭或循环衰竭而致死亡。研究表明，斑蝥素在84℃开始升华，其升华点为110℃，米炒时的温度为120℃左右，正适合斑蝥素的升华，又不至于温度太高使斑蝥焦化。当斑蝥与糯米同炒时，由于斑蝥均匀受热，使斑蝥素部分升华而含量降低，从而使其毒性减弱。其次，斑蝥呈乌黑色，单炒难以判断炮制火候，而米炒既能很好地控制温度，又能准确地指示炮制程度。

【贮藏】　置通风干燥处，防蛀。按毒性中药管理。

## 红娘子

【处方用名】　红娘子、米炒红娘子。

【来源】　本品为蝉科昆虫黑翅红娘 *Huechys sanguinea* De Geer 的干燥虫体。夏季，早起露水未干时，戴好手套及口罩，进行捕捉，捉后投入沸水中烫死，捞出，干燥。

【炮制方法】　红娘子未收入《中国药典》（2025年版）中，其饮片和炮制方法收载于《全国中药炮制规范》1988 年版。

**1. 红娘子** 取原药材，除去头、足、翅及其杂质。

**2. 米炒红娘子** 取净红娘子与米置锅内，用文火加热，伴炒至呈老黄色为度。取出，筛去米粒，摊凉。每 100kg 净红娘子，用米 20kg。

【成品质量】

**1. 红娘子** 为去除头、足、翅的干燥躯体，形似蝉而较小，前胸背板前狭后宽，黑色，中胸背板黑色，左右两侧有 2 个大形斑块，呈朱红色，可见鞘翅残痕；雄虫在后胸腹板两侧有鸣器，腹部血红色，基部黑色；雌虫有黑褐色的产卵管；体轻，质脆，有特殊臭气，味辛。

**2. 米炒红娘子** 形同红娘子。表面老黄色，臭气轻微。

【炮制作用】红娘子苦、辛，平；有大毒。具有攻毒破积，祛瘀通经的作用。生品有大毒。且气味奇臭，以解毒蚀疮为主，多外用。用于瘰疬结核，疥癣恶疮等。经过米炒后降低毒性，矫正不良气味，以破瘀通经为主。用于血瘀经闭，狂犬咬伤。

【炮制研究】研究表明，米炒红娘子的最佳炮制工艺为药材 2 倍量大米投入炒药锅，炒至冒烟时投入净制红娘子，140℃ 翻炒 6 分钟。

【贮藏】置通风干燥处，防蛀。按毒性中药管理。

# 学习任务三　土炒技术

PPT

将净制或切制后的药物与适量灶心土或赤石脂共同拌炒的炮制技术，称为土炒技术。具体操作为：先将一定量的灶心土或赤石脂的细粉置锅内，中火炒至轻松滑利时，倒入大小分档的待炮制药材，用中火加热，不断翻动，炒至药材表面均匀挂一层土粉，并透出药材固有的气味时取出，筛去土粉，放凉。

传统使用灶心土作为土炒技术的炮制辅料，现常用黄土、赤石脂等替代。本法常用于炮制具有补脾止泻作用的药物，如当归、白芍、白术、山药等。除另有规定外，辅料用量为每 100kg 净药材，用灶心土 25~30kg。

## （一）炮制目的

**1. 缓和药材燥性** 如白术经土炒后使辛燥之性得到降低。

**2. 增强药材健脾止泻的作用** 如山药、白术经土炒后能增强疗效。

## （二）成品质量

1. 药材经土炒后其表面均匀挂一层土粉，呈土黄色，微具焦斑，具土香气。

2. 成品含生片、糊片不得超过 2%。

## （三）注意事项

1. 土粉要洁净且细腻，否则不易黏附药材。

2. 土炒时温度要适中，温度过低，土粉不易上药材；温度过高，药材又易焦糊。

3. 土炒时操作要迅速，出锅后，应立即筛除土粉，以防药材被焦化。

4. 灵活状态的判断：新土可观察加热时有小气泡逸出，旧土则观察翻动时土的流动性。

5. 用赤石脂替代灶心土炒制药物时，应该先将赤石脂炒至呈均匀的砖红色。

# 白术

【处方用名】白术、土炒白术、麸炒白术。

【来源】本品为菊科植物白术 *Atractylodes macrocephala* Koidz. 的干燥根茎。冬季下部叶枯黄、上部叶变脆时采挖，除去泥沙，烘干或晒干，再除去须根。

【炮制方法】

**1. 白术**　除去杂质，洗净，润透，切厚片，干燥。

**2. 土炒白术**　将灶心土粉置预热的炒制器具内，用中火加热至灵活状态时，投入净白术片，炒至白术表面均匀挂土粉，有香气逸出，取出，筛去土粉，放凉。

每 100kg 净白术片，用灶心土 20kg。(《江苏省中药饮片炮制规范》2020 年版)

**3. 麸炒白术**　将蜜炙麸皮撒入热锅内，用中火加热，待冒烟时加入净白术片，炒至黄棕色、逸出焦香气，取出，筛去蜜炙麸皮，放凉。

每 100kg 白术片，用蜜炙麸皮 10kg。

【成品质量】

**1. 白术**　本品呈不规则的厚片。外表皮灰黄色或灰棕色。切面黄白色至淡棕色，散生棕黄色的点状油室，木部具放射状纹理；烘干者切面角质样，色较深或有裂隙。气清香，味甘、微辛，嚼之略带黏性。

白术醇溶性浸出物不得少于 35.0%。

**2. 土炒白术**　本品呈不规则厚片。外表皮灰黄或灰棕色。切面土黄色至黄褐色，附有细土末，粗糙不平，具放射性纹理或棕色小点及裂隙。质坚实而脆，易折断。有土香气，味甘、微辛。

**3. 麸炒白术**　本品形如白术片，表面黄棕色或棕褐色，偶见焦斑。略有焦香气。

麸炒白术醇溶性浸出物不得少于 35.0%。

【炮制作用】白术苦、甘，温。归脾、胃经。具有健脾益气，燥湿利水，止汗，安胎的功能。生品长于健脾燥湿，利水消肿。用于痰饮，水肿，风湿痹痛等。麸炒缓和燥性，借麸入中，增强健脾和胃作用。用于脾胃不和，运化失常，食少胀满，倦怠乏力等。土炒能增强补脾和胃止泻的功效。多用于脾虚食少，泄泻便溏，胎动不安。

【炮制研究】白术炮制主要为增强健脾和胃、补虚、止泻功效及制约其燥性等。相比于生白术和清炒白术，白术土炒后其健脾止泻作用明显增强。

【贮藏】置阴凉干燥处，防蛀。

# 山药

【处方用名】山药、山药片、土炒山药、麸炒山药。

【来源】本品为薯蓣科植物薯蓣 *Dioscorea opposita* Thunb. 的干燥根茎。冬季茎叶枯萎后采挖，切去根头，洗净，除去外皮和须根，干燥，习称"毛山药"；或除去外皮，趁鲜切厚片，干燥，称为"山药片"；也有选择肥大顺直的干燥山药，置清水中，浸至无干心，闷透，切齐两端，用木板搓成圆柱状，晒干，打光，习称"光山药"。

【炮制方法】

**1. 山药**　取毛山药或光山药除去杂质，分开大小个，泡润至透，切厚片，干燥。

**2. 山药片**　取山药片，除去杂质。

**3. 土炒山药**　将灶心土置预热的炒制器具内，用中火加热至灵活状态时，投入净山药片，翻炒至表面均匀挂土色，透出药材固有香气时，取出，筛去土粉，放凉。

每 100kg 净山药片，用灶心土粉 20kg。(《江苏省中药饮片炮制规范》2020 年版)

**4. 麸炒山药** 将定量麦麸撒入预热的炒制器具内，中火加热至冒烟时，立即投入净山药片，快速炒至表面黄色，取出，筛去麦麸，放凉。

每100kg净山药片，用麦麸10～15kg。

【成品质量】

**1. 山药** 本品为类圆形、椭圆形或不规则的厚片。表面类白色或淡黄白色，质脆，易折断，切面类白色，富粉性。气微，味淡、微酸，嚼之发黏。

**2. 山药片** 本品为不规则的厚片，皱缩不平，切面白色或黄白色，质坚脆，粉性。气微，味淡、微酸。

**3. 土炒山药** 本品呈不规则厚片，皱缩不平，切面土黄色至黄褐色，附有细土末。质坚脆，粉性。气微，味淡、微酸。

**4. 麸炒山药** 本品形如毛山药片或光山药片，切面黄白色或微黄色，偶见焦斑，略有焦香气。

【炮制作用】 山药甘，平。归脾、肺、肾经。具有补脾养胃，生津益肺，补肾涩精的功能。生品以补肾生精，益脾肺之阴为主。用于肾虚遗精，尿频，肺虚喘咳等。麸炒补脾和胃，益肾固精。用于脾虚泄泻，久痢不止，尿频，遗尿带下等。土炒山药增强补脾止泻的功能，用于脾虚久泻。

【炮制研究】 多糖是山药中主要活性成分之一。研究表明，麸炒提高了山药多糖的含量，清炒及土炒均比生品多糖含量低。

【贮藏】 置通风干燥处，防蛀。

# 学习任务四　砂烫技术

PPT

砂烫技术是将净制或切制后的药材与河砂共同拌炒的炮制技术，因温度高、传热快，故称砂烫法，亦称砂炒法。具体操作为：将洁净的河砂置锅内，用武火加热炒至砂子色泽稍深、搅动时显得轻松滑利时，倒入药材并用砂完全掩埋少顷，再用武火加热，不断翻动和掩埋药物，烫至药材膨大鼓起，外、内色发生变化时，取出，筛去砂子，放凉。需醋淬的药物，还要趁热投入醋液中淬酥，取出，干燥。

砂烫法所用河砂可使用清砂或油砂。其中清砂是选择中粗颗粒的均匀纯净河砂，先筛去杂质、细粉和粗颗粒，洗净，再用武火加热除净夹杂的有机物和水分。油砂是取制好的清砂，放入锅中炒至干燥、色泽一致后，加入1%～2%的食用植物油（一般用菜籽油）拌炒至油尽烟散，砂色均匀加深时取出，备用。

砂烫法多用于有绒毛的植物及质地坚硬的动物骨甲类药材，如鳖甲、龟甲、骨碎补、狗脊、马钱子、鸡内金等。除另有规定外，辅料用量以掩埋药材为度。

**（一）炮制目的**

**1. 降低毒性或便于净制去毛** 如马钱子经砂烫后，其毒性得到降低且又易于除去绒毛，便于临床应用。

**2. 质地酥脆，便于粉碎和煎煮或增强疗效** 如鳖甲、龟甲等质地坚硬的药材，经砂烫后质地酥脆，易于粉碎和煎煮出有效成分，从而提高临床疗效。

**3. 矫臭矫味** 如鳖甲、龟甲、鸡内金等动物类药材，经砂烫或再经醋淬后，这类药材的不良气味会得到矫正，利于临床服用。

**（二）成品质量**

1. 植物类药材经砂烫后颜色加深、形体鼓起，绒毛微焦。

2. 动物类药材，经砂炒后呈黄色、质地酥脆、腥气减弱，有的形体会鼓起，经醋淬后具有醋气。

3. 成品含生片、糊片不得超过 2%，醋淬品含水分不得超过 10%。

## （三）注意事项

1. 砂炒前，药材必须净制且要大小分档。

2. 砂炒时，可采用少量药材来试温，或添加冷砂或调小火力，以便掌握火力。

3. 因砂烫温度高，操作时要勤翻动，出锅动作要迅速，且应立即将砂筛去，以防烫焦。

4. 砂烫醋淬的药材，需趁热立即将药材投入到醋液（醋有规定的剂量，药材需要将醋吸收完全）中淬酥，迅速将其捞出，干燥。

5. 河砂可以反复使用，但需除去其中残留的杂质。砂子久用后发黑者或炮制不同的药物，应注意更换。

6. 凡烫、炒过有毒药物的砂子，不能用于炮制其他药。

## 鳖甲

【处方用名】鳖甲、醋鳖甲。

【来源】本品为鳖科动物鳖 *Trionyx sinensis* Wiegmann 的干燥背甲。全年均可捕捉，捕杀后置沸水中烫至背甲上的硬皮能剥离时，取出，剥取背甲，除去残肉，晒干。

【炮制方法】

1. **鳖甲** 置蒸锅内，沸水蒸 45 分钟，取出，放入热水中，立即用硬刷除去皮肉，洗净，干燥。

2. **醋鳖甲** 取净河砂置炒制器具内，用武火炒热至滑利自如时，加入大小分档的净鳖甲片，不断翻炒至质酥，表面淡黄色，取出，筛去河砂。再将烫鳖甲趁热醋淬，捞出，干燥，用时捣碎。

每 100kg 净鳖甲，用醋 20kg。

【成品质量】

1. **鳖甲** 为不规则的碎片，外表面黑褐色或黑绿色，略有光泽，具细网状皱纹和灰黄色或灰白色斑点，内表面类白色，质坚硬。气微腥，味淡。

2. **醋鳖甲** 形如鳖甲，淡黄色至深黄色，质地酥脆，略有醋香气。

【炮制作用】鳖甲咸，微寒。归肝、肾经。具有滋阴潜阳，退热除蒸，软坚散结的功能。生品因质地坚硬且有腥臭气，通常不多用。醋鳖甲质地酥脆，易于粉碎与煎出有效成分，还可矫臭矫味，增强入肝消积的作用。

【炮制研究】研究表明，醋鳖甲总肽含量明显高于生鳖甲总肽含量，醋制法可提高鳖甲有效成分溶出度。

【贮藏】置干燥处，防蛀。

## 龟甲

【处方用名】龟甲、醋龟甲。

【来源】本品为龟科动物乌龟 *Chinemys reevesii*（Gray）的背甲及腹甲。全年均可捕捉，以秋、冬二季为多，捕捉后杀死，或用沸水烫死，剥取背甲及腹甲，除去残肉，晒干。

【炮制方法】

1. **龟甲** 取原药材，置蒸制容器内，沸水蒸 45 分钟，取出，放入热水中，立即用硬刷除净皮肉，洗净，晒干。

2. **醋龟甲** 将净河砂置炒制容器内，用武火加热至滑利自如时，投入分档的净龟甲片，不断翻炒至质酥，外表呈淡黄色时，取出，筛去砂，立即趁热投入醋液中淬酥，迅速捞出，干燥，用时捣碎。

每 100kg 净龟甲，用醋 20kg。

【成品质量】

1. 龟甲  本品背甲及腹甲由甲桥相连，背甲稍长于腹甲，与腹甲常分离。背甲呈长椭圆形拱状，外表面棕褐色或黑褐色，脊棱 3 条；颈盾 1 块，前窄后宽；椎盾 5 块，第 1 椎盾长大于宽或近相等，第 2～4 椎盾宽大于长；肋盾两侧对称，各 4 块；缘盾每侧 11 块；臀盾 2 块。腹甲呈板片状，近长方椭圆形，外表面淡黄棕色至棕黑色，盾片 12 块，每块常具紫褐色放射状纹理，腹盾、胸盾和股盾中缝均长，喉盾、肛盾次之，肱盾中缝最短；内表面黄白色至灰白色，有的略带血迹或残肉，除净后可见骨板 9 块，呈锯齿状嵌接；前端钝圆或平截，后端具三角形缺刻，两侧残存呈翼状向斜上方弯曲的甲桥。质坚硬。气微腥，味微咸。

本品含水溶性浸出物不得少于 4.5%。

2. 醋龟甲  本品呈不规则的块状。背甲盾片略呈拱状隆起，腹甲盾片呈平板状，大小不一。表面黄色或棕褐色，有的可见深棕褐色斑点，有不规则纹理。内表面棕黄色或棕褐色，边缘有的呈锯齿状。断面不平整，有的有蜂窝状小孔。质松脆。气微腥，味微咸，微有醋香气。

本品含水溶性浸出物不得少于 8.0%。

【炮制作用】龟甲咸、甘，微寒。归肝、肾、心经。具有滋阴潜阳，益肾强骨，养血补心，固经止崩的功能。生品质地坚硬且有腥气，长于滋阴潜阳。可用于头晕目眩，虚风内动等。醋龟甲经砂炒醋淬后质变酥脆，易于粉碎，利于煎出有效成分，并能矫正不良气味，补肾健骨、滋阴止血力胜。多用于阴虚潮热，潮热盗汗，劳热咯血，脚膝痿软，痔疮肿痛。

【炮制研究】龟背甲和龟腹甲的化学成分基本相同，仅在微量元素如锌和锰的含量上有些差异，龟腹甲明显高于龟背甲。砂炒醋淬后，制龟甲较生品的煎出率提高了 4 倍，说明砂烫醋淬后有利于其成分的溶出。

【贮藏】置干燥处，防蛀。

## 骨碎补

【处方用名】骨碎补、烫骨碎补。

【来源】本品为水龙骨科植物槲蕨 *Drynaria fortunei*（Kunze）J. Sm. 的干燥根茎。全年均可采挖，除去泥沙，干燥，或再燎去茸毛（鳞片）。

【炮制方法】

1. 骨碎补  取原药材，去除杂质，洗净润透，切厚片，干燥。

2. 烫骨碎补  先将河砂置炒制器具内，用武火加热至滑利自如时，投入分档的净骨碎补或片，炒至鼓起，取出，筛去砂，放凉，撞去毛。

【成品质量】

1. 骨碎补  呈不规则厚片。表面深棕色至棕褐色，常残留细小棕色的鳞片，有的可见圆形的叶痕。切面红棕色，维管束点状排列成环。气微，味淡、微涩。

骨碎补含柚皮苷（$C_{27}H_{32}O_{14}$）不得少于 0.50%。

2. 烫骨碎补  本品形如骨碎补或厚片，表面黄棕色至深棕色。体膨大鼓起，质轻、酥松。

烫骨碎补含柚皮苷（$C_{27}H_{32}O_{14}$）不得少于 0.40%

【炮制作用】骨碎补苦，温。归肾、肝经。具有补肾强骨，疗伤止痛功能；外用有消风祛斑的功能。用于跌扑闪挫，筋骨折伤，肾虚腰痛，筋骨痿软，耳鸣耳聋，牙齿松动；外治斑秃，白癜风。生品密被鳞片，不易除净，且质地坚硬而韧，不利于粉碎和煎出有效成分，故临床多用其炮制品。烫骨碎补质地酥脆，易除去绒毛，利于调剂、制剂，易于粉碎与煎出有效成分。

【炮制研究】骨碎补主含黄酮类和挥发油等成分。研究表明，砂烫骨碎补的最佳工艺为用40倍砂量，190℃加热砂烫4分钟。

【贮藏】置干燥处。

## 狗脊

【处方用名】狗脊、烫狗脊、蒸狗脊、酒狗脊等。

【来源】本品为蚌壳蕨科植物金毛狗脊 *Cibotium barometz*（L.）J. Sm. 的干燥根茎。秋、冬二季采挖，除去泥沙，干燥；或去硬根、叶柄及金黄色绒毛，切厚片，干燥，为"生狗脊片"；蒸后晒至六七成干，切厚片，干燥，为"熟狗脊片"。

【炮制方法】

**1. 狗脊**　除去杂质；未切片者，洗净，润透，切厚片（或蒸软后切片），干燥。

**2. 烫狗脊**　将净河砂置炒制器具内，用武火加热至滑利自如时，投入分档的净狗脊片，不断炒至鼓起、棕褐色时，取出，筛去砂，放凉，除去残存绒毛。

**3. 蒸狗脊**　取净狗脊片，置蒸制容器内，用武火加热，蒸4~6小时，焖6~8小时，将蒸时所得的原汁拌入，吸尽，再蒸至黑，取出，干燥。（《江苏省中药饮片炮制规范》2020年版）

**4. 酒狗脊**　取净狗脊片，加酒拌匀，待酒被吸尽后，置蒸制容器内，用武火加热，蒸3小时，取出，干燥。

每100kg净狗脊片，用酒20kg。（《广东省中药饮片炮制规范》1984年版）

【成品质量】

**1. 狗脊**　为不规则的椭圆或圆形厚片，切面浅棕色（熟狗脊片黑棕色），较平滑，近边缘有一条棕黄色隆起的木质部环纹或条纹，周边不整齐，偶有金黄色绒毛残留；质脆，易折断，有粉性。味微涩。

**2. 烫狗脊**　本品形如狗脊片，表面略鼓起。棕褐色。气微，味淡、微涩。

烫狗脊含原儿茶酸（$C_7H_6O_4$）不得少于0.020%。

**3. 蒸狗脊**　本品形如狗脊片，呈棕黑色，质坚硬。

**4. 酒狗脊**　本品形如狗脊片，表面暗褐色，质坚硬，角质，微有酒气。

【炮制作用】狗脊苦、甘，温。归肝、肾经。具有补肝肾，强腰膝，祛风湿的功能。用于风湿痹痛，腰膝酸软，下肢无力。生品以祛风湿、利关节为主。多用于风湿痹痛，下肢无力，关节疼痛等。烫狗脊质地酥脆，便于除去绒毛，易于粉碎和煎出有效成分。以补肝肾、强筋骨为主。多用于肝肾不足或冲任虚寒的腰痛脚软，遗精，遗尿及妇女带下等。蒸狗脊和酒狗脊，经蒸制或酒蒸后能增强补肝肾、强腰膝的作用。用于身体虚弱，精神疲乏，腰膝酸软，肾亏精冷等。

【炮制研究】研究表明，狗脊砂烫前后对自由基均有清除作用，且烫狗脊清除自由基作用明显增强，因此可针对自由基所引发的机体损伤机制，深入研究狗脊炮制前后对细胞损伤保护作用，深入揭示狗脊炮制后补肝肾作用增强的本质，为狗脊的炮制工艺和炮制品质量控制提供依据。

【贮藏】置通风干燥处，防潮。

## 马钱子

【处方用名】生马钱子、制马钱子、马钱子粉。

【来源】本品为马钱科植物马钱 *Strychnos nux-vomica* L. 的干燥成熟种子。冬季采收成熟果实，取出种子，晒干。

【炮制方法】

**1. 马钱子**　取原药材，去除杂质，干燥。

**2. 制马钱子**　先将净河砂放置炒制器具内，用武火加热至滑利自如时，投入分档的净马钱子，炒至鼓起、外皮棕褐色至深棕色时，取出，筛去砂，放凉。用时捣碎。

**3. 马钱子粉**　取制马钱子，粉碎成细粉，测定其士的宁含量后，加适量淀粉，使含量符合规定，混匀，即得。

【成品质量】

**1. 马钱子**　呈纽扣状圆板形，常一面隆起，一面稍凹下，直径 $1.5 \sim 3cm$，厚 $0.3 \sim 0.6cm$。表面密被灰棕色或灰绿色绢状茸毛，自中间向四周呈辐射状排列，有丝样光泽。边缘稍隆起，较厚，有突起的珠孔，底面中心有突起的圆点状种脐。质坚硬，平行剖面可见淡黄白色胚乳，角质状，子叶心形，叶脉 $5 \sim 7$ 条。气微，味极苦。

马钱子含士的宁（$C_{21}H_{22}N_2O_2$）应为 $1.20\% \sim 2.20\%$，马钱子碱（$C_{23}H_{26}N_2O_4$）不得少于 $0.80\%$。

**2. 制马钱子**　形如马钱子，两面均膨胀鼓起，边缘较厚。表面棕褐色或深棕色，质坚脆，平行剖面可见棕褐色或深棕色的胚乳。微有香气，味极苦。

制马钱子含士的宁（$C_{21}H_{22}N_2O_2$）应为 $1.20\% \sim 2.20\%$，马钱子碱（$C_{23}H_{26}N_2O_4$）不得少于 $0.80\%$。

**3. 马钱子粉**　黄褐色粉末，气微香，味极苦。

马钱子含士的宁（$C_{21}H_{22}N_2O_2$）应为 $0.78\% \sim 0.82\%$，马钱子碱（$C_{23}H_{26}N_2O_4$）不得少于 $0.50\%$。

【炮制作用】马钱子苦，温；有大毒。归肝、脾经。具有通络止痛，散结消肿的作用。生用有大毒，质地坚硬，外被大量细绒毛，仅外用。制马钱子质地酥，易粉碎且易去绒毛；加热可降低其毒性，便于内服。多用于风湿痹痛，跌打损伤，瘀血疼痛。马钱子粉使毒性成分士的宁的含量符合规定，以控制其毒性，多入丸散剂。

【炮制研究】马钱子主要含多种生物碱。其中，士的宁和马钱子碱是其生物碱中的主要成分，二者既是马钱子的主要有效成分，也是其毒性成分。成人一次服用 $5 \sim 10mg$ 士的宁可致中毒，$30mg$ 可致死亡。马钱子经高温炮制后，士的宁和马钱子碱的含量显著减少，士的宁和马钱子碱中的醚键断裂开环，而转变生成异型结构及其氮氧化合物的含量显著增加，这些转化后的成分毒性变小，且能保留或增强了某些生物活性。

通过高温炮制马钱子，不仅能够使马钱子中有毒成分生物碱的含量降低，同时还能够转化成毒性较低的氮氧化物、异形生物碱等成分，保留了一定的活性，以此达到治疗效果。

【贮藏】置干燥处。本品有大毒，按毒性中药管理。

## 鸡内金

【处方用名】鸡内金、炒鸡内金、醋鸡内金。

【来源】本品为雉科动物家鸡 *Gallus gallus domesticus* Brisson 的干燥沙囊内壁。杀鸡后，取出鸡肫，立即剥下内壁，洗净，干燥。

【炮制方法】

**1. 鸡内金**　取原药材，除去杂质，洗净，干燥。

**2. 炒鸡内金（炒烫法）**　将净河砂置炒制器具内，用中火加热至滑利自如时，投入已分档的净鸡内金，不断翻炒至发泡、鼓起、卷曲、酥脆，取出，筛去砂，放凉，及时贮藏。

**3. 炒鸡内金（炒焦法）**  取净鸡内金，置预热的炒制容器内，用中火加热，炒至鼓起，呈暗黄褐色或焦黄色时，取出，晾凉，及时贮藏。

**4. 醋鸡内金**  将净鸡内金片适当压碎，置预热的制器具内，用文火炒至鼓起，均匀喷淋醋液，再略炒干，取出，干燥，及时贮藏。

每100kg净鸡内金，用醋15kg。

【成品质量】

**1. 鸡内金**  为不规则的卷片，表面黄色、黄绿色或黄褐色，薄而半透明，具明显的条状皱纹，质脆，易碎，断面角质样，有光泽，气微腥，味微苦。

**2. 炒鸡内金**  本品形如鸡内金，发泡鼓起，暗黄褐色或焦黄色，质松脆，易碎，断面有光泽，有焦香气。

**3. 醋鸡内金**  本品形如鸡内金，鼓起，表面黄褐色，略有醋气。

【炮制作用】鸡内金甘，平。归脾、胃、小肠、膀胱经。具有健胃消食，涩精止遗，通淋化石的功能。用于食积不消，呕吐泻痢，小儿疳积，遗尿，遗精，石淋涩痛，胆胀胁痛。生品长于攻积，化石通淋。多用于泌尿系统结石和胆道结石的治疗。炒鸡内金质地酥脆，并矫正不良气味，利于服用，增强健脾消积的作用。用于消化不良，食积不消及小儿疳积等。醋鸡内金有疏肝助脾作用，且质地酥脆，并矫正不良气味，利于服用。多用于脾胃虚弱，脘腹胀满等。

【炮制研究】鸡内金含胃激素、角蛋白、氨基酸以及微量胃蛋白酶、淀粉酶等。对清炒和醋制鸡内金炮制前后微量元素及其溶出率和水解氨基酸进行分析，结果表明，两种方法炮制后鸡内金中的无机元素含量多数略有升高，铅含量降低。清炒后水解氨基酸降低5.26%，但7种人体必需氨基酸含量基本不变。醋制后水解氨基酸升高1.88%。两种炮制品都显著地增加了无机元素的溶出率，有利于人体的吸收利用。

【贮藏】置干燥处，防蛀。

# 学习任务五  蛤粉烫技术

PPT

蛤粉烫制技术是将净制或切制后的药材与适量蛤粉共同拌炒的炮制技术。蛤粉加热到一定程度时，流动性较好且温度较高。具体操作方法：将研细的蛤粉置锅内，用中火加热炒至蛤粉滑利时，倒入药材不断翻动，将药材炒烫至表面鼓起内部疏松时取出，筛去蛤粉，放凉。

蛤粉烫制技术适用于动物胶类药材，常用蛤粉烫的药物有阿胶、鹿角胶等。辅料用量为每100kg净药材，用蛤粉30~50kg。

（一）炮制目的

**1. 使药材质地酥脆，便于粉碎和制剂**  如阿胶类药材，经炒后鼓起，质地酥脆，便于粉碎和制剂。

**2. 降低药材滋腻之性，矫正不良臭味**  如动物和胶类药材，经炒后质地酥脆，气味芳香，且降低滋腻之性，可利于服用。

**3. 增强某些药材清热化痰作用**  如阿胶经蛤粉炒后，可增强其清肺化痰的作用。

（二）成品质量

1. 经蛤粉炒后的药材表面呈灰白色或黄白色，鼓起成珠，质地酥脆，内无胶茬，有香气。

2. 成品含生片、糊片不得超过2%。

## （三）注意事项

1. 在炒制前，应将胶类药材烘软切成均匀的胶丁。

2. 投入胶丁应均匀不可重叠，否则会相互粘连，造成不圆整且影响外观。

3. 炒制时火力应适当，以防药材焦糊或"炒僵"，若大量炒制应先少量试炒，可便于掌握火力，保证成品质量。

## 阿胶

【处方用名】阿胶、阿胶珠。

【来源】本品为马科动物驴 *Equus asinus* L. 的干燥皮或鲜皮经煎煮、浓缩制成的固体胶。

【炮制方法】

**1. 阿胶** 捣成碎块；或取阿胶块，置文火上烘软，切成小方块（习称"胶丁"）。

**2. 阿胶珠** 将蛤粉置预热的炒制器具内，用中火加热至灵活状态时，立即投入阿胶丁（0.4 ~ 1cm），快速翻炒至表面鼓起成珠，内无溏心时，取出，筛去蛤粉，放凉。

每 100kg 阿胶，用蛤粉 30 ~ 50kg。

**3. 蒲黄炒阿胶** 取蒲黄适量置预热的炒制器具内，用文火炒热，加入阿胶丁，炒至鼓起呈圆球形，内无溏心，迅速取出，筛去蒲黄，晾凉，及时贮藏。《江苏省中药饮片炮制规范》2020 年版）

【成品质量】

**1. 阿胶** 不规则块状，大小不一；或呈小方块形，棕色或黑褐色，有光泽，断面光亮，碎片对光照视呈棕色，半透明状，质硬而脆，气微，味微甘。

阿胶含 L-羟脯氨酸不得少于 8.0%，甘氨酸不得少于 18.0%，丙氨酸不得少于 7.0%，L-脯氨酸不得少于 10.0%。含特征多肽以驴源多肽 $A_1$（$C_{41}H_{68}N_{12}O_{13}$）和驴源多肽 $A_2$（$C_{51}H_{82}N_{18}O_{18}$）的总量计应不得少于 0.15%。

**2. 阿胶珠** 呈类圆球形，表面灰白色或棕黄色，附有白色粉末，内部呈蜂窝状，断面中空或多孔状，淡黄色至棕色，体轻，质酥，易碎。气微，味微甜。

阿胶珠含 L-羟脯氨酸不得少于 8.0%，甘氨酸不得少于 18.0%，丙氨酸不得少于 7.0%，L-脯氨酸不得少于 10.0%。含特征多肽同阿胶。

**3. 蒲黄炒阿胶** 呈类球状。表面深土黄色，体轻，质酥，易碎。断面中空或多孔状，棕黄色至棕褐色

蒲黄炒阿胶含 L-羟脯氨酸不得少于 8.0%，甘氨酸不得少于 18.0%，丙氨酸不得少于 7.0%，L-脯氨酸不得少于 10.0%。

【炮制作用】阿胶甘，平。归肺、肝、肾经。具有补血滋阴，润燥，止血的功能。用于血虚萎黄，眩晕心悸，肌痿无力，心烦不眠，虚风内动，肺燥咳嗽，劳嗽咯血，吐血尿血，便血崩漏，妊娠胎漏。生品长于滋阴补血。多用于血虚萎黄，眩晕心悸，心烦不眠，虚风内动等。多入汤剂，烊化服用。蛤粉炒阿胶降低其滋腻之性，质变酥脆，利于调剂和制剂，同时也矫正了不良气味。善于益肺润燥。多用于阴虚咳嗽，久咳少痰或痰中带血。蒲黄炒阿胶增强其补血止血作用。

【炮制研究】阿胶中具滋补作用的主要成分为蛋白水解物，无臭味。但在制胶时，由于长期浸泡发生腐败，生成游离氨、三甲胺、吲哚、甲基吲哚等挥发性臭味物质，在煮胶、收胶、凉胶至出成品过程中一直保留。内服时异臭味可引起恶心、呕吐等，甚至产生过敏反应。经蛤粉或蒲黄炒后，不仅能使阿胶质地酥脆，便于粉碎，挥发性臭味物质得以挥发，对消化道的刺激作用减轻。

【贮藏】密闭，防潮。

### 鹿角胶

【处方用名】鹿角胶、鹿角胶珠。

【来源】本品为鹿科动物马鹿 *Cervus elaphus* Linnaeus 或梅花鹿 *Cervus nippon* Temminck 已骨化的角或锯茸后翌年春季脱落的角基，经水煎煮、浓缩制成的固体胶。

【炮制方法】

**1. 鹿角胶**　取原药材，捣成碎块；或烘软，切成小方块（丁）。

**2. 鹿角胶珠**　取蛤粉适量置预热的炒制器具内，文火加热至灵活状态时，投入鹿角胶丁，不断翻炒至鼓起呈圆球形、内无溏心时，取出，筛去蛤粉，晾凉，及时贮藏。（《山东省中药炮制规范》2012 年版）

每 100kg 鹿角胶块，用蛤粉 30~50kg。

【成品质量】

**1. 鹿角胶**　为不规则碎块，或为扁方形块，黄棕色或红棕色，半透明，有的上部有黄白色泡沫层。质脆，易碎，断面光亮，气微，味微甜。

鹿角胶含 L-羟脯氨酸不得少于 6.6%、甘氨酸不得少于 13.3%、丙氨酸不得少于 5.2%、L-脯氨酸不得少于 7.5%。

**2. 鹿角胶珠**　类圆形，表面黄白色至淡黄色，较光滑，附有少量蛤粉，质松泡易碎，略有香味，味微甜。

【炮制作用】鹿角胶甘、咸，温。归肾、肝经。具有温补肝肾、益精养血的功能。用于肝肾不足所致的腰膝酸冷，阳痿遗精，虚劳羸瘦，崩漏下血，便血尿血，阴疽肿痛。鹿角胶珠经蛤粉炒后降低其滋腻性，质变酥脆，并矫正其不良气味，便于粉碎和服用，可入丸、散剂。

【贮藏】密闭，防潮。

## 学习任务六　滑石粉烫技术

PPT

滑石粉烫技术是将净制或切制后的药材与适量的滑石粉共同拌炒的炮制技术，又称滑石粉炒。具体操作方法：取滑石粉置炒制容器内，用中火加热至灵活状态时，投入待炮炙品，翻炒至鼓起、酥脆、表面黄色或至规定程度时，迅速取出，筛去滑石粉，放凉。

滑石粉烫适用于炒烫韧性较大的动物类药物，如水蛭、刺猬皮等。除另有规定外，辅料用量为每 100kg 净药材，用滑石粉 40~50kg。

（一）炮制目的

**1. 质地酥脆、便于粉碎和煎煮**　如象皮、黄狗肾。

**2. 降低毒性和矫正不良气味**　如水蛭、刺猬皮。

（二）成品质量

1. 药材经滑石粉炒烫后，表面呈黄色或色泽加深，鼓起，质地酥脆，具香气。

2. 成品含生片、糊片不得超过 2%。

（三）注意事项

1. 药材在炒制前应大小分档，且要切成小段或小块。

2. 滑石粉炒过程中应注意控制火力，防止药物出现生熟不均或焦化。

3. 辅料可反复使用，滑石粉颜色出现明显变化后不能再用。

## 水蛭

【处方用名】水蛭、烫水蛭。

【来源】本品为水蛭科动物蚂蟥 *Whitmania pigra* Whitman、水蛭 *Hirudo nipponica* Whitman 或柳叶蚂蟥 *Whitmania acranulata* Whitman 的干燥全体。夏、秋二季捕捉，用沸水烫死，晒干或低温干燥。

【炮制方法】

**1. 水蛭**　取原药材，洗净，切段，干燥。

**2. 烫水蛭**　取净滑石粉置炒制器具内，用中火加热炒至灵活状态，放入水蛭段，炒至微鼓起呈棕黄色时，取出，筛去滑石粉，放凉。

每 100kg 水蛭，用滑石粉 40kg。

【成品质量】

**1. 水蛭**　本品呈不规则的段状、扁块状或扁圆柱状。背部表面黑褐色，稍隆起，腹面棕褐色，均可见细密横环纹。切面灰白色至棕黄色，胶质状。质脆，气微腥。

**2. 烫水蛭**　本品形同水蛭，略鼓起，背部黑褐色，腹面棕黄色至棕褐色，附有少量白色滑石粉。断面松泡，灰白色至焦黄色。气微腥。

【炮制作用】水蛭咸、苦，平；有小毒。归肝经。具有破血通经，逐瘀消癥的功能。用于血瘀经闭，癥瘕痞块，中风偏瘫，跌扑损伤。烫水蛭质地酥脆，利于粉碎，便于调剂和制剂，更能降低毒性。用于跌打损伤，内损瘀血，心腹疼痛等。

【炮制研究】新鲜水蛭唾液腺中含水蛭素，遇热及稀盐酸易破坏。还含肝素、抗血栓素、蛋白质等。实验研究及临床应用经验均证明，水蛭毒性极低，烫后虽然易碎、矫味，但也会降低其疗效。利用粉碎机制粉，装入胶囊中吞服，既可保持药效，又可矫味，便于服用，目前临床中使用水蛭，宜选用此法，应逐步验证，替代传统炮制品。

【贮藏】置干燥处，防蛀。

## 刺猬皮

【处方用名】刺猬皮、烫刺猬皮、炒刺猬皮。

【来源】本品为刺猬科动物刺猬 *Erinaceus europaeus* L. 或短刺猬 *Hemiechinus dauricus* Sundevall 的干燥外皮。全年均可捕捉，剥取外皮，翻开，铲去残肉，薄薄地撒上一层石灰，用篾片将皮撑开，于通风处阴干。

【炮制方法】

**1. 刺猬皮**　除去残肉和杂质，洗净，切块，干燥。（《湖北省中药材质量标准》2018 年版）

**2. 烫刺猬皮**　取净滑石粉置预热的炒制器具内，用文火加热炒至灵活状态时，放入净刺猬皮块，缓缓翻动，炒至刺尖卷曲焦黄，肉皮呈黄色鼓起，取出，筛去滑石粉，放凉。

每 100kg 净刺猬皮，用滑石粉 40kg。（《北京市中药饮片炮制规范》2008 年版）

**3. 炒刺猬皮**　取净制的河砂置炒制器具内，用武火炒热后至滑利自如时，加入净刺猬皮块，炒至刺焦枯，皮肉焦黄，取出，筛去河砂，趁热将醋喷入，拌匀，吸尽后，以文火炒干。（《湖北省中药材质量标准》2018 年版）

每 100kg 净刺猬皮，用米醋 13kg。

【成品质量】

**1. 刺猬皮**　本品为密生硬刺的不规则小块，外表灰白色、黄色或灰褐色，皮内面灰白色，边缘有毛，质坚韧，有特殊腥臭气。

**2. 烫刺猬皮** 本品形如刺猬皮，边缘略向内卷曲。外表面焦黄色，刺尖焦枯。内表面黑褐色，质松脆。微有腥气。

**3. 炒刺猬皮** 本品形如刺猬皮，表面鼓起，棕褐色至焦黄色。刺尖焦枯或弯曲，易折断，皮部边缘向内卷曲。微有腥臭味。

【炮制作用】刺猬皮微苦、甘、平。归胃经、大肠经。具有止血行瘀，固精缩尿，止痛的作用。生品腥味大，一般不生用，临床多用炮制品。烫刺猬皮质地松脆，便于煎煮和粉碎，矫正不良气味。炒刺猬皮行瘀止痛作用增强，矫臭矫味。用于胃痛吐食，痔瘘下血，遗精，遗尿等。

【炮制研究】刺猬皮含蛋白质、脂肪、胶原、钙盐等。经炒制后，由于高温作用，能使钙盐生成氧化钙，收涩之性大增。内服后在胃酸的作用下，形成可溶性钙盐，易于吸收，从而增加人体内钙的含量，促进血凝，增强收敛止血的作用。

【贮藏】置干燥处，防蛀。

### 执考对接

根据《国家执业药师资格考试大纲》（第九版·2025）要求，加固体辅料炒技术为考点内容，其具体要求与教材内容见表9-1。

表9-1 加固体辅料炒法考点与教材内容对照表

| 细目 | 要点 | 教材内容 |
|---|---|---|
| 炒法 | 麸炒：枳壳、苍术、僵蚕的炮制方法与作用 | 麸炒：枳壳、苍术、僵蚕 |
| | 米炒：党参、斑蝥的炮制方法与作用 | 米炒：斑蝥、党参 |
| | 土炒：白术、山药的炮制方法与作用 | 土炒：白术、山药 |
| | 砂炒：马钱子、骨碎补、鳖甲、龟甲、鸡内金的炮制方法与作用 | 砂炒：马钱子、骨碎补、鳖甲、鸡内金、龟甲 |
| | 滑石粉炒：水蛭的炮制方法与作用 | 滑石粉炒：水蛭 |
| | 蛤粉炒：阿胶的炮制方法与作用 | 蛤粉炒：阿胶 |

### 目标检测

答案解析

**一、单项选择题**

1. 宜采用米炒的药物是（ ）
   A. 白术　　B. 山药　　C. 党参
   D. 枳壳　　E. 枳实

2. 斑蝥适宜用（ ）辅料炒制
   A. 米　　B. 土　　C. 麦麸
   D. 河砂　　E. 滑石粉

3. 可以用滑石粉烫制的药物是（ ）
   A. 山药　　B. 斑蝥　　C. 水蛭
   D. 龟甲　　E. 白术

4. 龟甲可采用（ ）炮制方法
   A. 砂烫　　B. 砂烫醋淬　　C. 土炒

　　D. 滑石粉烫　　　　　　　　E. 米炒

5. 滑石粉烫法，每100kg净药材，用滑石粉（　　）

　　A. 30~40kg　　　　　　　B. 40~50kg　　　　　　　C. 45~55kg

　　D. 30kg　　　　　　　　　E. 60kg

6. 炮制醋鳖甲时，每100kg净鳖甲，用醋（　　）

　　A. 10kg　　　　　　　　　B. 15kg　　　　　　　　　C. 20kg

　　D. 25kg　　　　　　　　　E. 30kg

7. 阿胶宜采用的炮制方法是（　　）

　　A. 砂烫　　　　　　　　　B. 蛤粉烫　　　　　　　　C. 土炒

　　D. 米炒　　　　　　　　　E. 麸炒

## 二、多项选择题

1. 砂烫的炮制目的有（　　）

　　A. 降低毒性　　　　　　　B. 使药物质地酥脆　　　　C. 便于粉碎和煎煮

　　D. 增强疗效　　　　　　　E. 矫臭矫味

2. 麸炒的注意事项有（　　）

　　A. 药材炒制前一定要大小分档，且要干燥

　　B. 火力要适中，通常用中火炒制

　　C. 麸炒时应先将麦麸炒至冒浓黄烟，达到熏炒的目的

　　D. 麦麸过少烟气不足

　　E. 当炒至所需程度时，应快速出锅并筛去麦麸，以免影响成品质量

## 三、简答题

请简述米炒的具体操作方法。该方法适用范围及代表药材有哪些?

---

**书网融合……**

重点小结　　　　　习题

# 项目十 炙制技术

学习目标

**知识目标**：通过本项目的学习，应掌握炙制技术的含义，炙制技术与加辅料炒制技术的区别；酒炙、醋炙、盐炙、蜜炙、姜炙、油炙的含义、炮制目的和操作方法；常见饮片的炮制方法和操作要点。熟悉各炮制成品的炮制目的和成品质量要求。了解饮片的炮制研究和贮藏。

**能力目标**：能根据相关质量标准，对常见药物进行炙制操作，能判断酒炙、醋炙、盐炙、蜜炙、姜炙、油炙炮制品的成品质量。

**素质目标**：通过本项目的学习，树立细致严谨的饮片生产理念；培养安全生产意识与岗位责任心；培养工匠精神与创新精神。

情境导入

**情境**：王某近几日出现了头晕头痛、牙龈红肿、咽喉肿痛、大便秘结等症状。就医后医生开了黄连上清片。王某查看药品说明书后非常不解，自己除了牙龈肿痛等上火的症状，为什么医生开的黄连上清片中有用酒炮制的药物？

**思考**：1. 请问在黄连上清片中，为什么有酒大黄、酒黄柏？

2. 你还知道有哪些药物可以用酒来炮制？

将净选或切制后的药物，加入定量的液体辅料拌炒，使辅料逐渐渗入药物组织内部的炮制方法，称为炙制技术。

药物吸入辅料经加热炒制后在性味、功效、作用趋向、归经和理化性质方面均能发生某些变化，起到降低毒性、抑制偏性、增强疗效、矫臭矫味和使有效成分易于溶出等作用，从而最大限度地发挥疗效。

炙制技术与加辅料炒制技术在操作方法上基本相似，但二者又有区别。加辅料炒制技术使用固体辅料，掩埋翻炒使药物受热均匀或黏附表面共同入药；而炙制技术则是用液体辅料，拌匀闷润使辅料渗入药物内部发挥作用。加辅料炒的温度较高，一般用中火或武火，在锅内翻炒时间较短，药物表面颜色变黄或加深；炙制技术所用温度较低，一般用文火，在锅内翻炒时间稍长，以药物炒干为宜。

炙制技术根据所用辅料不同，可分为酒炙、醋炙、盐炙、姜炙、蜜炙、油炙等。

炙制技术操作流程如图 10 - 1 所示。

## 学习任务一　酒炙技术

将净选或切制后的药物，加入定量黄酒拌炒的方法称为酒炙技术。

黄酒味甘、辛，性大热。气味芳香，能升能散，宣行药势，具有活血通络、祛风散寒、矫臭、去腥的作用。故酒炙技术多用于苦寒清热药、活血散瘀药、祛风通络药及动物类中药。

**（一）操作方法**

**1. 先拌酒后炒药**　将净选或切制后的药物与定量黄酒拌匀，稍闷润，待黄酒被吸尽后，置于温

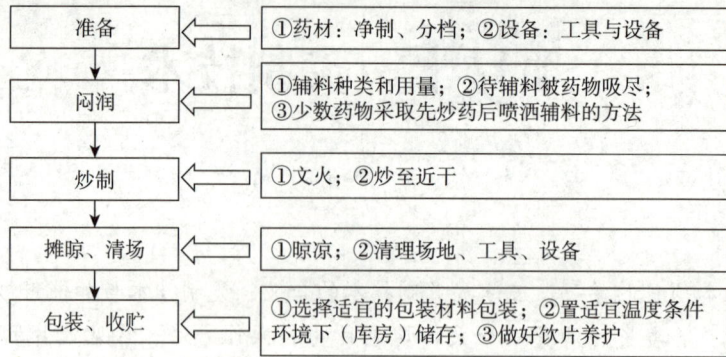

图 10 – 1 炙制技术操作流程

度适宜的热锅内，用文火炒干，取出晾凉。此法适用于质地较坚实的根及根茎类药物，如黄连、川芎、白芍等。

**2. 先炒药后加酒**　先将净制或切制后的药物，置于温度适宜的热锅内，文火加热炒至一定程度，再喷洒定量黄酒炒干，取出晾凉。此法多用于质地疏松的药物，如五灵脂。

酒炙一般多采用先拌酒后炒药的方法。先炒药后加酒的方法不易使酒渗入药物内部，加热翻炒时，酒易迅速挥发，所以只有个别药物适用此法。

酒炙时，除另有规定外，一般用黄酒。黄酒的用量：一般为每 100kg 药物，用黄酒 10～20kg。

### （二）成品质量

1. 酒炙品色泽较生品稍深，微带焦斑，略具酒气。
2. 成品含生片、糊片不得超过 2%，含水分不得超过 13%，含药屑、杂质不得超过 1%。

### （三）炮制目的

**1. 缓和药性，引药上行**　如大黄、黄连、黄柏等苦寒清热药，生品沉降下行，多用于清中、下焦湿热。酒炙后既可缓其苦寒之性，免伤脾胃阳气，还能借酒的升提之力引药上行，清上焦邪热。

**2. 增强活血通络作用**　如当归、川芎、丹参等活血祛瘀、通经活络的药物，酒炙能起协同作用，增强疗效。

**3. 矫臭去腥**　如乌梢蛇、蕲蛇、地龙等具有腥气的动物药，经酒炙可矫其不良气味，便于服用。

### （四）注意事项

1. 加黄酒拌润药物时，容器上面应加盖，以免黄酒迅速挥发。
2. 黄酒用量较少不易与药物拌匀时，可先将黄酒加适量水稀释后，再与药物拌润。
3. 药物在加热炒制时，火力不宜过大，一般用文火，勤加翻动，炒至近干、颜色加深时，即可取出，晾凉。

## 丹参

【处方用名】丹参、酒丹参。

【来源】本品为唇形科植物丹参 *Salvia miltiorrhiza* Bge. 的干燥根和根茎。春、秋二季采挖，除去泥沙，干燥。

【炮制方法】

**1. 丹参**　取原药材，除去杂质和残茎，洗净，润透，切厚片，干燥。

**2. 酒丹参**　取净丹参片，加定量黄酒拌匀，闷润至酒被吸尽后，置于温度适宜的热锅内，用文火炒干，取出，晾凉，筛去药屑。

每100kg净丹参片，用黄酒10kg。

**【成品质量】**

**1. 丹参**　呈类圆形或椭圆形的厚片。外表皮棕红色或暗棕红色，粗糙，具纵皱纹。切面有裂隙或略平整而致密，有的呈角质样，皮部棕红色，木部灰黄色或紫褐色，有黄白色放射状纹理。气微，味微苦涩。

丹参中醇溶性浸出物不得少于11.0%，水溶性浸出物不得少于35.0%。

**2. 酒丹参**　形如丹参片，表面红褐色，略具酒香气。

酒丹参中醇溶性浸出物不得少于11.0%，水溶性浸出物不得少于35.0%。

**【炮制作用】**丹参味苦，性微寒。归心、肝经。具有活血祛瘀，通经止痛，清心除烦，凉血消痈。用于胸痹心痛，脘腹胁痛，癥瘕积聚，热痹疼痛，心烦不眠，月经不调，痛经经闭，疮疡肿痛。丹参多生用。丹参生品性偏寒凉，长于祛瘀止痛，清心除烦。多用于血热瘀滞所致的胸痹心痛，脘腹胁痛，热痹疼痛，心烦不眠，疮疡肿痛，产后腹痛，心腹疼痛及肢体疼痛。酒丹参可缓和寒凉之性，增强活血祛瘀、调经的作用。多用于月经不调，痛经经闭，恶露不下，癥瘕积聚。

**【炮制研究】**丹参含脂溶性成分丹参酮类、丹参酮醌类、丹参内酯类等；水溶性成分主要是丹酚酸类、丹参素、原儿茶醛、迷迭香酸、紫草酸等。丹参切片前经水浸泡，水溶性成分损失严重，因此切片前软化应尽量减少浸泡和闷润时间。丹参饮片经酒炙、醋炙或炒炭后，水溶性总酚浸出量显著增高，丹参活血调经、镇痛作用增强，与文献所载"酒制助其活血调经，能增强活血、镇痛作用"相符。丹参酮 $II_A$ 对光和热不稳定，随加热温度的升高和时间延长而损失的程度加重，且在饮片加工过程中丹参酮 $II_A$ 损失严重，但不同炮制品中水溶性总酚和总丹参酮的含量均有不同程度的提高。测定丹参生品及其炮制品的水浸出物、醇浸出物、总丹参酮、丹参酮 $II_A$ 的含量，结果酒炙丹参质量最好。

**【贮藏】**置干燥处。

# 白芍

**【处方用名】**白芍、炒白芍、土白芍、酒白芍、醋白芍。

**【来源】**本品为毛茛科植物芍药 *Paeonia lactiflora* Pall. 的干燥根。夏、秋二季采挖，洗净，除去头尾和细根，置沸水中煮后除去外皮或去皮后再煮，晒干。

**【炮制方法】**

**1. 白芍**　洗净，润透，切薄片，干燥。

**2. 酒白芍**　取净白芍片，加黄酒拌匀稍润，置预热的炒制器具内，用文火炒至微黄色身干为度，取出放凉。

每100kg净白芍片，用黄酒10～20kg。

**3. 醋白芍**　取净白芍片，加米醋拌匀，稍闷润，待米醋被吸尽后，置预热的炒制器具内，用文火炒干，取出，放凉，筛去碎屑。

每100kg净白芍片，用米醋15kg。（《广东省中药饮片炮制规范》第一册）

**4. 炒白芍**　取净白芍片置预热的炒制器具内，用文火炒至表面微黄色，取出放凉。

**5. 土白芍**　将灶心土粉置预热的炒制器具内，用中火加热至灵活状态时，投入净白芍片，翻炒至表面均匀挂土色，取出，筛去土粉，放凉。

每100kg净白芍片，用灶心土粉30kg。（《北京市中药饮片炮制规范》2008年版）

**【成品质量】**

**1. 白芍**　呈类圆形的薄片。表面淡棕红色或类白色。切面微带棕红色或类白色，形成层环明显，可见稍隆起的筋脉纹呈放射状排列。气微，味微苦、酸。

白芍含芍药苷（$C_{23}H_{28}O_{11}$）不得少于1.2%。

**2. 酒白芍** 形如白芍片，表面微黄色或淡棕黄色，有的可见焦斑。微有酒香气。

酒白芍含芍药苷（$C_{23}H_{28}O_{11}$）不得少于1.2%。

**3. 醋白芍** 形如白芍片，切面微黄色至棕黄色。微具醋气，味微苦、酸。

**4. 炒白芍** 形如白芍片，表面微黄色或淡棕黄色，有的可见焦斑。气微香。

炒白芍含芍药苷（$C_{23}H_{28}O_{11}$）不得少于1.2%。

**5. 土白芍** 形如白芍片，表面显土色，附有细土末。质坚脆。微有土香气。

【炮制作用】白芍苦、酸，微寒。归肝、脾经。具有养血调经，敛阴止汗，柔肝止痛，平抑肝阳的功能。用于血虚萎黄，月经不调，自汗，盗汗，胁痛，腹痛，四肢挛痛，头痛眩晕。生用善于养血敛阴，平抑肝阳，多用于血虚萎黄，头痛眩晕，四肢挛急，腹痛，自汗，盗汗等。经炒后，药性稍缓，并能增强养血敛阴作用，多用于肝旺脾虚之症。土白芍，借土气入脾，柔肝和脾、止泻作用增强，用于肝阳脾虚泄泻，或泻痢日久，喜按喜温等证。酒白芍，酸寒之性减弱，善于和中缓急，多用于胁肋疼痛，腹痛，尤其是产后腹痛。醋白芍，醋炙后引药入肝，敛血养血，疏肝解郁的作用增强。用于肝郁乳汁不通，尿血等。

【炮制研究】酒白芍炮制过程中黄酒的用量及闷润时间均会影响芍药苷含量。研究表明，酒白芍的最佳炮制工艺为：每100kg白芍，用黄酒10kg，闷润时间15分钟。

【贮藏】置干燥处，防蛀。

## 当归

【处方用名】当归、酒当归、土炒当归、当归炭。

【来源】本品为伞形科植物当归 *Angelica sinensis*（Oliv.）Diels 的干燥根。秋末采挖，除去须根和泥沙，待水分稍蒸发后，捆成小把，上棚，用烟火慢慢熏干；或晾晒；或低温烘干。

【炮制方法】

**1. 当归** 取原药材，除去杂质，洗净，润透，切薄片，晒干或低温干燥。

**2. 酒当归** 取净当归片，用定量黄酒拌匀，闷润至酒被吸尽后，置于温度适宜的热锅内，用文火炒至深黄色时，取出，晾凉，筛去药屑。

每100kg净当归片，用黄酒10kg。

**3. 土炒当归** 将灶心土粉置预热适度的炒制容器内，中火加热炒至土呈灵活状态，投入净当归片，炒至当归片上粘满细土时，取出，筛去土粉，摊凉。（《湖南省中药饮片炮制规范》2021年版）

每100kg净当归片，用灶心土细粉30kg。

**4. 当归炭** 取净当归片，置预热适度的炒制容器内，用中火炒至外表面微黑色，取出晾凉。（《湖南省中药饮片炮制规范》2021年版）

【成品质量】

**1. 当归** 呈类圆形、椭圆形或不规则薄片。外表皮浅棕色至棕褐色。切面浅棕黄色或黄白色，平坦，有裂隙，中间有浅棕色的形成层环，并有多数棕色的油点，香气浓郁，味甘、辛、微苦。

当归醇溶性浸出物不得少于45.0%。

**2. 酒当归** 形如当归片。切面深黄色或浅棕黄色，略有焦斑。香气浓郁，并略有酒香气。

酒当归醇溶性浸出物不得少于50.0%。

**3. 土炒当归** 形如当归片，表面挂土粉，呈土黄色，具土香气。

**4. 当归炭** 形如当归片，表面黑褐色，断面灰棕色，质枯脆，气味减弱，并带涩味。

【炮制作用】当归味甘、辛，性温。归肝、心、脾经。生品质润，具有补血活血，调经止痛，润肠通便的功能。传统习惯止血用当归头，补血用归身，破血用当归尾，补血活血用全当归。当归生用质润，长于补血润肠，多用于血虚萎黄，眩晕心悸，肠燥便秘。酒当归，活血通经、祛瘀止痛作用增强，用于经闭痛经，风湿痹痛，跌打损伤，瘀血肿痛。土炒当归，既能补血又不致滑肠，可治血虚便溏，腹中时痛。当归炭，以止血和血为主，用于崩漏下血。

**【炮制研究】** 当归含挥发油、有机酸类、糖类及尿嘧啶、腺嘌呤、胆碱、维生素、微量元素等。当归头、身、尾三部分挥发油含量、糖含量均无明显差别，但微量元素的含量有差别；归头中的钙、铜、锌最高，归尾中钾、铁含量高；挥发油含量，归尾比归头高，但挥发油中藁本内酯含量，却以归尾中最低。阿魏酸含量以归尾最高，归身次之，归头最低。这与传统经验认为归尾破血的经验相吻合。当归不同炮制品中阿魏酸含量为：生当归≈酒当归>当归炭。藁苯内酯含量为：当归炭>酒当归>生当归。当归不同炮制品中挥发油含量顺序为：酒当归>生当归>土炒当归。当归对子宫有"双向性"调节作用，其水溶性和醇溶性成分能兴奋子宫，高沸点挥发油能抑制子宫。当归头、身、尾三种煎剂均有明显兴奋家兔子宫平滑肌的作用。

**【贮藏】** 置阴凉干燥处，防潮，防蛀。

## 牛膝

**【处方用名】** 牛膝、酒牛膝、盐牛膝。

**【来源】** 本品为苋科植物牛膝 *Achyranthes bidentata* Bl. 的干燥根。冬季茎叶枯萎时采挖，除去须根和泥沙，捆成小把，晒至干皱后，将顶端切齐，晒干。

**【炮制方法】**

**1. 牛膝** 取原药材，除去杂质，洗净，润透，除去残留芦头，切段，干燥。

**2. 酒牛膝** 取净牛膝段，加入定量黄酒拌匀，闷润，待酒被吸尽后，置于温度适宜的热锅内，用文火加热、炒干，取出，晾凉，筛去药屑。

每 100kg 牛膝段，用黄酒 10kg。

**3. 盐牛膝** 取净牛膝段，加入定量食盐水拌匀，闷润，待盐水被吸尽后，置于温度适宜的热锅内，用文火加热、炒干，取出，晾凉，筛去药屑。(《全国中药炮制规范》1988 年版)

每 100kg 牛膝段，用食盐 2kg。

**【成品质量】**

**1. 牛膝** 呈圆柱形的段。外表皮灰黄色或淡棕色，有微细的纵皱纹及横长皮孔。质硬脆，易折断，受潮变软。切面平坦，淡棕色或棕色，略呈角质样而油润，中心维管束木部较大，黄白色，其外围散有多数黄白色点状维管束，断续排列成 2~4 轮。气微，味微甜而稍苦涩。

牛膝含 $\beta$-蜕皮甾酮（$C_{27}H_{44}O_7$）不得少于 0.030%。

**2. 酒牛膝** 形如牛膝段，表面色略深，偶见焦斑，微有酒香气。

酒牛膝含 $\beta$-蜕皮甾酮（$C_{27}H_{44}O_7$）不得少于 0.030%。

**3. 盐牛膝** 形如牛膝段，多有焦斑，微有咸味。

**【炮制作用】** 牛膝味苦、甘、酸，性平。归肝、肾经。具有逐瘀通经，补肝肾，强筋骨，利尿通淋，引血下行的功效。牛膝生品长于活血祛瘀，引血下行。用于经闭，痛经，腰膝酸痛，筋骨无力，淋证，水肿，头痛，眩晕，牙痛，口疮，吐血，衄血。酒牛膝活血祛瘀、痛经止痛作用增强，用于风湿痹痛，肢体活动不利。盐牛膝能引药下行入肾经，增强补肝肾、强筋骨、利尿通淋的作用。用于肾虚腰痛，小便淋沥涩痛，尿血，小便不利。

**【炮制研究】** 牛膝主要含有糖类、皂苷类、植物甾酮类及黄酮类成分。牛膝经酒炙后，蜕皮甾酮含量升高。牛膝不同种类、不同浓度酒炮制品中甜菜碱的含量为：生品>白酒炙品>花雕酒炙品>加饭酒炙品＞河南黄酒炙品。牛膝炮制后齐墩果酸含量以生牛膝最高，酒牛膝次之，盐牛膝最低。切制、酒炙对牛膝重金属含量及农药残留量有一定降低作用。牛膝不同炮制品均有一定程度的镇痛作用，以酒牛膝镇痛作用强而持久，并且抗炎作用最显著。进一步研究表明，牛膝酒炙后活血化瘀作用增强。

【贮藏】置阴凉干燥处，防潮。

## 大黄

【处方用名】大黄、酒大黄、熟大黄、大黄炭、清宁片。

【来源】本品为蓼科植物掌叶大黄 *Rheum palmatum* L. 唐古特大黄 *Rheum tanguticum* Maxim. ex Balf. 或药用大黄 *Rheum officinale* Baill. 的干燥根和根茎。秋末茎叶枯萎或次春发芽前采挖，除去细根，刮去外皮，切瓣或段，绳穿成串干燥或直接干燥。

【炮制方法】

**1. 大黄** 取原药材，除去杂质，大小分开，洗净，润透，切厚片或块，晾干，筛去药屑。

**2. 酒大黄** 取净大黄片或块，用定量黄酒拌匀，闷润，待黄酒被吸尽后，置于温度适宜的热锅内，用文火炒干，色泽加深，取出，晾凉，筛去药屑。

每100kg净大黄片或块，用黄酒10kg。

**3. 熟大黄**

（1）酒炖 取大黄片或块，用定量黄酒拌匀，闷润，待黄酒被吸尽后，装入炖药罐内，密闭，隔水炖至大黄内外均呈黑色时，取出，干燥。

（2）酒蒸 取大黄片或块，用定量黄酒拌匀，闷润，待黄酒被吸尽后，装入适宜蒸制容器内，密闭，蒸至大黄内外均呈黑色时，取出，干燥。

每100kg大黄片或块，用黄酒30kg。

**4. 大黄炭** 取净大黄片或块，置于温度适宜的热锅内，用武火加热，炒至表面焦黑色、内部焦褐色，取出，晾凉，筛去药屑。

**5. 清宁片** 取净大黄片或块，置煮制容器内，加水没过药面，用武火加热，煮烂时，加入黄酒（100∶30）搅拌，再煮成泥状，取出，晒干，粉碎，过100目筛，取细粉，再与定量黄酒、炼蜜混合成团块状，置笼屉内蒸透，取出揉匀，搓成直径约14mm的圆条，于50~55℃低温干燥，烘至七成干时，装入容器内，闷约10天至内外湿度一致，手摸有挺劲，取出，切厚片，晾干，筛去药屑。（《全国中药炮制规范》1988年版）

每100kg净大黄片或块，用黄酒75kg，炼蜜40kg。

【成品质量】

**1. 大黄** 呈不规则类圆形厚片或块，大小不等。外表皮黄棕色或棕褐色，有纵皱纹及疙瘩状隆起。切面黄棕色至淡红棕色，较平坦，有明显散在或排列成环的星点，有空隙。

大黄含总蒽醌以芦荟大黄素（$C_{15}H_{10}O_5$）、大黄酸（$C_{15}H_8O_6$）、大黄素（$C_{15}H_{10}O_5$）、大黄酚（$C_{15}H_{10}O_4$）和大黄素甲醚（$C_{16}H_{12}O_5$）的总量计，不得少于1.5%。含游离蒽醌以芦荟大黄素（$C_{15}H_{10}O_5$）、大黄酸（$C_{15}H_8O_6$）、大黄素（$C_{15}H_{10}O_5$）、大黄酚（$C_{15}H_{10}O_4$）和大黄素甲醚（$C_{16}H_{12}O_5$）的总量计，不得少于0.35%。

**2. 酒大黄** 形如大黄片，表面深棕黄色，有的可见焦斑，微有酒香气。

酒大黄含总蒽醌同大黄生品，含游离蒽醌不得少于0.50%。

**3. 熟大黄** 呈不规则的块片，表面黑色，断面中间隐约可见放射状纹理，质坚硬，气微香。

熟大黄含总蒽醌同大黄生品，含游离蒽醌不得少于0.50%。

**4. 大黄炭**　形如大黄片，表面焦黑色，内部深棕色或焦褐色，具焦香气。

大黄炭含总蒽醌不得少于0.90%，含游离蒽醌不得少于0.50%。

**5. 清宁片**　为圆形厚片，表面乌黑色，有香气，味微苦、甘。

【炮制作用】大黄味苦，性寒。归脾、胃、大肠、肝、心包经。具有泻下攻积，清热泻火，凉血解毒，逐瘀通经，利湿退黄的功能。生大黄苦寒沉降，气味重浊，走而不守，直达下焦，泻下作用峻烈，长于攻积导滞，泻火解毒。用于实热便秘，高热，谵语，发狂，吐血，衄血，湿热黄疸，跌打瘀肿，血瘀经闭，产后瘀阻腹痛，痈肿疔毒；外治烧烫伤。酒大黄苦寒泻下作用稍缓，并借酒升提之性，引药上行，善清上焦血分热毒。用于吐血，衄血，目赤咽肿，齿龈肿痛。熟大黄，泻下作用缓和，腹痛之副作用减轻，并增强了活血祛瘀之功。大黄炭泻下作用极微，并有凉血化瘀止血作用，用于血热有瘀出血。清宁片泻下作用缓和，具有缓泻而不伤气，逐瘀而不败正之功。用于饮食停滞，口燥舌干，大便秘结之年老、体弱、久病患者，可单用。

【炮制研究】大黄中含有游离型和结合型蒽醌类衍生物，尚含鞣质类、二苯乙烯苷类、萘酚苷类和苯丁酮类成分等。结合型蒽醌和番泻苷类成分为大黄泻下主要成分。游离蒽醌类成分为抑菌、抗肿瘤的有效成分；鞣质有收敛止泻作用。大黄酚、大黄素-6-甲醚具有止血作用。酒炒大黄泻下效力比生品降低30%，熟大黄、清宁片比生品降低95%，大黄炭无泻下作用。大黄经酒炙后，结合型蒽醌衍生物减少，泻下作用弱于生大黄。蒸制后，结合型和游离型蒽醌衍生物均减少，其中结合型大黄酸减少显著，番泻苷仅余微量，因此，泻下作用缓和。炒炭后，结合型大黄酸被大量破坏，番泻苷已不存在，因此泻下作用极弱。大黄炭中止血有效成分大黄酚和大黄素-6-甲醚的含量分别约为生品的2.7倍和4.1倍，大黄炭止血作用增强与这两种成分的含量增加有关。炮制工艺研究方面，有人将大黄与黄酒拌润后加压蒸制来制备熟大黄。另外，大黄经酒精酵母、面包酵母分别发酵后，能使大黄结合型蒽醌转化为游离型蒽醌，发酵法可作为炮制大黄的新法。

# 黄连

【处方用名】黄连、酒黄连、姜黄连、萸黄连。

【来源】本品为毛茛科植物黄连 *Coptis chinensis* Franch.、三角叶黄连 *Coptis deltoidea* C. Y. Cheng et Hsiao 或云连 *Coptis teeta* Wall. 的干燥根茎。以上三种分别习称"味连""雅连""云连"。秋季采挖，除去须根和泥沙，干燥，撞去残留须根。

【炮制方法】

**1. 黄连**　取原药材，除去杂质，抢水洗净，润透，切薄片，晾干；或用时捣碎。

**2. 酒黄连**　取净黄连片，加定量黄酒拌匀，闷润至酒被吸尽后，置于温度适宜的热锅内，用文火炒干，取出，晾凉，筛去药屑。

每100kg黄连片，用黄酒12.5kg。

**3. 姜黄连**　取净黄连片，加定量姜汁拌匀，闷润待姜汁被吸尽后，于温度适宜的热锅内，用文火炒干，取出，晾凉，筛去药屑。

每100kg黄连片，用生姜12.5kg。

**4. 萸黄连**　取定量吴茱萸加适量水煎煮，取汁去渣，煎液与净黄连片拌匀，闷润待药液被吸尽后，于温度适宜的热锅内，用文火炒干，取出，晾凉，筛去药屑。

每100kg黄连片，用吴茱萸10kg。

【成品质量】

**1. 黄连片**　呈不规则的薄片。外表皮灰黄色或黄褐色，粗糙，有细小的须根。切面或碎断面鲜黄色或红黄色，具放射状纹理，气微，味极苦。

黄连含小檗碱以盐酸小檗碱计，含小檗碱（$C_{20}H_{17}NO_4$）不得少于 5.0%，含表小檗碱（$C_{20}H_{17}NO_4$）、黄连碱（$C_{19}H_{13}NO_4$）和巴马汀（$C_{21}H_{21}NO_4$）的总量不得少于 3.3%。

**2. 酒黄连**　形如黄连片，色泽加深。略有酒香气。

酒黄连小檗碱含量及表小檗碱、黄连碱与巴马汀的总量同生品。

**3. 姜黄连**　形如黄连片，表面棕黄色。有姜的辛辣味。

姜黄连小檗碱含量及表小檗碱、黄连碱与巴马汀的总量同生品。

**4. 萸黄连**　形如黄连片，表面棕黄色。有吴茱萸辛辣香气。

萸黄连小檗碱含量、表小檗碱、黄连碱与巴马汀的总量同生品。

【炮制作用】黄连味苦，性寒。归心、脾、胃、肝、胆、大肠经。具有清热燥湿、泻火解毒的功能。黄连生品苦寒之性颇盛，善清心火，清热解毒。多用于心火亢盛，心烦不眠，心悸不宁，神昏谵语，以及湿热诸证如湿温、痢疾、热毒疮疡。酒炙黄连能引药上行，缓其寒性，善清头目之火。用于目赤肿痛、口舌生疮。姜炙黄连其苦寒之性缓和，止呕作用增强，善于清胃和胃止呕。用于寒热互结，湿热中阻，痞满呕吐。吴茱萸制黄连可抑制其苦寒之性，使黄连寒而不滞，以清气分湿热，散肝胆郁火为主，善于疏肝和胃止呕。用于肝胃不和，呕吐吞酸。

【炮制研究】黄连中含有小檗碱、黄连碱、掌叶防己碱、药根碱、甲基黄连、木兰花碱等。黄连切制时，宜在水温较低时进行，并尽量减少在水中的浸润时间，否则损失药效。目前实际应用中，黄连多在用时捣碎，以避免在切制过程中成分的流失。黄连用不同方法炮制后，小檗碱含量均有不同程度下降，以黄连炭最为显著；黄连不同炮制品中小檗碱、巴马汀、药根碱总量次序为：酒黄连 > 醋黄连 > 姜黄连 > 萸黄连 > 盐制黄连 > 胆汁黄连 > 生黄连。但也有研究表明，萸黄连水煎液中总生物碱、小檗碱、巴马汀含量均降低，认为与吴茱萸制后降低黄连寒性的传统认识吻合。黄连在加热过程中，可生成小檗红碱。其含量随加热温度的升高和时间的延长而增加，同时小檗碱相应减少。加热也能使掌叶防己碱、药根碱等发生结构变化。生黄连水煎剂或超微粉浸提液对大肠埃希菌和金黄色葡萄球菌的抑制作用均明显优于酒黄连。黄连经酒、姜汁、吴茱萸汁炮制后，仍有不同程度的抗菌活性，且均出现了炮制前未有的对铜绿假单胞菌的抑制作用。此外，黄连经姜汁制后对变形杆菌的抑制作用增强，并优于其他炮制品。比较黄连和萸黄连对胃溃疡模型大鼠胃黏膜损伤的抑制作用，结果表明，萸黄连对实验性胃溃疡的抑制作用优于黄连。认为黄连经吴茱萸炮制后，能增强黄连防治和抵抗胃溃疡的作用，可辅佐黄连治疗胃溃疡等消化系统疾病。

【贮存】置通风干燥处。

# 川芎

【处方用名】川芎、酒川芎。

【来源】本品为伞形科植物川芎 *Ligusticum chuanxiong* Hort. 的干燥根茎。夏季当茎上的节盘显著突出，并略带紫色时采挖，除去泥沙，晒后烘干，再去须根。

【炮制方法】

**1. 川芎**　取原药材，除去杂质，大小分开，洗净，用水泡至指甲能掐入外皮为度，取出，润透，切厚片，干燥。筛去药屑。

**2. 酒川芎**　取净川芎片，加定量黄酒拌匀，闷润至酒被吸尽后，置于温度适宜的热锅内，用文火炒干，取出，晾凉，筛去药屑。(《全国中药炮制规范》1988 年版)

每 100kg 川芎片，用黄酒 10kg。

本品含挥发油，在闷润时注意检查，防止出油变质，并忌高温干燥。

【成品质量】

**1. 川芎** 为不规则厚片，外表皮灰褐色或褐色，有皱缩纹。切面黄白色或灰黄色，具有明显波状环纹或多角形纹理，散生黄棕色油点。质坚实。气浓香，味苦、辛，微甜。

川芎饮片含阿魏酸（$C_{10}H_{10}O_4$）不得少于 0.10%，藁本内酯（$C_{12}H_{14}O_2$）不得少于 0.60%。

**2. 酒川芎** 形如川芎片，色泽加深，偶见焦斑，质坚脆。略具酒气。

【炮制作用】川芎味辛，性温。归肝、胆、心包经。具有活血行气，祛风止痛的功能。临床多生用，用于胸痹心痛，胸胁刺痛，跌打肿痛，月经不调，经闭痛经，癥瘕腹痛，头痛，风湿痹痛。酒川芎能引药上行，增强活血行气止痛作用。多用于血瘀头痛，偏头痛，风寒湿痛，产后瘀阻腹痛等。

【炮制研究】川芎含挥发油、生物碱、酚性成分、内酯、有机酸等。川芎药材趁鲜切制时，有效成分藁本内酯的含量最高；当含水量降至 22%~38% 时，不仅适宜切制饮片，而且有效成分含量与传统饮片相近。川芎炮制品中总生物碱含量依次为：醋炙品 > 酒炙品 > 生品。川芎嗪含量依次为：醋炙品 > 生品 > 酒炙品。川芎嗪的熔点为 80~82℃，受热易升华散失，因此酒炙品中川芎嗪含量较生品低，但醋炙品含量比生品高，是因酸与生物碱成盐易于溶出所致。川芎各炮制品挥发油含量以生品最高。水煎液中阿魏酸含量酒炙品最高。

## 续断

【处方用名】续断、酒续断、盐续断。

【来源】本品为川续断科植物川续断 *Dipsacus asper* Wall. ex Henry 的干燥根。秋季采挖，除去根头和须根，用微火烘至半干，堆置"发汗"至内部变绿色时，再烘干。

【炮制方法】

**1. 续断** 取原药材，除去杂质，洗净，润透，切厚片，干燥，筛去药屑。

**2. 酒续断** 取净续断片，加定量黄酒拌匀，闷润至酒被吸尽后，置于温度适宜的热锅内，用文火炒至微带黑色时，取出，晾凉，筛去药屑。

每 100kg 续断片，用黄酒 10kg。

**3. 盐续断** 取净续断片，加定量盐水拌匀，闷润待盐水被吸尽后，置炒制容器内，用文火加热，炒干，取出晾凉，筛去药屑。

每 100kg 续断片，用食盐 2kg。

【成品质量】

**1. 续断** 呈类圆形或椭圆形的厚片。外表皮灰褐色至黄褐色，有纵皱。切面皮部墨绿色或棕褐色，木部灰黄色或黄褐色，可见放射状排列的导管束纹，形成层部位多有深色环。气微，味苦、微甜而涩。

续断饮片含川续断皂苷Ⅵ（$C_{47}H_{76}O_{18}$）不得少于 1.5%。

**2. 酒续断** 形如续断片，表面浅黑色或灰褐色。略有酒香气。

酒续断的川续断皂苷Ⅵ含量同生品。

**3. 盐续断** 形如续断片，表面黑褐色。味微咸。

盐续断的川续断皂苷Ⅵ含量同生品。

【炮制作用】续断味苦、辛，性微温。归肝、肾经。具有补肝肾、强筋骨、续折伤、止崩漏的功能。生品补肝肾，通血脉，强筋骨。多用于肝肾不足，腰膝酸软，风湿痹痛，跌仆损伤，筋伤骨折，崩漏，胎漏。酒续断能增强通血脉、续筋骨、止崩漏作用。多用于风湿痹痛，跌打损伤，崩漏经多，胎漏下血，乳痈肿痛。盐续断引药下行，补肝肾、强腰膝的作用增强。用于肝肾不足之腰背酸痛，足膝软弱。

【炮制研究】续断主要含有皂苷类、生物碱类、挥发油等。与续断生品相比较，盐制续断中总生物碱含量较高，而清炒续断与酒炙续断中总生物碱的含量相对较低。续断经酒炙和盐炙后，川续断皂苷Ⅵ含量增加，川续断皂苷Ⅹ含量减少。

【贮存】 置干燥处，防蛀。

## 益母草

【处方用名】 鲜益母草、益母草、酒益母草。

【来源】 本品为唇形科植物益母草 *Leonurus japonicus* Houtt. 的新鲜或干燥地上部分。鲜品春季幼苗期至初夏花前期采割；干品夏季茎叶茂盛、花未开或初开时采割，晒干，或切段晒干。

【炮制方法】

**1. 鲜益母草** 取鲜药材除去杂质，迅速洗净。

**2. 益母草** 取原药材，除去杂质，切去残根，迅速洗净，略润，切段，干燥。

**3. 酒益母草** 取净干益母草段，喷洒定量黄酒拌匀，闷润待酒被吸尽后，置于温度适宜的热锅内，用文火炒干，取出，晾凉，筛去药屑。(《全国中药炮制规范》1988 年版)

每 100kg 益母草段，用黄酒 15kg。

【成品质量】

**1. 鲜益母草** 幼苗期无茎，基生叶圆心形，边缘 5~9 浅裂，每裂片有 2~3 钝齿。花前期茎呈方柱形，上部多分枝，四面凹下成纵沟；表面青绿色；质鲜嫩，断面中部有髓。叶交互对生，有柄；叶片青绿色，质鲜嫩，揉之有汁；下部茎生叶掌状 3 裂，上部叶羽状深裂或浅裂成 3 片，裂片全缘或具少数锯齿。气微，味微苦。

**2. 干益母草** 呈不规则的段。茎方形，四面凹下成纵沟，灰绿色或黄绿色。切面中部有白髓。叶片灰绿色，多皱缩、破碎。轮伞花序腋生，花黄棕色，花萼筒状，花冠二唇形。气微，味微苦。

干益母草饮片含盐酸水苏碱（$C_7H_{13}NO_2 \cdot HCl$）不得少于 0.40%，含盐酸益母草碱（$C_{14}H_{21}O_5N_3 \cdot HCl$）不得少于 0.040%。

**3. 酒益母草** 形如干益母草段，表面色泽加深，偶见焦斑。略具酒气。

【炮制作用】 益母草味苦、辛，性微寒。临床多生用或鲜用，具有活血调经、利水消肿、清热解毒的功能。用于月经不调，痛经，经闭，恶露不尽，水肿尿少，疮疡肿毒。酒益母草寒性缓和，活血祛瘀、调经止痛的作用增强。多用于月经不调，恶露癥瘕，瘀滞作痛及跌打伤痛等。

【炮制研究】 益母草的全草主要含生物碱类、酚酸类、黄酮及黄酮醇类化合物。益母草炒炭后，总生物碱明显损失，其药材损失近 50%。益母草经醋炙或酒炙后，益母草碱、芦丁和金丝桃苷含量均显著降低。比较益母草不同炮制品 95% 乙醇热回流提取物对小鼠的急性毒性，结果以鲜益母草毒性最大，干益母草次之，酒炙益母草毒性最低。说明炮制可降低益母草的毒性。以干燥时间与温度为考察因素，以盐酸水苏碱含量、含水量为考察指标，采用正交设计，可优化益母草的炮制工艺。

【贮存】 干益母草置干燥处；鲜益母草置阴凉潮湿处。

## 仙茅

【处方用名】 仙茅、酒仙茅。

【来源】 本品为石蒜科植物仙茅 *Curculigo orchioides* Gaertn. 的干燥根茎。秋、冬二季采挖，除去根头和须根，洗净，干燥。

【炮制方法】

**1. 仙茅** 取原药材，除去杂质，洗净，稍润，切段，干燥，筛去药屑。

**2. 酒仙茅** 取净仙茅段，加定量黄酒拌匀，闷润至酒被吸尽后，置于温度适宜的热锅内，用文

火炒干，颜色加深，取出，晾凉，筛去药屑。(《全国中药炮制规范》1988 年版)

每 100kg 仙茅段，用黄酒 10kg。

**【成品质量】**

**1. 仙茅** 呈类圆形或不规则形的厚片或段，外表皮棕色至褐色，粗糙，有的可见纵横皱纹和细孔状的须根痕。切面灰白色至棕褐色，有多数棕色小点，中间有深色环纹。气微香，味微苦、辛。

仙茅饮片含仙茅苷（$C_{22}H_{26}O_{11}$）不得少于 0.080%。

**2. 酒仙茅** 形如仙茅段，表面色泽加深。微有酒香气。

**【炮制作用】** 仙茅味辛，性热；有毒。归肾、肝、脾经。具有补肾阳，强筋骨，祛寒湿的功能。用于阳痿精冷，筋骨痿软，腰膝冷痛，阳虚冷泻。酒仙茅，可降低毒性，增强补肾阳、强筋骨、祛寒湿作用。用于阳痿精冷，筋骨痿软，腰膝冷痹，小便频数。

**【炮制研究】** 仙茅中含有皂苷类、酚类、仙茅苷、微量元素等物质。仙茅酒炙后，仙茅苷的含量明显提高。比较仙茅酒炙前后小鼠急性毒性的变化。结果显示，仙茅按临床剂量单独服用毒性较低，经酒炙后毒性进一步降低。以药效学指标比较仙茅与酒仙茅的热性，结果表明，仙茅酒炙后热性增强，"热者益热"理论成立。

**【贮存】** 置干燥处，防霉，防蛀。

## 乌梢蛇

**【处方用名】** 乌梢蛇、乌梢蛇肉、酒乌梢蛇。

**【来源】** 本品为游蛇科动物乌梢蛇 *Zaocys dhumnades*（Cantor）的干燥体。多于夏、秋二季捕捉，剖开腹部或先剥皮留头尾，除去内脏，盘成圆盘状，干燥。

**【炮制方法】**

**1. 乌梢蛇** 取原药材，去头及鳞片，切寸段。

**2. 乌梢蛇肉** 取原药材，去头及鳞片后，用黄酒闷透，除去皮骨，干燥。

每 100kg 乌梢蛇，用黄酒 20kg。

**3. 酒乌梢蛇** 取净乌梢蛇段，加入定量黄酒拌匀，闷润待酒被吸尽后，置于温度适宜的热锅内，用文火炒干，取出，晾凉，筛去药屑。

每 100kg 乌梢蛇，用黄酒 20kg。

**【成品质量】**

**1. 乌梢蛇** 呈半圆筒状或圆槽状的段，长 2~4cm，背部黑褐色或灰黑色，腹部黄白色或浅棕色，脊部隆起呈屋脊状，脊部两侧各有 2~3 条黑线，肋骨排列整齐，肉淡黄色或浅棕色。有的可见尾部。质坚硬，气腥，味淡。

乌梢蛇饮片醇溶性浸出物不得少于 12.0%。

**2. 乌梢蛇肉** 为不规则的片或段，长 2~4cm，淡黄色至黄褐色。质脆。气腥，略有酒气。

乌梢蛇肉醇溶性浸出物不得少于 14.0%。

**3. 酒乌梢蛇** 形如乌梢蛇段。表面棕褐色至黑色，蛇肉浅棕黄色至黄褐色，质坚硬。略有酒气。

酒乌梢蛇的醇溶性浸出物不得少于 12.0%。

**【炮制作用】** 乌梢蛇味甘，性平。归肝经。具有祛风、通络、止痉的功能。用于风湿顽痹，麻木拘挛，中风口眼㖞斜，半身不遂，抽搐痉挛，破伤风，麻风，疥癣。酒炙乌梢蛇能增强祛风通络止痉作用，并能矫臭、防腐，利于服用和贮存。多用于风湿痹痛，肢体麻木，筋脉拘急，中风，口眼歪斜，半身不遂，痉挛抽搐，惊厥，皮肤顽癣，麻风。

**【炮制研究】** 乌梢蛇全体含赖氨酸、亮氨酸、天门冬氨酸等 17 种氨基酸成分，还含有脂肪和蛋白质等。乌梢蛇酒炙可使不溶于水的脂类成分容易煎出，提高其抗惊厥作用。同时，可防止乌梢蛇霉烂、变质和虫蛀。乌梢蛇的头与皮是品种鉴别的主要依据，产地加工时应该保留，以供鉴别。另有认为乌梢蛇是无毒蛇，头部无毒腺，为节约药材，炮制时可考虑不去头部。对酒炙乌梢蛇炮制工艺研究，有用定量黄酒拌匀，放容器内加盖后烘箱低温干燥的报道。

【贮存】置干燥处，防霉，防蛀。

## 蕲蛇

【处方用名】蕲蛇、蕲蛇肉、酒蕲蛇。

【来源】本品为蝰科动物尖吻蝮 *Deinagkistrodon acutus*（Güenther）的干燥体。多于夏、秋二季捕捉，剖开蛇腹，除去内脏，洗净，用竹片撑开腹部，盘成圆盘状，干燥后拆除竹片。

【炮制方法】

**1. 蕲蛇** 取原药材，除去头、鳞，切成寸段。

**2. 蕲蛇肉** 取蕲蛇，除去头，用黄酒润透后，除去鳞、骨，干燥。

**3. 酒蕲蛇** 取蕲蛇段，加入定量黄酒拌匀，闷润待酒被吸尽后，置于温度适宜的热锅内，用文火加热，炒至黄色，取出晾凉，筛去药屑。

每100kg蕲蛇，用黄酒20kg。

【成品质量】

**1. 蕲蛇** 呈段状，长2~4cm，背部呈黑褐色，表皮光滑，有明显的鳞斑，可见不完整的方胜纹。腹部可见白色的肋骨，呈黄白色、淡黄色或黄色。断面中间可见白色菱形的脊椎骨，脊椎骨的棘突较高，棘突两侧可见淡黄色的肉块，棘突呈刀片状上突，前后椎体下突基本同形，多为弯刀状。肉质松散，轻捏易碎。气腥，味微咸。

蕲蛇饮片醇溶性浸出物不得少于12.0%。

**2. 蕲蛇肉** 呈条状或块状，长2~5cm，可见深黄色的肉条及黑褐色的皮。肉条质地较硬，皮块质地较脆。有酒香气，味微咸。

蕲蛇肉醇溶性浸出物同生品。

**3. 酒蕲蛇** 形如蕲蛇段，表面棕褐色或黑色，略有酒气。气腥，味微咸。

酒蕲蛇醇溶性浸出物同生品。

【炮制作用】蕲蛇味甘、咸，性温；有毒。除去头、鳞，可除去毒性。生品气腥，不利于服用和粉碎，临床较少应用。酒蕲蛇能增强祛风、通络、止痉的作用，并可矫味，减少腥气，便于粉碎和制剂，临床多用酒制品。用于风湿顽痹，肢体麻木，筋脉拘挛，中风，口眼歪斜，半身不遂，破伤风，小儿急慢性惊风，痉挛抽搐，惊厥。

【炮制研究】蕲蛇含3种毒蛋白，并含透明质酸酶、出血毒素，还含出血因子。蕲蛇毒腺在头部，去头的目的是为了降低毒性。

【贮存】置干燥处，防霉，防蛀。

## 地龙

【处方用名】地龙、酒地龙。

【来源】本品为钜蚓科动物参环毛蚓 *Pheretima aspergillum*（E. Perrier）、通俗环毛蚓 *Pheretima vulgaris* Chen、威廉环毛蚓 *Pheretima guillelmi*（Michaelsen）或栉盲环毛蚓 *Pheretima pectinifera* Michaelsen 的干燥体。前一种习称"广地龙"，后三种习称"沪地龙"。广地龙春季至秋季捕捉，沪地龙夏季捕捉，及时剖开腹部，除去内脏和泥沙，洗净，晒干或低温干燥。

【炮制方法】

**1. 地龙**  取原药材，除去杂质，洗净，切段，干燥。

**2. 酒地龙**  取净地龙段，加入定量黄酒拌匀，闷润待酒被吸尽后，置于温度适宜的热锅内，用文火加热，炒至表面呈棕色时，取出晾凉。(《全国中药炮制规范》1988 年版)

每 100kg 地龙段，用黄酒 12.5kg。

【成品质量】

**1. 地龙**  广地龙为薄片状小段，边缘略卷，具环节。背部棕褐色至紫灰色，腹部浅黄棕色，生殖环较光亮。体轻，略呈革质，质韧不易折断。气腥，味微咸；沪地龙为不规则碎段，棕褐色或黄褐色，多皱缩不平。体轻，质脆易折断，肉薄。

地龙饮片每 1000g 含黄曲霉毒素 $B_1$ 不得过 $5\mu g$，黄曲霉毒素 $G_2$、黄曲霉毒素 $G_1$、黄曲霉毒素 $B_2$ 和黄曲霉毒素 $B_1$ 的总量不得过 $10\mu g$。

**2. 酒地龙**  形如地龙段，棕色，偶见焦斑。略具酒气。

【炮制作用】地龙味咸，性寒。归肝、脾、膀胱经。具有清热定惊，通络，平喘，利尿的功能。用于高热神昏，惊痫抽搐，肢体麻木，半身不遂，肺热喘咳，水肿尿少。酒地龙质地酥脆，利于粉碎和解腥矫味，便于内服外用，又可增强通经活络作用，用于偏正头痛，寒湿痹痛，骨折肿痛。

【炮制研究】地龙含溶血成分蚯蚓素、解热成分蚯蚓解热碱、有毒成分蚯蚓毒素。还含丁二酸、黄嘌呤、丝氨酸蛋白酶等。其中丁二酸和黄嘌呤为平喘的有效成分。地龙和酒地龙的热浸液均能降低大鼠血液黏度，以酒地龙与土地龙作用显著。降低大鼠红细胞压积尤以广地龙与酒地龙为佳。体外抗血栓的溶解作用：酒地龙 > 广地龙 > 沪地龙 > 土地龙。对广地龙不同炮制品（蛤粉制、黄酒制、白酒制、醋制、净制）进行止咳、化痰、平喘作用比较，结果蛤粉制品化痰、止咳、平喘作用效果最佳，其次是黄酒制品。

【贮藏】置通风干燥处，防霉，防蛀。

## 蟾酥

【处方用名】蟾酥粉。

【来源】本品为蟾蜍科动物中华大蟾蜍 *Bufo bufo gargarizans* Cantor 或黑眶蟾蜍 *Bufo melanostictus* Schneider 的干燥分泌物。多于夏、秋二季捕捉蟾蜍，洗净，挤取耳后腺和皮肤腺的白色浆液，加工，干燥。

【炮制方法】取净蟾酥，捣碎，加定量白酒浸渍，时常搅动至呈稠膏状，干燥，粉碎。

每 10kg 蟾酥，用白酒 20kg。

注意：本品有毒，其粉末对人体裸露部分和黏膜有很强刺激性。在研制蟾酥细粉时，应采取适当的防护措施，以防吸入而中毒。

【成品性状】为棕黄色至棕褐色粉末。气微腥，味初甜而后有持久的麻辣感，嗅之作嚏。

蟾酥粉含蟾毒灵（$C_{24}H_{34}O_4$）、华蟾酥毒基（$C_{26}H_{34}O_6$）和脂蟾毒配基（$C_{24}H_{32}O_4$）的总量不得少于 7.0%。

【炮制作用】蟾酥味辛，性温；有毒。归心经。具有解毒，止痛，开窍醒神的功能。蟾酥有毒，作用峻烈，临床用量极小，故多制成丸、散剂或外用。但因质地坚实难以粉碎，并对操作者有刺激性。白酒浸渍后，便于粉碎，降低毒性，并能减少刺激性。用于痈疽疔疮，咽喉肿痛，中暑神昏，痧胀腹痛吐泻。

【炮制研究】蟾酥含有蟾蜍毒素类、蟾毒配基类、蟾毒色胺类及其他类化合物，如吗啡、肾上腺等成分。以脂蟾毒配基为指标，生品与酒浸品的层析图谱基本一致。

【贮藏】置干燥处，防潮。按毒性中药管理。

# 学习任务二　醋炙技术

PPT

将净选或切制后的药物，加入定量米醋拌炒至规定程度的方法称为醋炙技术。

米醋味酸、苦，性温。主入肝经血分，具有收敛、解毒、散瘀止痛、矫味的作用。故醋炙技术多用于疏肝解郁、散瘀止痛、攻下逐水的药物。

## （一）操作方法

**1. 先拌醋后炒药**　将净制或切制后的药物，加入定量米醋拌匀，闷润，待醋被吸尽后，置炒制容器内，用文火炒至一定程度，取出晾凉。此法适用于大多数植物类药物，如甘遂、商陆、芫花、柴胡、三棱等。

**2. 先炒药后喷醋**　将净选后的药物，置炒制容器内，炒至表面熔化发亮（树脂类）或炒至表面颜色改变、有腥气逸出（动物粪便类）时，均匀喷洒定量米醋，炒至微干，取出后继续翻动，摊开晾干。此法适用于树脂类、动物粪便类药物，如乳香、没药、五灵脂等。

醋炙时用醋量，一般为每100kg药物，用米醋20～30kg，最多不超过50kg。

## （二）成品质量

1. 醋炙品色泽较生品稍深，微带焦斑，略具醋气。树脂类药物显油亮光泽。
2. 成品含生片、糊片不得超过2%，含水分不得超过13%，含药屑、杂质不得超过1%。

## （三）炮制目的

**1. 引药入肝，增强活血散瘀、疏肝止痛作用**　如乳香、没药、三棱、莪术等活血祛瘀的药物，醋炙后能增强活血散瘀的作用。柴胡、香附、青皮、延胡索等疏肝止痛的药物，醋炙后能增强疏肝止痛的作用。

**2. 降低毒性，缓和药性**　如甘遂、京大戟、芫花、商陆、狼毒等峻下逐水的药物，生品有毒，泻下逐水作用峻猛，醋炙后能降低毒性，并可缓和峻下的作用。

**3. 矫臭矫味**　如乳香、没药、五灵脂等具有刺激性气味及腥臭味的药物，醋炙后能矫其不良气味，利于患者服用。

## （四）注意事项

1. 若醋的用量较少，不易与药物拌匀时，可加适量水稀释后，再与药物拌匀。
2. 醋炙宜用文火，勤加翻动，使之受热均匀，炒至规定的程度。
3. 树脂类、动物粪便类药物必须用先炒药后喷醋的方法，否则会粘结成块或呈松散碎块，炒制时受热不匀，导致炒不透或炒焦。
4. 先炒药后加醋时，宜边喷醋边翻动药物，使之均匀。且出锅要快，防熔化粘锅，摊晾时宜勤翻动，以免相互黏结成团块。

## 青皮

【处方用名】青皮、醋青皮、麸炒青皮。

【来源】本品为芸香科植物橘 *Citrus reticulata* Blanco 及其栽培变种的干燥幼果或未成熟果实的果皮。5～6月收集自落的幼果，晒干，习称"个青皮"；7～8月采收未成熟的果实，在果皮上纵剖成四瓣至基部，除尽瓤瓣，晒干，习称"四花青皮"。

**【炮制方法】**

**1. 青皮** 取原药材，除去杂质，洗净，闷润，切厚片或丝，晒干。筛去药屑。

**2. 醋青皮** 取净青皮片或丝，加入定量米醋拌匀，闷润至醋被吸尽后，置于温度适宜的热锅内，用文火加热，炒至微黄色，取出晾凉。筛去药屑。

每100kg青皮片或丝，用米醋15kg。

**3. 麸炒青皮** 将麦麸均匀撒入温度适宜的热锅内，用中火加热，待起烟时，投入净青皮片或丝，炒至黄色时，取出，筛去麸皮，放凉。（《全国中药炮制规范》1988年版）

每100kg净青皮，用麦麸10kg。

**【成品质量】**

**1. 青皮** 呈类圆形厚片或不规则丝状。表面灰绿色或黑绿色，密生多数油室，切面黄白色或淡黄棕色，有时可见瓤囊8~10瓣，淡棕色。气香，味苦、辛。

青皮含橙皮苷不得少于4.0%。

**2. 醋青皮** 形如青皮片或丝，色泽加深，略有醋香气，味苦、辛。

醋青皮含橙皮苷不得少于3.0%。

**3. 麸炒青皮** 形如青皮片或丝，色泽加深，切面黄色，有焦香气。

**【炮制作用】** 青皮味苦、辛，性温。归肝、胆、胃经。具有疏肝破气、消积化滞的功能。用于胸胁胀痛，疝气疼痛，乳癖，乳痈，食积气滞，脘腹胀痛。生品性烈，辛散破气力强，疏肝之中兼有发汗作用，以破气消积为主。醋青皮能引药入肝，缓和辛烈之性，消除发汗作用，以免伤伐正气，且增强了疏肝止痛、消积化滞的作用。用于胁肋胀痛，疝气疼痛，乳癖，乳痈，食积气滞，脘腹胀痛。麸炒青皮缓和辛散燥烈之性，有化积和中作用。用于食积停滞。

**【炮制研究】** 青皮中主要含有挥发油和黄酮类成分。采用小鼠扭体法、热板法对青皮不同炮制品进行镇痛作用研究，结果表明，青皮经醋制后，镇痛作用较强而持久。青皮及醋制青皮对离体大鼠十二指肠自发活动呈明显抑制作用，其中醋制四花青皮水煎剂有明显抑制作用，表现为振幅减弱，紧张性下降。采用正交实验，以橙皮苷含量为考察指标，考察加醋量、闷润时间、炒制温度、炒制时间对指标成分含量的影响，可优选最佳醋炙工艺。

**【贮存】** 置阴凉干燥处。

## 香附

**【处方用名】** 香附、醋香附、四制香附、酒香附、香附炭。

**【来源】** 本品为莎草科植物莎草 *Cyperus rotundus* L. 的干燥根茎。秋季采挖，燎去毛须，置沸水中略煮或蒸透后晒干，或燎后直接晒干。

**【炮制方法】**

**1. 香附** 取原药材，除去毛须及杂质，碾碎，或润透，切厚片，干燥。筛去药屑。

**2. 醋香附**

（1）醋炙 取净香附片或颗粒，加定量的米醋拌匀，闷润至醋被吸尽后，置于温度适宜的热锅内，用文火加热，炒干，取出晾凉。筛去药屑。

（2）醋煮 取香附饮片，与醋及适量水拌匀，待吸透，煮至内外均呈深褐色时，取出，干燥。（《浙江省中药炮制规范》2015年版）

（3）醋蒸 取香附饮片，与米醋拌匀，闷润至米醋被吸尽，置适宜的蒸制容器内，用蒸汽加热蒸至内外均呈深褐色时，取出，干燥。（《安徽省中药饮片炮制规范》2019年版）

每100kg净香附，用米醋20kg。

**3. 四制香附**　取净香附片或颗粒，加入定量的生姜汁、米醋、黄酒、食盐水拌匀，闷润至辅料被吸尽后，置于温度适宜的热锅内，用文火加热炒干，取出晾凉。筛去药屑。(《全国中药炮制规范》1988 年版)

每 100kg 净香附，用生姜 5kg（取汁），米醋、黄酒各 10kg，食盐 2kg（清水溶化）。

**4. 酒香附**　取净香附片或颗粒，加入定量的黄酒拌匀，闷润至黄酒被吸尽，置于温度适宜的热锅内，用文火加热炒干，取出晾凉。筛去药屑。(《全国中药炮制规范》1988 年版)

每 100kg 净香附，用黄酒 20kg。

**5. 香附炭**　取净香附，大小分档，置于温度适宜的热锅内，用中火加热，炒至表面焦黑色，内部焦褐色，喷淋清水少许，灭尽火星，取出，摊晾。筛去药屑。(《全国中药炮制规范》1988 年版)

【成品质量】

**1. 香附**　为不规则厚片或颗粒状。外表皮棕褐色或黑褐色，有时可见环节。切面色白或黄棕色，质硬，内皮层环纹明显。气香，味微苦。

香附饮片挥发油不得少于 1.0%（ml/g）。

**2. 醋香附**　形如香附片或颗粒，表面黑褐色。微有醋香气，味微苦。

醋香附挥发油不得少于 0.8%（ml/g）。

**3. 酒香附**　形如香附片或颗粒，表面红紫色。略具酒气。

**4. 四制香附**　形如香附片或颗粒，表面深棕褐色，内部呈黄褐色。具有清香气。

**5. 香附炭**　形如香附片或颗粒，表面焦黑色，内部焦褐色。质脆，易碎。气焦香，味苦涩。

【炮制作用】生香附味辛、微苦、微甘，性平。归肝、脾、三焦经。具有疏肝解郁，理气宽中，调经止痛的功能。用于肝郁气滞，胸胁胀痛，疝气疼痛，乳房胀痛，脾胃气滞，脘腹痞闷，胀满疼痛，月经不调，经闭痛经。生品能上行胸膈，外达肌肤，多入解表剂中，以理气解郁为主。多用于肝郁气滞，胸胁胀痛，疝气疼痛，乳房胀痛，脾胃气滞，脘腹痞闷，胀满疼痛，月经不调，经闭痛经。醋香附专入肝经，疏肝止痛作用增强，并能消积化滞。用于伤食腹痛，血中气滞，寒凝气滞，胃脘疼痛。酒香附能通经脉，散结滞。多用于治寒疝腹痛，瘰疬流注肿块。四制香附以行气解郁、调经散结为主。多用于治疗胁痛、痛经、月经不调等症。香附炭味苦、涩，性温，能止血。用于治妇女崩漏不止。

【炮制研究】香附主要含有挥发油，油中主要成分为 $\alpha$-香附酮、$\beta$-香附酮、芹子烯、广藿香酮。此外，还有黄酮类和萜类化合物等。采用高效液相色谱法，测定生香附、醋炙香附的乙醇提取液中 $\alpha$-香附酮的含量，结果醋炙香附溶出量较生品提高了近 20%，醋炙品的水溶性浸出物含量亦明显高于生品，说明醋制香附有利于有效成分的煎出而增强疗效。香附炮制时，若只从浸出率和是否去毛须两方面考虑，可以不去毛须，以缩短炮制工艺。醋制香附的解痉、镇痛作用明显优于生品。生香附、制香附均有降低大鼠离体子宫张力，缓解子宫痉挛，以及提高小鼠痛阈的作用，但以醋制香附作用较强，且醋蒸法优于醋炙法。

【贮存】置阴凉干燥处，防蛀。

## 柴胡

【处方用名】柴胡、醋柴胡、鳖血柴胡、酒柴胡。

【来源】本品为伞形科植物柴胡 *Bupleurum chinense* DC. 或狭叶柴胡 *Bupleurum scorzonerifolium* Willd. 的干燥根。按性状不同，分别习称"北柴胡"和"南柴胡"。春、秋二季采挖，除去茎叶和泥沙，干燥。

【炮制方法】

**1. 柴胡**  取原药材，除去杂质和残茎，洗净，润透，切厚片，干燥。

**2. 醋柴胡**  取净柴胡片，加入定量的米醋拌匀，闷润至醋被吸尽，置于温度适宜的热锅内，用文火加热，炒干，取出晾凉。筛去药屑。

每 100kg 柴胡片，用米醋 20kg。

**3. 鳖血柴胡**  取净柴胡片，加入定量洁净的新鲜鳖血及适量清水拌匀，闷润至鳖血液被吸尽，置于温度适宜的热锅内，用文火加热，炒干，取出晾凉。（《全国中药炮制规范》1988 年版）

每 100kg 净柴胡，用鳖血 12.5kg。

**4. 酒柴胡**  取净柴胡片，加入定量黄酒拌匀，闷润至酒被吸尽，置于温度适宜的热锅内，用文火加热，炒干，取出晾凉。（《全国中药炮制规范》1988 年版）

每 100kg 净柴胡，用黄酒 10kg。

【成品质量】

**1. 柴胡**  北柴胡为不规则厚片，外表皮黑褐色或浅棕色，具纵向皱纹和支根痕，切面淡黄白色，纤维性，质硬，气微香，味微苦；南柴胡为类圆形或不规则片，外表皮红棕色或黑褐色，有时可见根头处具细密环纹或有细毛状枯叶纤维，切面黄白色，平坦，具败油气。

北柴胡饮片含柴胡皂苷 a（$C_{42}H_{68}O_{13}$）和柴胡皂苷 d（$C_{42}H_{68}O_{13}$）的总量不得少于 0.30%。

**2. 醋柴胡**  醋北柴胡形如北柴胡片，表面淡棕黄色，微有醋香气，味微苦；醋南柴胡形如南柴胡片，微有醋香气。

醋北柴胡的柴胡皂苷 a 和柴胡皂苷 d 的含量同生品。

**3. 鳖血柴胡**  形如柴胡片，色泽加深。有血腥气。

**4. 酒柴胡**  形如柴胡片，色泽加深。有酒香气。

【炮制作用】柴胡味辛、苦，性微寒。归肝、胆、肺经。具有疏散退热、疏肝解郁、升举阳气的功能。用于感冒发热，寒热往来，胸胁胀痛，月经不调，子宫脱垂，脱肛。生品升散作用较强，长于解表退热。用于感冒发热，少阳证，气虚下陷。醋柴胡的升散之性缓和，疏肝解郁止痛作用增强。多用于肝郁气滞的胁肋胀痛，腹痛及月经不调。鳖血柴胡能抑制其升浮之性，清肝退热作用增强。用于热入血分，骨蒸潮热，盗汗。

【炮制研究】柴胡主要含有挥发油、柴胡皂苷、多糖等。柴胡挥发油清轻上浮，能解表退热。研究表明，柴胡不同炮制品的总皂苷含量顺序为：蜜柴胡＞酒柴胡＞醋柴胡＞生柴胡；挥发油的含量顺序为：蜜柴胡＞醋柴胡＞酒柴胡＞生柴胡；对柴胡不同炮制品（生品、醋柴胡、酒柴胡）中的多糖以苯酚－硫酸法测定，结果生柴胡中多糖含量最多。北柴胡生品柴胡皂苷 a 的含量最高，清炒品含量最低。醋炙柴胡能明显增强大鼠胆汁的分泌量，醋拌品也显泌胆趋向，证明柴胡经醋炙后能增强其疏肝解郁作用。醋炙柴胡和醋拌柴胡能显著降低中毒小鼠的血清谷丙转氨酶，各给药组均有轻度减轻肝损伤的保肝作用。

【贮存】置通风干燥处，防蛀。

## 郁金

【处方用名】郁金、醋郁金。

【来源】本品为姜科植物温郁金 *Curcuma wenyujin* Y. H. Chen et C. Ling、姜黄 *Curcuma Longa* L.、广西莪术 *Curcuma kwangsiensis* S. G. Lee et C. F. Liang 或蓬莪术 *Curcuma phaeocaulis* Val. 的干燥块根。前两者分别习称"温郁金"和"黄丝郁金"，其余按性状不同习称"桂郁金"或"绿丝郁金"。冬季茎叶枯萎后采挖，除去泥沙和细根，蒸或煮至透心，干燥。

【炮制方法】

**1. 郁金**　取原药材，除去杂质，洗净，润透，切薄片，干燥。筛去药屑。

**2. 醋郁金**　取净郁金片，加入定量米醋拌匀，闷润，待醋被吸尽后，置于温度适宜的热锅内，用文火加热，炒干，取出晾凉。筛去药屑。

每100kg郁金片，用米醋10kg。

【成品质量】

**1. 郁金**　呈椭圆形或长条形薄片。外表皮灰黄色、灰褐色至灰棕色，具不规则的纵皱纹。切面灰棕色、橙黄色至灰黑色，角质样；内皮层环明显。

**2. 醋郁金**　形如郁金片，呈暗黄色。略有醋香气。

【炮制作用】郁金味辛、苦，性寒。归肝、心、肺经。具有活血止痛、行气解郁、清心凉血、利胆退黄的功能。郁金多生用，生品善疏肝行气以解郁，活血祛瘀以止痛。多用于气血凝滞引起的胸胁刺痛，胸痹心痛，热病神昏，癫痫发狂，血热吐衄，黄疸尿赤。醋郁金能引药入血分，增强疏肝止痛作用。用于厥心痛，肝郁气滞经闭，痛经，乳房胀痛，经前腹痛。

【炮制研究】郁金中主要含挥发油、姜黄素、多糖、微量元素等成分，其中挥发油为郁金抗肿瘤的有效成分，姜黄素为郁金降血脂、抗氧化、抗炎的主要有效成分。研究表明，在抑制混合致炎液引起的小鼠耳肿胀作用和抑制腹腔炎性渗出及对热板法刺激作用的抑制方面，醋郁金的作用明显优于郁金；对凝血时间的影响方面，郁金的作用明显优于醋郁金。

【贮存】置干燥处，防蛀。

# 延胡索

【处方用名】延胡索、醋延胡索、酒延胡索。

【来源】本品为罂粟科植物延胡索 *Corydalis yanhusuo* W. T. Wang 的干燥块茎。夏初茎叶枯萎时采挖，除去须根，洗净，置沸水中煮或蒸至恰无白心时，取出，晒干。

【炮制方法】

**1. 延胡索**　取原药材，除去杂质，洗净，润透，切厚片，干燥，或用时捣碎。

**2. 醋延胡索**

（1）醋炙　取净延胡索或延胡索片，加入定量的米醋拌匀，闷润至醋被吸尽后，置于温度适宜的热锅内，用文火加热，炒干，取出晾凉。筛去药屑。

（2）醋煮　取净延胡索（个货），置煮制容器内，加入定量的米醋与适量清水（以平药面为宜），浸润至透，用文火加热煮至透心、醋液被吸尽时，取出，晾至六成干，切厚片，晒干。筛去药屑；或晒干后捣碎。

每100kg延胡索，用米醋20kg。

**3. 酒延胡索**　取净延胡索片，加入定量的黄酒拌匀，闷润至酒被吸尽后，置于温度适宜的热锅内，用文火加热，炒干，取出晾凉。筛去药屑。（《全国中药炮制规范》1988年版）

每100kg延胡索片，用黄酒20kg。

【成品质量】

**1. 延胡索**　呈不规则的圆形厚片。外表皮黄色或黄褐色，有不规则细皱纹。切面或断面黄色，角质样，具蜡样光泽。气微，味苦。

延胡索饮片含延胡索乙素（$C_{21}H_{25}NO_4$）不得少于0.040%。

**2. 醋延胡索**　形如延胡索或片，表面和切面黄褐色，质较硬。微具醋香气。

醋延胡索中延胡索乙素的含量同生品。

**3. 酒延胡索**　形如延胡索片，表面深黄色或黄褐色，光泽不明显，质较硬。气微，味苦，略具酒气。

【炮制作用】延胡索味辛、苦，性温。归肝、脾经。具有活血，行气，止痛的功能。用于胸胁、脘腹疼痛，胸痹心痛，经闭痛经，产后瘀阻，跌仆肿痛等证。生品止痛有效成分不易煎出，效果欠佳，故临床多用醋制品。醋延胡索行气止痛作用增强。广泛用于身体各部位的多种疼痛证候。酒延胡索增强活血止痛作用，用于心血瘀滞的胸痛，胸闷，心悸，跌打损伤，瘀血疼痛。

【炮制研究】延胡索主要含有生物碱，其中延胡索甲素、乙素是其止痛的主要有效成分；尚含淀粉、黏液质、树脂、挥发油等。延胡索甲素、乙素为游离生物碱，难溶于水，醋制可使生物碱生成盐，易溶于水，提高煎出率，增强疗效，这与传统认为醋制增强其止痛作用相吻合。以总生物碱含量为指标，比较醋蒸和醋煮法，结果表明，以10%或20%浓度的醋蒸制延胡索，其总生物碱浸出量最高。延胡索中的季铵碱（如去氢延胡索甲素等），是治疗冠心病的有效成分，加热醋炒使季铵碱含量下降，作用减弱，所以治疗冠心病时，以延胡索生品为佳。已有实验证明，延胡索拌醋晾干，不加热优于加热，季铵碱破坏减少，值得深入研究。

【贮存】置干燥处。防蛀。

# 三棱

【处方用名】三棱、醋三棱。

【来源】本品为黑三棱科植物黑三棱 *Sparganium stoloniferum* Buch. -Ham. 的干燥块茎。冬季至次年春采挖，洗净，削去外皮，晒干。

【炮制方法】

**1. 三棱**　取原药材，除去杂质，浸泡，润透，切薄片，干燥。

**2. 醋三棱**　取净三棱片，加入定量的醋拌匀，闷润至醋被吸尽，置于温度适宜的热锅内，用文火加热，炒至颜色加深，取出晾凉。

每100kg三棱片，用醋15kg。

【成品质量】

**1. 三棱**　呈类圆形的薄片。外表皮灰棕色。切面灰白色或黄白色，粗糙，有多数明显的细筋脉点。气微，味淡，嚼之微有麻辣感。

三棱饮片醇溶性浸出物含量不得少于7.5%。

**2. 醋三棱形**　形如三棱片，切面黄色至黄棕色，偶见焦黄斑，微有醋香气。

醋三棱醇溶性浸出物同生品。

【炮制作用】三棱味辛、苦，性平。归肝、脾经。具有破血行气、消积止痛的功能。用于癥瘕痞块，痛经，瘀血经闭，胸痹心痛，食积胀痛。生品为血中气药，破血行气之力较强（体质虚弱者不宜使用），用于血滞经闭，产后瘀滞腹痛，癥瘕积聚，食积痰滞，脘腹胀痛，慢性肝炎或迁延性肝炎等。醋三棱主入血分，破瘀散结、止痛的作用增强。用于瘀滞经闭腹痛，癥瘕积聚，心腹疼痛，胁下胀痛等症。

【炮制研究】三棱中含有挥发油、黄酮类及皂苷类成分。对三棱不同炮制品（生品、醋煮品、清蒸品、醋炒品、麸炒品）中黄酮含量测定结果表明，醋炒品含量最高，比生品增加50%，麸炒品最低。黄酮芒柄素及皂苷类成分是其活血化瘀的主要成分。三棱醋制品及醋制后的提取物较生品镇痛作用明显增强，这与传统中医理论认为醋制后增强散瘀止血作用相吻合，而醋制品中的醋炙三棱镇痛作用强而持久。三棱不同炮制品（生品、清蒸品、醋炒品、醋煮品、麸炒品）均能显著地抑制血小板聚集，其中醋炒品抑制血小板聚集的作用最强，高于生品11%左右，而麸炒品作用强度低于生品；

三棱醋制品同生品的抗凝血作用基本一致，而其他炮制品作用不明显。

【贮存】置通风干燥处，防蛀。

# 甘遂

【处方用名】甘遂、醋甘遂。

【来源】本品为大戟科植物甘遂 *Euphorbia kansui* T. N. Liou ex T. P. Wang 的干燥块根。春季开花前或秋末茎叶枯萎后采挖，撞去外皮，晒干。

【炮制方法】

**1. 甘遂** 取原药材，除去杂质，洗净，干燥，大小个分档。

**2. 醋甘遂** 取净甘遂，加入定量的米醋拌匀，闷润至醋被吸尽后，置于温度适宜的热锅内，用文火加热，炒干，取出晾凉。用时捣碎。

每 100kg 甘遂，用米醋 30kg。

【成品质量】

**1. 甘遂** 呈椭圆形、长圆柱形或连珠形，长 1 ~ 5cm，直径 0.5 ~ 2.5cm。表面类白色或黄白色，凹陷处有棕色外皮残留。质脆，易折断，断面粉性，白色，木部微显放射状纹理；长圆柱状者纤维性较强。气微，味微甘而辣。

甘遂饮片含大戟二烯醇（$C_{30}H_{50}O$）不得少于 0.12%。

**2. 醋甘遂** 形如甘遂，表面黄色至棕黄色，有的可见焦斑。微有醋香气，味微酸而辣。

醋甘遂的大戟二烯醇含量同生品。

【炮制作用】甘遂味苦，性寒，有毒。归肺、肾、大肠经。具有泻水逐饮，消肿散结的功能。生甘遂药力峻烈，临床多入丸、散剂，可用于水肿胀满，胸腹积水，痰饮积聚，气逆咳喘，二便不利，风痰癫痫，痈肿疮毒。醋甘遂毒性减低，峻泻作用缓和。用于腹水胀满，痰饮积聚，气逆喘咳，风痰癫痫，二便不利。

【炮制研究】甘遂中主要含有萜类、甾体类和香豆素类化合物。研究结果表明，生甘遂的刺激性为其炮制品 6 倍。测定生甘遂、醋甘遂、甘草制甘遂 $LD_{50}$，结果炮制品与生品比较有非常显著性差异，其中甘草制甘遂的毒性降低约 4/5。甘遂清炒品、醋润品和醋炙品均能降低甘遂的致炎毒性，提示在甘遂醋炙过程中加热和醋润均能够起到降低甘遂致炎毒性的协同作用。

【贮存】置通风干燥处，防蛀。

# 京大戟

【处方用名】京大戟、醋京大戟。

【来源】本品为大戟科植物大戟 *Euphorbia pekinensis* Rupr. 的干燥根。秋、冬二季采挖，洗净，晒干。

【炮制方法】

**1. 京大戟** 取原药材，除去杂质，洗净，润透，切厚片，干燥，筛去药屑。

**2. 醋京大戟**

（1）醋炙 取净京大戟片，加入定量的米醋拌匀，闷润至醋被吸尽后，置于温度适宜的热锅内，用文火加热，炒干，取出晾凉，筛去药屑。(《贵州省中药饮片炮制规范》2005 年版)

每 100kg 京大戟片，用米醋 30kg。

（2）醋煮 取净京大戟药材，置煮制容器内，加入定量的米醋与适量清水，浸润 1 ~ 2 小时，用文火加热，煮至醋液被吸尽、内无白心时，取出，晾至六七成干时，切厚片，干燥，筛去药屑。

每100kg京大戟片，用米醋30kg。

【成品质量】

**1. 京大戟**　为不规则长圆形或圆形厚片。外表皮灰棕色或棕褐色，粗糙，有皱纹。切面类白色或棕黄色，纤维性。质坚硬。气微，味微苦涩。

**2. 醋京大戟**　为不规则长圆形或圆形厚片。外表皮棕褐色，粗糙，有皱纹。切面棕黄色或棕褐色，纤维性。质坚硬。微有醋气，味微苦涩。

【炮制作用】京大戟味苦，性寒，有毒。归肺、脾、肾经。具有泻水逐饮，消肿散结的功能。生品有毒，泻下力猛，多外用，治疗蛇虫咬伤，热毒痈肿疮毒。醋京大戟毒性降低，峻泻作用缓和。用于水饮泛溢所致的水肿喘满，胸腹积水及痰饮积聚等证。

【炮制研究】京大戟根含大戟苷、生物碱、大戟色素体A、B、C等。与京大戟功效相似的还有红大戟。京大戟属大戟科，红大戟属茜草科，其所含化学成分也不相同。由于二者均有泻水逐饮作用，皆用于水肿、痰饮、胸胁积液等，故不少中医文献习惯以"大戟"统称。但《中国药典》自1995年版起已将两品种单列。京大戟泻水逐饮的功能较强；红大戟消肿散结作用较佳。为确保临床用药安全，京大戟要求用醋煮法炮制，以降低毒性；而红大戟毒性较小，多用于消肿解毒，暂未作法定要求。京大戟经醋制后，其$LD_{50}$值与生品比较升高，毒性显著降低，醋制还降低京大戟肝毒性。醋制京大戟的肠推进作用较生品降低。另有研究表明醋京大戟能明显降低对胃肠道的氧化损伤作用。

【贮存】置干燥处，防蛀。

# 乳香

【处方用名】乳香、醋乳香、炒乳香。

【来源】本品为橄榄科植物乳香树 *Boswellia carterii* Birdw. 及同属植物 *Boswellia bhaw-dajiana* Birdw. 树皮渗出的树脂。分为索马里乳香和埃塞俄比亚乳香，每种乳香又分为乳香珠和原乳香。

【炮制方法】

**1. 乳香**　取原药材，除去杂质，将大块者砸碎。

**2. 醋乳香**　取净乳香，置炒制容器内，用文火加热，炒至冒烟，表面微熔，喷淋定量的米醋，边喷边炒至表面呈油亮光泽时，迅速取出，摊开放凉。

每100kg乳香，用米醋5kg。

**3. 炒乳香**　取净乳香，置于温度适宜的热锅内，用文火加热，炒至冒烟，表面熔化显油亮光泽时，迅速取出，摊开放凉。（《湖南省中药饮片炮制规范》2021年版）

【成品质量】

**1. 乳香**　呈不规则乳头状小颗粒或小团块状。表面黄白色，半透明被有黄白色粉尘，久存则颜色加深，质脆，有黏性，遇热软化。具特异香气，味微苦。

**2. 醋乳香**　形如乳香颗粒或块，表面深黄色，显油亮。略有醋香气。

**3. 炒乳香**　形如乳香颗粒或块，表面棕黄色至棕褐色，具油亮光泽，质坚脆。有焦香气，味微苦。

【炮制作用】乳香味辛、苦，性温。归心、肝、脾经。具有活血定痛、消肿生肌的功能。用于胸痹心痛，胃脘疼痛，痛经经闭，产后瘀阻，癥瘕腹痛，风湿痹痛，筋脉拘挛，跌打损伤，痈肿疮疡。生品气味辛烈，对胃的刺激较强，易引起呕吐，但活血消肿、止痛力强，多用于瘀血肿痛或外用。醋乳香可矫臭矫味，刺激性缓和，利于服用，便于粉碎，活血止痛、收敛生肌的功效增强。炒乳香作用与醋乳香基本相同。

【炮制研究】乳香主要含有树脂、树胶和挥发油等。目前对乳香镇痛作用的主要成分是乳香树脂还是乳香挥发油，尚未统一。有报道认为，乳香挥发油为其镇痛的有效成分，挥发油的主要成分为乙酸辛酯。生乳香乙酸辛酯和辛醇的含量较多，经不同方法炮制后，挥发油的组分及含量均有不同程度的变化，分子量较大的组分含量有所减少，而分子量较小的组分含量有所增加。挥发油及树脂的含量随炮制程度的不同而有不同程度的下降。研究表明，乳香挥发油既是其活血止痛的有效成分，同时又具有刺激性，因此制定乳香饮片的质量标准很有必要。以120℃烘乳香代替炒乳香，既可达到除去大部分挥发油的炮制目的，符合用药要求，又减少了乳香树脂的损失。乳香炮制前后抗炎作用顺序为：清炒品＞醋炙品＞生品。

【贮存】置阴凉干燥处。

<h2 style="text-align:center">没药</h2>

【处方用名】没药、醋没药、炒没药。

【来源】本品为橄榄科植物地丁树 *Commiphora myrrha* Engl. 或哈地丁树 *Commiphora molmol* Engl. 的干燥树脂。分为天然没药和胶质没药。

【炮制方法】

**1. 没药**　取原药材，除去杂质，砸成小块。

**2. 醋没药**　取净没药块，置于温度适宜的热锅内，用文火加热，炒至冒烟，表面微熔，喷淋定量的米醋，边喷边炒至表面呈油亮光泽时，迅速取出，摊开放凉。

每100kg没药块，用米醋5kg。

**3. 炒没药**　取净没药块，置炒制容器内，用文火加热，炒至冒烟，表面显油亮光泽时，迅速取出，摊开放凉。（《湖南省中药饮片炮制规范》2021年版）

【成品质量】

**1. 没药**　天然没药呈不规则颗粒性团块，大小不等，大者直径长达6cm以上，表面黄棕色或红棕色，近半透明部分呈棕黑色，被有黄色粉尘，质坚脆，破碎面不整齐，无光泽，有特异香气，味苦而微辛；胶质没药呈不规则块状和颗粒，多黏结成大小不等的团块，大者直径长达6cm以上，表面棕黄色至棕褐色，不透明，质坚实或疏松，有特异香气，味苦而有黏性。

没药含挥发油天然没药不得少于4.0%（ml/g），胶质没药不得少于2.0%（ml/g）。

**2. 醋没药**　呈不规则小块状或类圆形颗粒状，表面棕褐色或黑褐色，有光泽。具特异香气，略有醋香气，味苦而微辛。

醋没药挥发油不得少于2.0%（ml/g）

**3. 炒没药**　形如没药颗粒或块，表面黑褐色或棕褐色，有光泽。气微香。

【炮制作用】没药味苦、辛，性平。归心、肝、脾经。具有散瘀定痛、消肿生肌的功能。用于胸痹心痛，胃脘疼痛，痛经经闭，产后瘀阻、癥瘕腹痛，风湿痹痛，跌打损伤，痈肿疮疡。生品气味浓烈，对胃有一定的刺激性，容易引起恶心、呕吐，故多外用。但生品化瘀力强，也可内服治疗跌打损伤，筋骨受损，肿胀作痛。醋没药能增强活血止痛、收敛生肌的作用，缓和刺激性，便于服用，易于粉碎，并能矫臭矫味。用于闭经，痛经，脘腹疼痛，痈疽肿痛。炒没药能缓和刺激性，便于服用，易于粉碎。用于疔疮肿毒，肠痈，风湿痹痛，漏眼脓血。

【炮制研究】没药主要含有挥发油、树脂等成分。包括萜类、甾体、黄酮、木脂素等。没药丰富的倍半萜成分具有麻醉、抗菌、抗高血糖等活性，所含挥发油及树脂类皆为有效成分，而挥发油又具有刺激性，炮制的目的主要是去除一部分挥发油，减少刺激性，易于粉碎，增强其活血化瘀、消肿止痛的作用。

【贮存】置阴凉干燥处。

## 芫花

【处方用名】芫花、醋芫花。

【来源】本品为瑞香科植物芫花 *Daphne genkwa* Sieb. et Zucc. 的干燥花蕾。春季花未开放时采收，除去杂质，干燥。

【炮制方法】

**1. 芫花**　取原药材，除去杂质。

**2. 醋芫花**　取净芫花，用定量米醋拌匀，闷润至醋被吸尽，置于温度适宜的热锅内，用文火加热，炒至微干，取出晾凉，筛去药屑。

每100kg芫花，加米醋30kg。

【成品质量】

**1. 芫花**　本品常3~7朵簇生于短花轴上，基部有苞片1~2片，多脱落为单朵。单朵呈棒槌状，多弯曲，长1~1.7cm，直径约1.5mm；花被筒表面淡紫色或灰绿色，密被短柔毛，先端4裂，裂片淡紫色或黄棕色。质软。气微，味甘、微辛。

芫花饮片含芫花素不得少于0.20%。

**2. 醋芫花**　本品形如芫花，表面微黄色。微有醋香气。

【炮制作用】芫花味苦、辛，性温；有毒。归肺、脾、肾经。具有泻水逐饮、杀虫疗疮的功能。生芫花峻泻逐水力较猛，较少内服，多外用治疗疥癣，秃疮，痈肿，冻疮。醋芫花能降低毒性，缓和泻下作用和腹痛症状。多用于水肿胀满，胸腹积水，痰饮积聚，气逆喘咳，二便不利。

【炮制研究】芫花中含有二萜原甲酸内酯类、黄酮类及挥发油等。二萜原甲酸内酯类成分芫花酯甲等具较强的毒性，对皮肤、黏膜的刺激作用强烈，并能直接兴奋子宫平滑肌，具有引产作用；芫花烯具有抗白血病和抗肿瘤活性；芫花素和羟基芫花素等黄酮类成分具镇咳、祛痰、平喘、抗菌作用；挥发油具有泻下作用和毒副作用。刺激性实验表明，芫花挥发油对眼结膜有一定刺激作用，醋炙后可降低其刺激性。水煮芫花中芫花酯甲含量比生芫花高约11%，而其他几种炮制品芫花酯甲含量均降低，尤以醋炙芫花下降最多。醋炙芫花 $LD_{50}$ 值比生芫花 $LD_{50}$ 值提高了1倍，说明醋炙芫花能降低其毒性。

【贮存】置通风干燥处，防霉，防蛀。

## 五灵脂

【处方用名】五灵脂、醋五灵脂。

【来源】本品为鼯鼠科复齿鼯鼠 *Trogopterus xanthipes* Milne-Edwards 的干燥粪便。

【炮制方法】五灵脂未收载于《中国药典》（2025年版），其饮片及炮制方法收载于《全国中药炮制规范》1988年版中。

**1. 五灵脂**　取原药材，除去杂质及灰屑；灵脂块，捣碎。

**2. 醋五灵脂**　取净五灵脂，置于温度适宜的热锅内，用文火炒至有腥气逸出时，喷淋定量米醋，炒至微干、有光泽时，取出，晾凉，筛去药屑。

每100kg净五灵脂，用米醋10kg。

【成品质量】

**1. 五灵脂**　呈长椭圆形颗粒或不规则块状，大小不一，表面黑棕色、红棕色或灰棕色，有油润性光泽，断面黄棕色或棕褐色，不平坦，纤维性，质疏松或有黏性，气腥臭。

**2. 醋五灵脂**　表面灰褐色或焦褐色，稍有光泽，断面黄褐色或棕褐色，质较松，略有醋气。

【炮制作用】五灵脂味咸、甘，性温。归肝经。具有活血止痛，化瘀止血的功能。生品具有止痛止血的作用，但有腥臭味，不利于服用，多外用。用于治疗虫蛇咬伤。醋五灵脂能引药入肝，增强散瘀止血作用，并可矫臭矫味，便于服用。用于产后恶露不畅，吐血，月经过多。

【贮藏】置通风干燥处。

<h1 style="text-align:center">艾叶</h1>

【处方用名】艾叶、醋艾叶、艾叶炭、醋艾炭、艾绒。

【来源】本品为菊科植物艾 *Artemisia argyi* Lévl. et Vant. 的干燥叶。夏季花未开时采摘，除去杂质，晒干。

【炮制方法】

**1. 艾叶** 取原药材，除去杂质及梗，筛去灰屑。

**2. 醋艾叶** 取净艾叶，加入定量的米醋拌匀，闷润至醋被吸尽，置于温度适宜的热锅内，用文火加热，炒干，取出晾凉。（《全国中药炮制规范》1988 年版）

每 100kg 艾叶，用米醋 15kg。

**3. 艾叶炭** 取净艾叶，置于温度适宜的热锅内，用中火加热，炒至表面焦黑色，喷淋清水少许，灭尽火星，炒至微干，取出，及时摊晾，凉透。（《全国中药炮制规范》1988 年版）

**4. 醋艾炭** 取净艾叶，置炒制容器内，用中火加热，炒至表面焦黑色，喷入定量米醋，灭尽火星，炒干，取出，及时摊晾，凉透。

每 100kg 艾叶，用米醋 15kg。

**5. 艾绒** 取净艾叶捣成绒，拣去叶脉粗梗，筛去细末。（《全国中药炮制规范》1988 年版）

【成品质量】

**1. 艾叶** 多皱缩、破碎，有短柄。完整叶片展平后呈卵状椭圆形，羽状深裂，裂片椭圆状披针形，边缘有不规则的粗锯齿；上表面灰绿色或深黄绿色，有稀疏的柔毛和腺点；下表面密生灰白色绒毛。质柔软。气清香，味苦。

艾叶含桉油精（$C_{10}H_8O$）不得少于 0.050%，含龙脑（$C_{10}H_{18}O$）不得少于 0.020%。

**2. 醋艾叶** 呈不规则的碎片，表面微黑色。气清香，略有醋香气。

**3. 艾叶炭** 呈不规则的碎片，表面焦黑色，多卷曲，破碎。清香气淡。

**4. 醋艾炭** 呈不规则的碎片，表面黑褐色，有细条状叶柄。具醋香气。

**5. 艾绒** 为絮绒状，柔软，灰绿色，具艾叶香气。

【炮制作用】艾叶味辛、苦，性温；有小毒。归肝、脾、肾经。具有温经止血、散寒止痛的功能；外用祛湿止痒。用于吐血，衄血，崩漏，月经过多，胎漏下血，少腹冷痛，经寒不调，宫冷不孕；外治皮肤瘙痒。生品性燥，祛寒燥湿力强，但对胃有刺激性，故多外用，或捣绒做成艾卷或艾炷。醋艾叶温而不燥，并能缓和对胃的刺激性，增强逐寒止痛的作用。用于寒客胞宫，宫寒不孕，或胎为外因所侵而致胎动不安。艾叶炭辛散之性大减，对胃的刺激性缓和，温经止血的作用增强。可用于崩漏下血，月经过多，或妊娠下血。醋艾炭温经止血的作用增强，用于虚寒性出血。艾绒专供灸治用。

【炮制研究】艾叶中含有挥发油、鞣质、脂肪酸、绿原酸、朝鲜蓟酸等。艾叶经加热炮制后，挥发油含量大幅度降低，且随温度升高、时间延长呈逐渐降低的趋势。而闷煅品挥发油含量较其他加热制炭品高。艾叶止血作用强弱与鞣质含量高低关系不大，提示鞣质并非艾叶的唯一止血成分。对生艾叶、焦艾叶、艾叶炭、醋炒艾叶炭以及闷煅艾叶炭的凝血作用进行了实验比较，发现艾叶制炭后可加强止血作用，而闷煅艾叶炭止血作用更强。而且，艾叶制炭后毒性降低，抗凝血作用消失。研究表明，醋艾叶的抗炎止痛作用较生品明显增强，且优于其他炮制品。加醋与加热的综合作用优于二者单一作用。

【贮存】置阴凉干燥处。

# 学习任务三　盐炙技术

PPT

将净选或切制后的药物，加入定量食盐水拌匀，闷透，至温度适宜的热锅内，用文火炒至规定程度的方法，称为盐炙技术。

食盐味咸，性寒，能引药"入肾""引火归元"，有清热凉血，软坚散结，润燥的作用。故盐炙技术多用于补肾固精、疗疝止痛、利尿和泻相火的药物。

## （一）操作方法

**1. 先拌盐水后炒药**　将食盐加适量清水溶解，与净选或切制后的药物拌匀，放置闷润，待盐水被吸尽后，置于温度适宜的热锅内，用文火炒至一定程度，取出晾凉。

**2. 先炒药后加盐水**　先将净制或切制后的药物，置于温度适宜的热锅内，文火加热炒至一定程度，再喷洒定量盐水炒干，取出晾凉。此法多用于含黏液质较多的药物，如知母、车前子。

除另有规定外，一般每100kg净药物，用食盐2kg。

## （二）成品质量

1. 盐炙品色泽较生品稍深，或略有焦斑，微有咸味。

2. 成品含生片、糊片不得超过2%，含水分不得超过13%，含药屑、杂质不得超过1%。

## （三）炮制目的

**1. 引药下行，增强疗效**　如杜仲、巴戟天、韭菜子等补肾的药物，盐炙后增强补肝肾的作用；益智仁、沙苑子等固精缩尿的药物，盐炙后增强补肾固涩的作用；小茴香、橘核、荔枝核、胡芦巴等疗疝止痛的药物，盐炙后可增强温肾散寒、疗疝止痛作用；车前子、小茴香、泽泻等利尿的药物，盐炙后增强泄热利尿作用。

**2. 增强滋阴降火作用**　如知母、黄柏等滋阴、清退虚热的药物，盐炙后增强滋阴降火作用。

**3. 缓和药物辛燥之性**　如补骨脂、益智仁等药物辛温而燥，容易伤阴，盐炙后可缓和其辛燥之性，并能增强补肾固精作用。

## （四）注意事项

1. 加水溶解食盐时，水的用量应视药物的吸水情况而定，一般以食盐的4~5倍量为宜。若加水过多，则盐水不能被药吸尽，或者过湿不易炒干；水量过少，又不易与药物拌匀。

2. 含黏液质多的药材，如车前子、知母，应采用先炒药后加盐水的方法。因这类药物遇水容易发黏，盐水不易渗入，炒时又容易粘锅，所以需先将药物加热炒去部分水分，并使药物质地变疏松，再喷洒盐水，以利于盐水渗入又不致粘锅。

3. 盐炙法一般用文火。采用先炒药后加盐水的方法时，更应控制火力，以免火力过大，加入盐水后水分迅速蒸发，食盐黏附在锅上，达不到盐炙目的。

### 黄柏

【处方用名】黄柏、盐黄柏、酒黄柏、黄柏炭。

【来源】本品为芸香科植物黄皮树 *Phellodendron chinense* Schneid. 的干燥树皮。习称"川黄柏"。剥取树皮后，除去粗皮，晒干。

【炮制方法】

**1. 黄柏** 取原药材,除去杂质,喷淋清水,润透,切丝,干燥(黄柏在切制前水处理时要掌握好"水头",若吸水过多,容易发黏,不易切制)。

**2. 盐黄柏** 取净黄柏丝,用适量盐水拌匀,闷润至盐水被吸尽后,置于温度适宜的热锅内,用文火加热,炒干,取出晾凉,筛去药屑。

每100kg净黄柏丝,用食盐2kg。

**3. 酒黄柏** 取净黄柏丝,用适量黄酒拌匀,闷润至酒被吸尽后,置于温度适宜的热锅内,用文火加热,炒干,取出晾凉,筛去药屑。(《全国中药炮制规范》1988年版)

每100kg黄柏丝,用黄酒10kg。

**4. 黄柏炭** 取净黄柏丝,置于温度适宜的热锅内,用武火加热,炒至表面焦黑色,内部深褐色或棕黑色,喷淋少许清水灭尽火星,取出,及时摊晾,凉透,筛去药屑。

【成品质量】

**1. 黄柏** 呈丝条状,或卷曲。外表面黄褐色或黄棕色。内表面暗黄色或淡棕色,具纵棱纹。切面纤维性,呈裂片状分层,深黄色。味极苦。

黄柏饮片含小檗碱以盐酸小檗碱($C_{20}H_{17}NO_4 \cdot HCl$)计不得少于3.0%,含黄柏碱以盐酸黄柏碱($C_{20}H_{23}NO_4 \cdot HCl$)计不得少于0.34%。

**2. 盐黄柏** 形如黄柏丝,表面深黄色,偶有焦斑。味极苦,微咸。

盐黄柏中小檗碱含量、黄柏碱含量同生品。

**3. 酒黄柏** 形如黄柏丝,表面深黄色,偶有焦斑。略具酒气,味苦。

**4. 黄柏炭** 形如黄柏丝,表面焦黑色,内部深褐色或棕黑色。体轻,质脆,易折断。味苦涩。

【炮制作用】 黄柏味苦,性寒。归肾、膀胱经。具有清热燥湿,泻火除蒸,解毒疗疮的功能。多用于湿热泻痢,黄疸,热淋,足膝肿痛,疮疡肿毒,湿疹,烫火伤等。盐黄柏可引药入肾,缓和苦燥之性,增强滋肾阴、泻相火、退虚热的作用。多用于阴虚发热,骨蒸劳热,盗汗,遗精,足膝痿软,咳嗽咯血等。酒黄柏可降低苦寒之性,免伤脾阳,并借酒升腾之力,引药上行,清血分湿热。用于热壅上焦诸证及热在血分。黄柏炭清湿热之中兼具涩性,多用于便血、崩漏下血。

【炮制研究】 黄柏中含有生物碱、挥发油、黄酮类化合物等。小檗碱是黄柏抗菌的有效成分。黄柏经浸泡切丝或高温炮制后,小檗碱明显损失;酒炒、盐炒、清炒品的小檗碱含量变化不大;黄柏炭经高温处理,小檗碱几乎损失殆尽。因此,中医用黄柏炭治疗崩漏等出血症,而不用于治痢疾。黄柏不同炮制品种小檗碱含量的高低顺序是黄柏(只除粗皮)>黄柏丝(润透切丝)>盐黄柏>酒黄柏>黄柏炭。

【贮存】 置通风干燥处,防潮。

# 知母

【处方用名】 知母、盐知母。

【来源】 本品为百合科植物知母 *Anemarrhena asphodeloides* Bge. 的干燥根茎。春、秋二季采挖,除去须根和泥沙,晒干,习称"毛知母";或除去外皮,晒干,习称"知母肉"。

【炮制方法】

**1. 知母** 取原药材,除去杂质,洗净,润透,切厚片,干燥,去毛屑。

**2. 盐知母** 取净知母片,置于温度适宜的炒锅内,用文火加热,炒至变色,喷淋适量盐水,炒干,取出,晾凉,筛去药屑。

每100kg净知母片,用食盐2kg。

【成品质量】

**1. 知母** 呈不规则类圆形的厚片。外表皮黄棕色或棕色，可见少量残存的黄棕色叶基纤维和凹陷或突起的点状根痕。切面黄白色至黄色。气微，味微甜、略苦，嚼之带黏性。

知母饮片含新芒果苷（$C_{25}H_{28}O_{16}$）和芒果苷（$C_{19}H_{18}O_{11}$）不得少于 1.20%，含知母皂苷 BⅡ（$C_{45}H_{76}O_{19}$）不得少于3.0%。

**2. 盐知母** 形如知母片，色黄或微带焦斑。味微咸。

盐知母含新芒果苷（$C_{25}H_{28}O_{16}$）和芒果苷（$C_{19}H_{18}O_{11}$）不得少于 1.20%，含知母皂苷 BⅡ（$C_{45}H_{76}O_{19}$）不得少于 2.0%。

【炮制作用】知母味苦、甘，性寒。归肺、胃、肾经。生品苦寒滑利，具有清热泻火、滋阴润燥的功能。泻肺、胃之火尤宜生用。多用于外感热病，高热烦渴，肺热燥咳，内热消渴，肠燥便秘。盐知母可引药下行，专于入肾，增强滋阴降火的作用，善清虚热。常用于肝肾阴亏，虚火上炎，骨蒸潮热，盗汗遗精。

【炮制研究】知母中含有甾体皂苷、双苯吡酮、木脂素、黄酮、多糖、有机酸等。知母盐炙后，新芒果苷、异芒果苷含量减少，芒果苷含量增加。芒果苷含量高低依次为盐炙品＞炒黄品＞酒炙品＞麸炒品＞生品。另有研究表明，多糖含量盐炙品最高，生品最低，知母经炮制后均有利于多糖的溶出。知母皮对大肠埃希菌和金黄色葡萄球菌的抑制作用强于毛知母和光知母。知母盐制后抑制 α-葡萄糖苷酶作用增强。药理实验表明，知母不同炮制品均有抗炎作用，但酒炙、清炒、盐炙品抗炎作用均不及生品；酒炒知母、清炒知母镇静作用比生品明显增强，而盐炙品增强不明显；在同等剂量时知母盐制品通便作用明显强于生品。有的地区还用酒知母和麸炒知母。酒炒的目的是引药入血分和降低寒泄之性；麸炒的目的是缓和寒滑之性，适用于脾虚便溏而肺有燥热的患者。

【贮存】置通风干燥处，防潮。

## 泽泻

【处方用名】泽泻、盐泽泻、麸炒泽泻。

【来源】本品为泽泻科植物东方泽泻 *Alisma orientale*（Sam.）Juzep. 或泽泻 *Alisma plantago-aquatica* Linn. 的干燥块茎。冬季茎叶开始枯萎时采挖，洗净，干燥，除去须根和粗皮。

【炮制方法】

**1. 泽泻** 取原药材，除去杂质，稍浸，润透，切厚片，干燥。

**2. 盐泽泻** 取净泽泻片，加入适量盐水拌匀，闷润待盐水被吸尽后，置于温度适宜的热锅内，用文火加热，炒至微黄色，取出晾凉，筛去药屑。

每100kg 净泽泻片，用食盐 2kg。

**3. 麸炒泽泻** 将麸皮均匀撒入温度适宜的热锅中，用中火加热，待冒浓烟时投入净泽泻片，不断翻动，炒至黄色时取出，筛去麸皮，晾凉。（《全国中药炮制规范》1988 年版）

每100kg 净泽泻片，用麦麸 10kg。

【成品质量】

**1. 泽泻** 呈圆形或椭圆形厚片。外表皮淡黄色至淡黄棕色，可见细小突起的须根痕。切面黄白色至淡黄色，粉性，有多数细孔。气微，味微苦。

泽泻饮片含23-乙酰泽泻醇 B（$C_{32}H_{50}O_5$）和23-乙酰泽泻醇 C（$C_{32}H_{48}O_6$）的总量不得少于 0.10%。

**2. 盐泽泻** 形如泽泻片，表面淡黄棕色或黄褐色，偶见焦斑。味微咸。

盐泽泻含23-乙酰泽泻醇 B 和23-乙酰泽泻醇 C 的总量同生品。

**3. 麸炒泽泻**　形如泽泻片，表面黄白，偶见焦斑。微有焦香气。

【炮制作用】泽泻味甘、淡，性寒。归肾、膀胱经。具有利水渗湿、泻热、化浊降脂的功能。常用于小便不利，水肿，湿热黄疸，淋浊，湿热带下。盐泽泻引药下行，并能增强泻热作用，利尿而不伤阴。小剂量于补方中，可泻肾降浊，并能防止补药之滋腻，可用于阴虚火旺，利水清热养阴。麸炒泽泻寒性稍缓，长于渗湿和脾，降浊以升清。多用于脾虚泄泻，痰湿眩晕。

【炮制研究】泽泻含多种四环三萜酮醇衍生物、倍半萜类氧化物，还含胆碱、卵磷脂、氨基酸、糖类等。泽泻经炮制后，其水溶性煎出物均有不同程度的增加，尤以盐制品最高。泽泻及其有效成分泽泻醇类化合物有利尿作用，有较强的降血脂与抗动脉粥样硬化作用，能改善冠脉血流量，预防心绞痛以及有抗脂肪肝、降血糖、抗炎等作用。

【贮存】置干燥处，防蛀。

## 橘核

【处方用名】橘核、盐橘核。

【来源】本品为芸香科植物橘 *Citrus reticulata* Blanco 及其栽培变种的干燥成熟种子。果实成熟后收集，洗净，晒干。

【炮制方法】

**1. 橘核**　取原药材，除去杂质，洗净，干燥。用时捣碎。

**2. 盐橘核**　取净橘核，用适量食盐水拌匀，闷润至盐水被吸尽后，置于温度适宜的热锅内，用文火加热，炒干，取出晾凉。用时捣碎。

每 100kg 橘核，用食盐 2kg。

【成品质量】

**1. 橘核**　略呈卵形，长 0.8~1.2cm，直径 0.4~0.6cm。表面淡黄白色或淡灰白色，光滑，一侧有种脊棱线，一端钝圆，另一端渐尖成小柄状。外种皮薄而韧，内种皮菲薄，淡棕色，子叶 2，黄绿色，有油性。气微，味苦。

**2. 盐橘核**　形如橘核。子叶淡棕色或黄绿色，少淡绿色。气微，味微咸、苦。

【炮制作用】橘核味苦，性平。归肝、肾经。具有理气、散结、止痛的功能。用于肝胃气滞疼痛，乳痈肿痛。盐橘核引药下行，走肾经，增加疗疝止痛功效。常用于疝气疼痛，睾丸肿痛。

【炮制研究】橘核中含有脂肪酸、柠檬苦素及其类似物、蛋白质、无机元素等。橘核炮制后，柠檬苦素和诺米林量均有不同程度的降低。

【贮存】置干燥处，防霉，防蛀。

## 荔枝核

【处方用名】荔枝核、盐荔枝核。

【来源】本品为无患子科植物荔枝 *Litchi chinensis* Sonn. 的干燥成熟种子。夏季采摘成熟果实，除去果皮和肉质假种皮，洗净，晒干。

【炮制方法】

**1. 荔枝核**　取原药材，除去杂质，洗净，干燥。用时捣碎。

**2. 盐荔枝核**　取净荔枝核，捣碎，用适量食盐水拌匀，闷润待盐水被吸尽后，置于温度适宜的热锅内，用文火加热，炒干，取出晾凉。

每 100kg 荔枝核，用食盐 2kg。

【成品质量】

**1. 荔枝核** 呈长圆形或卵圆形，略扁，长1.5~2.2cm，直径1~1.5cm。表面棕红色或紫棕色，平滑，有光泽，略有凹陷及细波纹，一端有类圆形黄棕色的种脐，直径约7mm。质硬。子叶2，棕黄色。气微，味微甘、苦、涩。

**2. 盐荔枝核** 呈碎块状，断面棕褐色，偶见焦斑，味苦涩而微咸。

【炮制作用】荔枝核味甘、微苦，性温。归肝、肾经。具有行气散结、祛寒止痛的功能。用于气滞寒凝，胃脘疼痛，寒疝疼痛。盐荔枝核引药入肾，增强了疗疝止痛的作用。用于疝痛、睾丸肿痛。

【贮存】置干燥处，防蛀。

## 杜仲

【处方用名】杜仲、盐杜仲。

【来源】本品为杜仲科植物杜仲 *Eucommia ulmoides* Oliv. 的干燥树皮。4~6月剥取，刮去粗皮，堆置"发汗"至内皮呈紫褐色，晒干。

【炮制方法】

**1. 杜仲** 取原药材，刮去残留粗皮，洗净，切丝或块，干燥。

**2. 盐杜仲** 取净杜仲丝或块，加适量盐水拌匀，稍闷待盐水被吸尽后，置于温度适宜的热锅内，用中火炒至丝易断、表面焦黑色时，取出晾凉，筛去药屑。

每100kg净杜仲块或丝，用食盐2kg。

【成品质量】

**1. 杜仲** 呈小方块或丝状。外表面淡棕色或灰褐色，有明显皱纹。内表面暗紫色，光滑。断面有细密、银白色、富弹性的橡胶丝相连。气微，味稍苦。

杜仲饮片含松脂醇二葡萄糖苷（$C_{32}H_{42}O_{16}$）不得少于0.10%。

**2. 盐杜仲** 形如杜仲块或丝。表面黑褐色，内表面褐色，折断时胶丝弹性较差。味微咸。

盐杜仲的松脂醇二葡萄糖苷含量同生品。

【炮制作用】杜仲味甘，性温。归肝、肾经。具有补肝肾、强筋骨、安胎的功能。生杜仲较少应用，一般仅用于浸酒。临床以制用为主，以保证和增强疗效。盐杜仲引药入肾，直达下焦，温而不燥，补肝肾、强筋骨、安胎的作用增强。常用于肾虚腰痛，筋骨无力，妊娠漏血，胎动不安和高血压。

【炮制研究】杜仲含有杜仲胶、木质素及其苷类、环烯醚萜类、酚性及氨基酸等。杜仲各炮制品浸出物含量以盐炙品最高，盐炙砂炒品次之，生品最低。砂炒品绿原酸含量高于炒盐杜仲；盐炙后，有毒元素铅的含量下降，锌、锰、铁、钙、磷5种元素含量均升高。经炮制后松脂醇二葡萄糖苷含量升高，不同炮制品之间含量无明显差异。生杜仲、盐杜仲炭和砂炒盐杜仲均能使兔、狗血压明显下降，杜仲炭和砂炒品作用强度基本一致，均比生杜仲强；其煎剂比酊剂强；用醇提取后的残渣水煎剂仍有降压作用。杜仲能使多种动物离体子宫自主收缩减弱，并拮抗子宫收缩剂的作用而解痉，盐制品又强于生品，这与中医用杜仲，特别是用盐杜仲治胎动不安相一致。杜仲未去粗皮块的煎出率比去粗皮块低，粗皮占药材的20%以上，故杜仲应去粗皮入药。

【贮存】置通风干燥处。

## 车前子

【处方用名】车前子、盐车前子、炒车前子。

【来源】本品车前科植物车前 *Plantago asiatica* L. 或平车前 *Plantago depressa* Willd. 的干燥成熟种子。夏、秋二季种子成熟时采收果穗，晒干，搓出种子，除去杂质。

【炮制方法】

**1. 车前子** 取原药材，除去杂质，筛去灰屑。

**2. 盐车前子** 取净车前子，置于温度适宜的热锅内，用文火加热，炒至略有爆鸣声时，喷淋盐水，炒干，取出晾凉。

每100kg净车前子，用食盐2kg。

**3. 炒车前子** 取净车前子，置于温度适宜的热锅内，用文火加热，炒至略有爆声，并有香气逸出时，取出晾凉。(《全国中药炮制规范》1988年版)

【成品质量】

**1. 车前子** 呈椭圆形、不规则长圆形或三角状长圆形，略扁，长约2mm，宽约1mm。表面黄棕色至黑褐色，有细皱纹，一面有灰白色凹点状种脐。质硬。气微，味淡。

车前子饮片含京尼平苷酸（$C_{16}H_{22}O_{10}$）不得少于0.50%，毛蕊花糖苷（$C_{29}H_{36}O_{15}$）不得少于0.40%。

**2. 盐车前子** 形如车前子，表面黑褐色。气微香，味微咸。

盐车前子含京尼平苷酸（$C_{16}H_{22}O_{10}$）不得少于0.40%，毛蕊花糖苷（$C_{29}H_{36}O_{15}$）不得少于0.30%。

**3. 炒车前子** 形如车前子，略鼓起，有焦香气，色泽加深。

【炮制作用】车前子味甘，性寒。归肝、肾、肺、小肠经。具有清热利尿通淋、渗湿止泻、明目、祛痰的功能。常用于水肿胀满，热淋涩痛，暑湿泄泻，痰热咳嗽，肝火目赤。盐车前子泻热利尿而不伤阴，并引药下行，增强在肾经的作用。用于肾虚脚肿，眼目昏暗，虚劳梦泄。炒车前子寒性稍减，并能提高煎出效果，作用与生品相似，长于渗湿止泻、祛痰止咳。多用于湿浊泄泻。

【炮制研究】车前子含多种黄酮类成分，以及车前烯醇酸、琥珀酸、腺嘌呤、胆碱等成分。车前子盐炙后，京尼平苷酸、毛蕊花糖苷的含量较生品升高，多糖的含量较生品降低。车前子炮制后，黄酮类成分无质的变化，但含量有差异，炒车前子含量较高，盐车前子次之，生品较低。盐炙前后的车前素含量未见明显差异。车前子炮制品均有明显的利尿作用，利尿作用强弱顺序为盐炙>清炒>生品。对小鼠腹泻的抑制作用强弱顺序为炒品>酒品≥盐品，而生品有加重小鼠腹泻的趋势。临床试验表明，生车前子比清炒品和盐炙品对慢性功能性便秘更有疗效。

【贮存】置通风干燥处，防潮。

## 益智仁

【处方用名】益智仁、盐益智仁。

【来源】本品为姜科植物益智 *Alpinia oxyphylla* Miq. 的干燥成熟果实。夏、秋间果实由绿变红时采收，晒干或低温干燥。

【炮制方法】

**1. 益智仁** 除去杂质及外壳。用时捣碎。

**2. 盐益智仁** 取净益智仁，用适量食盐水拌匀，闷润待盐水被吸尽后，置于温度适宜的热锅内，用文火加热，炒干至颜色加深时，取出晾凉。用时捣碎。

每100kg净益智仁，用食盐2kg。

【成品质量】

**1. 益智仁** 为不规则扁圆形的种子或种子团残瓣。种子略有钝棱，直径约3mm；表面灰黄色至灰褐色，具细皱纹；外被淡棕色膜质的假种皮；质硬，胚乳白色。有特异香气，味辛、微苦。

益智仁含挥发油不得少于1.0%(ml/g)。

**2. 盐益智仁**　形如益智仁。表面棕褐色至黑褐色，质硬，胚乳白色。有特异香气。味辛、微咸、苦。

【炮制作用】　益智仁味辛，性温。归脾、肾经。具有暖肾固精缩尿、温脾止泻摄唾的功能。生品摄涎唾力胜，常用于脾胃虚寒，腹痛吐泻，涎唾常流。盐益智仁辛燥之性减弱，专行下焦，长于温肾，固精，缩尿。常用于肾气虚寒的遗精，遗尿，尿频，白浊，寒疝疼痛。

【炮制研究】　益智仁含有挥发油、维生素、氨基酸、脂肪酸及无机元素等。益智仁炮制后挥发油含量明显降低，盐炙可除去喇叭茶醇这一潜在的毒性倍半萜类成分。其提取液对番泻叶所致的小鼠腹泻有明显的对抗作用，对正常小鼠的胃排空和小肠推进有明显的抑制作用，初步证明了抑制胃肠运动为其止泻机制之一。

【贮存】　置阴凉干燥处。

## 补骨脂

【处方用名】　补骨脂、盐补骨脂。

【来源】　本品为豆科植物补骨脂 *Psoralea corylifolia* L. 的干燥成熟果实。秋季果实成熟时采收果序，晒干，搓出果实，除去杂质。

【炮制方法】

**1. 补骨脂**　取原药材，除去杂质。用时捣碎。

**2. 盐补骨脂**　取净补骨脂，用适量食盐水拌匀，闷润待盐水被吸尽后，置于温度适宜的热锅内，用文火加热，炒至微鼓起、迸裂并有香气逸出时，取出晾凉。用时捣碎。

每 100kg 净补骨脂，用盐 2kg。

【成品质量】

**1. 补骨脂**　呈肾形，略扁，长 3～5mm，宽 2～4mm，厚约 1.5mm。表面黑色、黑褐色或灰褐色，具细微网状皱纹。顶端圆钝，有一小突起，凹侧有果梗痕。质硬。果皮薄，与种子不易分离；种子 1 枚，子叶 2，黄白色，有油性。气香，味辛、微苦。

补骨脂饮片含补骨脂素（$C_{11}H_6O_3$）和异补骨脂素（$C_{11}H_6O_3$）的总量不得少于 1.60%。

**2. 盐补骨脂**　形如补骨脂。表面黑色或黑褐色，微鼓起。气微香，味微咸。

盐补骨脂的补骨脂素和异补骨脂素的总量同生品。

【炮制作用】　补骨脂味辛、苦，性温。归肾、脾经。具有温肾助阳、纳气平喘、温脾止泻的功能。多用于制备酊剂、散剂、注射剂等。外用消风祛斑，用治银屑病，白癜风，扁平疣，斑秃。盐补骨脂，可引药入肾，增强温肾助阳、纳气、止泻的作用。用于阳痿遗精，遗尿尿频，腰膝冷痛，肾虚作喘，五更泄泻。

【炮制研究】　补骨脂果实、种子含香豆素类、黄酮类、单萜酚类以及挥发油、皂苷、多糖、类脂等成分。研究表明，补骨脂盐炙后，其水溶性化学成分发生了质的变化，但其主要成分之一的补骨脂素无质的变化。HPLC 指纹图谱研究表明，补骨脂炮制前后其所含化学成分的种类基本没有变化，主要色谱峰含量盐炙法以下降为主。4 种具有抗骨质疏松活性的成分补骨脂素、异补骨脂素、补骨脂甲素、补骨脂乙素的总量，盐炙和微波炙品都较生品降低。

【贮存】　置干燥处。

## 小茴香

【处方用名】　小茴香、盐小茴香。

【来源】　本品为伞形科植物茴香 *Foeniculum vulgare* Mill. 的干燥成熟果实。秋季果实初熟时采割植株，晒干，打下果实，除去杂质。

【炮制方法】

**1. 小茴香**　取原药材，除去杂质及残梗，筛去灰屑。

**2. 盐小茴香**　取净小茴香，用适量食盐水拌匀，闷润待盐水被吸尽后，置于温度适宜的热锅内，用文火加热，炒至微黄色，有香气逸出时，取出晾凉，筛去药屑。

每100kg净小茴香，用食盐2kg。

【成品质量】

**1. 小茴香**　为双悬果，呈圆柱形，有的稍弯曲，长4～8mm，直径1.5～2.5mm。表面黄绿色或淡黄色，两端略尖，顶端残留有黄棕色突起的柱基，基部有时有细小的果梗。分果呈长椭圆形，背面有纵棱5条，接合面平坦而较宽。横切面略呈五边形，背面的四边约等长。有特异香气，味微甜、辛。

小茴香饮片含挥发油不得少于1.5%（ml/g），含反式茴香脑（$C_{10}H_{12}O$）不得少于1.4%。

**2. 盐小茴香**　形如小茴香，微鼓起，色泽加深，偶有焦斑。味微咸。

盐小茴香含反式茴香脑（$C_{10}H_{12}O$）不得少于1.3%。

【炮制作用】小茴香味辛，性温。归肝、肾、脾、胃经。具有散寒止痛、理气和胃的功能。常用于胃寒呕吐，小腹冷痛，脘腹胀痛。盐小茴香辛散作用稍缓，专行下焦，长于温肾祛寒，疗疝止痛。常用于疝气疼痛，睾丸坠痛，肾虚腰痛。

【炮制研究】小茴香含脂肪油、挥发油、甾醇及糖苷、氨基酸等。小茴香生碎品及各种炮制品水浸出物含量均高于生品，挥发油含量均低于生品。小茴香炮制后促进小白鼠肠蠕动作用稍有降低；盐炙与四制小茴香都可使小白鼠有细软便流出，而生品却无此作用。另有实验表明，小茴香各炮制品均有促进气管增加分泌物的作用，但四制品效果不甚明显。小茴香各炮制品能明显改善大鼠血瘀模型的血液流变学异常，而蜜制改善效果最好。有报道提出采用盐水浸润烘干法或微炒法炮制小茴香。

【贮存】置阴凉干燥处。

## 菟丝子

【处方用名】菟丝子、盐菟丝子、酒菟丝子、炒菟丝子。

【来源】本品为旋花科植物南方菟丝子 *Cuscuta australis* R. Br. 或菟丝子 *Cuscuta chinensis* Lam. 的干燥成熟种子。秋季果实成熟时采收植株，晒干，打下种子，除去杂质。

【炮制方法】

**1. 菟丝子**　取原药材，除去杂质，洗净，干燥。

**2. 盐菟丝子**　取净菟丝子，用适量食盐水拌匀，闷润待盐水被吸尽后，置于温度适宜的热锅内，用文火加热，炒至略鼓起，微有爆裂声，并有香气逸出时，取出晾凉。

每100kg净菟丝子，用食盐2kg。

**3. 酒菟丝子**　取净菟丝子，用黄酒拌匀，稍润，待黄酒吸尽，用文火炒至表面微变黄色，微开裂，取出，摊凉，即得。（《黑龙江中药饮片炮制规范及标准》2012年版）

每100kg净菟丝子，用黄酒20kg。

**4. 炒菟丝子**　取净菟丝子，置于温度适宜的热锅内，用文火加热，炒至微黄色，有爆裂声，取出晾凉。（《全国中药炮制规范》1988年版）

【成品质量】

**1. 菟丝子**　呈类球形，直径1～2mm。表面灰棕色至棕褐色，粗糙，种脐线形或扁圆形。质坚实，不易以指甲压碎。气微，味淡。

菟丝子含金丝桃苷（$C_{21}H_{20}O_{12}$）不得少于 0.10% 。

**2. 盐菟丝子**　形如菟丝子，表面灰棕色至棕褐色，偶见裂开，略有香气，味微咸。

盐菟丝子的金丝桃苷含量同生品。

**3. 酒菟丝子**　形如菟丝子，表面灰棕色或黄棕色。微有酒气。

**4. 炒菟丝子**　形如菟丝子，表面黄棕色，裂开。气微香，味淡。

【炮制作用】菟丝子味辛、甘，性平。归肝、肾、脾经。具有补益肝肾、固精缩尿、安胎、明目、止泻；外用消风祛斑的功能。菟丝子生品偏温，补阳胜于补阴，长于养肝明目，用于目昏耳鸣，外治白癜风。盐菟丝子不温不寒，平补阴阳，并能引药归肾，增强补肾固精安胎作用。用于阳痿，滑精，遗尿，带下，胎气不固，消渴。酒菟丝子可增加温肾壮阳固精的作用，并可提高煎出效果，便于粉碎，为较常用的炮制方法。用于腰膝酸软，目昏耳鸣，肾虚胎漏，脾肾虚泄，消渴，遗精，白浊。炒菟丝子其功用与生品相似，但炒后可提高煎出效果，便于粉碎，利于制剂，多入丸散剂。

【炮制研究】菟丝子中含黄酮、多糖、生物碱、挥发油等。菟丝子清炒、盐炙后，金丝桃苷和槲皮素含量均比生品增高。清炒品中金丝桃苷含量增加 2 倍以上，槲皮素含量增加 10 倍以上。菟丝子因质地坚硬，制饼的目的是利于煎出有效成分或入丸散剂时易于粉碎。较恰当的方法是淘洗干净后的菟丝子用酒浸一夜（淹过药面为度），次日加入适量水，煮至开裂，煮时不断搅拌，待水被吸干后，干燥备用。也可用少许水或酒浸后晾干制饼，或者用适量水煮爆后晾干制饼。

【贮存】置通风干燥处。

# 学习任务四　蜜炙技术

将净选或切制后的饮片，加入定量的炼蜜拌炒的技术，称为蜜炙技术。蜂蜜味甘，性平，具有补中益气，润肺止咳，缓和药性，矫味的作用。故而蜜炙多用于炮制止咳平喘，补脾益气的药物。

## （一）蜜炙的目的

**1. 增强润肺止咳作用**　如百部、款冬花，蜜炙增强了润肺止咳的作用。

**2. 增强补脾益气的作用**　如甘草、黄芪，蜜炙增强了补脾益气作用。

**3. 缓和药性**　如蜜炙缓和麻黄辛散之性。

## （二）操作方法

**1. 先拌蜂蜜后炒药**　先取一定量的炼蜜，加适量开水稀释，与净待炮制品拌匀，闷润。待蜜被药物吸尽后，置炒制容器内，用文火炒至颜色加深，不粘手时，取出，晾凉，及时收存。此法适用于大多数蜜炙的药物，如甘草、黄芪等。

每 100kg 净药物，用炼蜜 25kg。

**2. 炒药后加蜂蜜**　取净待炮制品，置炒制容器内，用文火炒至颜色加深，再加入一定量的炼蜜，迅速翻动，使蜜与药物拌匀。炒至不粘手时，取出，晾凉，及时收存。此法适用于质地致密，蜜不易被吸收的药物。如百合、槐角等。

每 100kg 净药物，用炼蜜 5kg。

炼蜜的制备：将蜂蜜置锅内，用武火加热至徐徐沸腾后，改用文火保持微沸，并除去泡沫与杂质，再倾入锅内，加热至 116 ~ 118℃。满锅起鱼眼泡，手捻之有黏性，两指间尚无长白丝出现时，迅速出锅。炼蜜的含水量控制在 10% ~ 13% 为宜。

## （三）注意事项

1. 炼蜜时，火力不宜过大，以免溢出锅外或焦化。
2. 炼蜜不可过老，含水量在 10%～13% 为宜。否则黏性太强不宜与药物拌匀。
3. 炼蜜过于浓稠，可加适量开水稀释，约为蜜量的 1/3～1/2，以蜜液能与药物拌匀，又无剩余的蜜液为宜。
4. 蜜炙火力为文火，炒炙的时间可稍长，尽量将水分除去，避免药物发霉。
5. 蜜炙药物须凉后密闭贮存，以免吸潮发黏或发酵变质。

## 甘草

【处方用名】甘草、炙甘草。

【来源】本品为豆科植物甘草 *Glycyrrhiza uralensis* Fisch.、胀果甘草 *Glycyrrhiza inflata* Bat. 或光果甘草 *Glycyrrhiza glabra* L. 的干燥根和根茎。春、秋二季采挖，除去须根，晒干。

【炮制方法】

**1. 甘草** 除去杂质，洗净，润透，切厚片，干燥。

**2. 炙甘草** 取一定量的炼蜜，加适量开水稀释，与净甘草拌匀，闷润。待炼蜜被药物吸尽后，置炒制容器内，用文火炒至黄色至深黄色，不粘手时，取出，晾凉。

每 100kg 甘草，用炼蜜 25kg。

【成品质量】

**1. 甘草片** 为类圆形或椭圆形厚片。外皮松紧不一，粗糙，具纵皱纹，表面红棕色、棕色或灰棕色，切面黄白色。质坚实，略显纤维性，粉性，形成层环明显，射线放射状，有的有裂隙。气微，味甜而特殊。

甘草含甘草苷（$C_{21}H_{22}O_9$）不得少于 0.50%，甘草酸（$C_{42}H_{62}O_{16}$）不得少于 1.8%。

**2. 炙甘草** 呈类圆形或椭圆形切片。外表皮红棕色或灰棕色，微有光泽。切面黄色至深黄色，形成层环明显，射线放射状。略有黏性。具焦香气，味甜。

炙甘草含甘草苷（$C_{21}H_{22}O_9$）不得少于 0.45%，甘草酸（$C_{42}H_{62}O_{16}$）不得少于 1.0%。

【炮制作用】甘草甘，平。归心、肺、脾、胃经。具有补脾益气，清热解毒，祛痰止咳，缓急止痛，调和诸药的作用。用于脾胃虚弱，倦怠乏力，心悸气短，咳嗽痰多，脘腹、四肢挛急疼痛，痈肿疮毒，缓解药物毒性、烈性。生甘草味甘偏凉，长于泻火解毒，化痰止咳。用于痰热咳嗽，咽喉肿痛，痈疽疮毒，食物中毒及药物中毒。炙甘草性平偏温，补脾和胃，益气复脉。用于脾胃虚弱，倦怠乏力，心动悸，脉结代。

【炮制研究】甘草切片前软化，若长时间浸泡，甘草酸和水浸出物的损失可达 50% 或更多，故而甘草切片前的软化应少泡多润。

【贮藏】置通风干燥处，防蛀。

## 黄芪

【处方用名】黄芪、炙黄芪。

【来源】本品为豆科植物蒙古黄芪 *Astragalus membranaceus*（Fisch.）Bge. var. *mongholicus*（Bge.）Hsiao 或膜荚黄芪 *Astragalus membranaceus*（Fisch.）Bge. 的干燥根。春、秋二季采挖，除去须根和根头，晒干。

【炮制方法】

**1. 黄芪** 除去杂质，大小分开，洗净，润透，切厚片，干燥。

**2. 蜜黄芪** 取一定量的炼蜜加适量开水稀释，与净黄芪片拌匀闷润。待蜜被药物吸尽后，置炒制容器内用文火炒至老黄色，不粘手时，取出，晾凉。

每 100kg 黄芪，用炼蜜 25kg。

**【成品质量】**

**1. 黄芪** 呈类圆形或椭圆形的厚片，外表皮黄白色至淡棕褐色，可见纵皱纹或纵沟。切面皮部黄白色，木部淡黄色，有放射状纹理及裂隙，有的中心偶有枯朽状，黑褐色或呈空洞。气微，味微甜，嚼之有豆腥味。

黄芪含黄芪甲苷（$C_{41}H_{68}O_{14}$）不得少于 0.080%，毛蕊异黄酮葡萄糖苷（$C_{22}H_{22}O_{10}$）不得少于 0.020%。

**2. 炙黄芪** 外表皮淡棕黄色或淡棕褐色，表面黄色，有光泽，略带黏性，有蜜香气，味甜，嚼之微有豆腥味。

炙黄芪含黄芪甲苷（$C_{41}H_{68}O_{14}$）不得少于 0.060%，毛蕊异黄酮葡萄糖苷（$C_{22}H_{22}O_{10}$）不得少于 0.020%。

**【炮制作用】** 黄芪性味甘，微温。归肺、脾经。具有补气升阳，固表止汗，利水消肿，生津养血，行滞通痹，托毒排脓，敛疮生肌的功效。生黄芪长于固表止汗，利水消肿，托毒排脓。炙黄芪长于益气补中。用于气虚乏力，食少便溏。

**【炮制研究】** 黄芪主要含有黄芪甲苷、磷脂类成分及氨基酸等。

黄芪经过炮制后，其主要活性成分黄芪甲苷、毛蕊异黄酮和芒柄花素的含量均有所降低。在炮制过程中，磷脂因热稳定性差而易发生氧化分解，导致蜜炙黄芪的磷脂总量减少。然而，蜜炙黄芪的磷脂酸和溶血磷脂酰胆碱含量相对增加，而其他磷脂组分含量降低。黄芪炮制品含有 17 种以上氨基酸，氨基酸种类与生黄芪一致，但含量差异显著，以天门冬氨酸、谷氨酸、脯氨酸为主。炭粒廓清实验显示，蜜炙黄芪在增强小白鼠巨噬细胞吞噬能力方面优于生黄芪，具有统计学意义。在对乙酰苯肼诱导的动物血虚、气虚模型的研究中，蜜炙黄芪的补气效果显著优于生黄芪。此外，生黄芪和蜜炙黄芪均能恢复受损红细胞的变形能力，但蜜炙黄芪对人体细胞的保护作用更为显著。蜜炙黄芪补气作用的增强可能与皂苷成分的脱乙酰化和糖苷的水解有关。

**【贮藏】** 置通风干燥处，防潮，防蛀。

## 麻黄

**【处方用名】** 麻黄、蜜麻黄、麻黄绒、蜜麻黄绒。

**【来源】** 本品为麻黄科植物草麻黄 *Ephedra sinica* Stapf、中麻黄 *Ephedra intermedia* Schrenk et C. A. Mey. 或木贼麻黄 *Ephedra equisetina* Bge. 的干燥草质茎。秋季采割绿色的草质茎，晒干。

**【炮制方法】**

**1. 麻黄** 除去木质茎、残根及杂质，切段。

**2. 蜜麻黄** 取一定量的炼蜜加适量开水稀释，与净麻黄段拌匀闷润。待炼蜜被药物吸尽后，置炒制容器内用文火炒至不粘手时，取出摊晾，凉后及时收贮。

每 100kg 麻黄，用炼蜜 20kg。

**3. 麻黄绒** 取净麻黄段，碾绒，筛去粉末。（《全国中药炮制规范》1988 年版）

**4. 蜜麻黄绒** 取一定量的炼蜜加适量开水稀释，与净麻黄绒拌匀闷润。待蜜被药物吸尽后，置炒制容器内用文火炒至深黄色，不粘手时，取出，晾凉。（《全国中药炮制规范》1988 年版）

每 100kg 麻黄绒，用炼蜜 25kg。

【成品质量】

**1. 麻黄** 呈圆柱形的段。表面淡黄绿色至黄绿色，粗糙，有细纵脊线，节上有细小鳞叶。切面中心显红黄色。气微香，味涩、微苦。

麻黄含盐酸麻黄碱（$C_{10}H_{15}NO \cdot HCl$）和盐酸伪麻黄碱（$C_{10}H_{15}NO \cdot HCl$）的总量不得少于0.80%。

**2. 蜜麻黄** 形如麻黄段。表面深黄色，微有光泽，略具黏性。有蜜香气，味甜。

蜜麻黄含盐酸麻黄碱（$C_{10}H_{15}NO \cdot HCl$）和盐酸伪麻黄碱（$C_{10}H_{15}NO \cdot HCl$）的总量不得少于0.80%。

**3. 麻黄绒** 为松散的绒团状，黄绿色，体轻。

**4. 蜜麻黄绒** 呈松散粘结纤维状，深黄色，微具甜味。

【炮制作用】麻黄性味辛、微苦，温。归肺、膀胱经。具有发汗散寒，宣肺平喘，利水消肿的功效。生麻黄长于发汗解表，利水消肿。用于风寒感冒，胸闷喘咳，风水浮肿。蜜麻黄缓和辛散发汗作用，并且蜂蜜与麻黄起协同作用，增强宣肺平喘止咳作用。多用于表证已解，气喘咳嗽。麻黄绒可缓和辛散发汗作用。蜜麻黄绒辛散发汗作用更缓和。

【炮制研究】麻黄蜜炙后，具发汗作用的挥发油显著降低（约减了一半），具平喘作用及镇咳、祛痰、抗菌、抗病毒作用的成分含量增高，证明了麻黄蜜炙后发汗作用降低，而平喘作用增强的原因。

【贮藏】置通风干燥处，防潮，防蛀。

# 百部

【处方用名】百部、蜜百部。

【来源】本品为百部科植物直立百部 *Stemona sessilifolia* （Miq.）Miq. 、蔓生百部 *Stemona japonica* （Bl.）Miq. 或对叶百部 *Stemona tuberosa* Lour. 的干燥块根。春、秋二季采挖，除去须根，洗净，置沸水中略烫或蒸至无白心，取出，晒干。

【炮制方法】

**1. 百部** 除去杂质，洗净，润透，切厚片，干燥。

**2. 蜜百部** 取一定量的炼蜜，加适量开水稀释，与净百部片拌匀，闷润。待蜜被药物吸尽后，置炒制容器内，用文火炒至不粘手时，取出，晾凉。

每100kg百部，用炼蜜12.5kg。

【成品质量】

**1. 百部** 呈不规则厚片或不规则条形斜片；表面灰白色、棕黄色，有深纵皱纹；切面灰白色、淡黄棕色或黄白色，角质样；皮部较厚，中柱扁缩。质韧软。气微，味甘、苦。

**2. 蜜百部** 形同百部片，表面棕黄色或褐棕色，略带焦斑，稍有黏性。味甜。

【炮制作用】百部性味甘、苦，微温。归肺经。具有润肺下气止咳，杀虫灭虱的功效。生百部长于止咳化痰，灭虱杀虫。用于阴虚劳嗽。蜜百部可缓和对胃的刺激性，增强润肺止咳作用。用于肺虚久咳，阴虚劳嗽，痰中带血以及顿咳。

【炮制研究】百部中的主要有效成分为生物碱，内服对胃有刺激作用，易引起呕吐，但此类生物碱在高温条件下不稳定，蜜制可将其中一部分生物碱破坏，因而能减少副作用，而且蜂蜜甘缓益气，能增强其润肺止咳的功效。

【贮藏】置通风干燥处，防潮，防蛀。

## 枇杷叶

【处方用名】枇杷叶、蜜枇杷叶。

【来源】本品为蔷薇科植物枇杷 *Eriobotrya japonica*（Thunb.）Lindl. 的干燥叶。全年均可采收，晒至七、八成干时，扎成小把，再晒干。

【炮制方法】

**1. 枇杷叶**　除去绒毛，用水喷润，切丝，干燥。

**2. 蜜枇杷叶**　取一定量的炼蜜，加适量开水稀释，与净枇杷叶丝拌匀，闷润。待蜜被药物吸尽后，置炒制容器内，用文火炒至不粘手时，取出，晾凉。

每100kg 枇杷叶，用炼蜜20kg。

【成品质量】

**1. 枇杷叶**　呈丝条状。表面灰绿色、黄棕色或红棕色，较光滑。下表面可见绒毛，主脉突出。革质而脆。气微，味微苦。

枇杷叶含齐墩果酸（$C_{30}H_{48}O_3$）和熊果酸（$C_{30}H_{48}O_3$）的总量不得少于0.70%。

**2. 蜜枇杷叶**　形如枇杷叶丝，表面棕黄色或红棕色，微显光泽，略带黏性。具蜜香气，味微甜。

蜜枇杷叶含齐墩果酸（$C_{30}H_{48}O_3$）和熊果酸（$C_{30}H_{48}O_3$）的总量不得少于0.70%。

【炮制作用】枇杷叶性味苦，微寒。归肺、胃经。具有清肺止咳，降逆止呕的功效。生枇杷叶长于清肺止咳，降逆止呕。用于肺热咳嗽，气逆喘急，胃热呕哕或口渴。蜜枇杷叶增强润肺止咳作用，用于肺燥或肺阴不足，咳嗽痰稠。

【炮制研究】枇杷叶主要含齐墩果酸、熊果酸等成分。枇杷叶的绒毛与叶的化学成分基本相同，绒毛中并不含有能致咳或产生其他副作用的特异性化学成分，只是叶中皂苷的含量明显高于绒毛中的含量。古代所谓"去毛不净，射入肺令咳不已"，主要是由于绒毛从呼吸道直接吸入刺激咽喉黏膜而引起咳嗽。但在煎煮过程中绒毛并不容易脱落，在单位体积煎液内，未刷毛比刷毛的绒毛略多一点，用细筛加强过滤后，二者绒毛皆能完全除净。因此，枇杷叶作为制膏原料可以不去毛，只需加强过滤即可。若作细粉原料及汤剂配方，则仍需刷净绒毛，以免直接刺激咽喉而引起咳嗽。

【贮藏】置通风干燥处。

## 百合

【处方用名】百合、蜜百合。

【来源】本品为百合科植物卷丹 *Lilium lancifolium* Thunb.、百合 *Lilium brownii* F. E. Brown var. *viridulum* Baker 或细叶百合 *Lilium pumilum* DC. 的干燥肉质鳞叶。秋季采挖，洗净，剥取鳞叶，置沸水中略烫，干燥。

【炮制方法】

**1. 百合**　除去杂质。

**2. 蜜百合**　取净百合，置炒制容器内，用文火炒至颜色加深。再加入用开水稀释的炼蜜，迅速翻动，使蜜与药物拌匀，炒至不粘手时，取出，晾凉。

每100kg 净百合，用炼蜜5kg。

【成品质量】

**1. 百合**　本品长椭圆形，表面黄白色至淡棕黄色，有的微带紫色，有数条纵直平行的白色维管束。顶端稍尖，基部较宽，边缘薄，微波状，略向内弯曲。质硬而脆，断面较平坦，角质样。气微，味微苦。

百合含百合多糖以无水葡萄糖（$C_6H_{12}O_6$）计，不得少于21.0%。

**2. 蜜百合** 形如百合，表面棕黄色，偶见焦斑，略带黏性，味甜。

蜜百合含百合多糖以无水葡萄糖（$C_6H_{12}O_6$）计，不得少于 21.0%。

【炮制作用】百合性味甘，寒。归心、肺经。具有养阴润肺，清心安神的功效。生品性寒，长于清心安神。蜜百合增强润肺止咳作用。

【炮制研究】熏硫干燥法在中药材百合传统加工时经常使用，熏硫后的百合容易干燥外观颜色洁白，可以杀菌、防霉，便于百合药材的贮藏。但产地加工时熏硫与否对百合多糖的含量没有太大影响，对百合总磷脂的含量影响较大，熏硫后百合总磷脂含量明显降低。熏硫后的百合药材中残留有大量的硫化物，使药材的毒性增大。因此为了确保百合药材的内在品质和临床用药的安全，百合产地加工时应彻底改变传统的熏硫干燥法。

【贮藏】置通风干燥处。

## 旋覆花

【处方用名】旋覆花、蜜旋覆花。

【来源】本品为菊科植物旋覆花 *Inula japonica* Thunb. 或欧亚旋覆花 *Inula britannica* L. 的干燥头状花序。夏、秋二季花开放时采收，除去杂质，阴干或晒干。

【炮制方法】

**1. 旋覆花** 除去梗、叶及杂质。

**2. 蜜旋覆花** 取一定量的炼蜜，加适量开水稀释，与净旋覆花拌匀，闷润。待蜜被药物吸尽后，置炒制容器内，用文火炒至不粘手时。取出，晾凉。

每 100kg 旋覆花，用炼蜜 25kg。

【成品质量】

**1. 旋覆花** 呈扁球形或类球形，直径 1～2cm。总苞由多数苞片组成，呈覆瓦状排列，苞片披针形或条形，灰黄色，长 4～11mm；总苞基部有时残留花梗，苞片及花梗表面被白色茸毛，舌状花 1 列，黄色，长约 1cm，多卷曲，常脱落，先端 3 齿裂；管状花多数，棕黄色，长约 5mm，先端 5 齿裂；子房顶端有多数白色冠毛，长 5～6mm。有的可见椭圆形小瘦果。体轻，易散碎。气微，味微苦。

**2. 蜜旋覆花** 形如旋覆花，深黄色。手捻稍黏手。具蜜香气，味甜。

【炮制作用】旋覆花性味苦、辛、咸，微温。归肺、脾、胃、大肠经。具有降气，消痰，行水，止呕的功效。生旋覆花苦辛之味较强，降气化痰止呕力胜，而止咳作用较弱。蜜旋覆花苦辛降逆止呕作用弱于生品，药性温润。作用偏重于肺，长于润肺止咳，降气平喘。

【贮藏】置干燥处，防潮。

## 紫菀

【处方用名】紫菀、蜜紫菀。

【来源】本品为菊科植物紫菀 *Aster tataricus* L. f. 的干燥根和根茎。春、秋二季采挖，除去有节的根茎（习称"母根"）和泥沙，编成辫状晒干，或直接晒干。

【炮制方法】

**1. 紫菀** 除去杂质，洗净，稍润，切厚片或段，干燥。

**2. 蜜紫菀** 取一定量的炼蜜，加适量开水稀释，与净紫菀片拌匀，闷润。待炼蜜被药物吸尽后，置炒制容器内，用文火炒至棕褐色，不粘手时，取出，晾凉。

每 100kg 紫菀，用炼蜜 25kg。

【成品质量】

**1. 紫菀** 呈不规则的厚片或段。根外表皮紫红色或灰红色，有纵皱纹。切面淡棕色，中心具棕黄色的木心。气微香，味甜，微苦。

紫菀含紫菀酮（$C_{30}H_{50}O$）不得少于 0.15%。

**2. 蜜紫菀** 形如紫菀片（段），表面棕褐色或紫棕色。有蜜香气，味甜。

蜜紫菀含紫菀酮（$C_{30}H_{50}O$）不得少于 0.10%。

【炮制作用】紫菀性味辛、苦，温，归肺经。具有润肺下气，消痰止咳的功效。生紫菀长于散寒降气祛痰。用于风寒咳喘，痰饮咳喘，新久咳嗽。蜜紫菀增强润肺祛痰作用。用于肺虚久咳，痨瘵咳嗽，痰中带血或肺燥干咳。

【炮制研究】传统的紫菀炮制方法包括焙制、炙制等，现代炮制方法则有炒黄、蒸制、麸炒等。研究者通过正交试验等方法优选炮制工艺，以提高紫菀的疗效和质量稳定性。例如，有研究通过正交试验优选出紫菀最佳的蜜制工艺为加蜜量 25%，115℃炒制 15 分钟。

【贮藏】置阴凉干燥处，防潮。

## 白前

【处方用名】白前、蜜白前。

【来源】本品为萝藦科植物柳叶白前 *Cynanchum stauntonii*（Decne.）Schltr. ex Lévl. 或芫花叶白前 *Cynanchum glaucescens*（Decne.）Hand. – Mazz. 的干燥根茎和根。秋季采挖，洗净，晒干。

【炮制方法】

**1. 白前** 除去杂质，洗净，润透，切段，干燥。

**2. 蜜白前** 取一定量的炼蜜，加适量开水稀释，与净白前拌匀，闷润。待蜜被药物吸尽后，置炒制容器内，用文火炒至不粘手时。取出，晾凉。

每 100kg 白前，用炼蜜 25kg。

【成品质量】

**1. 白前**

柳叶白前 根茎呈细圆柱形的段，直径 1.5～4mm。表面黄白色或黄棕色，节明显。质脆，断面中空。有时节处簇生纤细的根或根痕，根直径不及 1mm。气微，味微甜。

芫花叶白前 根茎呈细圆柱形的段，表面灰绿色或灰黄色。质较硬。根直径约 1mm。

**2. 蜜白前** 根茎呈细圆柱形的段，直径 1.5～4mm。表面深黄色至黄棕色，节明显。断面中空。有时节处簇生纤细的根或根痕。略有黏性，味甜。

【炮制作用】白前辛、苦，微温。归肺经。具有降气，消痰，止咳的作用。用于肺气壅实，咳嗽痰多，胸满喘急。生白前对胃有一定刺激性，但性微温而不燥热，长于解表理肺，降气化痰。蜜白前可缓和对胃的刺激，增强润肺降气，化痰止咳作用。

【炮制研究】白前是治疗咳嗽的重要中药，主要含有挥发油、生物碱、脂肪酸、类黄酮、多糖、类固醇、萜类化合物等化学成分，白前具有清肺化痰、止咳平喘、降血脂、抗病毒等主要药理作用。

【贮藏】置通风干燥处。

## 槐角

【处方用名】槐角、蜜槐角、槐角炭。

【来源】本品为豆科植物槐 *Sophora japonica* L. 的干燥成熟果实。冬季采收，除去杂质，干燥。

【炮制方法】

**1. 槐角** 取原药材，除去杂质。

**2. 蜜槐角** 取净槐角，置炒制容器内，用文火炒至鼓起，加入用开水稀释的炼蜜，用文火翻炒至外皮光亮，不粘手时，取出，晾凉，用时捣碎。

每100kg槐角，用炼蜜5kg。

**3. 槐角炭** 取净槐角，置温度适宜的热锅内，用武火炒至表面焦黑色，内部黄褐色时，喷淋少许清水，灭尽火星，取出，晾凉，用时捣碎。(《全国中药炮制规范》1988年版)

【成品质量】

**1. 槐角** 呈连珠状，长1~6cm，直径0.6~1cm。表面黄绿色或黄褐色，皱缩而粗糙，背缝线一侧呈黄色。质柔润，干燥皱缩，易在收缩处折断，断面黄绿色，有黏性。种子1~6粒，肾形，长约8mm，表面光滑，棕黑色，一侧有灰白色圆形种脐；质坚硬，子叶2，黄绿色。果肉气微，味苦，种子嚼之有豆腥气。

槐角含槐角苷（$C_{21}H_{20}O_{10}$）不得少于4.0%。

**2. 蜜槐角** 形如槐角，表面稍隆起呈黄棕色至黑褐色，有光泽，略有黏性。具蜜香气，味微甜、苦。

蜜槐角含槐角苷（$C_{21}H_{20}O_{10}$）不得少于3.0%。

**3. 槐角炭** 形如槐角，表面焦黑色，内部深黄褐色，味苦。

【炮制作用】槐角性味苦，寒。归肝、大肠经。具有清热泻火，凉血止血的功效。生槐角长于清热凉血。蜜槐角缓和苦寒之性，有润肠作用。槐角炭寒性降低，并具收涩之性，长于收敛止血。

【炮制研究】有研究证明蜜炙槐角与生品比较，染料木素、槲皮素、山柰素升高。槲皮素具有较好的祛痰、止咳作用，并有一定的平喘作用，证明槐角蜜炙增强止咳平喘作用确有科学道理。

【贮藏】置通风干燥处，防蛀。

## 桑白皮

【处方用名】桑白皮、蜜桑白皮。

【来源】本品为桑科植物桑 *Morus alba* L. 的干燥根皮。秋末叶落时至次春发芽前采挖根部，刮去黄棕色粗皮，纵向剖开，剥取根皮，晒干。

【炮制方法】

**1. 桑白皮** 取原药材，除去杂质，抢水洗净，润透，切丝，干燥。

**2. 蜜桑白皮** 取一定量的炼蜜，加适量开水稀释，淋入净桑白皮丝中，拌匀，闷润至炼蜜被药物吸尽后，置炒制容器内，用文火炒至表面深黄色，不粘手时。取出，晾凉。

每100kg桑白皮，用炼蜜25kg。

【成品质量】

**1. 桑白皮** 本品呈丝条状，外表面白色或淡黄白色，有的残留橙黄色或棕黄色鳞片状粗皮；内表面黄白色或灰黄色，有细纵纹。体轻，质韧，纤维性强，难折断，易纵向撕裂，撕裂时有粉尘飞扬。气微，味微甘。

**2. 蜜桑白皮** 呈不规则的丝条状。表面深黄色或棕黄色，略具光泽，滋润，纤维性强，易纵向撕裂。气微，味甜。

每100kg桑白皮，用炼蜜25kg。

【炮制作用】桑白皮性味甘、寒，归肺经。具有泻肺平喘，利水消肿的功效。生桑白皮长于泻肺行水，用于水肿，尿少，肺热痰多的喘咳。蜜桑白皮缓和寒泻之性，性寒偏润，可润肺止咳，用于肺虚咳喘。

【炮制研究】蜜桑白皮中的主要黄酮类化合物具有较强的胰脂肪酶抑制作用，通过建立高脂小鼠模型，对体重及血脂等指标进行了测定，结果表明蜜桑白皮可有效控制小鼠体重增长，具有显著的体内降脂活性。

【贮藏】置通风干燥处，防潮，防蛀。

### 款冬花

【处方用名】款冬花、蜜款冬花。

【来源】本品为菊科植物款冬 *Tussilago farfara* L. 的干燥花蕾。12月或地冻前当花尚未出土时采挖，除去花梗和泥沙，阴干。

【炮制方法】

**1. 款冬花** 取原药材，除去杂质及残梗。

**2. 蜜款冬花** 取一定量的炼蜜，加适量开水稀释，与净款冬花拌匀，闷润。待炼蜜被药物吸尽后，置炒制容器内，用文火炒至不粘手时，取出，晾凉。

每100kg款冬花，用炼蜜25kg。

【成品质量】

**1. 款冬花** 呈长圆棒状。单生或2～3个基部连生，长1～2.5cm，直径0.5～1cm。上端较粗，下端渐细或带有短梗，外面被有多数鱼鳞状苞片。苞片外表面紫红色或淡红色，内表面密被白色絮状茸毛。体轻，撕开后可见白色茸毛。气香，味微苦而辛。

款冬花含款冬酮（$C_{23}H_{34}O_5$）不得少于0.070%。

**2. 蜜款冬花** 形如款冬花，表面棕黄色或棕褐色，稍带黏性，具蜜香气，味微甜。

蜜款冬花含款冬酮（$C_{23}H_{34}O_5$）不得少于0.070%。

【炮制作用】款冬花性味辛、微苦，温。归肺经。具有润肺下气，止咳化痰的功效。生款冬花长于散寒止咳。蜜款冬花药性温润，增强润肺止咳作用。

【炮制研究】有研究用微波法炮制款冬花，以闷润时间、蜂蜜用量、微波火力、炮制时间作为考察因素，以外观评分和指标成分含量的OD值作为评价指标，筛选出最优炮制工艺，即闷润时间5小时，蜂蜜用量35%，火力80%，炮制时间45秒。

【贮藏】置干燥处，防潮，防蛀。

## 学习任务五 姜炙技术

将净选或切制后的饮片，加入定量姜汁拌炒的操作技术，称为姜炙技术。

姜汁味辛温，具有解表散寒，温中止呕，化痰止咳的作用。故姜炙多用于炮制祛痰止咳，降逆止呕的药物。

### （一）炮制目的

**1. 制其寒性，增强和胃止呕作用，降低毒性** 如黄连、竹茹姜炙可增强止呕作用，黄连还可缓和苦寒之性。半夏、南星、白附子常用生姜、白矾复制以降低毒性，增强化痰作用。

**2. 缓和对咽喉的刺激性** 如厚朴姜炙可缓和副作用，增强宽中和胃的功效。

### （二）操作方法

取待炮制品与一定量的姜汁拌匀，闷润。待姜汁被药物吸尽后，置炒制容器内，用文火炒至规定的程度时，取出，晾凉。或将待炮制品与一定量的姜汁拌匀，待姜汁被药物吸尽后，干燥。

**1. 姜汁的制备** 有捣汁、煮汁两种方法。捣汁（榨汁）是将生姜洗净切碎，置适宜的容器内，捣烂，加适量水，压榨取汁。残渣再加水共捣，压榨取汁，如此反复 2 ~ 3 次，合并姜汁，备用。煮汁（煎汁）是取净生姜片，置锅内，加适量水煎煮，过滤，残渣再加水煮，过滤，合并二次滤液，适当浓缩，备用。

**2. 具体操作**

（1）姜炙法 取待炮炙品，加姜汁拌匀，置锅内，用文火炒至姜汁被吸尽，或至规定的程度时，取出，晾干。

（2）姜煮法 将待炮炙品置煮制容器内，加入一定量的姜汁（姜片）和适量的水，以平药面为宜，文火煎煮两个小时，待姜汁被药物吸尽后，取出，切片，干燥。

一般为每 100kg 净药物，用生姜 10kg。若用干姜煎汁，则用量约为生姜的三分之一。

### （三）注意事项

制备姜汁时要控制水量，一般所得姜汁与生姜比例为 1：1 为宜。药物与姜汁拌匀后，需充分闷润。待姜汁完全被吸尽后再文火炒干，否则达不到姜炙的目的。

## 厚朴

【处方用名】厚朴、姜厚朴。

【来源】本品为木兰科植物厚朴 *Magnolia officinalis* Rehd. et Wils. 或凹叶厚朴 *Magnolia officinalis* Rehd. et Wils. var. *biloba* Rehd. et Wils. 的干燥干皮、根皮及枝皮。4 ~ 6 月剥取，根皮和枝皮直接阴干；干皮置沸水中微煮后，堆置阴湿处，"发汗"至内表面变紫褐色或棕褐色时，蒸软，取出，卷成筒状，干燥。

【炮制方法】

**1. 厚朴** 取原药材，刮去粗皮，洗净，润透，切丝，干燥。

**2. 姜厚朴**

（1）姜炙 取净厚朴丝，用适量的姜汁拌匀，闷润。待姜汁被药物吸尽后，置炒制容器内，用文火炒干，取出，晾凉。

（2）姜汁煮 取定量生姜切片，加水煎汤，另取刮净粗皮的厚朴，捆成捆。置姜煎汤中，用文火煮（约 2 小时）至姜汁被药物吸尽后，取出，切丝，干燥。（《全国中药炮制规范》1988 年版）

每 100kg 厚朴，用生姜 10kg。

【成品质量】

**1. 厚朴** 呈弯曲的丝条状或单、双卷筒状。外表面黄棕色、灰棕色或灰褐色，有时可见椭圆形皮孔或纵皱纹。内表面紫棕色或深紫褐色，较平滑，具细密纵纹，划之显油痕。切面颗粒性，有油性，有的可见小亮星。气香，味辛辣，微苦。

厚朴含厚朴酚（$C_{18}H_{18}O_2$）与和厚朴酚（$C_{18}H_{18}O_2$）的总量不得少于 2.0%。

**2. 姜厚朴** 形如厚朴丝，表面灰褐色，偶见焦斑。略有姜辣气。

姜厚朴含厚朴酚（$C_{18}H_{18}O_2$）与和厚朴酚（$C_{18}H_{18}O_2$）的总量不得少于 1.6%。

【炮制作用】厚朴性味苦、辛，温。归脾、胃、肺、大肠经。具有燥湿消痰，下气除满的功效。生厚朴味辛辣，对咽喉有刺激性。不以姜制，则刺人喉舌，一般内服都不生用。姜厚朴能消除对咽喉的刺激性，增强宽中和胃止呕作用。用于湿阻气滞，脘腹胀满或呕吐泻痢，积滞便秘，痰饮咳喘，梅核气。

【炮制研究】以厚朴酚及和厚朴酚的含量为指标，比较了产地加工厚朴的方法，结果表明，水煮法和发汗法为优。水煮的方法是：剥取茎干树皮，卷成筒，于沸水中煮 20 分钟，晒干。发汗法的方法是：剥取干皮水煮 10 分钟，取出，上下铺盖青草，堆置，发汗 5 小时，至内表面颜色变紫褐，有芳香气味时，取出，晒干。

【贮藏】置通风干燥处。

## 竹茹

【处方用名】竹茹、姜竹茹。

【来源】本品为禾本科植物青秆竹 *Bambusa tuldoides* Munro、大头典竹 *Sinocalamus beecheyanus*（Munro）McClure var. *pubescens* P. F. Li 或淡竹 *Phyllostachys nigra*（Lodd.）Munro var. *henonis*（Mitf.）Stapf ex Rendle 的茎秆的干燥中间层。全年均可采制，取新鲜茎，除去外皮，将稍带绿色的中间层刮成丝条，或削成薄片，捆扎成束，阴干。前者称"散竹茹"，后者称"齐竹茹"。

【炮制方法】

**1. 竹茹** 除去杂质，切段或揉成小团。

**2. 姜竹茹** 取净竹茹，用适量的姜汁拌匀，闷润。待姜汁被药物吸尽后，置炒制容器内，用文火如烙饼样将两面烙至黄色时，取出，晾凉。

每 100kg 竹茹，用生姜 10kg。

【成品质量】

**1. 竹茹** 为卷曲成团的不规则丝条或呈长条形薄片状。宽窄厚薄不等，浅绿色、黄绿色或黄白色。纤维性，体轻松，质柔韧，有弹性。气微，味淡。

**2. 姜竹茹** 形如竹茹，表面黄色。微有姜香气。

【炮制作用】竹茹性味甘，微寒。归肺、胃、心、胆经。具有清热化痰，除烦，止呕的功效。生竹茹长于清热化痰，除烦。用于痰热咳嗽，胆火挟痰，惊悸不宁，中风痰迷，舌强不语，胃热呕吐，妊娠恶阻，胎动不安。姜竹茹可增强其降逆止呕作用。用于胃热呕吐，呃逆。

【贮藏】置干燥处，防霉，防蛀。

## 草果

【处方用名】草果仁、姜草果仁。

【来源】本品为姜科植物草果 *Amomum tsaoko* Crevost et Lemaire 的干燥成熟果实。秋季果实成熟时采收，除去杂质，晒干或低温干燥。

【炮制方法】

**1. 草果仁** 取原药材，除去杂质，用中火炒至焦黄色，微鼓起时，取出。稍凉，去壳取仁，用时捣碎。

**2. 姜草果仁** 取净草果仁，用适量的姜汁拌匀，闷润。待姜汁被药物吸尽后，置炒制容器内，用文火炒干，取出，晾凉，用时捣碎。

每 100kg 草果仁，用生姜 10kg。

【成品质量】

**1. 草果仁** 呈圆锥状多面体，直径约 5mm；表面棕色至红棕色，有的可见外被残留灰白色膜质的假种皮。种脊为一条纵沟，尖端有凹状的种脐。胚乳灰白色至黄白色。有特异香气，味辛、微苦。

草果含挥发油不得少于 1.0%（ml/g）。

**2. 姜草果仁** 本品形如草果仁，棕褐色，偶见焦斑。有特异香气，味辛辣、微苦。

姜草果含挥发油不得少于 0.7%（ml/g）。

【炮制作用】草果仁性味辛，温。归脾、胃经。具有燥湿温中，截疟除痰的功效。草果仁辛温燥烈，长于燥湿散寒，除痰截疟。用于寒湿内阻，脘腹胀痛，痞满呕吐，疟疾寒热，瘟疫发热。姜草果仁可缓和燥烈之性，长于温中止呕。用于寒湿阻滞脾胃，脘腹胀满疼痛，呕吐。

【贮藏】置阴凉干燥处。

# 学习任务六　油炙技术

PPT

取净选或切制后的饮片，加入一定量的油加热处理的技术，称为油炙技术。

油炙所用辅料主要有植物油和动物油两类。常用的有麻油（芝麻油）、羊脂油。

麻油性味甘，微寒，具有清热，润燥，生肌作用。因沸点较高，可使药材质地酥脆，常用以炮制质地坚硬或有毒的药物，使之酥脆，降低毒性。常以麻油炮制的药物有马钱子、蛤蚧、地龙、豹骨、三七等。

羊脂油性味甘，热。具有温散寒邪，补肾助阳的作用。故羊脂油炒适用于炮制补虚助阳的药物，起到增强药物温肾助阳的作用。

## （一）炮制目的

**1. 增强药物临床疗效**　如淫羊藿经羊脂油炙后，能增强温肾助阳作用。

**2. 降低药物毒性**　如生马钱子有毒，油炸后毒性降低。

**3. 利于粉碎，便于调剂和服用**　如三七、蛤蚧等，经油炸或涂酥后，质变酥脆，易于粉碎，并可矫正不良气味。

## （二）操作方法

有油炒法、油炸法和油脂涂酥烘烤法三种方法。

**1. 油炒法**　先将羊脂油置锅内加热熔化后去渣，加入待炮炙品拌匀，用文火炒至油被吸尽，表面光亮时，摊开，放凉。

**2. 油炸法**　取植物油，置锅内加热至沸腾时，倾入待炮制品，用文火炸至一定程度。取出，沥去油，粉碎。

**3. 油脂涂酥烘烤法**　动物类药物切成块或锯成短节，放无烟炉火上烤热。用酥油或麻油涂布，加热烘烤，待油脂渗入药内后，再涂再烤。反复操作，直至药物质地酥脆，晾凉或粉碎。

## （三）注意事项

1. 应控制好火力和温度，以免炒焦烤糊，降低疗效，尤其是油炸药物更需注意。

2. 油脂涂酥烘烤药物时，需反复操作直至药物酥脆为止。

### 淫羊藿

【处方用名】淫羊藿、炙淫羊藿。

【来源】本品为小檗科植物淫羊藿 *Epimedium brevicornu* Maxim.、箭叶淫羊藿 *Epimedium sagittatum* (Sieb. et Zucc.) Maxim.、柔毛淫羊藿 *Epimedium pubescens* Maxim. 或朝鲜淫羊藿 *Epimedium koreanum* Nakai 的干燥叶。夏、秋季茎叶茂盛时采收，晒干或阴干。

【炮制方法】

**1. 淫羊藿**　除去杂质，摘取叶片，喷淋清水，稍润，切丝，干燥。

**2. 炙淫羊藿** 取羊脂油加热熔化，加入淫羊藿丝，用文火炒至均匀有光泽，取出，放凉。

每 100kg 淫羊藿，用羊脂油（炼油）20kg。

【成品质量】

**1. 淫羊藿** 呈丝片状。上表面绿色、黄绿色或浅黄色，下表面灰绿色，网脉明显，中脉及细脉凸出，边缘具黄色刺毛状细锯齿。近革质。气微，味微苦。

淫羊藿含朝藿定 A（$C_{39}H_{50}O_{20}$）、朝藿定 B（$C_{38}H_{48}O_{19}$）、朝藿定 C（$C_{39}H_{50}O_{19}$）和淫羊藿苷（$C_{33}H_{40}O_{15}$）的总量，朝鲜淫羊藿不得少于 0.50%；淫羊藿、柔毛淫羊藿、箭叶淫羊藿均不得少于 1.5%。

**2. 炙淫羊藿** 形如淫羊藿丝。表面浅黄色显油亮光泽。微有羊脂油气。

炙淫羊藿含宝藿苷 I（$C_{27}H_{30}O_{10}$）不得少于 0.030%；含朝藿定 A（$C_{39}H_{50}O_{20}$）、朝藿定 B（$C_{38}H_{48}O_{19}$）、朝藿定 C（$C_{39}H_{50}O_{19}$）和淫羊藿苷（$C_{33}H_{40}O_{15}$）的总量，朝鲜淫羊藿不得少于0.40%，淫羊藿、柔毛淫羊藿、箭叶淫羊藿均不得少于 1.2%。

【炮制作用】淫羊藿性味辛、甘，温。归肝、肾经。具有补肾阳，强筋骨，祛风湿的功效。生淫羊藿长于祛风湿，强筋骨。用于筋骨痿软，风湿痹痛，麻木拘挛，中风偏瘫及小儿麻痹症，慢性支气管炎，肾阳虚衰。羊脂油炙淫羊藿增强温肾助阳作用。用于肾阳虚衰，阳痿遗精，不孕。

【炮制研究】采用高效液相法、紫外分光光度法对淫羊藿生品及不同温度炮制品中总黄酮和淫羊藿苷进行定量分析。结果与生品比较，120℃炮制品淫羊藿苷和总黄酮的含量均最高；其他温度下总黄酮含量略有降低，淫羊藿苷含量均明显增加。

【贮藏】置通风干燥处。

## 蛤蚧

【处方用名】蛤蚧、制蛤蚧、酒蛤蚧。

【来源】本品为壁虎科动物蛤蚧 *Gekko gecko* Linnaeus 的干燥体。全年均可捕捉，除去内脏，拭净，用竹片撑开，使全体扁平顺直，低温干燥。

【炮制方法】

**1. 蛤蚧** 取原药材除去竹片，洗净除去头足及鳞片，切成小块。

**2. 酒蛤蚧** 取净蛤蚧块，用黄酒浸润后，烘干。

**3. 制蛤蚧** 取净蛤蚧，涂以酥油，放无烟炉火上烤至稍黄质脆，除去头足及鳞片，切成小块。（《甘肃省中药炮制规范》1980 年版）

【成品质量】

**1. 蛤蚧** 呈不规则的片状小块。表面灰黑色或银灰色，有棕黄色的斑点及鳞甲脱落的痕迹。切面黄白色或灰黄色，脊椎骨和肋骨突起。气腥，味微咸。

**2. 酒蛤蚧** 形如蛤蚧块，微有酒香气，味微咸。

**3. 制蛤蚧** 如蛤蚧块，色稍黄，味微咸

【炮制作用】蛤蚧性味咸，平。归肺、肾经。具有补肾益肺，纳气定喘，助阳益精的功效。生蛤蚧和制蛤蚧功效相同，酥后易粉碎，减少腥气。长于补肺益肾，纳气平喘。用于肺肾不足，虚喘气促，劳嗽咳血。酒蛤蚧质酥易碎，矫味，便于服用，补肾壮阳作用增强。用于肾阳不足，精血亏损的阳痿，遗精。

【炮制研究】据报道蛤蚧所含丰富的 Zn、Fe、Mg、Ca 等元素均与中医"肾"关系密切。测定表明蛤蚧尾 Zn、Fe 含量最高，蛤蚧身 Mg 含量高，头部 Ca 含量高，它们均远远高出蛤蚧各部位所含该

元素的均值。而且，蛤蚧各个部位（头、身、尾、眼、爪）的氨基酸和微量元素含量基本相似，只是爪、眼中含量偏低。故可保留头、足药用，充分发挥其利用率，缓和药源不足。

【贮藏】用木箱严密封装，常用花椒拌存，置阴凉干燥处，防蛀。

# 三七

【处方用名】三七、三七粉、熟三七、三七片。

【来源】本品为五加科植物三七 *Panax notoginseng*（Burk.）F. H. Chen 的干燥根和根茎。秋季花开前采挖，洗净，分开主根、支根及根茎，干燥。支根习称"筋条"，根茎习称"剪口"。

【炮制方法】

**1. 三七**　取原药材，除去杂质，用时捣碎或研成细粉。

**2. 三七粉**　取三七，洗净，干燥，研细粉。

**3. 熟三七**　取植物油适量，置锅内加热至沸腾时，倾入大小分档的三七块，用文火炸至表面焦黄色时，取出，沥去油，晾凉。（《广西壮族自治区中药饮片炮制规范》2007 年版）

**4. 三七片**　取生三七润透，置蒸笼中蒸透，取出，刨成极薄片，干燥。（《广西壮族自治区中药饮片炮制规范》2007 年版）

【成品质量】

**1. 三七**　主根呈类圆锥形或圆柱形，长 1~6cm，直径 1~4cm。表面灰褐色或灰黄色，有断续的纵皱纹和支根痕。顶端有茎痕，周围有瘤状突起。体重，质坚实，断面灰绿色、黄绿色或灰白色，木部微呈放射状排列。气微，味苦回甜。筋条呈圆柱形或圆锥形，长 2~6cm，上端直径约 0.8cm，下端直径约 0.3cm。剪口呈不规则的皱缩块状或条状，表面有数个明显的茎痕及环纹，断面中心灰绿色或白色，边缘深绿色或灰色。

三七按干燥品计算，含人参皂苷 $Rg_1$（$C_{42}H_{72}O_{14}$）、人参皂苷 $Rb_1$（$C_{54}H_{92}O_{23}$）及三七皂苷 $R_1$（$C_{47}H_{80}O_{18}$）的总量不得少于 5.0%。

**2. 三七粉**　呈灰黄色粉末。气微，味苦、回甜。

三七粉按干燥品计算，含人参皂苷 $Rg_1$（$C_{42}H_{72}O_{14}$）、人参皂苷 $Rb_1$（$C_{54}H_{92}O_{23}$）及三七皂苷 $R_1$（$C_{47}H_{80}O_{18}$）的总量不得少于 5.0%。

**3. 熟三七**　为焦黄色的片或块，具焦香气。

**4. 三七片**　为灰黄色薄片，其厚度不超过 0.1cm，气微，味苦回甜。

【炮制作用】三七性味甘、微苦，温。归肝、胃经。具有散瘀止血，消肿定痛的功效。用于咯血，吐血，衄血，便血，崩漏，外伤出血，胸腹刺痛，跌扑肿痛。生三七长于散瘀止血，消肿定痛。具有止血而不留瘀，化瘀而不会导致出血的特点。熟三七（三七片）长于滋补，止血化瘀作用较弱。用于身体虚弱，气血不足的患者。

【炮制研究】油炸三七最佳炮制工艺参数为药材与油量比值 20∶40，油炸时间为 7 分钟，油炸温度为 120~130℃。浸出物三七皂苷 $R_1$、人参皂苷 $Rg_1$ 和人参皂苷 $Rb_1$ 的质量分数依次为 28.6%、0.88%、7.76%、3.02%。炮制品的质量稳定。

【贮藏】置阴凉干燥处，防蛀。

💡**执考对接**

根据《国家执业药师职业资格考试大纲》（第九版·2025）要求，炙法的知识为考点内容，其具体要求与教材内容见表 10-1。

表 10 - 1　炙法技术考点与教材内容对照表

| 细目 | 要点 | 教材内容 |
|---|---|---|
| 炙法 | 酒炙：大黄、黄连、当归、蕲蛇、白芍、丹参、川芎、续断的炮制方法与作用 | 酒炙：大黄、黄连、当归、蕲蛇、白芍、丹参、川芎、续断 |
| | 醋炙：甘遂、商陆、芫花、三棱、莪术、延胡索、乳香、香附、柴胡的炮制方法与作用 | 醋炙：甘遂、延胡索、乳香、香附、柴胡、三棱、芫花 |
| | 盐炙：杜仲、巴戟天、菟丝子、补骨脂、知母、黄柏、泽泻、车前子、小茴香、橘核的炮制方法与作用 | 盐炙：杜仲、黄柏、泽泻、车前子、菟丝子、补骨脂、知母、小茴香、橘核 |
| | 姜炙：厚朴、竹茹的炮制方法与作用 | 姜炙：厚朴、竹茹 |
| | 蜜炙：黄芪、甘草、麻黄、枇杷叶、百合、百部、紫苑的炮制方法与作用 | 蜜炙：黄芪、甘草、麻黄、枇杷叶、百合、百部、紫苑 |
| | 油炙：淫羊藿、蛤蚧、三七的炮制方法与作用 | 油炙：淫羊藿、蛤蚧、三七 |

## ···· 目标检测

答案解析

### 一、单项选择题

1. 采用盐炙法炮制的药物是（　　）

　　A. 当归　　　　　　　　　B. 芫花　　　　　　　　　C. 莪术

　　D. 厚朴　　　　　　　　　E. 补骨脂

2. 具疏肝止痛，消积化滞作用的香附应是（　　）

　　A. 生品　　　　　　　　　B. 醋炙品　　　　　　　　C. 酒炙品

　　D. 四制香附　　　　　　　E. 香附炭

3. 酒炙药物时，每 100kg 药物一般用黄酒（　　）

　　A. 10～20kg　　　　　　　B. 15～20kg　　　　　　　C. 20～30kg

　　D. 25kg　　　　　　　　　E. 30kg

4. 蜜炙后可矫正劣味、避免呕吐的药物是（　　）

　　A. 款冬花　　　　　　　　B. 马兜铃　　　　　　　　C. 麻黄

　　D. 瓜蒌皮　　　　　　　　E. 桑白皮

5. 蛤蚧的炮制方法，目前除油炙外，还可用（　　）

　　A. 酒炙　　　　　　　　　B. 醋炙　　　　　　　　　C. 蜜炙

　　D. 盐炙　　　　　　　　　E. 煅制

### 二、多项选择题

1. 酒炙药物的目的是（　　）

　　A. 缓和药性　　　　　　　B. 引药上行　　　　　　　C. 增强温肾助阳作用

　　D. 矫臭、矫味　　　　　　E. 增强活血通络作用

2. 蜜炙甘草的炮制目的是（　　）

　　A. 增强清热解毒作用　　　B. 增强补中益气作用　　　C. 矫味矫臭

　　D. 增强缓急止痛作用　　　E. 增强祛痰止咳作用

3. 姜炙厚朴的炮制目的是（　　）

　　A. 消除对咽喉的刺激性　　　　　　B. 消除滑肠泻下的副作用

    C. 增强补脾益气的功效　　　　　D. 增强宽中和胃的功效

    E. 增强疏肝止痛的功效

## 三、简答题

何为"炙制技术"，炙制技术与加辅料炒制技术有何不同？

书网融合……

重点小结　　　　习题

# 项目十一 煅制技术

## 学习目标

**知识目标**：通过本项目的学习，应掌握明煅、煅淬、扣锅煅等术语的含义；饮片煅制的目的；煅制注意事项。熟悉三种煅制技术的炮制方法、成品性状及炮制作用。了解煅法炮制品的现代研究进展。

**能力目标**：能够正确进行常见药物的煅制；能够选择正确的火力以及使用正确的煅淬方法；能够正确判断煅制品的炮制火候；能够进行操作结束之后的净制及清场操作。

**素质目标**：通过本项目的学习，树立细致严谨的饮片生产理念；培养岗位意识与劳动精神；培养精益求精的创新精神。

## 情境导入

**情境**：《黄帝内经》的素问篇中提到的"角发""燔治"就是我们最早的炭药——血余炭。此药来源于人的头发，炮制后成为一味具有止血化瘀作用的良药，许多止血名方中都有它的身影。它的炮制方法较为独特，是利用两口铁锅互扣，将药放在锅内加热煅制成为炭药，待锅温降低之后再开锅取药。

**思考**：1. 为什么血余炭不是用锅炒成炭，而是要闷在锅里进行煅炭的操作？

2. 为什么要将头发煅成炭使用？

# 学习任务一　明煅技术

待炮制品煅制时，不隔绝空气的技术称明煅技术，又称直火煅。该法多用于较易煅制的矿物类和动物贝壳、化石类药物。

## （一）炮制目的

**1. 使药物质地酥脆，易于粉碎和煎出有效成分**　如石决明、牡蛎等。

**2. 增强药物疗效**　如白矾煅制后增强了收敛作用。

**3. 改变药性，产生新的作用**　如石膏，生品甘、辛，大寒，具有清热泻火，除烦止渴的功效。煅后增加了涩味，寒性减弱，具有收湿敛疮，生肌，止血作用。

## （二）操作方法

**1. 直接煅（直火煅）**　将待炮制品直接放于炉火上煅至红透或酥脆，取出，放凉。此法一般适用于体积较大且煅制时不易破碎的药物。

**2. 间接煅（锅煅）**　将待炮制品置铁锅或坩埚等煅制容器内，加热煅透，取出放凉。此法适用于含结晶水的矿物药以及粒度较小或煅时易碎的药物。

目前，大量生产多采用平炉煅和反射炉煅。

平炉煅是将待炮制品置炉膛内，武火加热，并用鼓风机促使温度迅速升高且升温均匀。在煅制过程中，可根据要求适当翻动，使药材受热均匀，煅至药材发红或红透时停止加热，取出放凉或进一步加工。此法煅制效率较高，适用于大量生产。

高温反射炉煅是将燃料投入炉内点燃，并用鼓风机吹旺，然后将燃料口密闭，从投料口内投入药材，再将投料口密闭。利用鼓风机将火吹旺，强制炉内火焰通过火焰反射管，喷射到煅药室内的药物上煅烧。当药物煅至一定程度时，停止吹风，稍后取出放凉或进一步加工。此法煅制效率较高，适用于大量生产。但对含结晶水的矿物药及在煅制时易燃烧灰化的药材不可用此法煅制。

### （三）注意事项

1. 煅制时药物大小分档，以免生熟不均。
2. 煅制过程中宜一次煅透，中途不得停火，以免出现夹生现象。
3. 煅制温度、时间应根据药材性质而定。
4. 有些药物在煅烧时易产生爆溅，可在容器上加盖（但不密闭）防止爆溅。

## 白矾

【处方用名】白矾、枯矾。

【来源】本品为硫酸盐类矿物明矾石族明矾石经加工提炼制成。主含含水硫酸铝钾 $[KAl(SO_4)_2 \cdot 12H_2O]$。

【炮制方法】

1. **白矾** 除去杂质，打成碎块或粉碎成粗粉。

2. **枯矾** 取净白矾，砸成小块，置适宜容器内，用武火加热至熔化，继续煅至膨胀松泡呈白色蜂窝状固体，完全干燥，停火，晾凉后取出。

【成品质量】

1. **白矾** 本品呈不规则的碎块或粗粉。无色或淡黄白色，碎块透明或半透明，表面可见细密纵棱，有玻璃样光泽。质硬而脆。气微，味酸、微甘而极涩。

白矾含水硫酸铝钾 $[KAl(SO_4)_2 \cdot 12H_2O]$ 不得少于 99.0%。

2. **枯矾** 本品呈不规则的块状、颗粒或粉末。白色或淡黄白色，无玻璃样光泽。不规则的块状表面粗糙，凹凸不平或呈蜂窝状。体轻，质疏松而脆，手捻易碎，有颗粒感。气微，味微甘而极涩。

【炮制作用】白矾味酸、涩，寒。归肺、脾、肝、大肠经。具有解毒杀虫，燥湿止痒，止血止泻，祛除风痰的功效。外治用于湿疹，疥癣，脱肛，痔疮，聤耳流脓；内服用于久泻不止，便血，崩漏，癫痫发狂。枯矾酸寒之性降低，增强收湿敛疮，止血化腐的功效。用于湿疹湿疮，脱肛，痔疮，聤耳流脓，阴痒带下，鼻衄齿衄，鼻瘜肉。

【炮制研究】研究表明，煅温控制在 $180\sim260℃$，煅 4 小时，可保证白矾主成分不被破坏，杂质含量少，且抑菌作用较强，刺激黏膜的副作用较小。

【贮藏】置干燥处。

## 石膏

【处方用名】生石膏、煅石膏。

【来源】本品为硫酸盐类矿物石膏族石膏，主含含水硫酸钙（$CaSO_4 \cdot 2H_2O$），采挖后，除去杂石及泥沙。

【炮制方法】

1. **生石膏** 打碎，除去杂石，打成碎块或粉碎成粗粉。

2. **煅石膏** 取净石膏块，置无烟炉或耐火容器内，用武火加热，煅至红透，取出，晾凉，碾碎。

【成品质量】

**1. 石膏** 本品为不规则长条形碎块或粗粉。白色、灰白色或淡黄色，有的半透明。体重，质软，纵断面具绢丝样光泽。气微，味淡。

石膏含含水硫酸钙（$CaSO_4 \cdot 2H_2O$）不得少于 95.0%。

**2. 煅石膏** 本品为白色的粉末或酥松块状物，表面透出微红色的光泽，不透明。体较轻，质软，易碎，捏之成粉。气微，味淡。

煅石膏含硫酸钙（$CaSO_4$）不得少于 92.0%。

【炮制作用】 生石膏味甘、辛，大寒。归肺、胃经。具有清热泻火，除烦止渴的功效。用于外感热病，高热烦渴，肺热喘咳，胃火亢盛，头痛，牙痛。煅石膏具有收湿，生肌，敛疮，止血的功效。外治溃疡不敛，湿疹瘙痒，水火烫伤，外伤出血。

【炮制研究】 生石膏加热至 80~90℃开始失水，至 225℃ 可全部脱水转化成煅石膏。

【贮藏】 置干燥处。

## 硼砂

【处方用名】 硼砂、煅硼砂。

【来源】 硼砂为硼酸盐类矿物硼砂经精制而成的结晶，主要含十水四硼酸钠（$Na_2B_4O_7 \cdot 10H_2O$）。

【炮制方法】 本品收录于《中国药典》（2025 年版）二部、四部，其饮片及炮制方法收录于《全国中药炮制规范》1988 年版。

**1. 硼砂** 取原药材，除去杂质，捣碎或研成细粉。

**2. 煅硼砂** 取净硼砂，适当粉碎，置耐火容器内武火加热，煅至鼓起小泡成雪白酥松块状，取出，放凉碾碎。

【成品质量】

**1. 硼砂** 不规则块状，无色透明或白色半透明，有玻璃样光泽，质较重易破碎，气无，味咸苦，久置失水成白色粉状。

**2. 煅硼砂** 白色粉末，体轻，不透明，无光泽。

【炮制作用】 硼砂味甘、咸，凉。归肺、胃经。本品多生用、外用，内服多作含化剂用。外用清热解毒，内服清肺化痰。煅制后具有燥湿收敛作用，对局部渗出物容易吸收，同时易研成细粉。

【炮制研究】 硼砂主要成分为含水四硼酸钠，天然硼砂成分不够稳定，故现代多用人工制品。

【贮藏】 密封保存。

## 珍珠母

【处方用名】 珍珠母、煅珍珠母。

【来源】 本品为蚌科动物三角帆蚌 *Hyriopsis cumingii*（Lea）、褶纹冠蚌 *Cristaria plicata*（Leach）或珍珠贝科动物马氏珍珠贝 *Pteria martensii*（Dunker）的贝壳。去肉，洗净，干燥。

【炮制方法】

**1. 珍珠母** 除去杂质，打碎。

**2. 煅珍珠母** 取净珍珠母，砸成小块，置适宜的容器内，武火加热，煅至酥脆时，取出，放凉，碾碎。

【成品质量】

**1. 珍珠母** 本品为不规则的碎块，浅粉红色、乳白色、淡黄褐色或银灰色，表面可见彩色光泽及云片状纹理。断面可见层纹。质硬而重。气微腥，味淡。

**2. 煅珍珠母** 本品为不规则鳞片状或粉末，乳白色、黄白色、灰白色或青灰色，无光泽或微显光泽。质脆，易碎。气微，味淡。

【炮制作用】 珍珠母味咸，寒。归肝、心经。具有平肝潜阳，安神定惊，明目退翳的功效。用于头痛眩晕，惊悸失眠，目赤翳障，视物昏花。煅珍珠母长于收涩制酸，且质地酥脆，细研吞服，能治疗胃酸过多，还可治疗湿疮、吐血、崩漏。

【炮制研究】 马氏珍珠母生品及150℃烘烤、烘焙、煅酥、煅透等五种炮制品的碳酸钙、总氮及水煎出物的含量进行比较，结果以150℃烘烤1小时效果最好，且此法简便易行。

【贮藏】 置干燥处，防尘。

## 钟乳石

【处方用名】 钟乳石、煅钟乳石。

【来源】 本品为碳酸盐类矿物方解石族方解石，主含碳酸钙（$CaCO_3$）。采挖后，除去杂石。

【炮制方法】

**1. 钟乳石** 洗净，砸成小块，干燥。

**2. 煅钟乳石** 取净钟乳石，砸成小块，置适宜的容器内，武火加热，煅至酥脆时，取出，放凉，碾碎。

【成品质量】

**1. 钟乳石** 为不规则的小碎块。表面白色、灰白色或棕黄色，粗糙不平。断面平整，断面对光观察具闪星状的亮光，近中心常有一圆孔，圆孔周围有多数圈层。质坚。气微，味微咸。

**2. 煅钟乳石** 形如钟乳石，灰白色或灰黄色，质酥松。

【炮制作用】 钟乳石味甘，温。归肺、肾、胃经。具有温肺，助阳，平喘，制酸，通乳的功效。用于寒痰咳喘，阳虚冷喘，腰膝冷痛，胃痛泛酸，乳汁不通。煅钟乳石易于粉碎和煎出有效成分，增强温肾壮阳作用，也可用于消肿毒。

【贮藏】 置干燥处。

## 花蕊石

【处方用名】 花蕊石、煅花蕊石。

【来源】 本品为变质岩类岩石蛇纹大理岩。主含碳酸钙（$CaCO_3$）。采挖后，除去杂石和泥沙。

【炮制方法】

**1. 花蕊石** 洗净，干燥，砸成碎块。

**2. 煅花蕊石** 取净花蕊石，砸成小块，置适宜的容器内，武火加热，煅至红透时，取出，放凉，碾碎。

【成品质量】

**1. 花蕊石** 本品为不规则碎块，或带有碎末。碎块表面白色或浅灰白色，有的夹有点状或条状的蛇纹石，呈浅绿色或淡黄色，对光观察有闪星状光泽。体重，质硬。气微，味淡。

花蕊石含碳酸钙（$CaCO_3$）不得少于40.0%。

**2. 煅花蕊石** 本品为不规则碎块或粉末，表面黄白色、灰白色至浅灰褐色，无光泽。质较酥脆，易打碎。气微，味淡。

【炮制作用】 花蕊石味酸、涩，平。归肝经。具有化瘀止血的功效。用于咯血，吐血，外伤出血，跌扑伤痛。煅制之后质地疏松，易于粉碎，且能缓和酸涩之性，消除伤脾伐胃的副作用，便于内服。用于咯血，吐血，外伤出血，跌仆伤痛。

【炮制研究】花蕊石各产地的生、煅品中 Ca、Mg、Al、Fe 元素含量均较高，尤其是 Ca 元素含量最高；生品经高温煅制后，Ca、Mg、Al、Fe 元素含量均有一定程度的升高，而 Cu、Zn、Pb 等有害重金属元素含量显著下降。

【贮藏】置干燥处。

## 赤石脂

【处方用名】赤石脂、煅赤石脂。

【来源】本品为硅酸盐类矿物多水高岭石族多水高岭石，主含四水硅酸铝 $[Al_4(Si_4O_{10})(OH)_8 \cdot 4H_2O]$。采挖后，除去杂石。

【炮制方法】

**1. 赤石脂**　取原药材，除去杂质，捣碎或研成细粉。

**2. 煅赤石脂**　取净赤石脂，碾成细粉，用醋调匀，搓条，切段，干燥后，置无烟炉火上，武火加热，煅至红透，取出，晾凉，用时捣碎。

每 100kg 赤石脂，用米醋 30kg。

【成品质量】

**1. 赤石脂**　本品为不规则的碎块或细粉。碎块表面粉红色、红色至紫红色，或有红白相间的花纹，手摸之有滑腻感；断面不平坦，有的具蜡样光泽。吸水性强。具黏土气，味淡，嚼之无沙粒感。

**2. 煅赤石脂**　本品为不规则条状或碎末。表面土红色、深红色或红褐色，无光泽，质硬而脆，易打碎。吸水性强。略具醋气，味淡，嚼之无沙粒感。

【炮制作用】赤石脂味甘、酸、涩，温。归大肠、胃经。具有涩肠，止血，生肌敛疮的功效。用于久泻久痢，大便出血，崩漏带下；外治疮疡不敛，湿疹脓水浸淫。煅赤石脂能增强固涩收敛作用。

【炮制研究】赤石脂水飞后颗粒细致纯净，更有利于外敷及内服。经火煅醋淬后，能增强固涩收敛作用。有实验表明，煅制品较生品水溶性浸出物明显增高。而煅制品中以煅块醋淬品最高，其次为煅块非醋淬品，煅条品最低。煅块醋淬品与后两种煅制品有极显著差异（$P<0.001$）。赤石脂煅制后某些元素的含量也发生了改变。其中就铝元素而言，两种煅制方法均能使之明显降低。

【贮藏】置干燥处，防潮。

## 瓦楞子

【处方用名】瓦楞子、煅瓦楞子。

【来源】本品为蚶科动物毛蚶 *Arca subcrenata* Lischke、泥蚶 *Arca granosa* Linnaeus 或魁蚶 *Arca inflata* Reeve 的贝壳。秋、冬至次年春捕捞，洗净，置沸水中略煮，去肉，干燥。

【炮制方法】

**1. 瓦楞子**　取原药材，洗净，捞出，干燥，碾碎。

**2. 煅瓦楞子**　取净瓦楞子，置耐火容器内，武火加热，煅至酥脆，取出，晾凉，碾碎或研粉。

【成品质量】

**1. 瓦楞子**　本品为不规则碎块或粉末。类白色、灰白色至灰黄色。较大碎块外表可见放射状肋线，有的可见棕褐色茸毛。气微，味淡。

本品含碳酸钙（$CaCO_3$）不得少于 93.0%。

**2. 煅瓦楞子**　形如瓦楞子，灰白色至深灰色。质酥脆。气微，味淡。

含碳酸钙（$CaCO_3$）不得少于 95.0%。

【炮制作用】瓦楞子味咸，平。归肺、胃、肝经。具有消痰化瘀，软坚散结，制酸止痛的功效。

煅瓦楞子制酸止痛力强，且煅后质地酥脆，便于粉碎入药。

【炮制研究】通过比较瓦楞子煅制前后砷含量的变化，发现瓦楞子经煅制后可降低或消除砷毒性，且随着炮制时间的延长，其所含的砷含量逐渐降低。

【贮藏】置干燥处。

## 石决明

【处方用名】石决明、煅石决明。

【来源】本品为鲍科动物杂色鲍 *Haliotis diversicolor* Reeve、皱纹盘鲍 *Haliotis discus hannai* Ino、羊鲍 *Haliotis ovina* Gmelin、澳洲鲍 *Haliotis ruber*（Leach）、耳鲍 *Haliotis asinina* Linnaeus 或白鲍 *Haliotis laevigata*（Donovan）的贝壳。夏、秋二季捕捞，去肉，洗净，干燥。

【炮制方法】

**1. 石决明** 除去杂质，洗净，干燥，碾碎。

**2. 煅石决明** 取净石决明，置耐火容器内，武火加热，煅至酥脆，取出，晾凉，碾碎或研粉。

【成品质量】

**1. 石决明** 本品为不规则的碎块。灰白色，有珍珠样彩色光泽。质坚硬。气微，味微咸。

石决明含碳酸钙（$CaCO_3$）不得少于 93.0%。

**2. 煅石决明** 本品为不规则的碎块或粗粉。灰白色无光泽，质酥脆。断面呈层状。

煅石决明含碳酸钙（$CaCO_3$）不得少于 95.0%。

【炮制作用】石决明味咸，寒。归肝经。具有平肝潜阳，清肝明目的功效。用于头痛眩晕，目赤翳障，视物昏花，青盲雀目。煅石决明咸寒之性降低，平肝潜阳作用缓和，增强了固涩收敛，明目的作用。用于目赤翳障，视物昏花，青盲雀目。且煅后质地酥脆，便于粉碎，有利于有效成分的煎出。

【炮制研究】石决明炮制的最佳工艺，即煅制醋淬，并对其煅制醋淬进行研究探讨，实验结果表明时间及醋的浓度增加，水煎煮得率及钙含量也随之增加。石决明煅制醋淬品优于生品、煅制盐淬品及煅制品的质量；煅淬品的煎出钙离子含量、水煎出物收率较生品都有所提高，且使药材脆碎度增加，更容易煎出有效成分。

【贮藏】置干燥处。

## 蛤壳

【处方用名】蛤壳、煅蛤壳。

【来源】本品为帘蛤科动物文蛤 *Meretrix meretrix* Linnaeus 或青蛤 *Cyclina sinensis* Gmelin 的贝壳。夏、秋二季捕捞，去肉，洗净，晒干。

【炮制方法】

**1. 蛤壳** 洗净，碾碎，干燥。

**2. 煅蛤壳** 取净蛤壳，置耐火容器内，武火加热，煅至酥脆，取出，晾凉，碾碎或研粉。

【成品质量】

**1. 蛤壳** 本品为不规则碎片。碎片外面黄褐色或棕红色，可见同心生长纹。内面白色。质坚硬。断面有层纹。气微，味淡。

**2. 煅蛤壳** 本品为不规则碎片或粗粉。灰白色，碎片外面有时可见同心生长纹。质酥脆。断面有层纹。

本品含碳酸钙（$CaCO_3$）不得少于 95.0%。

【炮制作用】蛤壳味苦、咸，寒。归肺、肾、胃经。具有清热化痰，软坚散结，制酸止痛的功效；外用收湿敛疮。生品偏于软坚散结，用于瘰疬，瘿瘤痰核等。煅蛤壳质地酥脆，易于粉碎，增强了化痰制酸的作用。用于痰火咳嗽，胸肋骨疼痛，痰中带血，瘰疬瘿瘤，胃痛吞酸；外治湿疹烫伤。

【炮制研究】蛤壳火煅后能使其主要成分碳酸钙受热分解成氧化钙，质地变得疏松，易于粉碎。氧化钙外用时渗湿收敛的作用较碳酸钙强，内服后收敛制酸作用优于生品。

【贮藏】置干燥处。

## 牡蛎

【处方用名】牡蛎、煅牡蛎。

【来源】本品为牡蛎科动物长牡蛎 *Ostrea gigas* Thunberg、大连湾牡蛎 *Ostrea talienwhanensis* Crosse 或近江牡蛎 *Ostrea rivularis* Gould 的贝壳。全年均可捕捞，去肉，洗净，晒干。

【炮制方法】

**1. 牡蛎**　洗净，干燥，碾碎。

**2. 煅牡蛎**　取净牡蛎，置耐火容器内，武火加热，煅至酥脆，取出，晾凉，碾碎或研粉。

【成品质量】

**1. 牡蛎**　为不规则的碎块。白色。质硬，断面层状。气微，味微咸。

本品含碳酸钙（$CaCO_3$）不得少于 94.0%。

**2. 煅牡蛎**　本品为不规则的碎块或粗粉。灰白色。质酥脆，断面层状。

本品含碳酸钙（$CaCO_3$）不得少于 94.0%。

【炮制作用】牡蛎味咸，微寒。归肝、胆、肾经。具有重镇安神，潜阳补阴，软坚散结的功效。用于惊悸失眠，眩晕耳鸣，瘰疬痰核，癥瘕痞块。煅牡蛎收敛固涩，制酸止痛。用于自汗盗汗，遗精滑精，崩漏带下，胃痛吞酸。

【炮制研究】牡蛎主含碳酸钙，尚含磷酸钙、硫酸钙、氧化铁等成分。成分研究表明，牡蛎火煅醋淬品水煎液中钙离子含量高于煅品和生品。

【贮藏】置干燥处。

## 金礞石

【处方用名】金礞石、煅金礞石。

【来源】本品为变质岩类蛭石片岩或水黑云母片岩。采挖后，除去杂石和泥沙。

【炮制方法】

**1. 金礞石**　除去杂石。

**2. 煅金礞石**　取净金礞石，置无烟炉火上，用武火加热，煅至红透，取出，晾凉，捣成粉末。

【成品质量】

**1. 金礞石**　本品为鳞片状集合体。呈不规则块状或碎片，碎片直径 0.1 ~ 0.8cm；块状者直径 2 ~ 10cm，厚 0.6 ~ 1.5cm，无明显棱角。棕黄色或黄褐色，带有金黄色或银白色光泽。质脆，用手捻之，易碎成金黄色闪光小片。具滑腻感。气微，味淡。

**2. 煅金礞石**　不规则碎块状颗粒或鳞片状粉末。表面无明显棱角，棕黄色至金黄色，具金黄色光泽。碎块断面可见层纹。具滑腻感。质脆，易碎。气微，味淡。

【炮制作用】金礞石味甘、咸，平。归肺、心、肝经。具有坠痰下气，平肝镇惊的功效。生品较少应用，一般多煅制后使用。煅金礞石质地疏松，便于粉碎，易于煎出有效成分。用于顽痰胶结，咳逆喘急，癫痫发狂，烦躁胸闷，惊风抽搐。

【贮藏】置干燥处。

## 青礞石

**【处方用名】** 青礞石、煅青礞石。

**【来源】** 本品为变质岩类黑云母片岩或绿泥石化云母碳酸盐片岩。采挖后，除去杂石和泥沙。

**【炮制方法】**

**1. 青礞石** 除去杂石，砸成小块。

**2. 煅青礞石** 取净青礞石，置无烟炉火上，用武火加热，煅至红透，取出，晾凉，捣成粉末。

**【成品质量】**

**1. 青礞石** 本品呈鳞片状、不规则碎块状或颗粒，碎块直径 0.5~2cm，厚 0.5~1cm，无明显棱角。褐黑色、绿褐色或灰绿色，具玻璃样光泽。碎块断面呈较明显层片状。质软，易碎，气微，味淡。

**2. 煅青礞石** 本品呈不规则碎块状或鳞片状粉末，碎块直径 0.5~1.5cm，厚 0.5~1cm，无明显棱角。黄绿色至青黄色，鳞片状粉末光泽性更强。碎块断面呈较明显层片状。质松软，易碎，气微，味淡。

**【炮制作用】** 青礞石味甘、咸，平。归肺、心、肝经。具有坠痰下气，平肝镇惊的功效。生品较少应用，一般多煅制后使用。煅青礞石质地疏松，便于粉碎，易于煎出有效成分。用于顽痰胶结，咳逆喘急，癫痫发狂，烦躁胸闷，惊风抽搐。

**【贮藏】** 置干燥处。

# 学习任务二 煅淬技术

PPT

将待炮制品按明煅法煅烧至红透后，立即投入定量的液体辅料（淬液）中骤然冷却，使之酥松的技术，称为煅淬技术。煅制后药物投入液体辅料的操作称为淬，所用的液体辅料称为淬液，常用的淬液有醋、酒、药汁、清水等。多适用于质地坚硬、经高温煅烧仍不疏松的矿物类药物，及临床上因特殊需要而必须煅淬的药物。

### （一）煅淬的目的

**1. 使药物质地酥松，易于粉碎和煎出有效成分** 质地坚硬的药物经高温煅烧，受热膨胀后投入淬液中迅速冷却，则表面晶格迅速缩小，内部晶格仍处于膨胀状态，从而产生裂隙，淬液进入裂隙还可继续冷却，产生新的裂隙，经反复煅淬，晶格间完全裂解，因此达到酥松的目的。

**2. 改变药物理化性质，减少副作用，增强疗效** 某些药物经煅淬后，不仅质地酥松，而且化学成分也会发生改变，从而减少副作用，增强疗效。如自然铜煅后生成硫化亚铁，炉甘石煅后生成氧化锌，含铁矿物药煅后醋淬有醋酸亚铁生成。

**3. 除去杂质和毒性成分，洁净药物** 某些矿物药夹有杂质，甚至含有毒的砷、锶、铅等成分，经煅淬后，可除去。

### （二）操作方法

取净药物，直接放于无烟炉火中或置于适宜的耐火容器内，煅烧至红透时，取出，立即投入定量的液体辅料中浸淬，如此反复煅淬数次，直至质地酥松为度。

### （三）注意事项

1. 应反复煅至药物质地全部酥松，辅料被吸尽为度。

2. 所用的淬液和用量由各个药物的性质和炮制目的而定。

## 磁石

【处方用名】磁石、煅磁石。

【来源】本品为氧化物类矿物尖晶石族磁铁矿，主含四氧化三铁（$Fe_3O_4$）。采挖后，除去杂石。

【炮制方法】

**1. 磁石**　除去杂质，砸碎。

**2. 煅磁石**　取净磁石，砸成小块，置耐火容器内，用武火煅至红透，趁热倒入醋液内淬制，冷却后取出，反复煅淬至酥脆，取出干燥，碾成粗粉。

每100kg磁石，用醋30kg。

【成品质量】

**1. 磁石**　本品为不规则碎块。灰黑色或褐色，条痕黑色，具金属样光泽。质坚硬。具磁性。有土腥气，味淡。

本品含铁（Fe）不得少于50.0%。

**2. 煅磁石**　本品为不规则的碎块或颗粒。表面黑色，质硬而酥，无磁性，略有醋气。

含铁（Fe）不得少于45.0%。

【炮制作用】磁石味咸，寒。归肝、心、肾经。具有镇惊安神，平肝潜阳，聪耳明目，纳气平喘的功效。煅磁石聪耳明目，补肾纳气力强，质地酥脆，易于粉碎及煎出有效成分，缓和了重镇安神功效。

【炮制研究】对磁石煅制前后含砷量进行比较，结果表明，经煅淬后砷含量明显降低，生品比煅品高5~25倍。粉碎程度大时，其表面积增大，更易除去砷。说明磁石经炮制后，可除去或降低毒性。

【贮藏】置干燥处。

## 自然铜

【处方用名】自然铜、煅自然铜。

【来源】本品为硫化物类矿物黄铁矿族黄铁矿，主含二硫化铁（$FeS_2$）。采挖后，除去杂石。

【炮制方法】

**1. 自然铜**　取原药材，除去杂质，洗净，干燥，用时砸碎。

**2. 煅自然铜**　取净自然铜，置耐火容器内，用武火加热，煅至红透。立即取出，投入醋液中淬制，待冷后取出，继续煅烧醋淬至黑褐色，外表脆裂，光泽消失，质地酥脆，取出，晾凉，干燥后碾碎。

每100kg自然铜，用米醋30kg。

【成品质量】

**1. 自然铜**　本品为晶形，多为立方体，集合体呈致密块状。表面亮淡黄色，有金属光泽；有的黄棕色或棕褐色，无金属光泽。具条纹，条痕绿黑色或棕红色。体重，质坚硬或稍脆，易砸碎，断面黄白色，有金属光泽；或断面棕褐色，可见银白色亮星。

本品含铁（Fe）应为40.0%~55.0%。

**2. 煅自然铜**　本品为小立方体或不规则的碎粒或粉末状，呈棕褐色至黑褐色或灰黑色，无金属光泽，质酥脆。略有醋酸气。

本品含铁（Fe）不得少于40.0%。

【炮制作用】自然铜味辛，平。归肝经。具有散瘀止痛，续筋接骨的功效。用于跌打损伤，筋骨折伤，瘀肿疼痛。生自然铜多外用，用于头风疼痛，项下气瘿。自然铜经煅淬后，可增强散瘀止痛作用，质地酥脆，便于粉碎加工，利于煎出有效成分。

【炮制研究】自然铜主含二硫化铁，煅后二硫化铁生成硫化铁，经醋淬后表面部分生成醋酸亚铁，且能使药物质地疏松，便于粉碎，并使药物中铁离子溶出增加，易于吸收，促进体内造血系统功能增强，增加造血速度，使血中红细胞总数及血色素含量恢复正常。

【贮藏】置干燥处。

## 赭石

【处方用名】赭石、煅赭石。

【来源】本品为氧化物类矿物刚玉族赤铁矿，主含三氧化二铁（$Fe_2O_3$）。采挖后，除去杂石。

【炮制方法】

1. 赭石　取原药材，除去杂质，洗净晒干，打碎。

2. 煅赭石　取净赭石砸成小块，置耐火容器内用武火加热，煅至红透，立即倒入醋液淬制，如此反复煅淬至质地酥脆，淬液用尽为度。取出干燥，碾成细粉。

每 100kg 代赭石，用醋 30kg。

【成品质量】

1. 赭石　本品为不规则的块片状。暗棕红色或灰黑色，有的具有金属光泽，有的可见圆形突起或凹窝。体重，质硬，断面常见层叠状。气微，味淡。

本品含铁（Fe）不得少于 45.0%。

2. 煅赭石　煅赭石为无定型粉末或成团粉末，暗褐色或紫褐色，光泽消失，质地酥脆，略带醋气。

【炮制作用】赭石味苦，寒。归肝、心、肺、胃经。具有平肝潜阳，重镇降逆，凉血止血的功效。煅赭石降低了苦寒之性，增强了平肝止血作用，并使质地酥脆，易于粉碎和煎出有效成分。

【炮制研究】赭石经 650℃煅至暗红色后醋淬，其氧化亚铁含量最高。并且煅淬的次数与亚铁离子含量成正比。生赭石夹带的黏土里含有一定量的砷，大量服用可导致砷中毒，经煅制后，砷的含量可减少近三分之二。

【贮藏】置干燥处。

## 紫石英

【处方用名】紫石英、煅紫石英。

【来源】本品为氟化物类矿物萤石族萤石，主含氟化钙（$CaF_2$）。采挖后，除去杂石。

【炮制方法】

1. 紫石英　取原药材，除去杂质，洗净，干燥，碾碎或捣碎。

2. 煅紫石英　取净紫石英块，置耐火容器内，用武火加热，煅至红透。立即倒入醋中淬制，取出，反复煅淬至酥脆，干燥，捣碎。

每 100kg 紫石英，用醋 30kg。

【成品质量】

1. 紫石英　本品为不规则碎块。紫色或绿色，有的带有白色，深浅不匀，条痕白色。半透明至透明，有玻璃样光泽。气微，味淡。

本品含氟化钙（$CaF_2$）不得少于 85.0%。

**2. 煅紫石英** 本品为不规则碎块或粉末。表面黄白色、棕色或紫色，无光泽。质酥脆。有醋香气，味淡。

含氟化钙（$CaF_2$）不得少于 80.0%。

【炮制作用】 紫石英味甘，温。归肾、心、肺经。具有温肾暖宫，镇心安神，温肺平喘的功效。煅紫石英质地疏松，便于粉碎加工，易于煎出有效成分，温肺降逆，散寒暖宫力强。

【炮制研究】 用正交试验法优选煅淬紫石英的最佳炮制工艺时，以炮制的温度、炮制时间、煅淬次数、醋含酸量 4 个因素。每个因素选取 3 个水平进行实验，结果表明最佳炮制工艺为加热至 600℃，煅制 30 分钟，以米醋（含酸量 5%）淬 1 次，每 100kg 紫石英加醋 30kg。

【贮藏】 置干燥处。

## 禹余粮

【处方用名】 禹余粮、煅禹余粮。

【来源】 本品为氢氧化物类矿物褐铁矿，主含碱式氧化铁［$FeO(OH)$］。采挖后，除去杂石。

【炮制方法】

**1. 禹余粮** 除去杂石，洗净泥土，干燥，打成碎块，即得。

**2. 煅禹余粮** 取净禹余粮，砸成碎块，置耐火容器内，武火加热，将待炮炙品煅至红透时，立即投入规定的醋液中，反复煅淬至酥，取出，干燥，打碎或研粉。

每 100kg 禹余粮，用醋 30kg。

【成品质量】

**1. 禹余粮** 本品为不规则的碎块，或带有碎末。表面红棕色、灰棕色或浅棕色，多附有黄色粉末。断面偶显深棕色与淡棕色或浅黄色相间的层纹。体重，质硬。气微，味淡，嚼之无砂粒感。

**2. 煅禹余粮** 本品为不规则碎块或粉末。块状者表面黄棕色、红棕色至黑褐色，粗糙，无光泽。断面红褐色、棕褐色至黑褐色，凹凸不平，体重，质脆。粉末状者呈黄棕色至棕褐色。气微，味淡。

【炮制作用】 禹余粮味甘、涩，微寒。归胃、大肠经。具有涩肠止泻，收敛止血的功效。用于久泻久痢，大便出血，崩漏带下。煅禹余粮质地疏松，便于粉碎入药，易于煎出有效成分，并能增强收敛作用。用于久泻久痢，大便出血，崩漏带下。

【贮藏】 置干燥处。

## 阳起石

【处方用名】 阳起石、煅阳起石、酒阳起石。

【来源】 本品为单斜晶系硅酸盐类矿物透闪石 tremolitum 或阳起石 actinolitum。主含碱式硅酸镁钙［$Ca_2Mg_5(Si_4O_{11})_2(OH)_2$］。采挖后，除去沉沙及杂石。

【炮制方法】 阳起石未收录于《中国药典》（2025 年版），在《全国中药炮制规范》1988 年版中有收载，其饮片炮制方法如下。

**1. 阳起石** 取原药材，除去杂质，洗净，干燥，砸碎。

**2. 煅阳起石** 取净阳起石小块，置于适宜的耐火容器内，用武火煅至红透，取出，放凉，研碎。

**3. 酒阳起石** 取净阳起石小块，置于适宜的耐火容器内，用武火煅至红透，立即投入黄酒中浸淬，如此反复煅淬至药物酥松，酒尽为度，取出，晾干，研碎。

每 100kg 净阳起石，用黄酒 20kg。

【成品质量】

**1. 阳起石** 为不规则块状，灰白色、暗灰色或淡绿色，多夹有浅黄棕色条纹或花纹，具有丝样光泽。体重，较松脆。断面不整齐，纵向破开呈丝状。无臭，味淡。

**2. 煅阳起石** 为青灰色粉末，质松，无光泽。

**3. 酒阳起石** 为灰黄色粉末，质松，略带酒气。

【炮制作用】阳起石味咸，性微温。归肾经。具有温肾壮阳，暖下焦，除冷痹的功能。阳起石临床上均煅用。煅阳起石质地酥松，易于粉碎，便于有效成分的煎出。酒淬阳起石质地更酥松，利于加工制剂，并可增强温肾壮阳作用。用于下焦虚寒，腰膝酸软，遗精，阳痿，宫冷不孕，崩漏。

【炮制研究】采用正交试验对阳起石炮制工艺进行优选，阳起石最佳炮制工艺为粒度控制为1.0cm、煅制温度为800℃、煅制时间为60分钟。

【贮藏】置干燥处。

## 炉甘石

【处方用名】炉甘石、煅炉甘石。

【来源】本品为碳酸盐类矿物方解石族菱锌矿，主含碳酸锌（$ZnCO_3$）。采挖后，洗净，晒干，除去杂石。

【炮制方法】

**1. 炉甘石** 取原药材，除去杂质，打碎。

**2. 煅炉甘石** 取净炉甘石，置耐火容器内，用武火煅至红透，再照水飞法水飞，干燥。

【成品质量】

**1. 炉甘石** 不规则的碎块，或带有碎末。表面灰白色或淡红色，粉性，无光泽，凹凸不平，多孔，似蜂窝状。体轻，易碎。气微，味微涩。

含氧化锌（$ZnO$）不得少于40.0%。

**2. 煅炉甘石** 本品呈白色、淡黄色或粉红色的粉末；体轻，质松软而细腻光滑。气微，味微涩。

含氧化锌（$ZnO$）不得少于56.0%。

【炮制作用】炉甘石味甘，平。归肝、脾经。具有解毒明目退翳，收湿止痒敛疮的功效。本品一般不生用，不作内服，专作外用。煅后质地纯净细腻，消除了对黏膜、创面的刺激，增强了收敛吸湿的作用。用于目赤肿痛，睑弦赤烂，翳膜遮睛，胬肉攀睛，溃疡不敛，脓水淋漓，湿疮瘙痒。

【炮制研究】生炉甘石主含碳酸锌，煅后变成氧化锌，后者能部分溶解并吸收创面分泌物，具收敛保护作用，并能抑制葡萄球菌的繁殖和生长，故能治创面炎症。

【贮藏】置干燥处。

# 学习任务三　扣锅煅技术

PPT

待炮制品在高温缺氧条件下煅烧成炭的技术称扣锅煅技术，又称密闭煅、闷煅、暗煅。适用于煅制质地疏松，炒炭易灰化及某些中成药在制备过程需要综合制炭的药物。

（一）煅炭的目的

**1. 增强和产生止血作用** 如血余炭和棕榈炭，生品一般不入药，煅炭后，能产生止血作用。灯心草、荷叶等煅成炭后，增强止血作用。

**2. 降低毒性和刺激性** 如干漆等有毒性和有刺激性的药物，煅炭后毒性降低或消除。

（二）操作方法

将净药物置锅内，上盖一较小的锅，两锅结合处先用盐泥或细砂封严，扣锅上压一重物，扣锅底部贴一白纸条，或放几粒大米。待盐泥稍干后，先用文火后用武火加热，煅至白纸或大米呈焦黄色，药物全部炭化存性为度，离火，待冷却后，取出药物。

另有在两锅盐泥封闭处留一小孔，用筷子塞住，时时观察小孔处的烟雾，当烟雾由白烟至黄烟转成青烟，并逐渐减少时，降低火力，继续煅至基本无烟时，离火，待完全冷却后取出药物。

### （三）注意事项

1. 需待封堵的盐泥半干时再煅烧。煅烧过程中，由于药物受热炭化，有大量气体及浓烟从锅缝中喷出，应随时用湿泥堵封，以防空气进入，使药物灰化。

2. 药材煅透后应放置冷却再开锅，以免药材遇空气后燃烧灰化。

3. 煅锅内药料不宜放得过多，过紧，以免煅制不透，影响煅炭质量。

4. 判断药物是否煅透的方法，除观察米和纸的颜色外，还可以用滴水即沸的方法来判断。

## 灯心草

【处方用名】灯心草、灯心炭、朱砂拌灯心草、青黛拌灯心草。

【来源】本品为灯心草科植物灯心草 *Juncus effusus* L. 的干燥茎髓。夏末至秋季割取茎，晒干，取出茎髓，理直，扎成小把。

【炮制方法】

**1. 灯心草**　取原药材，拣净杂质，剪成段。

**2. 灯心炭**　取净灯心草，扎成小把，置煅锅内，上扣一口径较小的锅，接合处用盐泥封固，在扣锅上压以重物，并贴一条白纸或数粒大米，先用文火加热，稍后改为武火加热，煅至纸条或大米呈深黄色时停火，待锅凉后，取出。

**3. 朱砂拌灯心草**　取净灯心草段，置盆内，喷淋清水少许，微润，加水飞朱砂细粉，撒布均匀，并随时翻动，至表面挂匀水飞朱砂为度，取出，晾干。（《江苏省中药饮片炮制规范》2020 年版第二册）

每 100kg 灯心草，用朱砂 0.2kg。

**4. 青黛拌灯心草**　取灯心草段，置盆内，喷淋清水少许，微润。加青黛粉，撒布均匀，并随时翻动，至表面挂匀青黛为度，取出，晾干。（《江苏省中药饮片炮制规范》2020 年版第二册）

每 100kg 灯心草，用青黛 1.5kg。

【成品质量】

**1. 灯心草**　呈细圆柱形的段，2～5cm。表面白色或淡黄白色，有细纵纹。体轻质软，略有弹性，易拉断，断面白色。气微，味淡。

**2. 灯心炭**　形如灯心草段，表面黑色。体轻，质松脆，易碎。气微，味微涩。

**3. 朱砂拌灯心草**　形如灯心草段，表面淡粉红色。

**4. 青黛拌灯心草**　形如灯心草段，表面淡蓝色至蓝色。

【炮制作用】灯心草味甘、淡，微寒。归心、肺、小肠经。具有清心火，利小便的功效。生品灯心草长于利水通淋。灯心炭专于清热敛疮，多外用治咽痹，乳蛾，阴疳。朱砂拌灯心偏于清心安神，青黛拌灯心偏于凉血清肝热。

【贮藏】置干燥处。

## 血余炭

【处方用名】血余炭。

【来源】本品为人发制成的炭化物。取头发，除去杂质，碱水洗去油垢，清水漂净，晒干，焖煅成炭，放凉。

【炮制方法】取头发，除去杂质，反复用稀碱水洗去油垢，清水漂净，晒干，装于锅内，上扣一个口径较小的锅，两锅结合处用盐泥或黄泥封固，上压重物，扣锅底部贴一白纸条或放大米数粒，先用文火加热，待盐泥半干时，稍后改为武火加热，煅至白纸或大米呈深黄色为度，离火，晾凉后取出，剁成小块。

【成品质量】本品呈不规则块状，乌黑光亮，有多数细孔。体轻，质脆。用火烧之有焦发气，味苦。

【炮制作用】血余炭味苦，平。归肝、胃经。具有收敛止血，化瘀，利尿的功效。用于吐血，咯血，衄血，血淋，尿血，便血，崩漏，外伤出血，小便不利。

【炮制研究】研究表明，煅成血余炭后有良好的止血作用。但不同年龄的人发炮制成的血余炭，其缩短实验动物凝血时间的作用不同，以青、中年人的头发最佳。

【贮藏】置干燥处。

## 棕榈

【处方用名】棕榈、棕榈炭。

【来源】本品为棕榈科植物棕榈 *Trachycarpus fortunei*（Hook. f.）H. Wendl. 的干燥叶柄。采棕时割取旧叶柄下延部分和鞘片，除去纤维状的棕毛，晒干。

【炮制方法】

**1. 棕榈** 取原药材，除去杂质，洗净，干燥。

**2. 棕榈炭** 取净棕榈段置锅内，上扣一较小锅，两锅结合处用盐泥封固，上压重物，并贴一块白纸条或放大米数粒，待盐泥半干时，先用文火加热，稍后改为武火加热，煅至白纸或大米呈深黄色时，停火，待锅凉后，取出。

【成品质量】

**1. 棕榈** 本品呈长条板状，一端较窄而厚，另一端较宽而稍薄，大小不等。表面红棕色，粗糙，有纵直皱纹；一面有明显的凸出纤维，纤维的两侧着生多数棕色茸毛。质硬而韧，不易折断，断面纤维性。气微，味淡。

**2. 棕榈炭** 本品呈不规则块状，大小不一。表面黑褐色至黑色，有光泽，有纵直条纹；触之有黑色炭粉。内部焦黄色，纤维性。略具焦香气，味苦涩。

【炮制作用】棕榈味苦、涩，平。归肺、肝、大肠经。生棕榈不入药，棕榈炭具有收敛止血的功效。用于吐血，衄血，尿血，便血，崩漏。

【炮制研究】研究认为棕板的止血作用远不及棕皮，因此，自古将棕皮作为棕榈的主要药用部位是有道理的，同时认为棕榈入药以陈久者良，并应以煅炭入药为宜。

【贮藏】置干燥处。

## 荷叶

【处方用名】荷叶、荷叶炭。

【来源】本品为睡莲科植物莲 *Nelumbo nucifera* Gaertn. 的干燥叶。夏、秋二季采收，晒至七八成干时，除去叶柄，折成半圆形或折扇形，干燥。

【炮制方法】

**1. 荷叶** 喷水，稍润，切丝，干燥。

**2. 荷叶炭** 取净荷叶块置锅内，上扣一较小锅，两锅结合处用盐泥封固，上压重物，并贴一块白纸条或放大米数粒，待盐泥半干时，先用文火加热，稍后改为武火加热，煅至白纸或大米呈深黄色时，停火，待锅凉后，取出。

【成品质量】

**1. 荷叶**　本品呈不规则的丝状。上表面深绿色或黄绿色，较粗糙；下表面淡灰棕色，较光滑，叶脉明显突起。质脆，易破碎。稍有清香气，味微苦。

荷叶含荷叶碱（$C_{19}H_{21}NO_2$）不得少于 0.070%。

**2. 荷叶炭**　本品呈不规则的片状，表面棕褐色或黑褐色。气焦香，味涩。

【炮制作用】荷叶味苦，平。归肝、脾、胃经。具有清暑化湿，升发清阳，凉血止血的功效。用于暑热烦渴，暑湿泄泻，脾虚泄泻，血热吐衄，便血崩漏。荷叶炭长于收涩化瘀止血。用于出血症和产后血晕。

【炮制研究】将新鲜荷叶置干燥箱内 90℃ 下烘至七成干（含水量约为 30%）时，取出切丝，再置干燥箱内 50℃ 干燥，所得荷叶饮片中醇溶性浸出物相近，荷叶碱、金丝桃苷和异槲皮苷含量均较高。

【贮藏】置通风干燥处，防蛀。

## 蜂房

【处方用名】蜂房、煅蜂房。

【来源】本品为胡蜂科昆虫果马蜂 *Polistes olivaceous*（DeGeer），日本长脚胡蜂 *Polistes japonicas* Saussure 或异腹胡蜂 *Parapolybia varia* Fabricius 的巢。秋、冬二季采收，晒干，或略蒸，除去死蜂死蛹，晒干。

【炮制方法】

**1. 蜂房**　取原药材，除去杂质，剪块。

**2. 煅蜂房**　取净蜂房放置于锅内，上扣一较小锅，两锅结合处用盐泥封固，上压重物，并贴一块白纸条或放大米数粒，待盐泥半干时，先用文火加热，稍后改为中火加热，煅至白纸或大米呈深黄色时，停火，待锅凉后，取出，露去火毒。（《四川省中药饮片炮制规范》2002 年版）

【成品质量】

**1. 蜂房**　呈不规则的扁块状，大小不一。表面灰白色或灰褐色。腹面有多数整齐的六角形房孔，孔径 3~4mm 或 6~8mm；背面有 1 个或数个黑色短柄。体轻，质韧，略有弹性。气微，味辛淡。

**2. 煅蜂房**　为大小不规则的块状，黑褐色，质轻，无臭，味涩。

【炮制作用】蜂房味甘，平。归胃经。具有攻毒杀虫，祛风止痛的功效。用于疮疡肿毒，乳痈，瘰疬，皮肤顽癣，鹅掌风，牙痛，风湿痹痛。蜂房可内服，亦可外用，多用其炮制品。煅蜂房可以增强疗效，降低毒性，并利于制剂。

【贮藏】置通风干燥处，防压，防蛀。

## 莲房

【处方用名】莲房、莲房炭。

【来源】本品为睡莲科植物莲 *Nelumbo nucifera* Gaertn. 的干燥花托。秋季果实成熟时采收，除去果实，晒干。

【炮制方法】

**1. 莲房**　喷水，稍润，切碎，干燥。（《全国中药炮制规范》1988 年版）

**2. 莲房炭**　将净莲房碎块置锅内，上扣一较小锅，两锅结合处用盐泥封固，上压重物，并贴一块白纸条或放大米数粒，待盐泥半干时，先用文火加热，稍后改为武火加热，煅至白纸或大米呈深黄色时，停火，待锅凉后，取出。

【成品质量】

**1. 莲房**　呈不规则碎块，切断面棕色，呈海绵样，可见半圆形孔穴。外表面灰棕色至紫棕色，具细纵纹及皱纹，可见圆形孔穴，质疏松。气微，味微涩。

**2. 莲房炭**　形如莲房块，表面呈焦黑色，内部焦褐色，味苦涩。

【炮制作用】　莲房味苦，涩、温。归肝经。具有化瘀止血的功效。用于崩漏，尿血，痔疮出血，产后瘀阻，恶露不尽。莲房生品少用，长于化瘀，止血力较弱，可用于胞衣不下，痔疮等。莲房炭收敛止血力强，化瘀力较弱。

【贮藏】　置干燥处，防潮。

## 执考对接

根据《国家执业药师职业资格考试大纲》（第九版·2025）要求，煅法的知识为考点内容，其具体要求与教材内容见表11-1。

表11-1　煅法技术考点与教材内容对照表

| 细目 | 要点 | 教材内容 |
| --- | --- | --- |
| 煅法 | 明煅：白矾、牡蛎、石决明、石膏、珍珠母的炮制方法与作用<br>煅淬：赭石、自然铜、炉甘石、磁石、紫石英的炮制方法与作用<br>扣锅煅：血余炭的炮制方法与作用 | 明煅：白矾、牡蛎、石决明、石膏、珍珠母<br>煅淬：赭石、自然铜、炉甘石、磁石、紫石英<br>扣锅煅：血余炭 |

## 目标检测

答案解析

### 一、单项选择题

1. 宜用明煅法炮制的药材是（　　）
   A. 石膏　　　　　　　B. 自然铜　　　　　　C. 炉甘石
   D. 磁石　　　　　　　E. 棕榈

2. 宜用煅淬法炮制的药材是（　　）
   A. 石决明　　　　　　B. 紫石英　　　　　　C. 雄黄
   D. 牡蛎　　　　　　　E. 石膏

3. 宜用扣锅煅法炮制的药材是（　　）
   A. 龙骨　　　　　　　B. 棕榈　　　　　　　C. 石决明
   D. 磁石　　　　　　　E. 炉甘石

4. 宜用煅后水淬法炮制的药材是（　　）
   A. 钟乳石　　　　　　B. 自然铜　　　　　　C. 蛤壳
   D. 炉甘石　　　　　　E. 花蕊石

5. 宜用煅后酒淬法炮制的药材是（　　）
   A. 珍珠母　　　　　　B. 阳起石　　　　　　C. 磁石
   D. 石燕　　　　　　　E. 禹余粮

6. 下列除（　）外，均用明煅法炮制

 A. 磁石　　　　　　　B. 钟乳石　　　　　　C. 龙骨

 D. 瓦楞子　　　　　　E. 云母石

## 二、多项选择题

1. 煅淬药物常用的淬液有（　　）

 A. 酒　　　　　　　　B. 醋　　　　　　　　C. 盐水

 D. 药汁　　　　　　　E. 蜜水

2. 枯矾的性状为（　　）

 A. 白色不透明　　　　B. 海绵状　　　　　　C. 味苦涩

 D. 体轻质松　　　　　E. 手捻易碎

3. 扣锅煅法的注意事项是（　　）

 A. 煅药时应随时用湿泥堵封　　　　B. 药材不宜放得过多

 C. 药材不宜放得过紧　　　　　　　D. 可根据米和纸的颜色判断药物是否煅透

 E. 药材煅透后应放置冷却再开锅

---

**书网融合……**

重点小结　　　习题

# 项目十二 蒸煮焊技术

## 学习目标

**知识目标**：通过本项目的学习，应掌握蒸、煮、焊技术的操作方法；常用中药的炮制方法、成品性状、炮制作用。熟悉药物蒸煮焊的目的、成品质量及注意事项。了解蒸煮焊技术的含义；代表性药物蒸煮焊的现代研究。

**能力目标**：能对常见中药进行蒸煮焊制操作；能正确判定药物炮制后的成品质量。

**素质目标**：通过本项目的学习，培养"制虽繁，不惜工"的炮制素养；培养在蒸煮焊制岗位的安全生产意识与责任心。

## 情境导入

**情境**：河南禹州为我国四大药都之一，被誉为"中华药城"，素有"药不到禹州不香，医不见药王不妙"的美誉。传统炮制技艺中的"九蒸九晒"就是禹州中药炮制最典型的代表性技艺。所谓"九"，古人表示多和大的数字，并不是指准确的九次，而是多次蒸、晒的过程，一般蒸晒次数以药材的色泽和形态判定。经过九蒸九晒炮制的黑芝麻丸，口感细腻，易吸收，能更好地补肝益肾、健脑强身；六味地黄丸一方中的熟地黄采用九蒸九晒炮制，也更能发挥补肝肾，益精血的功效。此外，山茱萸、何首乌、黄精等药材九蒸九晒后滋补作用都会更强。但由于该技艺工序繁琐、反复，历时较长，在饮片质量达标的情况下，很多药材都放弃采用此法炮制，也使得许多九蒸九晒炮制药材在市场上供不应求。

**思考**：1. 九蒸九晒属于哪种炮制方法？

2. 在科技高速发展的今天，如何做一个"守艺人"？

蒸、煮、焊技术是一类既需用火加热，又需用水传热，有时还需加入某些液体辅料或固体辅料的炮制技术，三者均属于"水火共制"法。根据不同的用药需求，常用的辅料有酒、醋、药汁、豆腐等。

## 学习任务一 蒸制技术

PPT

将净选或切制后的药物，加入规定的辅料或不加辅料，放入蒸制容器内，隔水加热至规定程度的炮制技术，称为蒸制技术。根据药物在蒸制前是否加入辅料分为清蒸和加辅料蒸；根据蒸制操作不同分为直接蒸技术和间接蒸技术。直接用流通蒸汽蒸制者称直接蒸技术，药物在密闭条件下隔水炖者称间接蒸技术，又称隔水炖。蒸制主要包括清蒸、酒蒸、醋蒸、黑豆汁蒸等技术。

### （一）炮制目的

**1. 改变药物性能，扩大用药范围** 如地黄生品性寒，清热凉血，蒸制后药性由寒转温，功效由清变补，滋阴补血；何首乌生品苦泄，性平兼发散，用黑豆汁蒸制后，味转甘厚，性转温，能补肝肾，乌须发，强筋骨。

**2. 增强疗效**　如肉苁蓉蒸制后可增强补肾助阳的作用；山茱萸蒸制后可增强补肾固精缩尿的作用。

**3. 缓和药性，减少副作用**　如大黄生用气味重浊，走而不守，直达下焦，泻下作用峻烈，酒蒸后泻下作用缓和，能减轻腹痛等副作用；黄精生用有刺激咽喉的副作用，蒸后刺激性消失。

**4. 降低毒性**　如藤黄生品有大毒，经豆腐蒸后，毒性降低，便于内服。

**5. 保存药效，利于贮存**　如黄芩蒸后能破坏共存的水解酶，利于保存苷类有效成分；桑螵蛸蒸后使虫卵失去活性，便于贮存。

**6. 利于软化**　如木瓜、天麻质地坚硬，用冷水浸润水分不易渗入，久泡又易损失有效成分。可直接用蒸汽蒸软，效率高、效果好，切出的饮片外表美观，且容易干燥。

### （二）操作流程

具体操作流程如图12-1所示。

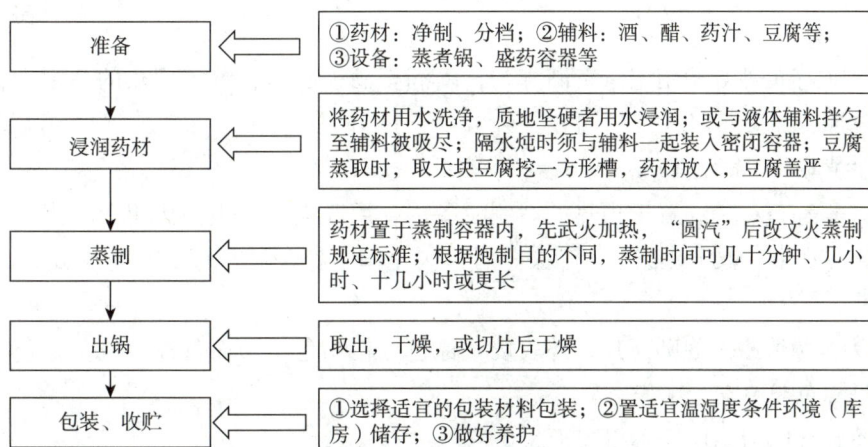

图 12-1　蒸制技术操作流程

### （三）注意事项

1. 药物蒸制前需大小分档。

2. 须用液体辅料拌蒸的药物，应待辅料被药物吸尽后再蒸制。

3. 蒸时一般先用武火加热，待"圆汽"后改为文火，保持锅内有足够的蒸汽即可。但在非密闭容器中酒蒸时，从开始到结束要一直用文火蒸制，防止酒很快挥发，达不到酒蒸的目的。

4. 蒸制时要注意火候，若时间太短则达不到蒸制目的；若蒸得过久，则影响药效，有的药物可能"上水"，致使水分过大，难于干燥。

5. 需长时间蒸制的药物，应不断添加开水，以免蒸汽中断，特别注意不要将水蒸干，影响药物质量。

6. 加辅料蒸制完毕后，若容器内有剩余的液体辅料（蒸液），应将药物晾至4~6成干，再拌入剩余辅料，使之吸尽后再进行干燥。

### （四）成品质量

1. 清蒸品应蒸透或变软，便于切制或贮存，如黄芩、桑螵蛸等。加液体辅料蒸品应色泽黑润，内无生心，如熟地黄、女贞子、山茱萸等。豆腐蒸品应呈黄褐色，表面粗糙，断面显蜡样光泽，如藤黄。

2. 成品未蒸透者不得超过3%，含水分不得超过13%。

## 一、清蒸技术

清蒸技术是将药物不加辅料装入蒸制容器内，用水蒸气蒸制到一定程度的炮制技术。多适用于不易软化或贮存的药材和饮片。

### 黄芩

【处方用名】 黄芩、酒黄芩、黄芩炭。

【来源】 本品为唇形科植物黄芩 *Scutellaria baicalensis* Georgi 的干燥根。春、秋二季采挖，除去须根及泥沙，晒后撞去粗皮，晒干。

【炮制方法】

**1. 黄芩** 取原药材，除去杂质。将大小分档的黄芩置蒸笼内，蒸制 30 分钟，趁热切薄片，干燥，筛去碎屑。或将净黄芩置沸水中煮 10 分钟，取出，闷润至内外湿度一致时，切薄片，干燥（避免暴晒），筛去碎屑。

**2. 酒黄芩** 取净黄芩片，用定量黄酒拌匀，闷润至酒被吸尽，置于预热的炒制设备内，用文火炒干，取出，放凉，筛去药屑。

每 100kg 净黄芩，用黄酒 10kg。

**3. 黄芩炭** 取净黄芩片，置于预热的炒制设备内，用武火炒至表面焦黑色、内部焦褐色时，喷淋清水少许，灭尽火星，取出，凉透，筛去药屑。（《全国中药炮制规范》1988 年版）

【成品质量】

**1. 黄芩** 为类圆形或不规则薄片，外表皮黄棕色或棕褐色，切面黄棕色或黄绿色，具放射状纹理，有的中央呈棕色或中空，味苦。

本品含黄芩苷（$C_{21}H_{18}O_{11}$）不得少于 8.0%。

**2. 酒黄芩** 外表皮棕褐色，切面黄棕色，略带焦斑，中心部分有的呈棕色或中空，略有酒香气。

本品含黄芩苷（$C_{21}H_{18}O_{11}$）不得少于 8.0%。

**3. 黄芩炭** 外部黑褐色，内部存性，有焦炭气。

【炮制作用】 黄芩味苦，性寒。归肺、胆、脾、大肠、小肠经。具有清热燥湿，泻火解毒，止血，安胎的功能。黄芩生品性味苦寒，清热泻火力强。用于湿温、暑湿，胸闷呕恶，湿热痞满，泻痢，黄疸，肺热咳嗽，高热烦渴，血热吐衄，痈肿疮毒，胎动不安。酒黄芩入血分，并可借酒向上升腾和外行，用于上焦肺热及四肢肌表之湿热；同时苦寒作用缓和，避免损伤脾阳，导致腹痛；加热炮制后还能杀酶保苷。黄芩炭长于清热止血。多用于血热妄行之吐血衄血，崩漏下血及血痢，如荷叶丸。

【炮制研究】 黄芩含多种黄酮类成分，黄芩苷和汉黄芩苷是其主要的活性成分，二者极易水解生成相应的苷元（黄芩素和汉黄芩素），且性质不稳定，容易被氧化成绿色的醌类衍生物。药理研究表明，水解后产生的醌类化合物无抗菌作用，因此黄芩饮片变绿后，疗效降低。黄芩苷的水解与其所含的水解酶的活性有关，如果用冷水软化，易变成绿色，是由于黄芩中所含的酶在一定的温度和湿度下，可酶解黄芩中的黄芩苷和汉黄芩苷，以冷水浸，酶的活性最大。黄芩经过蒸制或沸水煮制，既可杀酶保苷，又可使药物软化，便于切片，保证了饮片的质量和原有的色泽。实验表明，黄芩蒸 30 分钟基本上能达到抑酶的效果，煮法也可以，但时间以 10 分钟为宜。蒸法加工的黄芩，外观整齐，颜色鲜明，黄芩苷含量高；煮法加工的黄芩，外观形状差，颜色不鲜明，且能造成黄芩苷的损失，故应以蒸法为首选。此外，有研究表明采用高效液相色谱法对黄芩炮制品中黄芩苷的含量进行测定，结果生黄芩、酒黄芩、炒黄芩、黄芩炭中黄芩苷的含量依次降低，加热时间越长、温度越高，损失越多，其中黄芩炭中黄芩苷的含量仅存很少。

【贮藏】置通风干燥处，防潮。

## 桑螵蛸

【处方用名】桑螵蛸、盐桑螵蛸。

【来源】本品为螳螂科昆虫中华大刀螳 *Tenodera sinensis* Saussure 、棕污斑螳 *Statilia maculata*（Thunberg）或广斧螳 *Hierodula patellifera*（Serville）的干燥卵鞘。以上三种分别习称"团螵蛸""长螵蛸""黑螵蛸"。深秋到次春采收，除去杂质，蒸至虫卵死后，干燥。

【炮制方法】

**1. 桑螵蛸**  取原药材，除去杂质，洗净，置蒸制容器内，蒸透至虫卵死后（"圆汽"后约 1 小时），手指挤压不冒浆液，颜色加深，取出，干燥。用时剪碎。

**2. 盐桑螵蛸**  取净桑螵蛸，加盐水拌匀，闷润至盐水被吸尽后，置于预热的炒制设备内，用文火炒至有香气逸出时，取出，放凉。（《全国中药炮制规范》1988 年版）

每 100kg 净桑螵蛸，用食盐 2.5kg。

【成品质量】

**1. 桑螵蛸**  团螵蛸略呈圆柱形或半圆形，由多层膜状薄片叠成，表面浅黄褐色，上面带状隆起不明显，底面平坦或有凹沟，体轻，质松而韧，横断面可见外层为海绵状，内层为许多放射状排列的小室，室内各有一细小椭圆形卵，深棕色，有光泽，气微腥，味淡或微咸。长螵蛸略呈长条形，一端较细，表面灰黄色，上面带状隆起明显，带的两侧各有一条暗棕色浅沟和斜向纹理，质硬而脆。黑螵蛸略呈平行四边形，表面灰褐色，上面带状隆起明显，两侧有斜向纹理，近尾端微向上翘，质硬而韧。

蒸桑螵蛸椭圆形卵凝固，手指挤压不冒浆液，表面浅黄褐色至灰褐色，气微腥，味淡或微咸。

**2. 盐桑螵蛸**  形如桑螵蛸，表面呈焦黄色，略具焦斑，味咸。

【炮制作用】桑螵蛸味甘、咸，性平。归肝、肾经。具有固精缩尿，补肾助阳的功能。桑螵蛸蒸后既可杀死虫卵，有利于保存药效，又可消除致泻的副作用，用于遗精滑精，遗尿尿频，小便白浊，阳痿早泄。盐桑螵蛸引药下行，增强了益肾固精，缩尿止遗的作用。用于肾虚阳痿，遗精，遗尿，小便白浊等。如治小便频数，如稠米泔色的桑螵蛸散。

【炮制研究】桑螵蛸含蛋白质、氨基酸、磷脂类、脂肪、糖、粗蛋白、粗纤维等成分，卵含糖蛋白及脂蛋白。

桑螵蛸经过盐炒和蒸制后，蛋白质提取率、多糖和磷脂含量均下降，总脂含量升高。蛋白质提取率和多糖含量均为生品 > 盐炒品 > 蒸品，总脂含量为蒸品 > 盐炒品 > 生品，磷脂含量生品 > 蒸品 > 盐炒品。

药理研究发现，桑螵蛸具有延长小鼠常压耐缺氧及负重游泳时间，增加小鼠胸腺、脾脏、睾丸指数和阳虚小鼠的体温，以及降低高脂大鼠肝中脂质过氧化物的作用，这些作用可能与其补肾、固精功效有关。盐炙桑螵蛸与生品比较，具有显著的抗利尿作用。

【贮藏】置通风干燥处，防蛀。

## 玄参

【处方用名】玄参。

【来源】本品为玄参科植物玄参 *Scrophularia ningpoensis* Hemsl. 的干燥根。冬季茎叶枯萎时采挖。除去根茎、幼芽、须根及泥沙，晒或烘至半干，堆放 3~6 天，反复数次至干燥。

【炮制方法】

**1. 净制法** 取原药材，除去残留的根茎及杂质，洗净，润透，切薄片，干燥，筛去药屑。

**2. 蒸制法** 取净玄参，微泡，置蒸制容器内，蒸透，至色泽内外均呈黑色时，取出，稍凉，切薄片，干燥，筛去药屑。

【成品质量】本品为类圆形或椭圆形薄片。净制玄参外表皮灰黄色或灰褐色，切面黑色；蒸制玄参表面和片面均呈乌黑色，微有光泽。有的具裂隙，质坚实。气特异似焦糖，味甘微苦。

本品含哈巴苷（$C_{15}H_{24}O_{10}$）和哈巴俄苷（$C_{24}H_{30}O_{11}$）的总量不得少于 0.45%。

【炮制作用】玄参味甘、苦、咸，性微寒。归肺、胃、肾经。具有清热凉血，滋阴降火，解毒散结的功能。玄参生品泻火解毒力强。用于温毒发斑，目赤咽痛，痈疽肿痛。如治热入营分证的清营汤。玄参蒸制后减缓了寒性，且便于软化切片，以凉血滋阴为佳。用于热病伤阴，舌绛烦渴，津伤便秘，骨蒸劳嗽。常与牡蛎（煅、醋研）、贝母（蒸）同用，具有清热滋阴，化痰散结的作用，用于肝肾阴亏所致的瘰疬，如消瘰丸。

【炮制研究】玄参含玄参素、哈巴苷、哈巴俄苷等成分。玄参中所含的哈巴苷在空气中吸潮后逐渐变黑，所以加工炮制后的饮片均变黑色。

蒸制工艺上，有研究以哈巴苷、哈巴俄苷、桃叶珊瑚苷、类叶升麻苷、安格洛苷C、肉桂酸6种成分含量为指标，考察浸泡时间、蒸制时间、干燥温度对蒸制玄参药材质量的影响，优选玄参最佳蒸制工艺：浸泡时间为15分钟，蒸制时间为85分钟，干燥温度为60℃。

此外，玄参含大量的黏性物质，用切药机切制容易粘。用冷水处理法可达到理想的效果。一种方法是将待切玄参盛入筐内，放入冷水槽中及时用冷水冲洗令其洁净后，稍晾（夏天冲洗时间可稍长），用切片机切片，晾干或烘干；另一种方法是在切药机的刀片部增加一水龙头，自来水均匀地喷在刀片上冲洗刀片，即可防止粘刀。

【贮藏】置干燥处，防霉，防蛀。

## 陈皮

【处方用名】陈皮、广陈皮、蒸陈皮。

【来源】本品为芸香科植物橘 *Citrus reticulata* Blanco 及其栽培变种品茶枝柑 *Citrus reticulata* 'Chachi'（广陈皮）、大红袍 *Citrus reticulata* 'Dahongpao'、温州蜜柑 *Citrus reticulata* 'Unshiu'、福橘 *Citrus reticulata* 'Tangerina' 的干燥成熟果皮。药材分为"陈皮"和"广陈皮"。采摘成熟果实，剥取果皮，晒干或低温干燥。

【炮制方法】

**1. 陈皮** 取陈皮块，除去杂质，喷淋清水，闷润，切丝；或洗净，稍闷，切丝，阴干或低温干燥。

**2. 蒸陈皮** 取净陈皮，湿润后，置蒸制容器内，蒸3~4小时，闷1夜，取出，切丝，低温干燥。（《广东省中药炮制规范》1984年版）

【成品质量】

**1. 陈皮** 呈不规则的条状或丝状。外表面橙红色或红棕色，有细皱纹和凹下的点状油室。内表面浅黄白色，粗糙，附黄白色或黄棕色筋络状维管束。气香，味辛、苦。

**2. 广陈皮** 本品呈不规则的条状或丝状。外表面橙黄色或黄绿色，点状油室较大，对光照视，透明清晰；内表面黄白色至黄棕色，附黄白色筋络状维管束。年久陈者外表面黄棕色至棕褐色，点状油室颜色较深；内表面呈黄棕色至棕褐色，有的筋络状维管束已脱落。香气特异，味微辛、微甜或微苦。

陈皮含橙皮苷（$C_{28}H_{34}O_{15}$）不得少于 2.5%。广陈皮含橙皮苷（$C_{28}H_{34}O_{15}$）不得少于 1.75%；

含川陈皮素（$C_{21}H_{22}O_8$）和橘皮素（$C_{20}H_{20}O_7$）的总量，不得少于 0.40%。

**3. 蒸陈皮**　本品形如陈皮，蒸后内表面变为棕红褐色，质硬，气清香。

【炮制作用】陈皮味苦、辛，性温。归脾、肺经。理气健脾，燥湿化痰。用于脘腹胀满，食少吐泻，咳嗽痰多。陈皮蒸后可缓和其辛燥之性，减少副作用。

【炮制研究】陈皮主要成分为挥发油和黄酮类化合物，陈皮蒸制后挥发油总量普遍降低，化学成分产生变化，导致陈皮颜色加深。研究表明蒸陈皮的最佳炮制工艺为每 100g 陈皮药材加 30ml 水，湿润 40 分钟后，蒸制。

【贮藏】置阴凉干燥处，防霉，防蛀。

## 人参

【处方用名】人参、人参片、红参、红参片、糖参。

【来源】本品为五加科植物人参 *Panax ginseng* C. A. Mey. 的干燥根及根茎。多于秋季采挖，洗净经晒干或烘干。栽培的俗称"园参"；播种在山林野生状态下自然生长的又称"林下山参"，习称"籽海"。

【炮制方法】

**1. 人参**　取人参原药材（园参或林下山参），洗净，润透，切薄片，干燥。或用时粉碎、捣碎。

**2. 红参**　取人参原药材（只用栽培品），洗净，经蒸制后，干燥。润透，切薄片，干燥；或用时捣碎。

**3. 糖参**　取人参原药材鲜根，洗净，置于沸水中浸烫 3～7 分钟，取出，入凉水中浸泡 10 分钟左右，取出，晒干，用特制的针沿人参平行与垂直方向刺小孔后，浸入浓糖水中（每 100ml 水溶液中加冰糖 135g）24 小时，取出暴晒一天，再用湿毛巾打潮，软化，第二次刺孔，再浸入浓糖水中 24 小时，取出后冲去浮糖，干燥。（《全国中药炮制规范》1988 年版）

【成品质量】

**1. 人参片**　呈圆形或类圆形薄片，外表皮灰黄色，切面淡黄白色或类白色，显粉性，形成层环纹棕黄色，皮部有黄棕色的点状树脂道及放射状裂隙。体轻，质脆。香气特异，味微苦、甘。

人参片含人参皂苷 $Rg_1$（$C_{42}H_{72}O_{14}$）和人参皂苷 Re（$C_{48}H_{82}O_{18}$）的总量不得少于 0.27%，人参皂苷 $Rb_1$（$C_{54}H_{92}O_{23}$）不得少于 0.18%。

**2. 红参片**　外表面红棕色，半透明，切面平坦，角质样，质硬而脆，气微香而特异，味甘、微苦。

红参含人参皂苷 $Rg_1$（$C_{42}H_{72}O_{14}$）和人参皂苷 Re（$C_{48}H_{82}O_{18}$）的总量不得少于 0.22%，人参皂苷 $Rb_1$（$C_{54}H_{92}O_{23}$）不得少于 0.18%。

**3. 糖参**　表面淡白色或黄白色，外皮松泡，常有刺孔残痕和糖样结晶，质疏松，气特殊而香，味先甜后微苦，嚼之可溶化。

【炮制作用】人参味甘、微苦，性平。归脾、肺、心经。具有大补元气，复脉固脱，补益脾肺，生津养血，安神益智的功能。人参片（生晒参）偏于补气生津，复脉固脱，补益脾肺。多用于体虚欲脱，肢冷脉微，脾虚食少，肺虚喘咳，津伤口渴，内热消渴，气血亏虚，久病虚羸，惊悸失眠，阳痿，宫冷。糖参功同生晒参而力逊。红参味甘而厚，性偏温，以温补见长，具有大补元气，复脉固脱，益气摄血的功能。多用于气血亏虚，脉微肢冷，气不摄血，崩漏下血。

【炮制研究】人参中含有 30 余种成分，包括人参皂苷、蛋白质、酶类、多肽类、氨基酸、糖类、有机酸、生物碱、萜类、酯类、挥发油、维生素、果胶和无机元素等。

人参的主要药效成分是人参皂苷，其可被人参苷酶水解，生成皂苷元，造成药效降低或丧失。酶在 35℃ 左右活性最强，70℃ 以上加热可使酶变性失活。人参蒸制成红参，可破坏酶，防止人参皂苷的水解。

有研究比较常压蒸制和加压蒸制加工红参，结果表明，加压蒸制的红参形体美观，质量优，成本低，经济效益明显。微波干燥参片外观性状明显优于自然晾干参片和烘箱烘干参片。

【贮藏】置阴凉干燥处，密闭保存，防蛀。

> **知识链接**
>
> ### 人参芦头
>
> 人参芦头所含人参总皂苷比人参根高2倍以上，动物实验及临床观察也未发现人参芦头有催吐的作用，且人参芦头占整个人参根重量的12%~15%，去掉芦头是一个很大的浪费，建议人参可不去芦头。但参芦总皂苷有较强的溶血作用，不能用于静脉注射，制剂使用时宜去芦头。

### 天麻

【处方用名】天麻。

【来源】本品为兰科植物天麻 *Gastrodia elata* Bl. 的干燥块茎。立冬后至次年清明前采挖，立即洗净，蒸透，敞开低温干燥。

【炮制方法】取原药材，除去杂质及黑色泛油者，洗净，润透或蒸软，切薄片，干燥。筛去碎屑。

【成品质量】为不规则的薄片，切面较平坦，外表皮淡黄色至黄棕色，有时可见点状排成的横环纹；断面平坦，黄白色至淡棕色，角质样，半透明有光泽，质坚硬。气微，味甘。

天麻含天麻素（$C_{13}H_{18}O_7$）和对羟基苯甲醇（$C_7H_8O_2$）的总量不得少于0.25%。

【炮制作用】天麻味甘，性平，归肝经。具有平肝息风止痉的作用。用于头痛眩晕，肢体麻木，小儿惊风，癫痫抽搐，破伤风。天麻蒸制主要是为了便于软化切片，同时可破坏酶，保存苷类有效成分。

【炮制研究】天麻主要含天麻素、对羟基苯甲醇等成分。

研究发现，天麻因加工方法、温度、时间以及干燥方法不同，可导致天麻中活性成分变化明显。新鲜天麻需经适宜方法加工后天麻素含量才能达到《中国药典》相关含量要求。研究测定不同方法加工的天麻中天麻素及其苷元的含量表明，蒸法加工和干燥加工都能使天麻素显著增加，苷元相应减少。说明加热可灭活分解天麻素的酶，保护天麻素不被分解。蒸制法是目前应用最广泛的炮制加工方法，能有效避免水浸煮法易造成天麻的霉变、切片过程中的粘刀及天麻素流失的问题。不同处理方法的天麻中天麻素含量顺序为蒸制法＞煮制法＞直接加热烘制法＞冷冻干燥法＞直接晒干法。天麻素含量随蒸制温度的升高和时间的延长而逐渐升高，115℃蒸制1小时的天麻，其天麻素含量是同一新鲜天麻样品的6倍。

有工艺研究表明，将天麻用减压冷浸法软化，可使其内外湿度均匀，表面不起泡，内部无干心，极易切片，切出的片形平整光滑，色泽好。用烘法软化，即以120~130℃，烘30分钟，至质地变软时趁热迅速切薄片，无粘刀和粘连现象，片面平整，损耗率低（仅3%以下）。将天麻洗净后润5小时，常压下100℃蒸80分钟的软化方法，适于大量生产。

【贮藏】置通风干燥处，防蛀。

## 二、酒蒸技术

酒蒸技术是将药物净制并进行大小分档，用规定量的黄酒将药物润透或将辅料与药物拌匀后置于密闭容器内，放入蒸制容器内蒸至一定程度的炮制技术。多适用于具有滋补作用的药物。

## 地黄

【处方用名】鲜地黄，生地黄，熟地黄，生地炭，熟地炭。

【来源】本品为玄参科植物地黄 *Rehmannia glutinosa* Libosch. 的新鲜或干燥块根。秋季采挖，除去芦头、须根及泥沙，鲜用；或将地黄缓缓烘焙至约八成干。前者习称"鲜地黄"，后者习称"生地黄"。

【炮制方法】

**1. 鲜地黄**　取鲜药材，洗净泥土，除去杂质，用时切厚片或绞汁。

**2. 生地黄**　取原药材，用水稍泡，洗净，闷润，切厚片，干燥。

**3. 熟地黄**

（1）酒炖　取净生地黄，大小分档，加黄酒拌匀，润透，置于蒸罐等适宜设备内，密闭，隔水加热或用蒸汽加热，炖至酒被吸尽，饮片呈乌黑色，有光泽，取出，晒至外皮黏液稍干，切厚片或块，干燥。

每 100kg 净生地黄，用黄酒 30 ~ 50kg。

（2）清蒸　取净生地黄，大小分档，置于适宜的蒸制容器内，用水蒸气蒸至黑润，取出，晒至约八成干，切厚片或块，干燥。

（3）九蒸九晒　取净生地黄，置缸内，加黄酒适量拌匀，闷润至酒吸尽，置笼屉内以武火加热，用容器收集流出的熟地汁，蒸约 48 小时至干地黄中央发虚为度，取出，晒一天，拌入熟地汁和黄酒，再蒸 24 小时，取出，再晒一天，如此反复，蒸晒八次，至第九次将黄酒与砂仁粉一起拌入，蒸 24 小时，以蒸至内外漆黑，味甜酸无苦味为度，取出，晾至八成干时，切厚片，晒干，即得。（《河南省中药饮片炮制规范》2005 年版）

每 100kg 生地黄，用黄酒 50kg、砂仁粉 0.9kg。

**4. 生地炭**　取净生地片，置于预热的炒制设备内，用武火炒至发泡鼓起，外部焦黑色，内部焦褐色时，喷洒清水少许，灭尽火星，取出，摊凉，筛去药屑。或用煅炭技术煅烧成炭。（《湖北省中药饮片炮制规范》2018 年版）

**5. 熟地炭**　取净熟地块或片，置于预热的炒制设备内，用武火炒至外皮焦黑色，喷洒清水少许，灭尽火星，取出，放凉，筛去药屑。或用煅炭技术煅烧成炭。（《湖北省中药饮片炮制规范》2018 年版）

【成品质量】

**1. 鲜地黄**　呈纺锤形或条状，外皮皮薄，表面浅红黄色，肉质，切面淡黄白色，可见橘红色油点，中部有放射状纹理。气微，味微甜、微苦。

**2. 生地黄**　为类圆形或不规则的厚片，表面棕黑色或棕灰色，极皱缩，具不规则的横曲纹，切面棕黑色或乌黑色，有光泽，具黏性。气微，味微甜。

本品含梓醇（$C_{15}H_{22}O_{10}$）不得少于 0.20%，含地黄苷 D（$C_{27}H_{42}O_{20}$）不得少于 0.10%。

**3. 熟地黄**　为不规则的块片或碎块，大小和厚薄不一，表面乌黑色，有光泽，黏性大，质柔软而带韧性，不易折断，断面乌黑色，有光泽。气微，味甜。

本品含地黄苷 D（$C_{27}H_{42}O_{20}$）不得少于 0.050%。

**4. 生地炭**　呈不规则块片，表面焦黑色，质轻松鼓胀，外皮焦脆，中心部呈棕黑色并有蜂窝状裂隙。气微香，有焦苦味。

**5. 熟地炭**　呈不规则块片，表面焦黑而光亮，质脆，味甜微苦涩。

【炮制作用】地黄味甘、苦，性寒。归心、肝、肾经。具有清热生津，凉血止血的功能。用于热病伤阴，舌绛烦渴，温病发斑，吐血，衄血，咽喉肿痛等症。鲜地黄含汁液较多，以清热生津，凉血止血为主。生地黄味甘，性寒。归心、肝、肾经。具有清热凉血，养阴生津的功能。用于热入营血，温毒发斑，吐血衄血，热病伤阴，舌绛烦渴，津伤便秘，阴虚发热，骨蒸劳热，内热消渴。熟地黄味甘，性微温。归肝、肾经。具有滋阴补血，益精填髓的功能。用于血虚萎黄，心悸怔忡，月经不调，崩漏下血，肝肾阴虚，腰膝酸软，骨蒸潮热，盗汗遗精，内热消渴，眩晕，耳鸣，须发早白。用九蒸九晒法蒸制的熟地黄加砂仁补而不腻，能借砂仁的辛温香窜之性，解熟地腻性，用于阴虚，血虚，运化不健的患者。生地炭主入血分，以凉血止血为主。用于血热引起的咯血、衄血、便血、尿血、崩漏等各种出血证。熟地炭以补血止血为主，用于崩漏或虚损性出血。

【炮制研究】地黄主要含环烯醚萜、单萜及其苷类成分。如梓醇、二氢梓醇、乙酰梓醇、毛蕊花糖苷等多种成分。

研究发现，地黄炮制后，其梓醇含量可降低 40%～80%，但熟地酒蒸品与清蒸品之间、生地炭与熟地炭之间，梓醇含量无显著差异。生地黄含有多种糖类成分，在加工成熟地黄的过程中，由于长时间加热蒸闷，部分多糖和低聚糖可水解转化为单糖，单糖含量熟地黄较生地黄高 2 倍以上。此外，随着蒸制时间的增加，还原糖含量也增加，熟地黄的还原糖含量较生地黄增加 3 倍左右。常压蒸制 24 小时的熟地黄还原糖含量最高。说明蒸制后的熟地黄补益作用增强。5 - 羟甲基糠醛是地黄炮制过程中生成的成分，熟地黄中 5 - 羟甲基糠醛含量增加 20 倍左右。

工艺研究表明，将生地黄用水润透再蒸，质量较好，可节省加热时间；加热蒸一定时间后，再闷一夜的效果较好，可促使糖类成分转化完全；立体烘干法较传统的土焙法、平面烘干法加工的干地黄，其出干率提高（2%），梓醇含量显著提高，且立体烘干法总耗资减少 50%～90%，值得推广；采用高压蒸制法加工熟地黄，生产周期短、燃料消耗少，节约时间、污染少、效率高，且"热压"对药物穿透力强，受热快。加压蒸制 4 小时的熟地黄符合"黑似漆，甜如饴"的质量要求。

【贮藏】鲜地黄埋在沙土中，防冻；生地黄置通风干燥处，防霉，防蛀；熟地黄置通风干燥处。

## 黄精

【处方用名】黄精、酒黄精、蒸黄精。

【来源】本品为百合科植物滇黄精 *Polygonatum kingianum* Coll. et Hemsl. 、黄精 *Polygonatum sibiricum* Red. 或多花黄精 *Polygonatum cyrtonema* Hua 的干燥根茎。按形状不同，习称"大黄精""鸡头黄精""姜形黄精"。春、秋二季采挖，除去须根，洗净，置沸水中略烫或蒸至透心，干燥。

【炮制方法】

**1. 黄精** 取原药材，除去杂质，洗净，略润，切厚片，干燥。

**2. 酒黄精**

（1）酒炖 取净黄精，用黄酒拌匀，润透，置于蒸罐等适宜的蒸制容器内，密闭，隔水加热或用蒸汽加热，炖至内外滋润、色黑，且酒被吸尽后，取出，稍晾，切厚片，干燥，除净药屑。

（2）酒蒸 取净黄精，用黄酒拌匀，闷润至酒被吸尽后，置于笼屉等适宜的蒸制容器内，蒸至内外滋润、色黑时，取出，稍晾，切厚片，干燥，除净药屑。

每 100kg 净黄精，用黄酒 20kg。

**3. 蒸黄精** 取净黄精，润透，置适宜的蒸制容器内，用蒸汽加热，蒸至棕黑色，滋润时，取出，稍凉，切厚片，干燥，除净药屑。

【成品质量】

**1. 黄精** 本品呈不规则的厚片，外表皮淡黄色至黄棕色，切面略呈角质样，淡黄色至黄棕色，可见多数淡黄色筋脉小点，质稍硬而韧。气微，味甜，嚼之有黏性。

黄精含黄精多糖以无水葡萄糖（$C_6H_{12}O_6$）计，不得少于 7.0%。

**2. 酒黄精** 本品呈不规则的厚片，表面棕褐色至黑色，有光泽，中心棕色至浅褐色，可见筋脉小点，质较柔软。味甜，微有酒香气。

酒黄精含乙醇浸出物不得少于 45.0%。

**3. 蒸黄精** 本品呈不规则厚片，表面棕褐色至黑色，滋润，有光泽，可见筋脉小点，质柔软，味甜，微带焦糖气，嚼之有黏性。

蒸黄精含乙醇浸出物不得少于 45.0%。

【炮制作用】黄精味甘，性平。归脾、肺、肾经。具有补气养阴，健脾，润肺，益肾的功能。黄精生品具麻味，易刺激人的咽喉。一般不直接入药，多蒸后用。酒黄精借酒助其药势，滋而不腻，能更好地发挥补益作用。蒸黄精补气养阴，健脾润肺作用增强，并可除去麻味，以免刺激咽喉。用于脾胃气虚，体倦乏力，胃阴不足，口干食少，肺虚燥咳，劳嗽咳血，精血不足，腰膝酸软，须发早白，内热消渴。

【炮制研究】黄精含多糖、氨基酸、黏液质等。研究表明用"润—蒸—闷"的方法，能缩短炮制时间。具体操作如下：取净黄精，用水湿润，旺火蒸 2 小时，淋水一次，使所有黄精都淋到水，再蒸 24 小时，闷一夜，取出，干燥。黄精可以采用加压蒸制，其最佳工艺参数为温度 120℃，时间 6 小时。黄精作为药食同源药物，生品刺人咽喉，其黏液质、挥发油等均对咽喉有刺激性。炮制可使其刺激性明显降低。

【贮藏】置通风干燥处，防霉，防蛀。

## 肉苁蓉

【处方用名】肉苁蓉、酒苁蓉。

【来源】本品为列当科植物肉苁蓉 *Cistanche deserticola* Y. C. Ma 或管花肉苁蓉 *Cistanche tubulosa* (Schenk) Wight 的干燥带鳞叶的肉质茎。春季苗刚出土时或秋季冻土之前采挖，除去茎尖。切段，晒干。

【炮制方法】

**1. 肉苁蓉** 取原药材，除去杂质，洗净，润透，切厚片，干燥。有盐质者先将盐分漂尽后再切厚片，干燥。

**2. 酒苁蓉**

（1）酒炖 取净肉苁蓉片，用黄酒拌匀，润透，置蒸罐等适宜的蒸制容器内，密闭，隔水加热或用水蒸气加热，炖至酒被吸尽，药物表面呈黑色时，取出，干燥。

（2）酒蒸 取净肉苁蓉片，用黄酒拌匀，闷润至酒被吸尽后，置于笼屉等适宜的蒸制容器内，蒸透，至药物表面呈黑色时，取出，干燥。

每 100kg 净肉苁蓉，用黄酒 20kg。

【成品质量】

**1. 肉苁蓉片** 呈不规则形的厚片。表面棕褐色或灰棕色。有的可见肉质鳞叶。切面有淡棕色或棕黄色点状维管束，排列成波状环纹。管花肉苁蓉片切面散生点状维管束。气微，味甜、微苦。

**2. 酒苁蓉** 形如肉苁蓉片。表面黑棕色，切面点状维管束，排列成波状环纹。质柔润。酒管花肉苁蓉切面散生点状维管束。略有酒香气，味甜，微苦。

肉苁蓉片与酒苁蓉均要求含松果菊苷（$C_{35}H_{46}O_{20}$）和毛蕊花糖苷（$C_{29}H_{36}O_{15}$）的总量不得少于 0.30%；管花肉苁蓉含松果菊苷（$C_{35}H_{46}O_{20}$）和毛蕊花糖苷（$C_{29}H_{36}O_{15}$）的总量不得少于 1.5%。

【炮制作用】肉苁蓉味甘、咸，性温。归肾、大肠经。具补肾阳、益精血、润肠通便的功效。肉苁蓉生品补肾止浊、滑肠通便力强，多用于便秘、白浊。酒苁蓉补肾助阳之力增强。多用于阳痿，腰痛，不孕。

【炮制研究】肉苁蓉主要含松果菊苷、毛蕊花糖苷、甜菜碱、甘露醇、麦角甾苷、氨基酸等。肉苁蓉加热炮制后，甜菜碱含量提高，麦角甾苷含量降低。酒苁蓉的甜菜碱氨基酸含量明显升高，而黄酒中就含有丰富的氨基酸，氨基酸对人体具有补益作用，因此用黄酒炮制肉苁蓉可增强其补益作用是有一定道理的。有研究以甜菜碱、甘露醇、麦角甾苷的氨基酸含量为指标，优选酒肉苁蓉的最佳炮制工艺为：黄酒 30%，水 25%，拌匀闷润 3 小时，置于密闭罐内隔水炖 2 小时。

此外，肉苁蓉生品有通便作用，炮制后通便作用减弱。

【贮藏】置通风干燥处，防蛀。

## 巴戟天

【处方用名】巴戟天、巴戟肉、制巴戟天、盐巴戟天、酒巴戟天。

【来源】本品为茜草科植物巴戟天 *Morinda officinalis* How 的干燥根。全年均可采挖，洗净，除去须根，晒至六七成干，轻轻捶扁，晒干。

【炮制方法】

**1. 巴戟天** 取原药材，除去杂质。

**2. 巴戟肉** 取净巴戟天，置于笼屉等适宜的蒸制容器内，蒸透，趁热除去木心，切段，干燥，筛去药屑。

**3. 制巴戟天** 取净巴戟天，与甘草汁同置于锅内，用文火煮透，甘草汁被吸尽时，取出，趁热抽去木心，切段，干燥，筛去药屑。

每 100kg 净巴戟天，用甘草 6kg。

**4. 盐巴戟天** 取净巴戟天，用盐水拌匀，待盐水被吸尽后，置于笼屉等适宜的蒸制容器内蒸透，趁热除去木心，切段，干燥。

每 100kg 净巴戟天，用食盐 2kg。

**5. 酒巴戟天** 取净巴戟天，用定量酒拌匀，待酒被吸尽后，置于笼屉等适宜的蒸制容器内，蒸透，趁热除去木心，切段，干燥。（《广东省中药饮片炮制规范》第一册）

每 100kg 净巴戟天，用酒 10kg。

【成品质量】

**1. 巴戟天** 巴戟天呈扁圆柱形，略弯曲，表面灰黄色或暗灰色，具纵纹及横裂纹，有的皮部横向断离露出木部，断面皮部紫色或淡紫色，木部坚硬，黄棕色或黄白色，味甘而微涩。

**2. 巴戟肉** 呈扁圆柱形短段或不规则块，表面灰黄色或暗灰色，具纵纹和横裂纹。切面皮部厚，紫色或淡紫色，中空。气微，味甘而微涩。

**3. 制巴戟天** 形如巴戟肉。表面灰黄色或暗灰色，具纵纹和横裂纹，切面皮部厚，紫色或淡紫色，中空。气微，味甘而微涩。

**4. 盐巴戟天** 形如巴戟肉。表面灰黄色或暗灰色，具纵纹和横裂纹，切面皮部厚，紫色或淡紫色，中空。气微，味甘、咸而微涩。

巴戟天、巴戟肉、制巴戟天、盐巴戟天均要求含耐斯糖（$C_{24}H_{42}O_{21}$）不得少于 2.0%。

**5. 酒巴戟天** 形如巴戟肉。表面灰黄色或暗灰色，具纵纹和横裂纹，切面皮部厚，紫色或淡紫色，中空。有酒香气，味苦而涩。

【炮制作用】巴戟天味甘、辛，性微温。归肾、肝经。具有补肾阳，强筋骨，祛风湿的功能。巴戟天生品味辛而温，以补肝肾，祛风湿力强。适用于肾虚兼有风湿之证，多用于风冷腰痛，步行艰难，脚气水肿，肌肉萎缩无力。制巴戟天甘味更浓，补益作用增强，能补肾助阳，益气养血，用于脾肾亏损，胸中短气，腰脚疼痛，身重无力。盐巴戟天功专入肾，温而不燥，增强了补肾助阳的作用，久服无伤阴之弊。多用于肾中元阳不足，阳痿早泄，腰膝酸软，宫冷不孕，小便频数。酒巴戟天增强温肾助阳的作用。用于肾阳亏虚、精血不足所致的腰膝酸软、精神萎靡、畏寒怕冷、阳痿遗精。

【炮制研究】巴戟天主要含蒽醌化合物、环烯醚萜苷、耐斯糖等低聚糖、有机酸、氨基酸类及微量元素等成分。

有研究以总蒽醌、水晶兰苷含量为指标，优选的盐炙最佳工艺为：每100g巴戟天，加盐水50ml（含2g食盐），闷润90分钟，蒸15分钟，趁热去心，切段，80℃干燥2小时。巴戟天传统用药要求"去心"，研究结果表明，巴戟天根皮和木心所含化学成分存在很大差异，根皮中有毒元素铅较木心含量低，16种微量元素含量较木心为多，特别是与中医"肾"、心血管和造血功能密切的锌、锰、铁、铬等元素在根皮中含量较高，所以巴戟天去木心是合理的。

【贮藏】置通风干燥处，防霉，防蛀。

## 山茱萸

【处方用名】山萸肉、酒萸肉。

【来源】本品为山茱萸科植物山茱萸 *Cornus officinalis* Sieb. et Zucc. 的干燥成熟果肉。秋末冬初果皮变红时采收果实，用文火烘或置沸水中略烫后，及时除去果核，干燥。

【炮制方法】

**1. 山萸肉**　取原药材，除去杂质及残留果核，洗净，干燥。

**2. 酒萸肉**

（1）酒炖　取净山萸肉，用黄酒拌匀，润透，置于蒸罐等适宜的蒸制容器内，密闭，隔水加热或用水蒸气加热，炖至酒被吸尽，山萸肉色变黑润时，取出，干燥。

（2）酒蒸　取净山萸肉，用黄酒拌匀，润透，闷润至酒被吸尽后，置于笼屉等适宜的蒸制容器内，蒸至山萸肉色变黑润时，取出，干燥。

每100kg山萸肉，用黄酒20kg。

【成品质量】

**1. 山萸肉**　本品呈不规则的片状或囊状，表面紫红色至紫黑色，皱缩，有光泽，顶端有的有圆形宿萼痕，基部有果梗痕，质柔软。气微，味酸、涩、微苦。

山萸肉含莫诺苷（$C_{17}H_{26}O_{11}$）和马钱苷（$C_{17}H_{26}O_{10}$）的总量不得少于1.2%。

**2. 酒萸肉**　本品形如山萸肉。表面紫黑色或黑色，质滋润柔软，微有酒香气。

酒萸肉含莫诺苷（$C_{17}H_{26}O_{11}$）和马钱苷（$C_{17}H_{26}O_{10}$）的总量不得少于0.70%。

【炮制作用】山茱萸味酸、涩，性微温。归肝、肾经。具有补益肝肾，收涩固脱的功能。山茱萸生品长于敛汗固脱。用于自汗或大汗不止，阴虚盗汗。酒山萸肉补肝肾作用增强。能滋阴潜阳，清肝泻热，可用于肾水不足，肝热上升，头晕目眩，耳鸣重听。

【炮制研究】山茱萸主要含山茱萸鞣质、没食子酸等鞣质类成分；马钱苷、山茱萸苷等糖苷类成分。有研究以山茱萸莫诺苷、马钱素的总量为指标，优化酒炖山茱萸的最佳工艺为：20%，闷润1小时，炖6小时。以山茱萸多糖得率为指标，优选酒蒸山茱萸工艺为：黄酒25%，闷润2小时，蒸制4小时。采用热压酒蒸制山茱萸的工艺为：温度115℃，蒸30分钟，60℃干燥2小时。

【贮藏】置干燥处，防蛀。

## 女贞子

【处方用名】女贞子、酒女贞子、盐女贞子。

【来源】 本品为木犀科植物女贞 *Ligustrum lucidum* Ait. 的干燥成熟果实。冬季果实成熟时采收，除去枝叶，稍蒸或置沸水中略烫后，干燥；或直接干燥。

【炮制方法】

**1. 女贞子** 取原药材，除去梗叶及杂质，洗净，干燥。用时捣碎。

**2. 酒女贞子** 取净女贞子，置适宜的容器内，用定量黄酒拌匀，密闭，稍闷，隔水加热，炖或蒸至酒完全吸尽、色泽黑润时，取出干燥。

每 100kg 净女贞子，用黄酒 20kg。

**3. 盐女贞子** 取净女贞子，用定量食盐水拌匀，润透，置蒸制器具内蒸 2~4 小时透心后，取出，干燥。(《广东省中药饮片炮制规范》第一册)

每 100kg 净女贞子，用食盐 2kg。

【成品质量】

**1. 女贞子** 本品呈卵形、椭圆形或肾形，表面黑紫色或灰黑色，皱缩不平，基部有果梗痕或具宿萼及短梗。体轻。外果皮薄，中果皮较松软，易剥离，内果皮木质，黄棕色，具纵棱，破开后种子通常为 1 粒，肾形，紫黑色，油性。气微，味甘、微苦涩。

女贞子含特女贞苷（$C_{31}H_{42}O_{17}$）不得少于 0.70%。

**2. 酒女贞子** 形如女贞子，表面黑褐色或灰黑色，常附有白色粉霜。微有酒香气。

酒女贞子含红景天苷（$C_{14}H_{20}O_7$）不得少于 0.20%。

**3. 盐女贞子** 形如女贞子。蒸制品表面紫黑色，气微，味甘、微咸、微苦涩。

【炮制作用】 女贞子味甘、苦，性凉。归肝、肾经。具有滋补肝肾，明目乌发的作用。女贞子生品以清肝明目，滋阴润燥为主。多用于肝热目赤，肠燥便秘。酒女贞子补肝肾作用增强。多用于肝肾阴虚，眩晕耳鸣，目暗不明，须发早白。盐女贞子引药入肾，增强补腰肾，强筋骨的作用。用于肝肾不足，淤血阻络证，如骨性关节炎。

【炮制研究】 女贞子主要含齐墩果酸、甘露醇、葡萄糖等成分。有实验表明，女贞子酒蒸制后表面析出的白色粉霜，其主要成分为齐墩果酸，这可能是由于酒制后改变了细胞壁的通透性，产生某些助溶作用或脱吸附作用，提高了齐墩果酸的溶出率。另有实验证实，用黄酒、醋等辅料处理过的女贞子中微量元素含量、水解氨基酸含量均较生品为高。

【贮藏】 置干燥处。

## 三、醋蒸技术

醋蒸技术是将药物净制并进行大小分档，加入定量的米醋拌匀，润透，放入蒸制容器内用水蒸气蒸制的炮制技术。

### 五味子

【处方用名】 五味子、醋五味子、酒五味子、蜜五味子。

【来源】 本品为木兰科植物五味子 *Schisandra chinensis* (Turcz.) Baill. 的干燥成熟果实。习称"北五味子"。秋季果实成熟时采摘，晒干或蒸后晒干，除去果梗和杂质。

【炮制方法】

**1. 五味子** 取原药材，除去杂质。用时捣碎。

**2. 醋五味子** 取净五味子，用米醋拌匀，闷润至醋被吸尽后，置于笼屉等适宜的蒸制器具内，蒸至黑色时，取出，干燥。用时捣碎。

每 100kg 净五味子，用米醋 20kg。

**3. 酒五味子** 取净五味子，用黄酒拌匀，润透，置蒸罐等适宜的蒸制器具内，密闭，炖至酒被吸尽，五味子呈紫黑色或黑褐色时，取出，干燥。用时捣碎。(《全国中药炮制规范》1988 年版)

每 100kg 净五味子，用黄酒 20kg。

**4. 蜜五味子** 取净五味子，加入用适量开水稀释后的炼蜜，拌匀，润透，置预热的炒制设备内，用文火炒至不粘手时，取出，晾凉。用时捣碎。(《全国中药炮制规范》1988 年版)

每 100kg 净五味子，用炼蜜 10kg。

【成品质量】

**1. 五味子** 本品呈不规则的球形或扁球形，表面红色、紫红色或暗红色，皱缩，显油润；有的表面呈黑红色或出现"白霜"。果肉柔软，种子 1~2，肾形，表面棕黄色，有光泽，种皮薄而脆。果肉气微，味酸；种子破碎后，有香气，味辛、微苦。

**2. 醋五味子** 本品形如五味子，表面乌黑色，油润，稍有光泽。有醋香气。

五味子与醋五味子均含五味子醇甲（$C_{24}H_{32}O_7$）不得少于 0.40%。

**3. 酒五味子** 本品形如五味子，表面紫黑色或黑褐色，质柔润或微显油润。微具酒气。

**4. 蜜五味子** 本品形如五味子，表面深红色或黑红色，略显光泽。味酸，兼有甘味。

【炮制作用】五味子味酸、甘，性温。归肺、心、肾经。具有收敛固涩，益气生津，补肾宁心的功能。五味子生品长于敛肺止咳，生津敛汗。多用于咳嗽，体虚多汗，口干作渴；亦能涩精止泻用于肺经感寒，咳嗽不已，常与细辛、茯苓、干姜、甘草同用，能温肺散寒，敛肺止咳，如五味细辛汤。醋五味子酸涩之性增强，长于涩精止泻。多用于遗精滑泄，久泻不止；亦可用于久咳肺气耗散者。如用于五更泄泻，腰酸肢冷，如四神丸。酒五味子温补作用增强。多用于心肾虚损，梦遗滑精，心悸失眠。如治疗用于肾气不足，腰膝痠软，记忆减退，头晕耳鸣，四肢无力的苁蓉益肾颗粒。蜜五味子补益肺肾作用增强。常与党参、山萸肉、蛤蚧、胡桃肉、川贝母等同用，有益肺止咳，纳气平喘之功，治肺肾两虚，症见久咳气喘、自汗、呼多吸少等。

【炮制研究】五味子主要含木脂素类如五味子醇甲、挥发油、有机酸、叶绿素、甾醇、维生素 C、维生素 E、树脂、鞣质等。有研究以五味子醇及五味子乙素为指标，优选醋蒸五味子工艺为：生五味子 100kg，加入 20% 醋，拌润 1.5 小时，蒸 5 小时。五味子炮制品包括：炒五味子、醋五味子、酒五味子中木脂素类成分的煎出率较生品高（该成分有强壮作用），说明五味子"入补药熟用"有一定依据。此外，醋五味子中有机酸的煎出量显著增加，与其醋制能增强收涩作用相符。

【贮藏】置通风干燥处，防霉。

## 四、黑豆汁蒸制技术

黑豆汁蒸制技术是将净制后的药物用定量黑豆汁拌匀后润透或装入密闭容器内，用水蒸气蒸制一定程度的炮制技术，其中装入密闭容器内蒸制称为黑豆汁炖。

黑豆汁的制备：取净黑豆，加水适量，煮约 4 小时，熬汁（约 1.5 倍黑豆量）。豆渣再加水煮约 3 小时，熬汁（约于黑豆等量），合并得黑豆汁备用（约 2.5 倍黑豆量）。

### 何首乌

【处方用名】何首乌、制何首乌。

【来源】本品为蓼科植物何首乌 *Polygonum multiflorum* Thunb. 的干燥块根。秋、冬二季叶枯萎时采挖，削去两端洗净，个大的切成块，干燥。

【炮制方法】

**1. 何首乌** 取原药材，除去杂质，洗净，稍浸，润透，切厚片或块，干燥。

**2. 制何首乌**

（1）黑豆汁炖　取净何首乌片或块，用黑豆汁拌匀，润透，置于铜罐等非铁质蒸制容器内，密闭，炖至汁液被吸尽，何首乌内外均呈棕褐色时，取出，干燥。

每 100kg 净何首乌片或块，用黑豆 10kg。

（2）黑豆汁蒸　取净何首乌片或块，用黑豆汁拌匀，润至汁液被吸尽，置笼屉等适宜的蒸制容器内，蒸至内外均呈棕褐色时，取出，干燥。

每 100kg 净何首乌片或块，用黑豆 10kg。

（3）清蒸　取净何首乌片或块，置于笼屉等适宜的蒸制容器内，蒸至内外均呈棕褐色时，取出，晒至半干，切厚片，干燥。

**【成品质量】**

**1. 何首乌**　本品呈不规则的厚片或块，外表皮红棕色或红褐色，皱缩不平，有浅沟，并有横长皮孔样突起及细根痕；切面浅黄棕色或浅红棕色，显粉性；横切面有的皮部可见云锦状花纹，中央木部较大，有的呈木心。气微，味微苦而甘涩。

何首乌含 2,3,5,4′-四羟基二苯乙烯-2-$O$-$\beta$-D-葡萄糖苷（$C_{20}H_{22}O_9$）不得少于 1.0%，含结合蒽醌以大黄素（$C_{15}H_{10}O_5$）和大黄素甲醚（$C_{16}H_{12}O_5$）的总量计，不得少于 0.05%。

**2. 制何首乌**　本品呈不规则皱缩状的块片，表面黑褐色或棕褐色，凹凸不平。质坚硬，断面角质样，棕褐色或黑色。气微，味微甘而苦涩。

制何首乌含 2,3,5,4′-四羟基二苯乙烯-2-$O$-$\beta$-D-葡萄糖苷（$C_{20}H_{22}O_9$）不得少于 0.70%，含游离蒽醌以大黄素（$C_{15}H_{10}O_5$）和大黄素甲醚（$C_{16}H_{12}O_5$）的总量计，不得少于 0.10%。

**【炮制作用】**　何首乌味苦、甘、涩，性温。归肝、心、肾经。具有补肝肾，益精血，润肠通便，解毒消痈的功能。何首乌生品味苦泄，性平兼发散，具有解毒，消痈，截疟，润肠通便的功能。用于疮痈，瘰疬，风疹瘙痒，久疟体虚，肠燥便秘。制何首乌味甘厚，性转温，增强了补肝肾，益精血，乌须发，强筋骨，化浊降脂的功能，同时消除了生首乌滑肠致泻的作用。用于血虚萎黄，眩晕耳鸣，须发早白，腰膝酸软，肢体麻木，崩漏带下，高脂血症。

**【炮制研究】**　何首乌主要含卵磷脂、结合和游离蒽醌类衍生物、二苯乙烯苷、脂肪、矿物质等。

有研究针对黑豆汁蒸何首乌蒸制时间进行考察，发现常压下蒸制 32 小时为佳。其制品的颜色乌黑发亮，外观质量最好，炮制后发霉情况相应减少。何首乌蒸制后游离蒽醌含量增加，致泻作用减弱；卵磷脂、总糖及还原糖的含量增加，滋补作用增强。二苯乙烯苷含量随蒸制时间延长而降低。此外何首乌炮制后产生 5-羟甲基糠醛。也有药理研究表明何首乌生品若长时间服用可引起动物消瘦、倦怠、动作迟缓和死亡。其蒽醌类成分大黄酸、大黄素及大黄素甲醚-8-$O$-$\beta$-D-葡萄糖苷在高浓度（≥400μmol/L）时可能对肝组织产生一定的损害作用。而制首乌毒性很小。

**【贮藏】**　置干燥处，防蛀。

# 学习任务二　煮制技术

煮制技术是将净制或切制后的药物置适宜容器内，加辅料（固体辅料需先捣碎或切制）或不加辅料与水同煮的炮制技术。煮制技术包括清水煮制技术和加辅料煮制技术。加辅料煮制常用辅料较多，有酒、醋、生姜、白矾、黑豆、豆腐、甘草等。

**（一）炮制目的**

**1. 消除或降低药物的毒副作用**　煮制为降低毒性最为理想的方法，历来有"水煮三沸，百毒俱消"之说。如川乌、草乌生品有毒，清水煮制后毒性显著降低；藤黄生品毒性较大，经豆腐煮制后，毒性明显降低，可用于内服。

**2. 改变药性，增强疗效**　远志经甘草水煮后能降低其燥性，协同增强安神益志的作用。

**3. 清洁药物，便于粉碎**　珍珠经豆腐煮后可除去其污垢，便于服用。

### （二）操作流程

具体操作流程如图 12－2 所示。

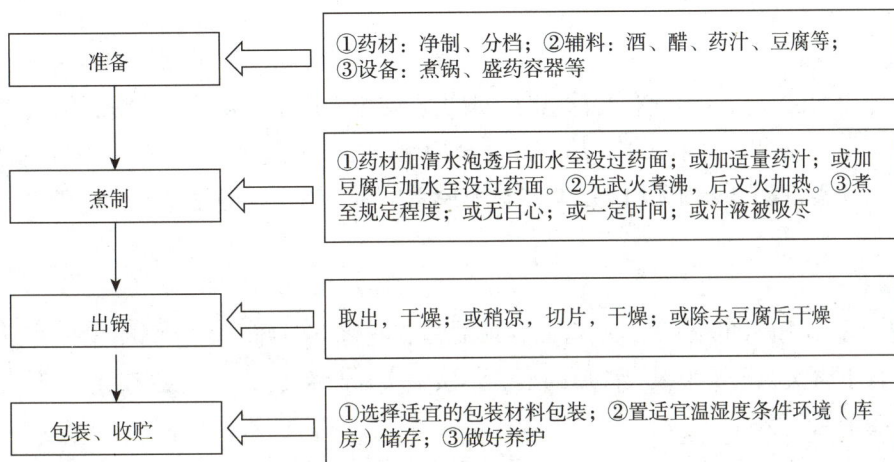

| 准备 | ← | ①药材：净制、分档；②辅料：酒、醋、药汁、豆腐等；③设备：煮锅、盛药容器等 |
|---|---|---|
| ↓ | | |
| 煮制 | ← | ①药材加清水泡透后加水至没过药面；或加适量药汁；或加豆腐后加水至没过药面。②先武火煮沸，后文火加热。③煮至规定程度；或无白心；或一定时间；或汁液被吸尽 |
| ↓ | | |
| 出锅 | ← | 取出，干燥；或稍凉，切片，干燥；或除去豆腐后干燥 |
| ↓ | | |
| 包装、收贮 | ← | ①选择适宜的包装材料包装；②置适宜温湿度条件环境（库房）储存；③做好养护 |

**图 12－2　煮制技术操作流程**

### （三）注意事项

1. 大小分档，大小不同的药材对煮制时间要求不同，为保证产品质量均匀一致，大小不同药材要分别炮制。

2. 控制适宜加水量，加水量多少根据要求而定。如毒剧药清水煮时加水量宜大，要求药透汁不尽，煮后将药捞出，去除母液。加液体辅料煮制时，加水量应控制适宜，要求药透汁尽，加水过多，药透而汁未吸尽，有损药效；加水过少，则药煮不透，影响质量。煮时中途如需加水，应加沸开水。

3. 掌握适当火力，先用武火煮至沸腾，再改用文火，保持微沸，否则水迅速蒸发，不易向药物组织内部渗透。

4. 及时干燥或切片煮好后出锅，应及时晒干或烘干，如需切片，则可闷润至内外湿度一致，先切成饮片，再进行干燥，如黄芩。或适当晾晒，再切片，干燥，如乌头。

### （四）成品质量

1. 清水煮品应内无白心（透心），口尝微有麻舌感。甘草汁煮品应颜色加深，味甜。豆腐煮制品，硫黄应呈黄褐色或黄绿色，臭气不明显。

2. 成品含未煮透者不得超过2%，药汁煮和豆腐煮品含药屑、杂质不得超过2%，成品含水分不得超过13%。

## 一、清水煮制技术

清水煮制技术是将净药材与清水同煮至一定程度的炮制技术。多适用于某些有毒（川乌、草乌）或难于贮存（黄芩）的药物。

# 川乌

【处方用名】生川乌、制川乌。

【来源】本品为毛茛科植物乌头 *Aconitum carmichaelii* Debx. 的干燥母根。6 月下旬至 8 月上旬采挖，除去子根、须根及泥沙，晒干。

【炮制方法】

**1. 生川乌**　取原药材，拣净杂质，洗净灰屑，晒干。用时捣碎。

**2. 制川乌**

（1）清水煮　取净川乌，大小分档，用水浸泡至内无干心，取出，加水煮沸 4 ~ 6 小时，至取大个及实心者切开内无白心，口尝微有麻舌感时，取出，晾至六成干，切片，干燥，筛去药屑。

（2）清蒸　取净川乌，大小分档，用水浸泡至内无干心，置笼屉等适宜的蒸制设备内，蒸 6 ~ 8 小时，至取大个及实心者切开内无白心，口尝微有麻舌感时，取出，晾至六成干，切片，干燥，筛去药屑。

【成品质量】

**1. 生川乌**　呈不规则的圆锥形，稍弯曲，顶端常有残茎，中部多向一侧膨大，表面棕褐色或灰棕色，皱缩，有小瘤状侧根及子根脱离后的痕迹，质坚实，断面类白色或浅灰黄色，形成层环纹呈多角形。气微，味辛辣、麻舌。

生川乌含乌头碱（$C_{34}H_{47}NO_{11}$）、次乌头碱（$C_{33}H_{45}NO_{10}$）和新乌头碱（$C_{33}H_{45}NO_{11}$）的总量应为 0.050% ~ 0.17%。

**2. 制川乌**　为不规则或长三角形的片，表面黑褐色或黄褐色，有灰棕色形成层环纹，体轻，质脆，断面有光泽。气微，微有麻舌感。

制川乌含双酯型生物碱以乌头碱（$C_{34}H_{47}NO_{11}$）、次乌头碱（$C_{33}H_{45}NO_{10}$）及新乌头碱（$C_{33}H_{45}NO_{11}$）的总量计，不得过 0.040%；含苯甲酰乌头原碱（$C_{32}H_{45}NO_{10}$）、苯甲酰次乌头原碱（$C_{31}H_{43}NO_9$）及苯甲酰新乌头原碱（$C_{31}H_{43}NO_{10}$）的总量应为 0.070% ~ 0.15%。

【炮制作用】川乌味辛、苦，性热，有大毒。归心、肝、脾、肾经。具有祛风除湿、温经止痛的功能。生川乌有大毒，多外用于风冷牙痛，疥癣，痈肿。制川乌毒性降低，可供内服。用于风寒湿痹，肢体疼痛，麻木不仁，心腹冷痛，疝痛，跌打肿痛等。

【炮制研究】川乌的主要成分是生物碱，其中双酯型生物碱毒性最强，苯甲酰单酯型生物碱毒性较小，乌头原碱类毒性很弱或几乎无毒。其中，双酯型生物碱主要是乌头碱、中乌头碱和次乌头碱等二萜类生物碱。

研究优选出水煮川乌的最佳炮制工艺为：浸泡 4 ~ 7 小时，每天翻动并换水，至内无干心，再水煮 5 ~ 8 小时，至内无白心即可；加压蒸制川乌的最佳工艺为：将乌头整个经清水润湿后，120℃加压蒸制 90 分钟；有人通过测定川乌炮制品中苯甲酰新乌头原碱、苯甲酰乌头原碱、苯甲酰次乌头原碱、新乌头碱、次乌头碱和乌头碱 6 个乌头类生物碱的含量，确定川乌最适炮制方法为蒸制法，时间为 7 小时，此时单酯型生物碱总量达到最大。

药理研究表明，川乌中所含的乌头碱毒性极强，口服 0.2mg 就会使人中毒，3 ~ 4mg 就会致人死亡，因此炮制的主要目的是降低毒性。降毒原理为：乌头碱等双酯型生物碱，性质不稳定，在浸泡和煮制过程中，因遇水和加热易被水解或分解，生成毒性较小的单酯型生物碱，如苯甲酰乌头原碱（又称乌头次碱，其毒性为乌头碱的 1/500 ~ 1/200）等，再进一步水解或分解生成毒性更小的醇胺型生物碱，如乌头原碱（其毒性为乌头碱的 1/4000 ~ 1/2000）等。

【贮藏】置通风干燥处，防蛀。按毒性中药管理。

# 草乌

【处方用名】生草乌、制草乌。

【来源】本品为毛茛科植物北乌头 *Aconitum kusnezoffii* Reichb. 的干燥块根。秋季茎叶枯萎时采挖，除去须根和泥沙，干燥。

【炮制方法】

**1. 生草乌** 取原药材，除净杂质，洗净，干燥。

**2. 制草乌** 取净草乌，大小分档，用水浸泡至内无干心取出，加水煮至取大个切开内无白心、口尝微有麻舌感时，取出，晾至六成干后切薄片，干燥，筛去药屑。

【成品质量】

**1. 生草乌** 呈不规则长圆锥形，略弯曲，顶端常有残茎和少数不定根残基，有的顶端一侧有一枯萎的芽，一侧有一圆形或扁圆形不定根残基，表面灰褐色或黑棕褐色，皱缩，有纵皱纹、点状须根痕及数个瘤状侧根，质硬，断面灰白色或暗灰色，有裂隙，形成层环纹多角形或类圆形，髓部较大或中空。气微，味辛辣、麻舌。

生草乌含乌头碱（$C_{34}H_{47}NO_{11}$）、次乌头碱（$C_{33}H_{45}NO_{10}$）和新乌头碱（$C_{33}H_{45}NO_{11}$）的总量应为 0.15%~0.75%。

**2. 制草乌** 呈不规则圆形或近三角形的片，表面黑褐色，有灰白色多角形形成层环和点状维管束，并有空隙，周边皱缩或弯曲，质脆。气微，味微辛辣，稍有麻舌感。

制草乌含双酯型生物碱以乌头碱（$C_{34}H_{47}NO_{11}$）、次乌头碱（$C_{33}H_{45}NO_{10}$）和新乌头碱（$C_{33}H_{45}NO_{11}$）的总量计，不得过 0.040%；含苯甲酰乌头原碱（$C_{32}H_{45}NO_{10}$）、苯甲酰次乌头原碱（$C_{31}H_{43}NO_9$）及苯甲酰新乌头原碱（$C_{31}H_{43}NO_{10}$）的总量应为 0.020%~0.070%。

【炮制作用】草乌味辛、苦，性热；有大毒。归心、肝、肾、脾经。具有祛风除湿，温经止痛的功能。生草乌有大毒，多外用，以祛寒止痛、消肿为主。用于喉痹，痈疽，疔疮，破伤风等。制草乌毒性降低，可供内服，以祛风除湿、温经止痛力胜。用于风寒湿痹，关节疼痛，心腹冷痛，寒疝腹痛及麻醉止痛。

【炮制研究】草乌的成分和炮制减毒机制与川乌类似。研究表明，制草乌中毒性生物碱乌头碱的含量为生草乌的 1/20，而总生物碱含量未见明显变化。比较生草乌和制草乌（高压蒸、煮沸 4 小时）的乌头碱、中乌头碱、次乌头碱含量，结果以煮沸 4 小时制品的毒性生物碱下降最为显著。

【贮藏】置通风干燥处，防蛀。按毒性中药管理。

> **知识链接**
>
> ### 炮制中的"口尝微有麻舌感"
>
> 中药口尝的麻舌程度与其毒性或副作用密切相关，通常在炮制中需要检验麻舌程度，用以判断炮制程度的药材有：川乌、草乌、附子、黄精、远志、半夏等。经验丰富的炮制工可以通过口尝就能准确判断炮制品药性，确保炮制品安全有效。具体方法技巧为：取绿豆大小药材，置于舌尖咀嚼半分钟，吐掉药材，2~5 分钟后出现麻舌感，并于 20~30 分钟后逐渐消失，即为"微有麻舌感"。但由于口尝药材存在人为主观影响，也存在安全问题，因此目前新开发了"电子舌"技术对麻味进行评价，目前已在草乌麻舌感的研究上取得一定成效。

## 二、甘草汁煮制技术

甘草汁煮制技术是将净制或切制后的药材与一定量甘草汁同煮至药汁吸尽的炮制技术。

甘草汁的制备：取净甘草片，加适量清水煎煮两次，第一次约 30 分钟，第二次约 20 分钟，滤过，合并两次煎液，浓缩至甘草量的 10 倍，即得。

## 远志

【处方用名】 远志、制远志、蜜远志。

【来源】 本品为远志科植物远志 *Polygala tenuifolia* Willd. 或卵叶远志 *Polygala sibirica* L. 的干燥根。春、秋二季采挖，除去须根和泥沙，晒干或抽去木心晒干。

【炮制方法】

**1. 远志** 取抽去木心者，除去杂质，略洗，润透，切段，干燥。

**2. 制远志** 取甘草，加适量水煎煮两次，煎液合并，加入净远志，用文火煮至汤被吸尽，取出，干燥。

每 100kg 远志段，用甘草 6kg。

**3. 蜜远志** 取炼蜜，加入少许开水稀释后，淋于净远志段中，稍闷，用文火炒至蜜被吸尽，药色深黄，略带焦斑，疏散不粘手为度，取出，放凉。（《全国中药炮制规范》1988 年版）

每 100kg 远志段，用炼蜜 25kg。

【成品质量】

**1. 远志** 呈圆筒形的段，外表皮灰黄色至灰棕色，有横皱纹，切面棕黄色。气微，味苦、微辛，嚼之有刺喉感。

本品含 3,6′-二芥子酰基蔗糖（$C_{34}H_{42}O_{19}$）不得少于 0.50%；含细叶远志皂苷（$C_{36}H_{56}O_{12}$）不得少于 2.0%。

**2. 制远志** 形如远志段，表面黄棕色，味微甜。

含 3,6′-二芥子酰基蔗糖（$C_{34}H_{42}O_{19}$）不得少于 0.30%；含细叶远志皂苷（$C_{36}H_{56}O_{12}$）不得少于 2.0%。

**3. 蜜远志** 显棕红色，稍带焦斑，略有黏性，微甜。

【炮制作用】 远志味苦、辛，性温。归心、肾、肺经。具有安神益智、祛痰、消肿的功能。远志生品有"戟人咽喉"的副作用，多外用涂敷，用于痈疽肿毒，乳房肿痛。制远志能缓和燥性，消除麻味，防止刺喉，以安神益智为主。用于心神不安，惊悸，失眠，健忘。蜜远志能增强化痰止咳的作用，多用于咳嗽，痰多，难咯出者。

【炮制研究】 远志主要含三萜皂苷类成分，尚含脂肪油、树脂、远志糖醇、葡萄糖、果糖、远志碱等，其中远志叫酮Ⅲ、3,6′-二芥子酰基蔗糖、细叶远志皂苷是目标活性成分。

药理研究表明，生远志、蜜炙远志、姜制远志、甘草制远志均对小鼠有明显的止咳作用。蜜炙远志能增强远志对胃黏膜及迷走神经的刺激，增加支气管分泌，使气管内容物易于咳出。

远志传统加工要求抽去木心，取根皮入药。化学研究表明，远志皮和远志木心的化学成分种类相同，此外，远志皮的祛痰作用、抗惊厥作用和溶血作用及急性毒性均强于远志木心。而远志心的毒性和溶血作用均小于远志皮，而且镇静作用强，祛痰作用亦不减弱，且抽去木心费工费时，故《中国药典》2020 版规定远志可不去心应用。

【贮藏】 通风干燥处。

## 吴茱萸

【处方用名】 吴茱萸、制吴茱萸、盐吴茱萸。

【来源】 本品为芸香科植物吴茱萸 *Euodia rutaecarpa*（Juss.）Benth 、石虎 *Euodia rutaecarpa*（Juss.）Benth. var. *officinalis*（Dode）Huang 或疏毛吴茱萸 *Euodia rutaecarpa*（Juss.）Benth. var. *bodinieri*（Dode）Huang 的干燥近成熟果实。8～11 月果实尚未开裂时，剪下果枝，晒干或低温干燥，除去

枝、叶、果梗等杂质。

**【炮制方法】**

**1. 吴茱萸**　取原药材，除去杂质及果柄、枝梗。

**2. 制吴茱萸**　取净吴茱萸，用甘草汁拌匀，闷润吸尽后，用文火炒至微干，取出，晒干，筛去药屑。

每 100kg 净吴茱萸，用甘草 6kg。

**3. 盐吴茱萸**　取净吴茱萸，加盐水拌匀，稍闷，置于炒制器具内，用文火炒至果实裂开，稍鼓起时，取出，放凉。（《全国中药炮制规范》1988 年版）

每 100kg 净吴茱萸，用食盐 3kg。

**【成品质量】**

**1. 吴茱萸**　本品呈球形或略呈五角状扁球形。表面暗黄绿色至褐色，粗糙，有多数点状突起或凹下的油点。顶端有五角星状的裂隙，基部残留被有黄色茸毛的果梗。质硬而脆，横切面可见子房 5 室，每室有淡黄色种子 1 粒。气芳香浓郁，味辛辣而苦。

**2. 制吴茱萸**　本品形如吴茱萸，表面棕褐色至暗褐色，略鼓起。香气浓郁，辛辣味稍弱。

吴茱萸与制吴茱萸均含吴茱萸碱（$C_{19}H_{17}N_3O$）和吴茱萸次碱（$C_{18}H_{13}N_3O$）的总量不得少于 0.15%；含柠檬苦素（$C_{26}H_{30}O_8$）不得少于 0.20%。

**3. 盐吴茱萸**　本品形如吴茱萸，表面焦黑色，香气浓郁，味较辛辣而微苦咸。

**【炮制作用】**吴茱萸味辛、苦，性热；有小毒。归肝、脾、胃、肾经。具有散寒止痛，降逆止呕，助阳止泻的功能。吴茱萸生品有小毒，多外用，长于祛寒燥湿。用于口疮，湿疹，牙痛，高血压。《食疗本草》用吴茱萸煎汤，加酒含漱，治风冷牙痛，有散寒止痛的作用。制吴茱萸毒性降低，常供内服。用于厥阴头痛，寒疝腹痛，寒湿脚气，经行腹痛，脘腹胁痛，呕吐吞酸，五更泄泻。盐吴茱萸能增强入肾的作用，宜用于疝气疼痛。

**【炮制研究】**吴茱萸含生物碱类成分，主要是吴茱萸碱、吴茱萸次碱等。尚含柠檬苦素、挥发油、有机酸类、黄酮类成分。

研究以生物碱含量为指标，选出制吴茱萸的最佳炮制工艺为：每 100kg 吴茱萸，用甘草 6kg，浸润 6 小时，于 230℃条件下炒制 10 分钟。此外，吴茱萸不同炮制规格均含生物碱（吴茱萸碱、吴茱萸次碱等）和辛弗林、柠檬苦素等。炒制品的总生物碱含量明显高于烘制品和晒制品。挥发油含量顺序为生品＞醋制品＞甘草制品＞盐制品，盐制品挥发油含量仅是生品的一半。吴茱萸生品和甘草制品粗粉中两种生物碱（吴茱萸碱、吴茱萸次碱）的含量无明显差异，但水煎液中的含量甘草制品却远远高于生品。盐制品中吴茱萸碱与吴茱萸次碱含量均高于生品，盐制品镇痛作用也最强，为盐吴茱萸治疗寒疝腹痛提供一定的科学依据。

**【贮藏】**置阴凉干燥处。

## 三、豆腐煮制技术

豆腐煮制技术是将药物与豆腐至锅内，加水共煮至一定程度的炮制技术，其主要目的是降低药物毒性（硫黄、藤黄）或洁净药物（珍珠、玛瑙）。所谓一定程度有：珍珠煮至豆腐呈蜂窝状；藤黄煮至被熔化；硫黄煮至豆腐呈黑色或黑绿色。

**硫黄**

**【处方用名】**硫黄，制硫黄。

**【来源】**本品为自然元素类矿物硫族自然硫，采挖后，加热熔化，除去杂质；或用含硫矿物经加工制得。

【炮制方法】

**1. 硫黄** 取原药材，除去杂质，敲成碎块。

**2. 制硫黄** 取净硫黄块，与豆腐同煮（先将锅底平铺一层豆腐片，再加硫黄碎块，再用豆腐片盖严，加水没过豆腐），文火加热，煮至豆腐显黑绿色时，取出，漂净，阴干。

每100kg 净硫黄，用豆腐200kg。

【成品质量】

**1. 硫黄** 呈不规则块状，黄色或略呈绿黄色，表面不平坦，呈脂肪光泽，常有多数小孔。用手握紧置于耳旁，可闻轻微的爆裂声。体轻，质松，易碎，断面常呈针状结晶形。有特异的臭气，味淡。

本品含硫（S）不得少于98.5%。

**2. 制硫黄** 黄褐色或绿黄色，臭气淡或无。

【炮制作用】 硫黄味酸，性温；有毒。归肾，大肠经。外用解毒杀虫疗疮；内服补火助阳通便。硫黄生品有毒，多外用。用于疥癣，秃疮，阴疽恶疮。制硫黄毒性降低，可内服，能补火助阳通便。多用于阳痿足冷，虚喘冷哮，虚寒便秘。

【炮制研究】 硫黄主要含硫（S）。尚含有钙、镁、铝、磅、硒、砷等元素。硫黄的有毒成分为三氧化二砷（$As_2O_3$），生品砷的含量比炮制品大8～15倍，炮制可降低硫黄中三氧化二砷的含量，并以豆腐制品最为显著。有研究通过对硫黄炮制的辅料用量进行实验研究，发现硫黄与豆腐以1∶1.5～1∶2的比例进行炮制，炮制品的含硫量可达98%以上，含砷量≤1μg/ml，符合《中国药典》有关砷盐限量的规定。说明豆腐煮制确能降低硫黄的毒性。

【贮藏】 置干燥处，防火。

珍珠

【处方用名】 珍珠、珍珠粉。

【来源】 本品为珍珠贝科动物合浦珠母贝 *pinctada fucata*（Dunker）、蚌科动物三角帆蚌 *Hyriopsis cumingii*（Lea）或褶纹冠蚌 *Cristaria plicata*（Leach）等双壳类动物受刺激形成的珍珠。自动物体内取出，洗净，干燥。

【炮制方法】

**1. 珍珠** 取原药材，洗净，晾干。

**2. 珍珠粉** 取珍珠或花珠（做过装饰品的珍珠），洗净污垢（垢重者，可先用碱水洗涤，再用饮用水漂去碱性），用纱布包好，再用豆腐置砂锅或铜锅内，下垫上盖豆腐片，加水淹没豆腐寸许（约3.3cm），煮制2小时，至豆腐呈蜂窝状为止。取出，去除豆腐，用水洗净，照水飞法制成最细粉，干燥，研散。

【成品质量】

**1. 珍珠** 呈类球形、长圆形、卵圆形或棒形，表面类白色、浅粉红色、浅黄绿色或浅蓝色，半透明，光滑或微有凹凸，具特有的彩色光泽，质坚硬，破碎面显层纹，气微，味淡。

本品含铅不得过5mg/kg；镉不得过0.3mg/kg；砷不得过2mg/kg；汞不得过0.2mg/kg；铜不得过20mg/kg。

**2. 珍珠粉** 为白色极细粉，无光点，质重，气微，味淡，尝之无渣。

【炮制作用】 珍珠味甘、咸，性寒。归心、肝经。具有安神定惊，明目消翳，解毒生肌的作用。可用于惊悸失眠，惊风癫痫，目生云翳，疮疡不敛。珍珠粉作用同珍珠。珍珠质地坚硬，不溶于水，水飞成极细粉后易被人体吸收。同时，做过装饰品的珍珠外有油腻，用豆腐煮制，可令其洁净。

【炮制研究】珍珠的主要成分是碳酸钙。还有多种氨基酸、卟啉类化合物、壳角蛋白及无机元素锰、锶、铜、铁等。

珍珠一般通过水飞后得到珍珠粉，目前有采用球磨机制粉（取净珍珠，置于球磨机中滚磨 2~3 小时后，加 5 倍水搅匀，呈乳白色混悬液，倾出乳浊液，用 200 目筛过滤，余下粗品再滚磨，合并过筛的乳浊液进行减压抽滤，滤饼在 80℃ 条件下烘干 2 小时，即得珍珠粉。）可以获得极细粉；也有采用超微粉碎技术进行超微粉碎，与传统的球磨机粉碎得到的珍珠粉粒径大小差异很大，超微粉碎比传统的球磨机粉碎效果要好。此外，有研究将珍珠各炮制品中总氨基酸含量进行比较，结果显示：豆浆煮水飞法 > 豆腐煮水飞法 > 牛乳煮水飞法 > 水飞法 > 炒爆研细法。说明，豆浆或豆腐煮水飞的珍珠总氨基酸含量较高，而炒爆研细法由于温度较高，部分氨基酸被破坏。

【贮藏】密闭。

## 藤黄

【处方用名】藤黄、制藤黄。

【来源】本品为藤黄科植物藤黄 *Garcinia morella* Desr. 分泌的胶质树脂。在开花之前，于离地面约 3m 处将茎干皮部作螺旋状割伤，伤口内插一竹筒，盛受流出的树脂，加热蒸干，劈开，用刀刮下，即得。

【炮制方法】

**1. 藤黄** 取原药材，除去杂质，打成小块或研成细粉。

**2. 制藤黄**

（1）豆腐煮 取豆腐置煮制容器内，铺一层藤黄块再铺一层豆腐块，加水煮制，待藤黄熔化后，取出，放凉，除去豆腐，干燥。（《贵州省中药炮制规范》2005 年版）

（2）豆腐蒸 取大块豆腐置于盘内，中间挖一不透底的方形槽，槽内放入藤黄，再用豆腐盖严，置于笼屉内，蒸 3~4 小时，待藤黄完全熔化后，取出，放凉，藤黄凝固后，去豆腐，干燥。（《江西省中药炮制规范》2008 年版）

每 100kg 净藤黄，用豆腐 400~500kg。

（3）荷叶煮 取净藤黄，用双层湿润的净荷叶包裹，用线扎紧，放入装有豆腐的瓦罐内，加热煮 2 小时，取出，冷后藤黄凝固，去掉荷叶。（《湖北省中药炮制规范》2009 年版）

每 100kg 净藤黄，用荷叶 50kg，豆腐 300~500kg。

（4）山羊血煮 先将山羊血放于锅内煮沸，分割成小块，再将藤黄小块放入山羊血中，置铜锅内加水煮 5~6 小时，除去山羊血，取出，晾干，研成细粉。（《江西省中药炮制规范》2008 年版）

每 100kg 净藤黄，用山羊血 50kg。

【成品质量】

**1. 藤黄** 为不规则碎块或细粉状，碎块表面红黄色或橙黄色，平滑，质脆易碎，气微，味辛辣。

**1. 豆腐制藤黄** 呈碎块状或细粉末状，表面红黄色或橙棕色，味辛。

**2. 荷叶制藤黄和山羊血制藤黄** 呈深红黄色或深橙棕色，味辛。

【炮制作用】藤黄味酸、涩，性寒；有大毒。归胃、大肠经。具有消瘀解毒，杀虫止痛的功能。生藤黄有大毒，不能内服。外用于痈疽肿毒，顽癣。常与大黄、硫黄、雄黄等同研细末，菜油调涂患处，具有杀虫治癣的作用，如五黄散。制藤黄毒性降低，可以内服。用于痈疽肿毒，顽癣，跌扑损伤。配伍天竺黄、雄黄、血竭等，具有消肿止痛、散瘀活血的作用，可用于跌打损伤、闪腰岔气，如三黄宝蜡丸。

【炮制研究】藤黄主要含藤黄酸、新藤黄酸、莫里林、莫里林酸、半乳糖、鼠李糖等。其中藤黄酸、新藤黄酸为抗肿瘤的活性成分，制藤黄中的藤黄酸含量较生品均有不同程度下降，以豆腐制藤黄下降最多，清水蒸下降最少。此外，藤黄酸有大毒，豆腐为一种碱性的凝固蛋白，能溶解部分有毒的酸性树脂，达到减毒之目的。藤黄炮制后毒性均有不同程度的降低，以高压蒸制品较为明显。

【贮藏】置通风干燥处。按毒性中药管理。

## 四、其他煮制技术

### 附子

【处方用名】附片、淡附片、炮附片、熟附片。

【来源】本品为毛茛科植物乌头 *Aconitum carmichaelii* Debx. 的子根的加工品。6月下旬至8月上旬采挖，除去母根、须根及泥沙，习称"泥附子"，加工成下列规格。

（1）盐附子　选择个大、均匀的泥附子，洗净，浸入胆巴的水溶液中过夜，再加食盐，继续浸泡，每日取出晒晾，并逐渐延长晒晾时间，直至附子表面出现大量结晶盐粒（盐霜）、体质变硬为止。本品仅做性状检测，不作药用，产地加工目的是防止药物腐烂。

（2）黑顺片　取泥附子，按大小分别洗净，浸入胆巴的水溶液中数日，连同浸液煮至透心，捞出，水漂，纵切成厚约0.5cm的片，再用水浸漂，用调色液使附片染成浓茶色，取出，蒸至出现油面、光泽后，烘至半干，再晒干或继续烘干。

（3）白附片　选择大小均匀的泥附子，洗净，浸入胆巴的水溶液中数日，连同浸液煮至透心，捞出，剥去外皮，纵切成厚约0.3cm的片，用水浸漂，取出，蒸透，晒干。

【炮制方法】

**1. 附片**　产地制得的黑顺片、白附片可直接入药。

**2. 淡附片**　取盐附子，用清水浸漂，每日换水2~3次，至盐分漂尽，与甘草、黑豆加水共煮透心，至切开后口尝无麻舌感时，取出，除去甘草、黑豆，切薄片，晒干。

每100kg盐附子，用甘草5kg、黑豆10kg。

**3. 炮附片**　取净河砂至炒制容器内，用武火加热，炒至砂呈灵活状态，投入净附片，翻炒至鼓起并微变色，取出，筛去砂，晾凉。

**4. 熟附片**　取个大均匀的泥附子，洗净，浸入胆巴的水溶液中数日，连同浸液煮至透心，捞出，剥去外皮，切成厚约7mm的片，用水浸漂，取出，蒸至透心，出现油面光泽，晒干或烘干。（《四川省中药饮片炮制规范》2015年版）

【成品质量】

**1. 盐附子**　呈圆锥形，表面灰黑色，被盐霜，顶端有凹陷的芽痕，周围有瘤状突起的支根或支根痕。体重，横切面灰褐色，可见充满盐霜的小空隙和多角形形成层环纹，环纹内侧导管束排列不整齐。气微，味咸而麻，刺舌。

**2. 附片**　黑顺片为不规则的纵切片，上宽下窄，外皮黑褐色，切面暗黄色，油润具光泽，半透明状，并有纵向导管束。质硬而脆，断面角质样。气微，味淡。白附片无外皮，黄白色，半透明。

本品含双酯型生物碱以新乌头碱（$C_{33}H_{45}NO_{11}$）、次乌头碱（$C_{33}H_{45}NO_{10}$）和乌头碱（$C_{34}H_{47}NO_{11}$）的总量计，不得过0.020%；含苯甲酰新乌头原碱（$C_{31}H_{43}NO_{10}$）、苯甲酰乌头原碱（$C_{32}H_{45}NO_{10}$）和苯甲酰次乌头原碱（$C_{31}H_{43}NO_9$）的总量，不得少于0.010%。

**3. 淡附片**　为不规则的纵切片，上宽下窄，外皮褐色，切面褐色，半透明，有纵向导管束，质硬，断面角质样。气微，味淡，口尝无麻舌感。

本品含双酯型生物碱以新乌头碱（$C_{33}H_{45}NO_{11}$）、次乌头碱（$C_{33}H_{45}NO_{10}$）和乌头碱（$C_{34}H_{47}NO_{11}$）的

总量计，不得过0.010%；含苯甲酰新乌头原碱（$C_{31}H_{43}NO_{10}$）、苯甲酰乌头原碱（$C_{32}H_{45}NO_{10}$）和苯甲酰次乌头原碱（$C_{31}H_{43}NO_{9}$）的总量，不得少于0.010%。

**4. 炮附片** 形如黑顺片或白附片，表面鼓起黄棕色，质松脆。气微，味淡。

**5. 熟附片** 无外皮，切面黄白色或灰黄色，油润具光泽半透明状。质硬而脆，断面角质样。气微，味淡。

**【炮制作用】** 附子味辛、甘，性大热；有毒。归心、肾、脾经。具有回阳救逆，补火助阳，散寒止痛的功能。附片（黑顺片、白附片）毒性降低，便于内服，长于回阳救逆，散寒祛湿。用于亡阳虚脱，肢冷脉微，心阳不足，胸痹心痛，虚寒吐泻，脘腹冷痛，肾阳虚衰，阳痿，宫冷，阴寒水肿，阳虚外感，寒湿痹痛。淡附片毒性降低，长于回阳救逆，散寒止痛。用于亡阳虚脱，肢冷脉微，阴寒水肿，阳虚外感，寒湿痹痛。炮附片毒性大减，长于温肾暖脾，补命门之火。用于心腹冷痛，虚寒吐泻，冷积便秘，或久痢赤白。熟附片毒性大减，回阳救逆，补火助阳，逐风寒湿邪。用于亡阳虚脱，肢冷脉微，阳痿，宫冷，心腹冷痛，虚寒吐泻，阴寒水肿，阳虚外感，寒湿痹痛。

**【炮制研究】** 附子的毒性成分为乌头碱等二萜双酯型生物碱，炮制可明显降低毒性，减毒机制与川乌类似。

研究表明，各种炮制方法和工艺均能使附子中生物碱含量下降。但附子中总生物碱含量的多少不能准确反映其毒性大小，而双酯型生物碱的含量是决定其毒性大小的主要因素。附子生品和各炮制品的双酯型生物碱含量依次为：生附子＞黑附片＞淡附子＞白附片＞炮附子。此外，熟附片对离体蛙心有明显的强心作用，尤其在心功能不全时更为显著，但浓度增高时，可出现严重的毒性反应。附子中的去甲乌药碱含量很低，但具有显著的强心作用，稀释至十亿分之一仍有活性。

**【贮藏】** 置干燥处，防潮。

## 莪术

**【处方用名】** 莪术、醋莪术。

**【来源】** 本品为姜科植物蓬莪术 *Curcuma phaeocaulis* VaL.、广西莪术 *Curcuma kwangsiensis* S. G. Lee et C. F. Liang 或温郁金 *Curcuma wenyujin* Y. H. Chenet C. Ling 的干燥根茎。后者习称"温莪术"。冬季茎叶枯萎后采挖，洗净，蒸或煮至透心，晒干或低温干燥后除去须根和杂质。

**【炮制方法】**

**1. 莪术** 取原药材，除去杂质，略泡，洗净，蒸软，切厚片，干燥。

**2. 醋莪术**

（1）醋煮 取净莪术，置于煮制设备内，加入定量米醋和适量水浸没药面，用文火煮至透心，醋液被吸尽，取出，稍凉，切厚片，干燥，筛去药屑。

每100kg净莪术片，用米醋20kg。

（2）醋炙 取净莪术片，用定量米醋拌匀，闷润至米醋被吸尽后，置于预热的炒制设备内，用文火炒干，略带焦斑时，取出，晾凉，筛去药屑。（《天津市中药饮片炮制规范》2018年版）

每100kg净莪术片，用米醋20kg。

**【成品质量】**

**1. 莪术** 本品呈类圆形或椭圆形的厚片。外表皮灰黄色或灰棕色，有时可见环节或须根痕。切面黄绿色、黄棕色或棕褐色，内皮层环纹明显，散在"筋脉"小点。气微香，味微苦而辛。

本品含挥发油不得少于1.0%（ml/g）。

**2. 醋莪术** 形如莪术片，色泽加深，角质样，微有醋香气。

本品含挥发油不得少于1.0%（ml/g）。

【炮制作用】莪术味辛、苦，性温。归肝、脾经。具有行气破血，消积止痛的功能。莪术生品行气止痛，破血祛瘀力强，为气中血药。用于癥瘕痞块，瘀血经闭，胸痹心痛，食积胀痛。醋莪术主入肝经血分，破血消癥作用增强。用于瘀滞经闭，胁下癥块。

【炮制研究】莪术主要含有挥发油，油中主要成分是倍半萜类。莪术及其不同炮制品挥发油含量顺序为：生品 > 炒制品 > 醋制品 > 酒炙品。莪术醋煮品与醋炙品对二甲苯所致的耳廓肿胀及醋酸所致的毛细血管通透性增加都有明显的抑制作用，其中醋煮品作用较强。此外，莪术各炮制品均有一定程度的镇痛作用，其中醋炙品镇痛作用最强。

【贮藏】置干燥处，防蛀。

# 学习任务三　燀制技术

燀制技术是将净制药材置多量沸水中，浸煮短暂时间，取出，除去或分离种皮的炮制技术，亦称水烫技术。适用于需除去或分离种皮的种子类药物。

## （一）炮制目的

**1. 除去非药用部位，保存有效成分**　如杏仁、桃仁通过"燀"制，去除非药用部位种皮，并可破坏所含的水解酶而保存苦杏仁苷。

**2. 分离不同药用部位**　如白扁豆通过"燀"制，将扁豆衣和扁豆仁两种药用部位分离。

## （二）操作流程

具体操作流程如图 12 - 3 所示。

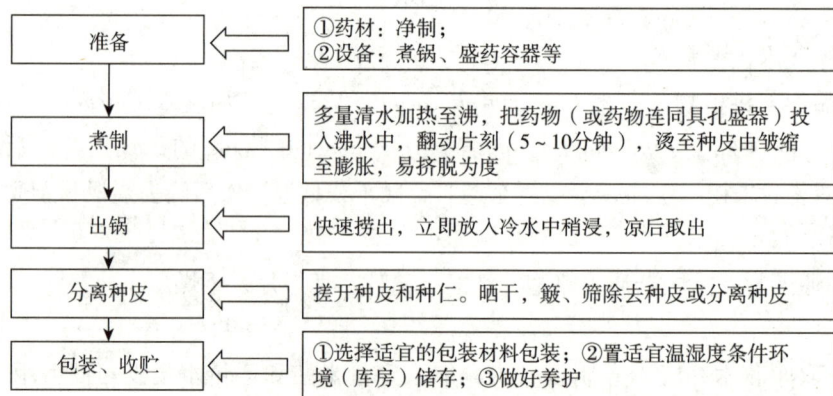

| | |
|---|---|
| 准备 | ①药材：净制；②设备：煮锅、盛药容器等 |
| 煮制 | 多量清水加热至沸，把药物（或药物连同具孔盛器）投入沸水中，翻动片刻（5～10分钟），烫至种皮由皱缩至膨胀，易挤脱为度 |
| 出锅 | 快速捞出，立即放入冷水中稍浸，凉后取出 |
| 分离种皮 | 搓开种皮和种仁。晒干，簸、筛除去种皮或分离种皮 |
| 包装、收贮 | ①选择适宜的包装材料包装；②置适宜温湿度条件环境（库房）储存；③做好养护 |

图 12 - 3　燀制技术操作流程

## （三）注意事项

1. 一般水量为药量的 10 倍以上。若水量少，投药后，水温迅速降低，达不到"杀酶保苷"的炮制效果。水量过大，药物有效成分流失过多，药效降低。

2. 水沸后投药，加热时间以 5～10 分钟为宜。以免时间过长，导致药物中所含成分流失。

3. 燀去皮后，宜当天晒干或低温烘干，否则药物易泛油，色变黄，影响成品质量。

## （四）成品质量

1. 燀制品应呈乳白色或类白色，无种皮。

2. 成品含药屑、杂质不得超过 1%，含水分不得超过 13%。

## 苦杏仁

【**处方用名**】苦杏仁、焊苦杏仁、炒苦杏仁、苦杏仁霜。

【**来源**】本品为蔷薇科植物山杏 *Prunus armeniaca* L. var. *ansu* Maxim. 、西伯利亚杏 *Prunus sibirica* L. 、东北杏 *Prunus mandshurica*（Maxim.）Koehne 或杏 *Prunus armeniaca* L. 的干燥成熟种子。夏季采收成熟果实，除去果肉和核壳，取出种子，晒干。

【**炮制方法**】

**1. 苦杏仁**  取原药材，除去杂质。用时捣碎。

**2. 焊苦杏仁**  取净苦杏仁，置于 10 倍量的沸水中煮沸约 5 分钟，至种皮微膨胀时，捞出，立即用凉水稍浸，取出，搓开种皮与种仁，干燥，筛或簸去种皮。用时捣碎。

**3. 炒苦杏仁**  取焊苦杏仁，置于预热的炒制器具内，用文火炒至表面黄色时，取出，放凉。用时捣碎。

**4. 苦杏仁霜**  取焊苦杏仁，碾成泥状，用布（少量用数层吸油纸）包严，蒸热，压榨去油，如此反复操作，至药物不再黏结成饼为度，再碾细。（《上海市中药饮片炮制规范》2018 年版）

【**成品质量**】

**1. 苦杏仁**  呈扁心形，表面黄棕色至深棕色，一端尖，另端钝圆，肥厚，左右不对称，尖端一侧有短线种脐，圆端合点处向上具多数深棕色的脉纹。种皮薄，子叶 2，乳白色，富油性。气微，味苦。

本品含苦杏仁苷（$C_{20}H_{27}NO_{11}$）不得少于 3.0%。

**2. 焊苦杏仁**  呈扁心形，无种皮，表面乳白色或黄白色，一端尖，另端钝圆，肥厚，左右不对称，富油性。有特异的香气，味苦。

本品含苦杏仁苷（$C_{20}H_{27}NO_{11}$）不得少于 2.4%。

**3. 炒苦杏仁**  形如焊苦杏仁，表面黄色至棕黄色，微带焦斑。有香气，味苦。

本品含苦杏仁苷（$C_{20}H_{27}NO_{11}$）不得少于 2.4%。

**4. 苦杏仁霜**  呈黄白色粉末状，具有特殊气味。

【**炮制作用**】苦杏仁味苦，性微温；有小毒。归肺、大肠经。具有降气止咳平喘，润肠通便的功能。苦杏仁生品性微温质润，长于润肺止咳，润肠通便。多用于咳嗽气喘，胸满痰多，肠燥便秘。如用于风热犯肺、肺失肃降、气逆咳喘的桑菊饮。焊苦杏仁可破坏酶，保存苷，去皮又利于有效成分的溶出，提高疗效。其作用与生苦杏仁相同。炒苦杏仁性温，长于温散肺寒，并可去小毒。多用于肺寒咳嗽，久喘肺虚；亦用于肠燥便秘。如用于久患肺喘、咳嗽不止、睡卧不宁的杏仁煎。苦杏仁霜除去了部分脂肪油，润燥作用显著减弱，无滑肠之虑，宣降肺气之力较强。多用于脾虚便溏的咳喘患者。

【**炮制研究**】苦杏仁主要含苦杏仁苷、脂肪油。尚含有氨基酸、蛋白质、挥发性成分等。其主要有效成分为苦杏仁苷，在一定条件下被苦杏仁苷酶水解形成野樱苷，在野樱苷酶作用下，野樱苷进一步水解产生杏仁腈，杏仁腈分解后释逸出氢氰酸。小剂量使用时，氢氰酸对呼吸中枢有镇静作用，大剂量或长期使用，则会中毒至麻痹呼吸，致人死亡。苦杏仁经加热炮制后，可以杀酶保苷，使苦杏仁苷在体内胃酸的作用下，缓慢水解，产生适量的氢氰酸，只起镇咳作用而不引起中毒。

研究表明，焊苦杏仁以用沸水、用水量 10 倍于苦杏仁量及煮沸 5 分钟为宜。既可以破坏酶，又可以保存大量的苦杏仁苷；有研究用微波炉，温度 80℃，加热 4~5 分钟，得到苦杏仁酶完全灭活，苦杏仁苷不受损失；也有用流通蒸汽将苦杏仁蒸至上气，再维持 30 分钟，能使苦杏仁酶完全被破坏，明显减少苦杏仁苷在炮制过程中的损失，有效地稳定苦杏仁中苦杏仁苷的含量。

苦杏仁皮、肉中所含有效成分苦杏仁苷的量几乎一致，且种皮中微量元素含量比种仁高。说明苦杏仁炮制可不去皮，既可减少脱皮这一繁琐工序，节省大量药材，又可增强临床疗效。

【贮藏】置阴凉干燥处，防蛀。

## 桃仁

【处方用名】桃仁、燀桃仁、炒桃仁、桃仁霜。

【来源】本品为蔷薇科植物桃 *Prunus persica*（L.）Batsch 或山桃 *Prunus davidiana*（Carr.）Franch. 的干燥成熟种子。果实成熟后采收，除去果肉和核壳，取出种子，晒干。

【炮制方法】

**1. 桃仁** 取原药材，除去杂质。用时捣碎。

**2. 燀桃仁** 取净桃仁，置于 10 倍量的沸水中煮沸约 5 分钟，至种皮微膨胀时，捞出，立即用凉水稍浸，取出，搓开种皮与种仁，干燥，筛或簸去种皮。用时捣碎。

**3. 炒桃仁** 取燀桃仁，置于预热的炒制器具内，用文火炒至表面黄色时，取出，放凉。用时捣碎。

**4. 桃仁霜** 取桃仁，研成泥状，用吸油纸包裹，压榨。间隔一日剥去纸，研散，如此反复多次，至油几尽、质地松散时，研成细粉。（《浙江省中药炮制规范》2015 年版）

【成品质量】

**1. 桃仁** 呈扁长卵形表面黄棕色至红棕色，密布颗粒状突起。一端尖，中部膨大，另端钝圆稍偏斜，边缘较薄。尖端一侧有短线形种脐，圆端有颜色略深不甚明显的合点，自合点处散出多数纵向维管束。种皮薄，子叶 2，类白色，富油性。气微，味微苦。山桃仁呈类卵圆形，较小而肥厚。

本品含苦杏仁苷（$C_{20}H_{27}NO_{11}$）不得少于 2.0%。

**2. 燀桃仁** 呈扁长卵形，无种皮，表面浅黄白色，一端尖，中部膨大，另端钝圆稍偏斜，边缘较薄，子叶 2，富油性。气微香，味微苦。燀山桃仁呈类卵圆形，较小而肥厚。

本品含苦杏仁苷（$C_{20}H_{27}NO_{11}$）不得少于 1.50%。

**3. 炒桃仁** 呈扁长卵形，表面黄色至棕黄色，可见焦斑，富油性。气微香，味微苦。炒山桃仁 2 枚子叶多分离，完整者呈类卵圆形，较小而肥厚。

本品含苦杏仁苷（$C_{20}H_{27}NO_{11}$）不得少于 1.60%。

**4. 桃仁霜** 为黄白色粉末状，气微，具有特殊气味。

【炮制作用】桃仁味苦、甘，性平。归心、肝、大肠经。具有活血祛瘀，润肠通便，止咳平喘的功能。桃仁生品以活血祛瘀力强。用于经闭痛经，癥瘕痞块，肺痈肠痈，跌仆损伤，肠燥便秘，咳嗽气喘。燀桃仁去皮利于有效成分的溶出，提高疗效。其作用与生桃仁基本一致。炒桃仁偏于润燥和血。多用于肠燥便秘，心腹胀满等。桃仁霜除去了部分脂肪油，润燥作用显著减弱，无滑肠之虑，活血祛瘀之力较强。用于癥瘕积聚，内痈等。

【贮藏】置阴凉干燥处，防蛀。

## 白扁豆

【处方用名】白扁豆、炒白扁豆、白扁豆仁、白扁豆衣。

【来源】本品为豆科植物扁豆 *Dolichos lablab* L. 的干燥成熟种子。秋、冬二季采收成熟果实，晒干，取出种子，再晒干。

【炮制方法】

**1. 白扁豆** 取原药材，除去杂质。用时捣碎。

**2. 炒白扁豆** 取净白扁豆（或白扁豆仁），置于预热的炒制器具内，用文火炒至微黄色具焦斑。

用时捣碎。

**3. 白扁豆仁** 取净白扁豆置沸水锅内，燀至种皮松软，能捏去皮时，取出，浸于凉水中，搓开种皮与种仁，干燥，簸取种仁。(《北京市中药饮片炮制规范》2008 年版)

**4. 白扁豆衣** 按上述白扁豆仁方法炮制，搓开种皮与种仁，干燥，簸取种皮。(《上海市中药饮片炮制规范》2018 年版)

【成品质量】

**1. 白扁豆** 本品呈扁椭圆形或扁卵圆形。表面淡黄白色或淡黄色，平滑，略有光泽，一侧边缘有隆起的白色眉状种阜。质坚硬。种皮薄而脆，子叶 2，肥厚，黄白色。气微，味淡，嚼之有豆腥气。

**2. 炒白扁豆** 形如白扁豆，表面微黄，略具焦斑，有香气。

**3. 白扁豆仁** 表面黄白色，角质。气微，味淡，嚼之有豆腥气。

**4. 白扁豆衣** 呈不规则卷缩片状，大小不一。表面光滑，乳白色或淡黄色，种阜半月形，类白色。质脆，易碎。气微，味淡。

【炮制作用】 白扁豆味甘，性微温，归脾、胃经。具有健脾化湿，和中消暑的功能。用于脾胃虚弱，食欲不振，大便溏泻，白带过多，暑湿吐泻，胸闷腹胀。白扁豆生品清暑化湿力强，用于暑湿和消渴。炒白扁豆健脾止泻。用于脾虚泄泻，白带过多。燀制可分离白扁豆衣和白扁豆仁，白扁豆仁作用与白扁豆相似。白扁豆衣气味俱弱，味甘，性平。健脾作用较弱，偏于祛暑化湿，用于暑热所致的身热，头晕目眩。如清络饮。

【炮制研究】 白扁豆主含蛋白质、脂肪、碳水化合物、血细胞凝集素 A 和 B、磷脂、豆甾醇、钙、磷、铁、锌等多种成分。

白扁豆中含有人体红细胞非特异性凝集素。其中，凝集素 A 不溶于水，无抗胰蛋白酶活性作用，如与饲料相混喂食大鼠，则可抑制其生长，甚至引起肝脏的区域性坏死，加热后则毒性大大降低。凝集素 B 可溶于水，有抗胰蛋白酶活性作用，加压蒸汽消毒或煮沸 1 小时后，活力损失 86%~94%。

现代研究有用浸润砂烫法炒白扁豆，取净的白扁豆用清水浸泡（冬天可用温水）约 1 小时，待种皮稍软后捞起，置容器中润至略膨胀，晾干。用砂炒法炒至多数种皮爆裂，透出香气即可。

【贮藏】 置干燥处，防蛀。

💡**执考对接**

根据《国家执业药师资格考试大纲》(第九版·2025)要求，蒸、煮、燀技术为考点内容，其具体要求与教材内容见表 12-1。

表 12-1 蒸、煮、燀制技术考点与教材内容对照表

| 细目 | 要点 | 教材内容 |
|---|---|---|
| 蒸煮燀法 | 蒸：何首乌、黄芩、地黄、黄精、肉苁蓉、人参、天麻、女贞子、五味子、桑螵蛸的炮制方法与作用 | 蒸：何首乌、黄芩、地黄、黄精、人参、天麻、肉苁蓉、女贞子、五味子、桑螵蛸 |
| | 煮：藤黄、川乌、草乌、附子、吴茱萸、远志的炮制方法与作用 | 煮：藤黄、川乌、草乌、附子、吴茱萸、远志 |
| | 燀：苦杏仁、白扁豆的炮制方法与作用 | 燀：苦杏仁、白扁豆 |

**目标检测**

答案解析

**一、单项选择题**

1. 蒸、煮、燀三法的共同特点是（　　）

　　A. 属于修制　　　　　　B. 属于净制　　　　　　C. 属于水制

　　D. 属于火制　　　　　　E. 属于水火共制

2. 白扁豆的炮制作用是（　　）

　　B. 改变药物性能　　　　A. 除去非药用部位　　　D. 改变药物作用趋向

　　C. 分离不同药用部位　　E. 缓和药物性能

3. 为增强补脾、润肺、益肾功能，并除去麻味，宜选用蒸制的中药是（　　）

　　A. 黄精　　　　　　　　B. 人参　　　　　　　　C. 天麻

　　D. 黄芩　　　　　　　　E. 何首乌

4. 炮制时需要醋蒸的是（　　）

　　A. 何首乌　　　　　　　B. 地黄　　　　　　　　C. 巴戟天

　　D. 山茱萸　　　　　　　E. 五味子

5. 何首乌蒸制后，致泻作用减弱的原因是（　　）

　　A. 卵磷脂含量降低　　　B. 总氨基酸含量降低　　C. 结合蒽醌含量降低

　　D. 游离生物碱含量降低　E. 二苯乙烯苷含量降低

6. 临床治疗血虚萎黄、肝肾阴虚、腰膝酸软，宜选用的饮片是（　　）

　　A. 生地黄　　　　　　　B. 阿胶珠　　　　　　　C. 熟地黄

　　D. 制何首乌　　　　　　E. 蒸黄精

**二、简答题**

1. 简述黄芩的软化处理方法，并说明黄芩处理不当变绿的原因。

2. 简述制何首乌的炮制工艺。

3. 试述熟地黄的炮制工艺。

4. 简述川乌煮制减毒的原理。

---

**书网融合……**

重点小结　　　　　　　　习题

# 项目十三　复制技术

PPT

## 学习目标

**知识目标**：通过本项目的学习，应掌握复制技术的含义、炮制目的及注意事项；半夏、天南星的炮制方法、成品质量及炮制作用。熟悉白附子的炮制方法及炮制作用。了解各炮制品的研究概况。

**能力目标**：能根据不同的药材选择合适的辅料种类、用量及操作工艺；能规范使用相关设备进行复制的生产操作；能判断各炮制成品的质量。

**素质目标**：通过本项目的学习，树立依法炮制、质量第一的观念；培养科学严谨、精益求精的工匠精神及大胆创新的意识。

## 情境导入

**情境**：相传宋朝有位名叫杨立之的判官，一次因患了喉痛，疼得食不下咽、夜不能寐，看了很多大夫都没有好转。这天，恰好有一位非常有名的医生杨吉老来楚州办事，杨立之的两个儿子听说后，马上就去请杨吉老来为父亲诊治。杨吉老仔细诊察后，先让杨立之吃一斤生姜，然后再开药。杨立之的两个儿子很是不解，说父亲的喉咙都疼得吃不下饭了，生姜那么辣，怎么吃？但是也没有别的办法。结果杨立之吃完一斤生姜后，喉咙不疼，也没有脓血了，可以正常吃饭了。不久，杨立之亲自去感谢杨吉老，并询问生姜怎么治喉痛？杨吉老说，你在南方做官，学当地人用鹧鸪下酒吃。鹧鸪爱吃半夏，半夏有毒，吃得多了，鹧鸪体内的半夏毒就留在了你体内，所以才会得喉痛，而生姜可以解半夏毒。所以，半夏虽然是中药，但不能误食，如果误食，可以用生姜来解毒。

**思考**：1. 生半夏有毒，多外用消肿止痛，制成姜半夏后毒性降低，具温中化痰，降逆止呕的作用。姜半夏具体是怎样炮制的呢？

2. 半夏是常用的有毒中药，如何通过炮制减毒增效，扩大药用品种？

将净选后的药物加入一种或多种辅料，按规定操作程序，反复加工至达到规定要求的炮制技术，称为复制技术。复制技术历史较久，早在唐代某些药物就有了复制方法，如《千金翼方》中的造熟地黄法、造干地黄法等，部分药物历代至今有几十种复制方法，其工艺和辅料等多不相同，具有地方炮制特色。现代的复制技术与传统方法相比，其辅料种类、用量及工艺流程，均有所改变。目前，复制技术主要用于半夏、天南星等有毒中药的炮制。

### （一）炮制目的

**1. 降低或消除药物的毒性**　如半夏、天南星等药物生品毒性较大，用白矾、生姜等辅料炮制后均能降低药物的毒性。

**2. 改变药性**　如天南星药性辛温，用苦寒的胆汁为辅料炮制后其性由温转凉，味由辛变苦，功能由温化寒痰转化为清化热痰。

**3. 增强疗效**　如白附子，用生姜、白矾炮制后增强了祛风逐痰的功效。

**4. 矫臭矫味**　如紫河车，用酒制后除去腥臭味，便于服用。

### （二）炮制方法

复制技术没有统一的操作方法，具体辅料选择及操作方法视药物品种而定。一般将净制后的药物置一定容器内，加入一种或数种规定的辅料，采用浸、泡、漂或蒸、煮或数法共用，反复炮制至规定的质量要求为度。复制技术操作流程如图 13-1 所示。

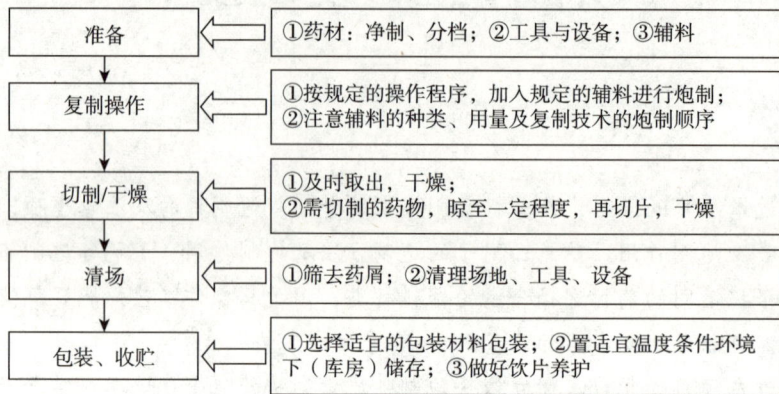

图 13-1 复制技术操作流程

### （三）注意事项

复制技术操作较复杂，辅料种类较多，耗时较长，操作时应注意以下几点。

1. 复制时间宜选在春、秋季，复制地点选在阴凉处，避免暴晒，以免温度过高导致发酵腐烂（化缸）。

2. 药物用水浸漂时，应注意每天换水，如遇气温较高，水面易起白沫，可在换水后加入一定量的白矾防腐。

3. 复制过程中如需加热处理，应火力均匀、水量适当，以免糊汤。

## 半夏

【处方用名】生半夏、清半夏、姜半夏、法半夏。

【来源】本品为天南星科植物半夏 *Pinellia ternate*（Thunb.）Breit. 的干燥块茎。夏、秋二季采挖，洗净，除去外皮和须根，晒干。

【炮制方法】

**1. 生半夏** 取原药材，除去杂质，洗净，干燥。用时捣碎。

**2. 清半夏** 取净半夏，大小分开，用 8% 白矾溶液浸泡或煮至内无干心，口尝微有麻舌感，取出，洗净，切厚片，干燥。

每 100kg 净半夏，煮法用白矾 12.5kg，浸泡法用白矾 20kg。

**3. 姜半夏** 取净半夏，大小分开，用水浸泡至内无干心时，取出；另取生姜切片煎汤，加白矾与半夏共煮透，取出，晾干，或晾至半干，干燥；或切薄片，干燥。

每 100kg 净半夏，用生姜 25kg、白矾 12.5kg。

**4. 法半夏** 取净半夏，大小分开，用水浸泡至内无干心，取出；另取甘草适量，加水煎煮二次，合并煎液，倒入用适量水制成的石灰液中，搅匀，加入上述已浸透的半夏，浸泡，每日搅拌 1~2 次，并保持浸液 pH 12 以上，至剖面黄色均匀，口尝微有麻舌感时，取出，洗净，阴干或烘干，即得。

每 100kg 净半夏，用甘草 15kg、生石灰 10kg。

【成品质量】

**1. 生半夏** 呈类球形，有的稍偏斜。表面白色或浅黄色，顶端有凹陷的茎痕，周围密布麻点状根痕；下面钝圆，较光滑。质坚实，断面洁白，富粉性。气微，味辛辣、麻舌而刺喉。

生半夏水溶性浸出物不得少于 7.5%。

**2. 清半夏**　呈椭圆形、类圆形或不规则的片。切面淡灰色至灰白色或黄白色至黄棕色，可见灰白色点状或短线状维管束迹。质脆，易折断，断面略呈粉性或角质样。气微，味微涩、微有麻舌感。

清半夏含白矾以含水硫酸铝钾 $[KAl(SO_4)_2 \cdot 12H_2O]$ 计不得过 10.0%，水溶性浸出物不得少于 7.0%。

**3. 姜半夏**　呈片状、不规则颗粒状或类球形。表面棕色至棕褐色。质硬脆，断面淡黄棕色，常具角质样光泽。气微香，味淡、微有麻舌感，嚼之略粘牙。

姜半夏含白矾以含水硫酸铝钾 $[KAl(SO_4)_2 \cdot 12H_2O]$ 计不得过 8.5%。水溶性浸出物不得少于 10.0%。

**4. 法半夏**　呈类球形或破碎成不规则颗粒状。表面淡黄白色、黄色或棕黄色。质较松脆或硬脆，颗粒者质稍硬脆。气微，味淡略甘、微有麻舌感。

法半夏水溶性浸出物不得少于 5.0%。

【炮制作用】半夏味辛，性温；有毒。归脾、胃、肺经。具有燥湿化痰，降逆止呕，消痞散结的功能。生半夏有毒，刺激性强，能戟人咽喉，使人咽喉肿痛，呕吐，失音，一般不作内服，多作外用，用于痈肿痰核。半夏经炮制后能降低毒性，缓和药性，消除副作用。清半夏长于燥湿化痰，用于湿痰咳嗽，痰热内结，痰涎凝聚，咯吐不出。姜半夏降逆止呕作用增强，长于温中化痰，降逆止呕，用于痰饮呕吐，胃脘痞满。法半夏偏于祛寒痰，同时可调和脾胃，用于痰多咳喘，痰饮眩悸，风痰眩晕，痰厥头痛，多用于中药成方制剂中。半夏及各炮制品不宜与川乌、制川乌、草乌、制草乌、附子同用。

【炮制研究】半夏的毒性成分不溶或难溶于水，浸、漂过程不能达到解毒的目的，且水溶性、醇溶性成分及生物碱均大量损失，故应考虑缩短水浸泡时间，利用辅料解毒。有研究表明，半夏主要的毒性成分是由草酸钙和蛋白组成的特殊晶形的毒针晶，半夏炮制品草酸钙针晶含量，生半夏 2.77% > 法半夏 1.79% > 清半夏 0.77% > 姜半夏 0.44%。8% 明矾水或 pH > 12 以上的碱水炮制可以使生半夏药材中草酸钙针晶的针形晶体破坏，含量降低，刺激性、毒性减弱。

【贮藏】置通风干燥处，防蛀。

**知识链接**

**姜半夏传统炮制工艺考证**

汤洗姜制为清代以前半夏的主流炮制方法。汤洗的目的是去除半夏表面的滑液，如《名医别录》载："用之汤洗，令滑尽。"姜制法则多在汤洗的基础上，用姜汁浸、炒、蒸、煮等。因此自古半夏用生姜炮制成为惯例，医家医案中鲜有用"姜半夏"之名。直至宋代矾制半夏的出现，明清时期白矾在半夏炮制过程中的滥用。一些医家清醒地认识到矾制半夏可减轻半夏戟人咽喉的刺激性并增强化痰湿的作用，弊端是白矾具致呕、烧心的不良反应，且白矾制半夏辛味丧失致降逆止呕作用下降。若用于痰湿之证尚可，用于降逆止呕，则得不偿失。转而求诸于传统的姜制半夏。如清代吴鞠通《医医病书》"半夏论"载："半夏古法用生姜制，盖生姜能制半夏之小毒，半夏、生姜，二者有相须之妙。近日肆中概用矾制，取其洁白好看，不适于用，断不可从。"可见，姜半夏之名的重现是为了与当时矾制半夏区分。《中国药典》自 1963 年版至今，除 1977 年版外，各版均收录了姜半夏。其炮制方法均为将半夏水浸后，与姜汤白矾共煮透。可见，矾制半夏的炮制习惯影响至今。

**天南星**

【处方用名】生天南星、制天南星、胆南星。

【来源】 本品为天南星科植物天南星 *Arisaema erubescens*（Wall.）Schott、异叶天南星 *Arisaema heterophyllum* Bl. 或东北天南星 *Arisaema amurense* Maxim. 的干燥块茎。秋、冬二季茎叶枯萎时采挖，除去须根及外皮，干燥。

【炮制方法】

**1. 生天南星** 取原药材，除去杂质，洗净，干燥。

**2. 制天南星** 取净天南星，按大小分别用水浸泡，每日换水 2 ~ 3 次，如起白沫时，换水后加白矾（每 100kg 天南星，加白矾 2kg），泡一日后，再进行换水，至切开口尝微有麻舌感时取出。将生姜片、白矾置锅内加适量水煮沸后，倒入天南星共煮至无干心时取出，除去姜片，晾至四至六成干，切薄片，干燥。

每 100kg 天南星，用生姜、白矾各 12.5kg。

**3. 胆南星** 本品收载于《中国药典》2025 年版一部，其制法有蒸法和发酵法两种。具体工艺条件收载于《全国中药炮制规范》1988 年版中。

（1）蒸法 取制天南星细粉，加入净胆汁（或胆膏粉及适量清水）拌匀，蒸 60 分钟至透，取出放凉，制成小块，干燥。

（2）发酵法 取生天南星粉，加入净胆汁（或胆膏粉及适量清水）拌匀，放温暖处，发酵 5 ~ 7 天后，再连续蒸或隔水炖 9 昼夜，每隔 2 小时搅拌 1 次，除去腥臭气，至呈黑色浸膏状，口尝无麻味为度，取出，晾干。再蒸软，趁热制成小块，干燥。

每 100kg 制天南星细粉，用牛（或猪、羊）胆汁 400kg（或胆膏粉 40kg）。

【成品质量】

**1. 生天南星** 呈扁球形。表面类白色或淡棕色，较光滑，顶端有凹陷的茎痕，周围有麻点状根痕或小扁球状侧芽。质坚硬，不易破碎，断面不平坦，白色，粉性。气微辛，味麻辣。

生天南星含浸出物不得少于 9.0%。总黄酮以芹菜素（$C_{15}H_{10}O_5$）计不得少于 0.050%。

**2. 制天南星** 呈类圆形或不规则形的薄片。黄色或淡棕色，质脆易碎，断面角质状。气微，味涩，微麻。

制天南星含总黄酮以芹菜素（$C_{15}H_{10}O_5$）计同生品。含白矾以含水硫酸铝钾 [$KAl(SO_4)_2 \cdot 12H_2O$] 计，不得过 12.0%。

**3. 胆南星** 呈方块状或圆柱状。棕黄色、灰棕色或棕黑色。质硬。气微腥，味苦。

【炮制作用】 天南星味苦、辛，性温；有毒。归肺、肝、脾经。具有燥湿化痰，祛风止痉，散结消肿的功能。生天南星辛温燥烈，有毒，多外用治痈肿，蛇虫咬伤。制天南星毒性降低，燥湿化痰作用增强，多用于顽痰咳嗽，风痰眩晕等症。胆南星毒性降低，燥烈之性缓和，药性由温转凉，功能由温化寒痰转为清化热痰，以清热化痰，息风定惊力强，多用于痰热咳嗽，咯痰黄稠，中风痰迷，癫狂惊痫等症。

【炮制研究】 研究表明，天南星含有的草酸钙针晶为其主要毒性成分，且与针晶的结构形态有关，主要表现为对黏膜有刺激性。通过白矾、生姜、甘草等炮制后能解毒增效。其麻味的消除与辅料的加入和辅料的选择有很大关系，传统炮制方法中使用的辅料以明矾"去麻"效果最好。长时间的水处理对天南星麻味的消除影响不大。另外，猪胆汁、牛胆汁、姜汁作为辅料炮制天南星亦能起到减毒存效的作用。

【贮藏】 置通风干燥处，防霉、防蛀。

## 白附子

【处方用名】 生白附子、制白附子。

【来源】本品为天南星科植物独角莲 *Typhonium giganteum* Engl. 的干燥块茎。秋季采挖，除去须根和外皮，晒干。

【炮制方法】

**1. 生白附子**　取原药材，除去杂质。

**2. 制白附子**　取净白附子，分开大小个，浸泡，每日换水 2～3 次，数日后如起黏沫，换水后加白矾（每 100kg 白附子，用白矾 2kg），泡一日后再进行换水，至口尝微有麻舌感为度，取出。将生姜片、白矾粉置锅内加适量水，煮沸后，倒入白附子共煮至无白心，捞出，除去生姜片，晾至六七成干，切厚片，干燥。

每 100kg 白附子，用生姜、白矾各 12.5kg。

【成品质量】

**1. 生白附子**　呈椭圆形或卵圆形。表面白色至黄白色，略粗糙，有环纹及须根痕，顶端有茎痕或芽痕。质坚硬，断面白色，粉性。气微，味淡、麻辣刺舌。

生白附子浸出物不得少于 7.0%。

**2. 制白附子**　呈类圆形或椭圆形厚片，外表皮淡棕色，切面黄色，角质。味淡，微有麻舌感。

制白附子浸出物不得少于 15.0%。

【炮制作用】白附子味辛，性温；有毒。归胃、肝经。具有祛风痰，定惊搐，解毒散结，止痛的功能。生白附子有毒，一般外用，用于中风痰壅，口眼㖞斜，语言謇涩，破伤风；外治瘰疬痰核，毒蛇咬伤。制白附子毒性降低，消除麻辣味，增强祛风痰的作用，常用于痰厥头痛，偏正头痛等症。

【炮制研究】白附子的毒性成分为草酸钙毒针晶，主要毒性表现为刺激口咽、胃肠道等。经过炮制后麻舌感消除，草酸钙毒针晶含量下降。

【贮藏】置通风干燥处，防蛀。

## 💡执考对接

根据《国家执业药师资格考试大纲》（第九版·2025）要求，复制技术为考点内容，其具体要求与教材内容见表 13-1。

表 13-1　复制技术考点与教材内容对照表

| 细目 | 要点 | 教材内容 |
|---|---|---|
| 其他制法 | 半夏、天南星的炮制方法与作用 | 半夏、天南星 |

## ●●●● 目标检测

答案解析

### 一、单项选择题

1. 复制法的炮制目的不包括（　　）

　　A. 降低或消除药物毒性　　　B. 增强疗效　　　C. 矫臭矫味

　　D. 改变药性　　　　　　　　E. 易于保存

2. 不属于复制技术浸泡过程中防腐的操作是（　　）

　　A. 选择在春、秋季节　　　B. 每天换水　　　C. 加入白矾

　　D. 每天搅拌　　　　　　　E. 阴凉处操作

3. 下列属于清半夏炮制辅料的是 （　）

  A. 白矾＋生姜     B. 生姜       C. 白矾

  D. 醋         E. 石灰

4. 制法半夏时，每100kg 净半夏，所用甘草、石灰的量分别是 （　）

  A. 10kg、15kg     B. 20kg、15kg     C. 15kg、15kg

  D. 15kg、10kg     E. 15kg、20kg

## 二、多项选择题

1. 下列炮制品采用生姜、白矾炮制而成的是 （　）

  A. 姜半夏      B. 制天南星      C. 法半夏

  D. 制白附子     E. 胆南星

2. 胆南星的炮制目的有 （　）

  A. 降低毒性         B. 改变药性，由辛温变苦凉

  C. 缓和燥烈之性       D. 功能由温化寒痰转为清热化痰

  E. 增强燥湿化痰作用

## 三、简答题

1. 简述半夏的炮制品种及其炮制方法、炮制作用。
2. 简述天南星的炮制品种及其炮制方法、炮制作用。

---

书网融合……

重点小结      习题

# 项目十四　发酵、发芽技术

学习目标

**知识目标**：通过本项目的学习，应掌握发酵、发芽技术的炮制方法、炮制目的及注意事项；六神曲、麦芽的炮制方法、成品质量及炮制作用。熟悉半夏曲、建神曲、淡豆豉、谷芽、稻芽、大豆黄卷的炮制方法、成品质量及炮制作用。了解发酵、发芽技术的研究概况。

**能力目标**：能根据药材选择适宜的发酵、发芽条件进行炮制操作；能规范操作相关设备进行发酵、发芽及其相关炮制品的生产；能判断各炮制成品质量。

**素质目标**：通过本项目的学习，树立依法炮制、质量第一的观念，培养自立自强、传承精华、守正创新的精神。

## 情境导入

**情境**：红曲古称丹曲，是以大米为原料，经红曲霉（*Monascus purpureus* Went）发酵而成的一种紫红色米曲，在我国已有 1000 余年的使用历史，广泛用于中药、酿酒、食品着色等方面。1979 年，日本学者远藤章从红曲霉培养物中分离出一种活性物质莫纳可林 K（monacolin K），后被美国遗传学家布朗和戈尔茨坦证实，其为一种天然的"植物他汀"，可降低实验动物的胆固醇水平，该发现让两位科学家斩获 1985 年诺贝尔生理学或医学奖，同时还将红曲从千年古籍中推上了现代医学之路。目前，该类药物成为被世界公认为治疗高血脂、冠心病、脑血管疾病的首选药物。我们应该有足够的中医药自信，利用独有的中医药资源，采用科学的方法让中医药焕发出新的生机，这是我们一代代中医药人的责任和使命。

**思考**：1. 红曲是如何发酵而来的呢？

2. 还有哪些中药是通过发酵制得？

发酵和发芽技术是借助于酶或者微生物的作用，使药物通过发酵与发芽过程，改变其原有性能，增强或产生新的功效，扩大用药品种，以适应临床用药需求的炮制技术。这两类技术都必须符合一定环境条件的要求，如温度、湿度、水分、空气等。

## 学习任务一　发酵技术

PPT

净制或处理后的药物，在一定温度、湿度条件下，经霉菌和酶的催化分解，使药物发泡、生衣的技术，称为发酵技术。

### （一）炮制目的

**1. 改变原有性能，产生新的治疗作用，扩大用药品种**　如六神曲、建神曲、淡豆豉等。

**2. 增强疗效**　如半夏曲。

### （二）炮制方法

根据不同品种，采用不同的方法对原料进行加工处理后，再置温度、湿度适宜的环境下进行发酵。常用的发酵方法有药料与面粉混合发酵，如六神曲、建曲、半夏曲、沉香曲等；直接用药料进行发酵，如淡豆豉、百药煎等。发酵技术操作流程如图 14 - 1 所示。

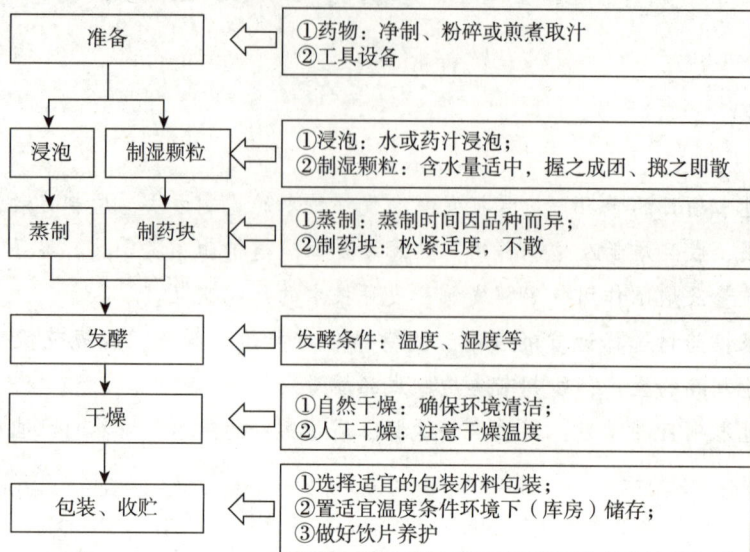

```
                准备    ⟸  ①药物：净制、粉碎或煎煮取汁
                             ②工具设备

            浸泡  制湿颗粒  ⟸  ①浸泡：水或药汁浸泡；
                             ②制湿颗粒：含水量适中，握之成团、掷之即散

            蒸制  制药块  ⟸  ①蒸制：蒸制时间因品种而异；
                             ②制药块：松紧适度，不散

                发酵    ⟸  发酵条件：温度、湿度等

                干燥    ⟸  ①自然干燥：确保环境清洁；
                             ②人工干燥：注意干燥温度

            包装、收贮  ⟸  ①选择适宜的包装材料包装；
                             ②置适宜温度条件环境下（库房）储存；
                             ③做好饮片养护
```

图 14 - 1　发酵技术操作流程

发酵过程主要是微生物新陈代谢的过程，因此，要保证微生物的生长繁殖条件，主要条件如下。

**1. 菌种发酵**　是利用空气中微生物自然菌种进行的，但有时会因菌种不纯，影响发酵的质量。

**2. 培养基**　包括水、含碳物质、含氮物质、无机盐类等。如六神曲中赤小豆为菌种提供了氮源，面粉为菌种提供了碳源。

**3. 温度**　一般发酵环境的最佳温度为 30～37℃。温度太高，菌种中的酶会发生不可逆破坏，不能发酵；温度过低，虽能保存菌种，但繁殖速度慢，不利于发酵，甚至无法发酵。

**4. 湿度**　一般发酵环境的相对湿度应控制在 70%～80%。湿度太大，药料发黏，易霉烂生虫，造成药物发暗、变质；湿度太小，则药物易松散而不成形。药料应以"握之成团，指间可见水迹，放下轻击即碎"为宜。

**5. 其他方面**　还要有适宜的 pH、维生素、溶氧、二氧化碳等。

### （三）注意事项

1. 原料在发酵前应进行杀菌处理，以免杂菌感染而影响发酵质量。

2. 发酵过程须一次完成，不能停顿，不能中断。

3. 发酵过程中应随时检查和监控温度、湿度、有无杂菌污染、空气含氧量、pH 等，以保证发酵正常进行。

## 六神曲

【处方用名】六神曲、炒神曲、麸炒神曲、焦神曲。

【来源】本品为苦杏仁、赤小豆、鲜青蒿、鲜苍耳草、鲜辣蓼等药加入面粉（或麦麸）混合后经发酵制成的曲剂。

【炮制方法】

**1. 六神曲**　将苦杏仁、赤小豆碾成粉末，与面粉拌匀，再将鲜青蒿、鲜辣蓼、鲜苍耳草压榨出鲜汁，残渣加水煎汁，与鲜汁合并（为原料量的 25%～30%），将所得药汁陆续加入前述粉料中拌匀，揉搓成软材（握之成团，轻触即散）。将制好的软材填入模具中压制成一定规格的方块，再将药

块用苘麻叶或粗纸包裹，放入箱内，药块间留空隙，按品字形堆放，室温在 30 ~ 37℃，相对湿度 70% ~ 80%，经 4 ~ 6 天即能发酵，待表面生出黄白色霉衣时，取出，除去包裹材料，切成小方块，干燥。(《全国中药炮制规范》1988 年版)

原料：每 100kg 面粉，用苦杏仁、赤小豆各 4kg，鲜青蒿、鲜辣蓼、鲜苍耳草各 7kg。

**2. 炒神曲**　将净神曲块投入预热好的热锅内，用文火加热，不断翻炒，至表面呈微黄色，取出，放凉。(《全国中药炮制规范》1988 年版)

**3. 麸炒神曲**　取适量麦麸均匀撒于温度适宜的炒锅内，中火加热，待烟起时，投入净神曲块，快速翻炒至神曲表面呈棕黄色，取出，筛去麸皮，放凉。(《全国中药炮制规范》1988 年版)

每 100kg 净神曲，用麦麸 10kg。

**4. 焦神曲**　将净神曲块投入预热好的热锅内，文火加热，不断翻炒，至表面呈焦黄色，有焦香气逸出时，取出，摊开放凉。(《全国中药炮制规范》1988 年版)

【成品质量】

**1. 六神曲**　呈立方形小块，表面灰黄色，粗糙，质脆易断，微有香气。

**2. 炒神曲**　形如六神曲，表面微黄色，偶有焦斑，质坚脆，有香气。

**3. 麸炒神曲**　形如六神曲，表面棕黄色，有麸香气或香气。

**4. 焦神曲**　形如六神曲，表面焦黄色，内部微黄色，有焦香气。

【炮制作用】六神曲味甘、辛，性温。归脾、胃经。生六神曲健脾开胃，并具发散作用，用于感冒食滞，常与山楂、紫苏、广藿香同用。炒神曲健脾和胃功能增强，发散作用减弱，主要用于食滞中焦。麸炒神曲具有甘香之气，以醒脾和胃为主，用于食积不化，脘腹胀满，不思饮食，肠鸣泄泻。焦神曲消食化积力强，以治疗食积泄泻为主。

【炮制研究】研究表明，六神曲中的消化淀粉效价，经炒黄后一般保存了生品的 60%，而炒焦后基本消失，但焦神曲中所含微量元素 Zn、Mn、Fe 等较生品高。麸炒品和炒焦品均能较好地促进胃的分泌功能，增强胃肠的推动功能。

【贮藏】置通风干燥处，防蛀。

## 半夏曲

【处方用名】半夏曲、麸炒半夏曲。

【来源】本品为法半夏、苦杏仁、赤小豆和鲜青蒿、鲜苍耳草、鲜辣蓼与面粉经加工发酵炮制而成的曲剂。

【炮制方法】

**1. 半夏曲**　取法半夏、苦杏仁、赤小豆共碾成细粉，与面粉混合均匀，再加入鲜青蒿、鲜辣蓼、鲜苍耳草的煎煮液，搅拌均匀后堆置发酵，压成片状，切成小块，晒干。(《全国中药炮制规范》1988 年版)

每 100kg 法半夏，用赤小豆 30kg，苦杏仁 30kg，面粉 400kg，鲜青蒿 30kg，鲜苍耳草 30kg，鲜辣蓼 30kg。

**2. 麸炒半夏曲**　将麸皮均匀撒入预热好的炒锅内，待起烟时，加入净半夏曲，迅速翻动，用文火炒至表面呈深黄色时，取出，筛去麸皮，晾凉。(《北京市中药饮片炮制规范》2008 年版)

每 100kg 净半夏曲，用麸皮 10kg。

【成品质量】

**1. 半夏曲**　呈小立方块，表面浅黄色，质疏松，有细蜂窝眼，有一定香气。

**2. 麸炒半夏曲**　形如半夏曲，表面深黄色，质疏松，有细蜂窝眼，有焦香气。

【炮制作用】半夏曲味甘、微辛，性温。归脾、胃经。法半夏经发酵制成曲剂后，可增强健脾温胃，燥湿化痰的功能。用于咳嗽痰多，胸脘痞满，饮食不消，苔腻呕恶。还可用于脾胃虚弱，食谷不消，泄泻，呕吐，腹胀等症。麸炒半夏曲产生焦香气，增强健胃消食的作用。

【炮制研究】半夏曲的炮制大多采用自然发酵工艺，发酵效果受自然菌种和环境温湿度影响，发酵质量不稳定，存在引入杂菌的风险，进而导致真菌毒素的污染。为保证半夏曲的安全性，真菌毒素的检测不容忽视。

【贮藏】置通风干燥处，防蛀。

## 建神曲

【处方用名】建神曲、炒建神曲、焦建神曲。

【来源】本品为面粉、麸皮与藿香、青蒿等中药混合后，经发酵而制成的曲剂。

【炮制方法】

**1. 建神曲** 本品收载于《全国中药炮制规范》1988年版中，但未列处方和制曲方法。全国各地建神曲加入的中药有所不同，但其制法基本相同，功效也基本相同。

制法：取藿香6kg，青蒿6.5kg，辣蓼草6.5kg，苍耳草6.5kg，苦杏仁4kg，赤小豆4kg，炒麦芽9kg，炒谷芽9kg，炒山楂9kg，陈皮6kg，紫苏6kg，香附6kg，苍术6kg，炒枳壳3kg，槟榔3kg，薄荷3kg，厚朴3kg，木香3kg，白芷3kg，官桂1.5kg，甘草1.5kg。面粉10.5kg，生麸皮21kg。各药共研细粉与生麸皮混匀，再将面粉制成稀糊，趁热与上述混合各药揉合制成软材，压成块状，发酵，取出，干燥。（《安徽省中药饮片炮制规范》2019年版）

**2. 炒建神曲** 取净建神曲碎块，置炒制容器内，用文火炒至表面呈深黄色，有香气逸出时，取出，放凉。（《全国中药炮制规范》1988年版）

**3. 焦建神曲** 取净建神曲碎块，置炒制容器内，用武火炒至表面呈焦黄色，有焦香气逸出时，取出，放凉。（《全国中药炮制规范》1988年版）

【成品质量】

**1. 建神曲** 为不规则的碎块，土黄色。具清香气，味淡微苦。

**2. 炒建神曲** 形如建神曲，表面呈深黄色，具香气。

**3. 焦建神曲** 形如建神曲，表面呈焦黄色，具焦香气。

【炮制作用】建神曲味辛、甘，性温。归脾、胃经。具有消食化积、发散风寒、健脾和胃的功能。用于感冒头痛、宿食积滞、胸腹胀满、脾虚泄泻。炒建神曲、焦建神曲可增强其消食化积、健脾和胃的功能。常与健脾消食药同用。

【贮藏】置通风干燥处，防潮，防蛀。

## 淡豆豉

【处方用名】淡豆豉。

【来源】本品为豆科植物大豆 *Glycine max*（L.）Merr. 的干燥成熟种子（黑豆）的发酵加工品。

【炮制方法】取桑叶、青蒿各70~100g，加水煎煮，滤过，煎液拌入净黑大豆1000g中，待吸尽后，蒸透，取出，稍晾，再置容器内，用煎过汁的桑叶、青蒿渣覆盖，在温度25~28℃，相对湿度80%条件下，闷使发酵至黄衣上遍时，取出，除去药渣，洗净，置容器内，保持50~60℃，再闷15~20天，至充分发酵，香气溢出时，取出，略蒸，干燥，即得。

【成品质量】呈椭圆形，略扁，长0.6~1cm，直径0.5~0.7cm。表面黑色，皱缩不平，一侧有长椭圆形种脐。质稍柔软或脆，断面棕黑色。气香，味微甘。

淡豆豉含大豆苷元（$C_{15}H_{10}O_4$）和染料木素（$C_{15}H_{10}O_5$）的总量不得少于 0.10%。

【炮制作用】淡豆豉味苦、辛，性凉。归肺、胃经。具有解表，除烦，宣发郁热的功能。用于感冒，寒热头痛，烦躁胸闷，虚烦不眠。

【炮制研究】制备淡豆豉的主要原料大豆中的异黄酮类物质具有抗肿瘤、抗氧化、抗骨质疏松等多方面功效，其中主要包括染料木素、大豆黄素、鸡豆黄素 A 等。淡豆豉中游离染料木素含量比原料大豆高 48%，游离大豆黄素含量比原料大豆高 94%。表明淡豆豉经过发酵，其异黄酮苷发生酶解，使游离苷元含量提高。但淡豆豉总异黄酮含量低于原料大豆的含量，可能是由于制备淡豆豉过程中煎煮、发酵等步骤使大豆黄酮类成分损失所致。

【贮藏】置通风干燥处，防蛀。

## 红曲

【处方用名】红曲、炒红曲、红曲炭。

【来源】本品为曲霉科真菌紫色红曲霉 *Monascus purpureus* Went 接种在粳米上经发酵制成的红曲米。

【炮制方法】

**1. 红曲**  选择红色土壤地，挖一深坑，在坑底及周围铺以篾席，将粳米倒入坑内，上表面覆盖篾席，再压重物，坑顶搭棚以防止雨水渗入坑内。经 3~4 年后，米粒外皮变紫红色，内部深红色时，取出，晒干。（《山东省中药炮制规范》2002 年版）

**2. 红曲炭**  将净红曲置热锅内，用武火微炒，使外部呈棕黑色，内部呈红棕色为度，喷淋清水，冷却，取出晾干。（《上海市中药饮片炮制规范》2018 年版）

### ▍知识链接

#### 红曲现代发酵法

红曲传统发酵所需时间长，易受杂菌影响。现代多采用下法进行制备：将粳米加水淹没，浸泡 12~24 小时，使其充分吸水，然后取出蒸约 20 分钟，于无菌室内放凉。加入菌种液（5% 醋酸水溶液＋菌母液）拌和均匀，开始的 24 小时内，保持温度在 26~30℃，由于曲米发酵产生热量，因此在发酵过程中需要控制温度。48 小时后补充纯净水，使含水量保持在 38%~40%，并适当搅拌使发酵均匀。待米粒全部变成紫红色，倒出，堆置于篾席上，加盖麻布放置一夜，待米粒内部变成深红色时，干燥，即可。

【成品质量】

**1. 红曲**  呈米粒状，多碎断，表面紫红色或暗红色，断面深红色至粉红色。质脆，手捻之易碎，红色染指。微有酵酸气，味淡。

**2. 红曲炭**  形似红曲，棕黑色，内部呈红棕色，具焦香味，味微苦。

【炮制作用】红曲味甘，性温。归肝、大肠经。具有活血化瘀、健脾消食的功能。用于产后恶露不净，瘀滞腹痛，食积饱胀，赤白下痢，外用治跌打损伤。红曲炭涩性增强，以收敛止血、止泻见长。用于赤白痢、血痢。

【炮制研究】粳米含游离态氨基酸约为 0.55mg/g，紫色红曲霉菌在粳米培养基中发酵后产生大量游离态氨基酸，含量可达 8.2~11.5mg/g。现代研究表明红曲还具有调节血脂的作用，红曲中含有多种生理活性物质：如降胆固醇的洛伐他汀类；降血压的 γ-氨基丁酸及 glucosamine（红曲菌细胞壁成分），天然抗氧化物质黄酮酚等。

【贮藏】置通风干燥处，防蛀。

## 学习任务二　发芽技术

PPT

将成熟的果实或种子，在一定温度和湿度条件下，促使其萌发幼芽而产生新的药效作用的炮制技术，称为发芽技术。

### （一）炮制目的

通过发芽，使药物的药效物质基础发生变化，改变原有的性能，产生新的功效，扩大用药品种。

### （二）炮制方法

**1. 选种**　选择新鲜、粒大、饱满、无病虫害、色泽鲜艳的种子或果实。

**2. 浸泡**　将净选后的种子或果实置于适量清水中浸泡一定时间，每日清水喷淋 2～3 次，使保持湿润，一般含水量控制在 42%～45% 为宜。

吸水是种子萌发的第一步。吸水后种皮膨胀软化，氧气更易透过种皮进入，从而促进胚的呼吸，也使胚易于突破种皮；另外，凝胶状态的细胞质在水分进入后可转变溶胶状态，使代谢加强，胚乳的贮藏物质可在一系列酶的作用下不断转化为可溶性物质，供幼小器官生长发育。

**3. 发芽**　将浸泡后的种子或果实置于能透气的漏水容器中，或置于已垫好竹席的地面上，用湿物盖严。

种子萌发是非常活跃的过程，旺盛的物质代谢和运输均需要氧的参与。所以发芽过程必须选择在氧气充足、通风良好的场所或容器内进行。种子萌发同时需要一系列酶的参与，所以也需要适宜的温度，一般以 18～25℃ 为宜。

**4. 干燥**　经 2～3 天可萌发幼芽，待幼芽长到 0.5～1cm 时，取出，立即干燥。

发芽技术操作流程如图 14-2 所示。

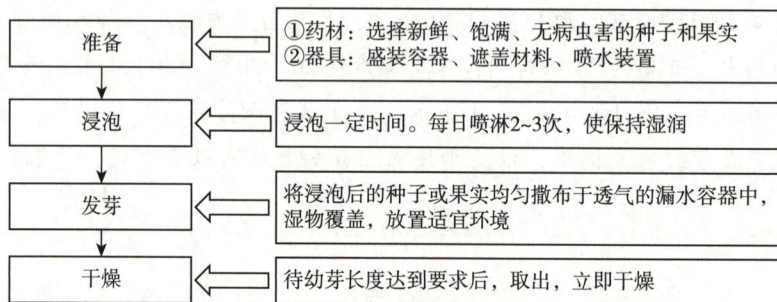

| 准备 | ← | ①药材：选择新鲜、饱满、无病虫害的种子和果实　②器具：盛装容器、遮盖材料、喷水装置 |
| 浸泡 | ← | 浸泡一定时间。每日喷淋2～3次，使保持湿润 |
| 发芽 | ← | 将浸泡后的种子或果实均匀撒布于透气的漏水容器中，湿物覆盖，放置适宜环境 |
| 干燥 | ← | 待幼芽长度达到要求后，取出，立即干燥 |

**图 14-2　发芽技术操作流程**

### （三）注意事项

1. 应选用新鲜成熟的种子或果实，发芽前先测定其发芽率，要求发芽率在 85% 以上。

2. 发芽温度一般以 18～25℃ 为佳。浸泡后种子或果实含水量控制在 42%～45% 为宜

3. 种子的浸泡时间应依气候、环境而定，一般春、秋季宜浸泡 4～6 小时，冬季 8 小时，夏季 4 小时。

4. 发芽时先长须根而后生芽，注意辨别。以芽长 0.5～1cm 为宜，发芽过长影响药效。

5. 在发芽过程中，要勤加检查、淋水，以保持所需湿度，并防止发热霉烂。

## 麦芽

【处方用名】麦芽、炒麦芽、焦麦芽。

【来源】本品为禾本科植物大麦 *Hordeum vulgare* L. 的成熟果实经发芽干燥的炮制加工品。

【炮制方法】

**1. 麦芽** 取新鲜成熟饱满的净大麦，用清水浸泡至六七成透，捞出，置于能排水的容器内，以湿物盖好，每日淋清水 2 ~ 3 次，保持湿润。经 5 ~ 7 天，待幼芽长至 5mm 时，取出，干燥，除去杂质。

**2. 炒麦芽** 取净麦芽，置预热好的炒制容器内，文火加热，不断翻动，炒至表面棕黄色，鼓起，并有香气逸出时，取出晾凉，筛去灰屑。

**3. 焦麦芽** 取净麦芽，置预热好的炒制容器内，中火加热，炒至有爆裂声，表面焦褐色，鼓起，并有焦香气逸出时，取出晾凉，筛去灰屑。

【成品质量】

**1. 麦芽** 呈梭形，表面淡黄色，基部胚根处生出幼芽和须根，幼芽长披针状条形，长约 5mm。须根数条，纤细而弯曲。质硬，断面白色，粉性。气微，味微甘。

麦芽每 1000g 含黄曲霉毒素 $B_1$ 不得过 5μg，黄曲霉毒素 $G_2$、黄曲霉毒素 $G_1$、黄曲霉毒素 $B_2$ 和黄曲霉毒素 $B_1$ 总量不得过 10μg。

**2. 炒麦芽** 形如麦芽，表面棕黄色，偶有焦斑。有香气，味微苦。

**3. 焦麦芽** 形如麦芽，表面焦褐色，有焦斑。有焦香气，味微苦。

【炮制作用】麦芽味甘，性平。归脾、胃经。具有行气消食，健脾开胃，回乳消胀的功能，用于食积不消，脘腹胀痛，脾虚食少，乳汁郁积，乳房胀痛，妇女断乳，肝郁胁痛，肝胃气痛。生麦芽健脾和胃，疏肝行气。用于脾虚食少，乳汁郁积。炒麦芽行气消食回乳。用于食积不消，妇女断乳。焦麦芽消食化滞。用于食积不消，脘腹胀痛。

【炮制研究】麦芽含淀粉酶、转化糖酶、维生素 B、脂肪、磷脂、糊精、麦芽糖、葡萄糖等。大麦发芽过程中，酶活性因发芽程度不同而有显著差异。长出胚芽者酶的活性为 1 : 7 ~ 1 : 10，而无胚芽者酶的活性为 1 : 3 ~ 1 : 5。乳酸含量前者为 0.8% ~ 1.0%，后者为 0.5% ~ 0.75%。芽亦不能太长，太长则其他成分消耗多，纤维素含量高，药效降低。

麦芽加热炮制时，随加热程度的升高，淀粉酶效价降低或消失。但是中医临床用炒麦芽、麦芽入煎剂，均取得了确切的临床疗效。可见，酶类并非是其唯一有效成分。另外，临床实践证明，单用炒麦芽回乳，效果强于己烯雌酚，作用快而强。麦芽生、炒品均有回乳作用，关键在于剂量，小剂量时则消食开胃而催乳，大剂量时则耗气散血而回乳。

【贮藏】置通风干燥处，防蛀。

**知识链接**

### 制作麦芽应使用大麦而不能用小麦

据研究，大麦发芽后，其淀粉酶活性与小麦比较，活性指数高，且大麦中含的淀粉酶以直链淀粉为主，易水解，而小麦中含有较多的支链淀粉，不易水解，从而存在增加消化负担的可能。同时，大麦中含麦胶的量相对于小麦少，麦胶妨碍消化。麦芽用于脾胃虚弱、消化不良。如果使用小麦发芽作麦芽用，则助消化效果减弱，且有增加消化负担的可能。故麦芽应使用大麦制作，而不能用小麦。

## 谷芽

【处方用名】 谷芽、炒谷芽、焦谷芽。

【来源】 本品为禾本科植物粟 *Setaria italica*（L.）Beauv. 的成熟果实经发芽干燥的炮制加工品。

【炮制方法】

**1. 谷芽** 取成熟饱满的净粟谷，用清水浸泡至六七成透，捞出，置于能排水容器内，以湿物覆盖，每日淋清水 1~2 次，保持湿润，待须根长至约 6mm 时，取出，干燥，除去杂质。

**2. 炒谷芽** 取净谷芽，置预热好的炒制容器内，文火加热，不断翻动，炒至表面深黄色，并有香气逸出时，取出晾凉，筛去灰屑。

**3. 焦谷芽** 取净谷芽，置预热好的炒制容器内，中火加热，炒至大部分爆裂，表面焦褐色，并有焦香气逸出时，取出晾凉，筛去灰屑。

【成品质量】

**1. 谷芽** 呈类圆球形，直径约 2mm，顶端钝圆，基部略尖。外稃淡黄色，具点状皱纹，下端有初生的细须根，长 3~6mm，剥去稃片，内含淡黄色或黄白色颖果（小米）1 粒。气微，味微甘。

**2. 炒谷芽** 形如谷芽，表面深黄色，有焦斑。具香气，味微苦。

**3. 焦谷芽** 形如谷芽，表面焦褐色。有焦香气。

【炮制作用】 谷芽味甘，性温。归脾、胃经。具有消食和中，健脾开胃的功能，用于食积不消，腹胀口臭，脾胃虚弱，不饥食少。炒谷芽偏于消食，用于不饥食少。焦谷芽善化积滞，用于积滞不消。

【贮藏】 置通风干燥处，防蛀。

## 稻芽

【处方用名】 稻芽、炒稻芽、焦稻芽。

【来源】 本品为禾本科植物稻 *Oryza sativa* L. 的成熟果实经发芽干燥的炮制加工品。

【炮制方法】

**1. 稻芽** 取成熟而饱满的稻，用清水浸泡至六七成透，捞出，置能排水的容器内，覆盖，每日淋水 1~2 次，保持湿润，待须根长至 1cm 时，取出晒干，除去杂质。

**2. 炒稻芽** 取净谷芽，置炒制容器内，用文火加热，炒至表面深黄色，大部分爆裂，并有香气逸出时，取出晾凉，筛去灰屑。

**3. 焦稻芽** 取净谷芽，置炒制容器内，用中火加热，炒至表面焦黄色，大部分爆裂，并有焦香气逸出时，取出晾凉，筛去灰屑。

【成品质量】

**1. 稻芽** 呈扁长椭圆形，两端略尖。外稃黄色，有白色细茸毛，具弯曲的须根。质硬，断面白色，粉性。气微，味淡。

**2. 炒稻芽** 形如稻芽，表面深黄色，须根常断裂，白色茸毛残留或脱落。有香气。

**3. 焦稻芽** 形如稻芽，表面焦黄色至焦褐色，须根断裂，白色茸毛脱落，常从浆片处爆裂。有焦香气，味微苦。

【炮制作用】 稻芽味甘，性温。归脾、胃经。具有消食和中，健脾开胃的功能，用于食积不消，腹胀口臭，脾胃虚弱，不饥食少。炒稻芽偏于消食，用于不饥食少。焦稻芽善化积滞，用于积滞不消。

【贮藏】 置通风干燥处，防蛀。

## 大豆黄卷

【处方用名】大豆黄卷、制大豆黄卷、炒大豆黄卷。

【来源】本品为豆科植物大豆 *Glycine max*（L.）Merr. 的成熟种子经发芽干燥的炮制加工品。

【炮制方法】

**1. 大豆黄卷** 取成熟饱满的净大豆，用清水浸泡 6～8 小时，至表面膨胀起皱，捞出，置于能排水容器内，上盖湿布，每日淋清水两次，保持湿润，待芽长至 0.5～1cm 时，取出，干燥。除去杂质。

**2. 制大豆黄卷** 取淡竹叶、灯心草置于锅内，加适量清水煎煮两次（每次 30～60 分钟），滤过，去除残渣得药汁。将药汁与净大豆黄卷共置于锅内，文火加热，煮至药汁被吸尽，取出，干燥即得。（《全国中药炮制规范》1988 年版）

每 100kg 净大豆黄卷，用淡竹叶 2kg、灯心草 1kg。

**3. 炒大豆黄卷** 取净大豆黄卷，置预热好的炒制容器内，文火加热，炒至较原色稍深，取出晾凉，筛去灰屑。（《江西省中药饮片炮制规范》2008 年版）

【成品质量】

**1. 大豆黄卷** 略呈肾形，长约 8mm，宽约 6mm。表面黄色或黄棕色，微皱缩，一侧有明显的脐点；一端有 1 弯曲胚根。外皮质脆，多破裂或脱落。子叶 2，黄色。气微，味淡，嚼之有豆腥味。

大豆黄卷含大豆苷（$C_{21}H_{20}O_9$）和染料木苷（$C_{21}H_{20}O_{10}$）的总量不得少于 0.080%。

**2. 制大豆黄卷** 形如大豆黄卷，少数胚根脱落，颜色较深。质坚韧，豆腥气较轻而微清香。

**3. 炒大豆黄卷** 形如大豆黄卷，大多数胚根脱落，颜色加深，偶见焦斑。气香，味微苦，豆腥气较淡。

【炮制作用】大豆黄卷味甘，性平。归脾、胃、肺经。具有解表祛暑，清热利湿的功能。大豆黄卷生品性偏凉，善于通达宣利，长于清利湿热，清解表邪。用于暑湿感冒，湿温初起，发热汗少，胸闷脘痞，肢体酸重，小便不利。制大豆黄卷宣发作用减弱，清热利湿作用增强。炒大豆黄卷清解表邪作用极弱，长于利湿舒筋，兼益脾胃，适用于湿痹，水肿胀满。

【贮藏】置通风干燥处，防蛀。

### 💡执考对接

根据《国家执业药师资格考试大纲》（第九版·2025）要求，发酵、发芽技术为考点内容，其具体要求与教材内容见表 14-1。

表 14-1 发酵、发芽技术考点与教材内容对照表

| 细目 | 要点 | 教材内容 |
|---|---|---|
| 其他制法 | 发酵：六神曲、淡豆豉的炮制方法与作用 | 六神曲、淡豆豉 |
| | 发芽：麦芽的炮制方法与作用 | 麦芽 |

#### 目标检测

一、单项选择题

1. 发酵技术操作中，适宜的温度和相对湿度分别是（  ）

　A. 15～20℃，45%～55%　　　　　B. 18～25℃，65%～75%

　C. 30～37℃，70%～80%　　　　　D. 30～37℃，65%～75%

　E. 18～25℃，65%～75%

2. 发芽操作时，要求种子的发芽率不低于（　　）

A. 80%　　　　　　　　B. 85%　　　　　　　　C. 100%

D. 89%　　　　　　　　E. 90%

3. 大麦发芽的最适温度是（　　）

A. 10～15℃　　　　　　B. 15～20℃　　　　　　C. 18～25℃

D. 25～30℃　　　　　　E. 25～35℃

4. 六神曲炒焦后（　　）

A. 解表化湿力胜　　　　B. 健胃消食力胜　　　　C. 醒脾和胃力胜

D. 解表除烦力胜　　　　E. 消食化积力胜

5. 发芽时，以芽长（　　）为宜

A. 0.1～0.2cm　　　　　B. 0.2～0.5cm　　　　　C. 0.2～1.0cm

D. 0.5～1.0cm　　　　　E. 1.0～1.5cm

## 二、多项选择题

1. 发酵技术操作时，所需要的条件是（　　）

A. 菌种　　　　　　　　B. 营养物　　　　　　　C. 温度

D. 湿度　　　　　　　　E. pH

2. 关于发芽技术，下列说法正确的是（　　）

A. 适宜温度为18～25℃　　　　　　B. 先长芽后长根

C. 种子发芽率不低于85%　　　　　　D. 夏季浸泡时间比冬季长

E. 芽最适长度为0.5～1.0cm

3. 下列药物中，采用发酵技术炮制而成的是（　　）

A. 淡豆豉　　　　　　　B. 六神曲　　　　　　　C. 大豆黄卷

D. 红曲　　　　　　　　E. 半夏曲

## 三、简答题

1. 简述发芽操作流程及注意事项。

2. 简述六神曲、麦芽的炮制品种及其炮制方法与炮制作用。

书网融合……

重点小结　　　　　　习题

# 项目十五 制霜技术

## 学习目标

**知识目标**：通过本项目的学习，应掌握制霜技术、去油制霜、渗析制霜、升华制霜、副产品制霜的含义及目的；制霜的各种操作方法；常见饮片的炮制作用。熟悉制霜的成品质量要求和注意事项。了解饮片的炮制研究。

**能力目标**：能根据药材的性质选择适宜的制霜技术；能制作巴豆霜、柏子仁霜、西瓜霜等常见饮片。

**素质目标**：通过本项目的学习，树立细致严谨的饮片生产理念；培养安全生产意识与岗位责任心；培养工匠精神与创新精神。

## 情境导入

**情境**：2015 年，香港求是科技基金会将"求是杰出科学家奖"授予一位默默无闻的医生、血液病专家张亭栋教授，他是使用砒霜（三氧化二砷，ATO）治疗白血病的奠基人。砒霜作为一种由砒石精制而成的毒药，分为白砒和红砒，其中红砒霜在古代被称之为"鹤顶红"。虽然砒霜有毒，但中医认为其具有药用价值，可以劫痰截疟，杀虫，蚀恶肉。从 20 世纪 70 年代开始张亭栋教授基于中医药方进行探索研究，后与其他单位进一步开展研究，确认三氧化二砷是药剂中治疗白血病的有效成分，对急性早幼粒细胞白血病（APL）患者效果最好。张亭栋教授开创的用砒霜治疗白血病，不仅给全世界白血病患者带来了福音，而且还有望在治疗其他癌症方面产生积极的效果。

**思考**：1. 砒霜大毒，如何正确应用其治疗疾病？

2. 砒石经过怎样炮制可以得到砒霜？炮制后是否可以降低毒性？

将净制后的药物进行去油制成松散粉末，或析出细小结晶，或采用升华、煎熬等方法制成细粉或粉渣的技术，称为制霜技术。根据操作方法不同，分为去油制霜技术、渗析制霜技术、升华制霜技术、副产品制霜技术等。

## 学习任务一 去油制霜技术

将净制后的药物碾成泥状，经过适当加热，压榨去油，制成松散粉末的技术，称为去油制霜技术。

### （一）操作方法

**1. 器具准备** 器具准备齐全，操作前清洁所用器具。

**2. 净制** 除去药材中的杂质及虫蛀、发霉、泛油的种子并碾成泥状。

**3. 加热去油** 将碾成泥状的种子用吸油纸包裹（量大时可用洁净布包裹），置笼屉上蒸热，或置于炉火边或暴晒后，压榨并换纸去油，如此反复操作至药物呈松散粉末，不再黏结成饼，碾成细粉。

**4. 清场** 操作完成后应及时清场，并将相关器具放置在原位。

**5. 收贮**　将符合标准的成品按要求及时收贮。有大毒的药物应按《医疗用毒性药品管理办法》进行管理。

## （二）成品质量

松散粉末状，白色、灰白色或淡黄色。千金子霜和巴豆霜含脂肪油应为18.0%~20.0%。

## （三）炮制目的

**1. 降低毒性，缓和药性**　如巴豆、千金子等有毒，泻下作用峻烈，去油制霜后毒性降低，泻下作用得到缓和，保证药物临床使用的安全性和有效性。

**2. 降低副作用**　如柏子仁中的脂肪油具有滑肠通便的作用，体虚便溏患者不宜使用，制成霜后，油质含量大幅减少，降低滑肠的副作用。

## （四）注意事项

1. 操作前，先将药材净制，除去杂质及发霉、虫蛀、泛油的果实或种子，再将药材碾成泥状，加热处理，以便油质的渗出。

2. 为使药材中油质易于渗出，故去油制霜时多需加热或放置热处加热。

3. 吸油纸包裹去油时需勤换吸油纸，使油质尽快被吸去，以缩短炮制时间。

4. 有毒药材去油制霜时使用过的纸或布需及时烧毁，使用过的器具应及时清洗，以免误用。

# 巴豆

【处方用名】生巴豆、巴豆霜。

【来源】本品为大戟科植物巴豆 *Croton tiglium* L. 的干燥成熟果实。秋季果实成熟时采收，堆置2~3天，摊开，干燥。

【炮制方法】

**1. 生巴豆**　取原药材，除去杂质，去除果壳及种皮取仁。

**2. 巴豆霜**

（1）去油制霜法　取净巴豆仁，碾烂成泥，里层用纸包裹，外层用布包严，蒸热，用压榨器压榨去油，如此反复操作数次，使药物成松散粉末状，不再粘结成饼为度。量少时，取巴豆仁，碾成泥状，用数层吸油纸包裹，加热后反复压榨，成松散粉末状为宜。

（2）淀粉稀释法　取净巴豆仁，碾细，照《中国药典》（2025年版）测定法（通则0713），测定脂肪油含量，加适量的淀粉，使脂肪油含量符合规定，混匀，即得。

巴豆霜中脂肪油含量应达到18.0%~20.0%。

【成品质量】

**1. 生巴豆**　种子呈扁椭圆形。表面黄白色或黄棕色，平滑有光泽，常附有白色薄膜；一端有微凹的合点，另一端有小点状的种脐。内胚乳肥厚，淡黄色，油质；子叶2，菲薄。气微，味辛辣。

生巴豆含脂肪油不得少于22.0%，含巴豆苷（$C_{10}H_{13}N_5O_5$）不得少于0.80%。

**2. 巴豆霜**　本品为粒度均匀、疏松的淡黄色粉末，显油性，味辛辣。

巴豆霜含脂肪油应为18.0%~20.0%，含巴豆苷（$C_{10}H_{13}N_5O_5$）不得少于0.80%。

【注意事项】巴豆生品有大毒，操作时应戴上口罩及手套等防护以防止中毒。炮制结束后，裸露部位需用冷水洗涤，用过的纸或布为避免误用，应立即烧毁。若皮肤出现红肿、红斑或有瘙痒、灼热感等症状时，可用防风、甘草、绿豆煎汤内服。

【炮制作用】巴豆味辛，性热；有大毒。归胃、大肠经。外用具蚀疮的功效。生巴豆毒性强烈，仅供外用以蚀疮，如治疗恶疮、疥癣和疣痣，使用时研末涂患处，或捣烂以纱布包擦患处。如治疗一切疥疮有虫，时作瘙痒的巴豆膏。巴豆去油制霜后毒性降低，泻下作用缓和，具有峻下冷积，逐水退肿，豁痰利咽；外用蚀疮的功效。用于寒积便秘，乳食停滞，腹水臌胀，二便不通，喉风，喉痹。如治寒邪食积，阻于中焦的紫沉丸。巴豆霜还可外治痈肿脓成不溃，疥癣恶疮，疣痣。

【炮制研究】巴豆中巴豆油含量为34%～57%，具有强烈的泻下作用和刺激作用，能刺激肠蠕动而引起腹泻，大剂量可导致死亡。巴豆中还含有蛋白质，约为18%，蛋白质中含巴豆毒素Ⅰ、Ⅱ两种毒性球蛋白，能导致机体红细胞及其他有核细胞裂解，巴豆毒素Ⅱ甚至能抑制其他种类蛋白质的合成。巴豆加热去油制霜后，一是使巴豆油含量下降，二是使蛋白质凝固变性，从而使其毒性降低、泻下作用缓和。

【贮藏】置阴凉干燥处。按毒性中药管理。

## 千金子

【处方用名】千金子、千金子霜。

【来源】本品为大戟科植物续随子 *Euphorbia lathyris* L. 的干燥成熟种子。夏、秋二季果实成熟时采收，除去杂质，干燥。

【炮制方法】

**1. 千金子**　取原药材，除去杂质，筛去泥沙，洗净，捞出，干燥，用时打碎。

**2. 千金子霜**　取净千金子，除去种皮，碾烂成泥，用布包严，蒸热，压榨去油，如此反复操作，至药物松散成粉末状，不再粘结成饼为度。量少时，碾碎后用数层吸油纸包裹，加热，反复压榨换纸，至纸上不显油痕为宜。

【成品质量】

**1. 千金子**　本品呈椭圆形或倒卵形。表面灰棕色或灰褐色，具不规则网状皱纹，网孔凹陷处灰黑色，形成细斑点。一侧有纵沟状种脊，顶端为突起的合点，下端为线形种脐，基部有类白色突起的种阜或具脱落后的疤痕。种皮薄脆，种仁白色或黄白色，富油质。气微，味辛。

千金子含脂肪油不得少于35.0%，含千金子甾醇（$C_{32}H_{40}O_8$）不得少于0.35%。

**2. 千金子霜**　本品为均匀、疏松的淡黄色粉末，微显油性。味辛辣。

千金子霜含脂肪油应为18.0%～20.0%。

【炮制作用】千金子味辛，性温；有毒。归肝、肾、大肠经。具有泻下逐水，破血消癥；外用疗癣蚀疣的功效。生千金子逐水消肿，破血消癥，但毒性较大，作用峻烈。外治顽癣和赘疣。千金子去油制霜后泻下作用缓和，毒性降低，可配入丸散剂供临床上内服。用于二便不通，水肿，痰饮，积滞胀满，血瘀经闭；外治顽癣，赘疣。如治疗瘴疟暑恶，霍乱腹痛，中风痰盛的太乙紫金锭。

【炮制研究】千金子中脂肪油含量为40%～50%，对胃肠均有刺激性，能导致峻泻，其含量与毒性成正比。研究结果表明，千金子经过不同方法炮制后（生品、炒品、酒制品、热霜、蒸霜、冷霜），毒性成分脂肪油的含量均显著降低。另有研究表明，以热法和蒸法制霜效果较好，含油量较低，能达到降低毒性的目的。

【贮藏】置阴凉干燥处，防蛀。

## 柏子仁

【处方用名】柏子仁、柏子仁霜、炒柏子仁。

【来源】本品为柏科植物侧柏 *Platycladus orientalis* （L.）Franco 的干燥成熟种仁。秋、冬二季采收成熟种子，晒干，除去种皮，收集种仁。

【炮制方法】

**1. 柏子仁** 取原药材，除去杂质及残留的种皮。

**2. 柏子仁霜** 取净柏子仁，碾成泥状，用布（量少可用数层吸油纸）包严，蒸热后压榨去油，如此反复操作，至药物松散成粉，不再粘结成饼为宜，取出，碾细。

**3. 炒柏子仁** 取净柏子仁，置于预热的锅中，用文火加热，翻炒至油黄色，有香气逸出时，取出，放凉。（《全国中药炮制规范》1988 年版）

【成品质量】

**1. 柏子仁** 本品呈长卵形或长椭圆形，表面黄白色或淡黄棕色，外包膜质内种皮，顶端略尖，有深褐色的小点，基部钝圆。质软，富油性。气微香，味淡。

柏子仁生品酸值不得过 40.0。羰基值不得过 30.0。过氧化值不得过 0.26。黄曲霉毒素每 1000g 含黄曲霉毒素 $B_1$ 不得过 5μg，黄曲霉毒素 $G_2$、黄曲霉毒素 $G_1$、黄曲霉毒素 $B_2$ 和黄曲霉毒素 $B_1$ 总量不得过 10μg。

**2. 柏子仁霜** 本品为均匀、疏松的淡黄色粉末，微显油性，气微香。柏子仁霜酸值、羰基值、过氧化值、黄曲霉毒素同生品。

**3. 炒柏子仁** 本品表面油黄色，偶见焦斑，具有焦香气。

【炮制作用】柏子仁味甘，性平。归心、肾、大肠经。具有养心安神，润肠通便，止汗的功效。柏子仁生品长于润肠通便，养心安神，用于虚烦失眠，心悸怔忡，肠燥便秘，阴虚盗汗。但生品有异味，易致人恶心呕吐。柏子仁炒制后具有焦香气，副作用降低，药性缓和，泻下作用减弱，适用于脾胃虚弱患者。常用于心烦失眠，心悸怔忡，阴虚盗汗。柏子仁去油制霜后可消除呕吐和滑肠致泻的副作用。多用于心神不宁，虚烦失眠而又大便溏泄者。

【炮制研究】柏子仁中脂肪油含量约为 50%，另有少量的挥发油和皂苷。研究表明，柏子仁炮制前后的化学成分有一定的变化，但制霜前后的总皂苷含量几乎没有改变。

柏子仁霜传统制法繁琐费时，产量小。为克服传统制法的不足，通过改进工艺，采用高速粉碎机或电碾船将净柏子仁研为泥团状，将数层吸油纸铺在大瓷盘上，再将柏子仁泥往上铺平，盖上数层吸油纸，将瓷盘层层相叠，上压砖块或木板，置电热干燥箱内恒温加热一定时间，反复操作数次，凉后取出，去油纸，研成细粉即可。研究表明，机械压榨热烘制霜法可以取代传统法制柏子仁霜。

【贮藏】置阴凉干燥处，防热，防蛀。

# 大风子

【处方用名】大风子、大风子霜。

【来源】本品为大风子科植物大风子 *Hydnocarpus anthelmintica* Pierre 的干燥种子。夏季采摘成熟果实，除去果皮，取出种子，洗净，干燥。

【炮制方法】

**1. 大风子** 取原药材，除去杂质，拣去霉烂变质者，去壳取仁。（《全国中药炮制规范》1988 年版）

**2. 大风子霜** 取净大风子仁，碾成泥状，用布（量少可用数层吸油纸）包严，蒸热后压榨去油，如此反复操作，至药物松散成粉，不再粘结成饼为宜，取出，碾细。（《全国中药炮制规范》1988 年版）

【成品质量】

**1. 大风子** 本品呈不规则的卵圆形，或多面形，稍有钝棱，表面灰棕色或灰褐色，有细纹，较小的一端有明显的沟纹。种皮厚而坚硬，内表面光滑，浅黄色或黄棕色，种皮与种仁分离，种仁两瓣，灰白色，有油性，外被一层红棕色或暗紫色薄膜。气微，味淡。

**2. 大风子霜**  本品为乳白色粉末，气微，味淡。

【炮制作用】大风子味辛，性热；有毒。归肝、脾、肾经。具有祛风燥湿，攻毒杀虫的功效。大风子生品毒性较强，作用峻烈，多外用。用于治疗麻风，疥癣，杨梅毒疮。大风子去油制霜后毒性降低，可制成丸散剂供内服，作用与生大风子相同。

【贮藏】置阴凉干燥处，防蛀。

## 木鳖子

【处方用名】木鳖子仁、木鳖子霜。

【来源】本品为葫芦科植物木鳖 *Momordica cochinchinensis*（Lour.）Spreng. 的干燥成熟种子。冬季采收成熟果实，剖开，晒至半干，除去果肉，取出种子，干燥。

【炮制方法】

**1. 木鳖子仁**  取原药材，除去杂质，去壳取仁。用时捣碎。

**2. 木鳖子霜**  取净木鳖子仁，炒热，碾末，用吸油纸包裹数层，压榨去油，如此反复操作，至纸上不再出现油迹，药物由黄色变为灰白色时，取出，研细。

【成品质量】

**1. 木鳖子仁**  本品内种皮灰绿色，绒毛样。子叶 2，黄白色，富油性。有特殊的油腻气，味苦。

木鳖子仁含丝石竹皂苷元 $3-O-\beta-$D$-$葡萄糖醛酸甲酯（$C_{37}H_{56}O_{10}$）不得少于 0.25%。

**2. 木鳖子霜**  本品为白色或灰白色的松散粉末。有特殊的油腻气，味苦。

木鳖子霜含丝石竹皂苷元 $3-O-\beta-$D$-$葡萄糖醛酸甲酯（$C_{37}H_{56}O_{10}$）不得少于 0.40%。

【炮制作用】木鳖子味苦、微甘，性凉；有毒。归肝、脾、胃经。具有散结消肿，攻毒疗疮的功效。木鳖子生品有毒，仅供外用。用于疮疡肿毒，乳痈，瘰疬，痔瘘，干癣，秃疮。木鳖子制霜后油质大部分被除去，毒性降低，可制成丸散剂供内服，作用与生木鳖子相同。

【炮制研究】木鳖子中脂肪油含量约为 44%，还含有皂苷、多糖和蛋白质等。制霜后可去除大部分油质，毒性降低，作用缓和，其抗炎、镇痛、抗菌作用较原药材增强。木鳖子传统方法取仁费工费时，现可将去净外壳的木鳖子在沸水中加热数分钟，取出，用毛巾搓去种皮，洗净，轻炒干燥。

【贮藏】置干燥处。

## 瓜蒌子

【处方用名】瓜蒌子、瓜蒌子霜、炒瓜蒌子、蜜瓜蒌子。

【来源】本品为葫芦科植物栝楼 *Trichosanthes kirilowii* Maxim. 或双边栝楼 *Trichosanthes rosthornii* Harms 的干燥成熟种子。秋季采摘成熟果实，剖开，取出种子，洗净，晒干。

【炮制方法】

**1. 瓜蒌子**  取原药材，除去杂质和干瘪的种子，洗净，晒干。用时捣碎。

**2. 瓜蒌子霜**  取净瓜蒌子，去壳取仁，碾成泥状，用布或数层吸油纸包裹，烘热或蒸热，压榨去油，如此反复操作，至药物松散，不再粘结成饼为度。（《全国中药炮制规范》1988 年版）

**3. 炒瓜蒌子**  取净瓜蒌子，置于预热的锅中，用文火加热，炒至鼓起，并逸出固有气味时，取出放凉。用时捣碎。

**4. 蜜瓜蒌子**  取炼蜜，用适量开水稀释，将瓜蒌子捣烂后加入蜜水拌匀，闷透，置于预热的锅中，用文火加热，炒至颜色加深、不粘手为度，取出，放凉。（《全国中药炮制规范》1988 年版）

每 100kg 瓜蒌子，用炼蜜 5kg。

**【成品质量】**

**1. 瓜蒌子** 本品呈扁平椭圆形，表面浅棕色至棕褐色，平滑，沿边缘有1圈沟纹。顶端较尖，有种脐，基部钝圆或较狭。种皮坚硬；内种皮膜质，灰绿色，子叶2，黄白色，富油性。气微，味淡。

瓜蒌子含3,29-二苯甲酰基栝楼仁三醇（$C_{44}H_{58}O_5$）不得少于0.080%。

**2. 瓜蒌子霜** 本品为黄白色的松散粉末，微有油性。

**3. 炒瓜蒌子** 本品微鼓起，表面呈微黄色，有香气。

炒瓜蒌子含3,29-二苯甲酰基栝楼仁三醇（$C_{44}H_{58}O_5$）不得少于0.060%。

**4. 蜜瓜蒌子** 本品呈碎块状，表面棕黄色，微显光泽，有香气。

**【炮制作用】** 瓜蒌子味甘，性寒。归肺、胃、大肠经。具有润肺化痰，滑肠通便的功效。瓜蒌子生品具有寒滑之性，长于润肺化痰，滑肠通便。用于燥咳痰黏，肠燥便秘。瓜蒌子制霜后除去了部分油质，滑肠作用显著减弱，缓和了致人恶心呕吐、腹泻的副作用。多用于体虚患者，用于肺热咳嗽，咯痰不爽，大便不实者。瓜蒌子炒后寒性减弱，长于理肺化痰。用于燥咳痰黏，肠燥便秘。瓜蒌子蜜制后缓和了寒性，增强了润肺止咳的作用。用于润肺止咳。

**【炮制研究】** 瓜蒌子中脂肪油含量为26%~31%，还含有三萜类化合物、多种甾醇和蛋白质等。制霜后可去除部分油质，缓和了滑肠致泻的副作用。

**【贮藏】** 置阴凉干燥处，防霉，防蛀。

# 学习任务二　渗析制霜技术

将药物与物料经过加工析出细小结晶的技术，称为渗析制霜技术。其目的是制造新药，扩大用药品种，增强疗效。如西瓜霜。

## 西瓜霜

**【处方用名】** 西瓜霜。

**【来源】** 本品为葫芦科植物西瓜 *Citrullus lanatus*（Thunb.）Matsumu. et Nakai 的成熟新鲜果实与皮硝经加工制成。

**【炮制方法】** 西瓜霜收载于《中国药典》2025版一部，但未记录制法。制备方法如下：取新鲜西瓜，沿蒂头切一厚片作顶盖，挖出部分瓜瓤，将芒硝填入瓜内，盖上顶盖，用竹签插牢，用碗或碟托住，悬挂于阴凉通风处，待西瓜表面析出白霜时，随时刮下，直到无白霜析出时为止，晾干。或取新鲜西瓜，切碎，放入不带釉的瓦罐内，一层西瓜一层芒硝，至罐容积的4/5左右，将罐口封严，悬挂于阴凉通风处，数日后，瓦罐表面析出白色结晶物，随析随收集，至无结晶析出为止。（《安徽省中药饮片炮制规范》2005年版）

每100kg西瓜，用芒硝15kg。

**【成品质量】** 本品为类白色至黄白色的结晶性粉末。气微、味咸。

西瓜霜含硫酸钠（$Na_2SO_4$）不得少于90.0%。

**【炮制作用】** 西瓜霜味咸，性寒。归肺、胃、大肠经。具有清热泻火，消肿止痛的功效。西瓜能清热解暑，芒硝能清热泻火，两药合制西瓜霜后，起到协同增效作用，既能使药物更加纯洁，又能增强清热泻火之功。多用于咽喉肿痛，喉痹，口疮。如治疗疫喉的金不换。

**【炮制研究】** 西瓜霜的主要成分为含水硫酸钠（$Na_2SO_4 \cdot 10H_2O$），还含有多种无机元素及氨基酸等，具有广谱抗菌作用。

西瓜霜传统制法受季节限制，操作简单，不适宜大规模生产。现工业化生产方法为：将天然硫酸钠、硝酸钾加热水溶解，滤过，滤液加 20% 萝卜，煮沸 30 分钟，滤过，滤液加 40% 的西瓜块，煮沸，滤过，滤液加活性炭 1%（*W/W*）煮沸，滤过；滤液经垂熔滤器过滤至澄明，减压蒸发浓缩，放冷析晶，结晶风化，按处方规定量加入冰片，套研混匀，过筛，即得。或者将西瓜碎块，加入芒硝溶化，以布氏滤器加滑石粉助滤，滤出液减压蒸发浓缩，放冷析晶，结晶风化。该法生产周期短，质量稳定，不受环境、季节、气候的限制，产量高，适宜工业化生产。

【贮藏】密封，置干燥处。

# 学习任务三 升华制霜技术

药物经过高温加工处理，升华成结晶或细粉的技术，称为升华制霜技术。目的是除去杂质，纯净药物，使毒剧药物的剂量更加准确。如砒霜。

## 砒霜

【处方用名】信石、砒霜。

【来源】本品为天然产含砷矿物砷华 arsenolite、毒砂 arsenopyrite 或雄黄 realgar 等含砷矿物的加工制成品。主含 $As_2O_3$。全年均可采挖，采得后，除净杂质。商品有红信石和白信石两种。

【炮制方法】

**1. 信石** 取原药材，除去杂质，碾细。（《全国中药炮制规范》1988 年版）

**2. 砒霜** 取净信石，置于煅锅中，上盖一口径较小的锅，用盐泥将两锅结合处封固，上压重物，盖锅底上贴一白纸条或放几粒大米，文武火加热，煅至白纸或大米成老黄色，离火放冷，收集盖锅上的结晶。（《全国中药炮制规范》1988 年版）

【成品质量】

**1. 信石** 本品为不规则碎块状，断面具灰、黄、白、红、肉红等颜色，灰色不透明，白色和肉红色部分透明，具玻璃样或绢丝样光泽，质脆，易打碎，气无。

**2. 砒霜** 本品为白色结晶或粉末。

【炮制作用】信石味酸、辛，性大热；有大毒。归脾、肺、胃、大肠经。具有祛痰，截疟，杀虫，蚀腐肉的功效。用于寒痰哮喘，疟疾，休息痢；外治瘰疬、癣疮，溃疡腐肉不脱等。制霜后，除去了大量杂质，药性更纯，毒性更大。内服可祛痰截疟平喘，如治疗恶性疟疾的一剪金。外用可蚀疮祛腐，杀虫。

【炮制研究】信石主含三氧化二砷，常混有石英、云母等矿物。天然样品中还含有 Pb、Ni、Ag、Co、Sb 等成分，人工制品中混入成分取决于原料矿物。红砒，色粉红，尚含少量硫化砷，药用以此为主。白砒，色白，较为纯净，少见。

目前，国内外围绕 $As_2O_3$ 开展了大量研究，如急性早幼粒细胞性白血病的研究及临床应用，抗肝癌，诱导血管平滑肌细胞凋亡等，已成为抗癌药的研究热点。

【贮藏】置干燥处。按毒性中药管理。

# 学习任务四 副产品制霜技术

药物经过多次长时间煎熬后将所剩下的粉渣另作药用，或收集药物加工时的副产物作药用的技术，称为副产品制霜技术。目的是缓和药性，综合利用，扩大药源。如柿霜、百草霜、鹿角霜等。

## 鹿角霜

【处方用名】鹿角霜。

【来源】本品为鹿科动物马鹿 *Cervus elaphus* Linnaeus 或梅花鹿 *Cervus nippon* Temminck 已骨化的角或锯茸后翌年春季脱落的角基，去胶质的角块。春、秋二季生产，将骨化角熬去胶质，取出角块，干燥。

【炮制方法】取净鹿角熬去胶质后，将剩下的鹿角骨块除去杂质，用时捣碎。

【成品质量】本品呈长圆柱形或不规则的块状，大小不一。表面灰白色，显粉性，常具纵棱，偶见灰色或灰棕色斑点。体轻，质酥，断面外层较致密，白色或灰白色，内层有蜂窝状小孔，灰褐色或灰黄色。有吸湿性。气微，味淡，嚼之有粘牙感。

【炮制作用】鹿角霜味咸，涩，性温。归肝、肾经。具有温肾助阳，收敛止血的功效。多用于脾肾阳虚，白带过多，遗尿尿频，崩漏下血，疮疡不敛。如鹿茸散、参茸固本丸等。

【贮藏】置干燥处。

## 柿霜

【处方用名】柿霜。

【来源】本品为柿科植物柿 *Diospyros kaki* Thunb. 的果实制成柿饼时外表所生的白色粉霜。将柿霜加热熔化制成饼状，即成柿霜饼。

【炮制方法】取成熟的柿子，除去外皮，日晒夜露（防虫蝇、防雨、防尘），约经1个月后，放置于席圈内，再经1个月后，即成柿饼，在其表面上渗出白色粉霜，用洁净竹片刮下，即是柿霜。将柿霜放锅内加热熔化，成饴糖状时，倒入模型中，晾至七成干，用刀铲下，再晾至全干，即为柿霜饼。（《山东省中药炮制规范》1990年版）

【成品质量】本品呈白色粉末状。柿霜饼呈扁圆形，一面平坦，一面微隆起，灰白色或棕黄色，边缘平滑。质硬，易破碎，易潮解。气微，味甜，具有清凉感。

【炮制作用】柿霜味甘，性凉。归心、肺经。具有清热生津，润肺化痰的功效。用于清上焦肺热，咽干喉痛，口舌生疮，吐血，咯血，干咳痰少，肺痨咳嗽，消渴。柿霜饼作用与柿霜相同，且更利于贮存。

【贮藏】置干燥处，防潮。

### 💡执考对接

根据《国家执业药师资格考试大纲》（第九版·2025）要求，制霜技术为考点内容，其具体要求与教材内容见表15-1。

表15-1 制霜技术考点与教材内容对照表

| 细目 | 要点 | 教材内容 |
| --- | --- | --- |
| 其他制法 | 制霜：巴豆霜、西瓜霜的炮制方法与作用 | 去油制霜技术：巴豆霜<br>渗析制霜技术：西瓜霜 |

## •••• 目标检测

答案解析

一、单项选择题

1. 鹿角霜的炮制方法为（　　）

　　A. 升华制霜　　　　　　　B. 去油制霜　　　　　　　C. 渗析制霜

D. 煎煮制霜　　　　　　　　E. 都不是

2. 制备西瓜霜的药物除成熟的西瓜外还有（　　）

A. 石膏　　　　　　　　B. 芒硝　　　　　　　　C. 白矾

D. 滑石　　　　　　　　E. 硼砂

3. 下列药材不是用去油制霜的是（　　）

A. 巴豆　　　　　　　　B. 木鳖子　　　　　　　C. 大风子

D. 柏子仁　　　　　　　E. 砒霜

4. 下列药材中，制霜的目的是降低毒性的是（　　）

A. 巴豆霜　　　　　　　B. 西瓜霜　　　　　　　C. 砒霜

D. 鹿角霜　　　　　　　E. 百草霜

5. 炮制后能增强疗效的药物是（　　）

A. 千金子霜　　　　　　B. 巴豆霜　　　　　　　C. 柏子仁霜

D. 西瓜霜　　　　　　　E. 木鳖子霜

6. 下列不是巴豆霜的炮制作用的是（　　）

A. 缓和泻下作用　　　　B. 降低毒性　　　　　　C. 用于寒积便秘

D. 用于肝肾亏虚　　　　E. 用于二便不通

7. 制备西瓜霜每100kg西瓜用芒硝（　　）

A. 10kg　　　　　　　　B. 15kg　　　　　　　　C. 20kg

D. 25kg　　　　　　　　E. 35kg

### 二、多项选择题

1. 制霜技术根据操作方法的不同，可分为（　　）

A. 去油制霜　　　　　　B. 渗出制霜　　　　　　C. 升华制霜

D. 煎煮制霜　　　　　　E. 以上方法均不是

2. 制霜后可降低毒性的药物有（　　）

A. 砒霜　　　　　　　　B. 巴豆霜　　　　　　　C. 鹿角霜

D. 千金子霜　　　　　　E. 西瓜霜

### 三、简答题

制砒霜控制程度的方法有哪些？

---

书网融合······

重点小结　　　　　习题

# 项目十六　其他炮制技术

## 学习目标

**知识目标**：通过本项目的学习，应掌握烘焙技术、煨制技术、提净技术、水飞技术、干馏技术的含义及目的；其他炮制技术的各种操作方法；常见饮片的炮制作用。熟悉其他炮制技术的成品质量要求和注意事项。了解饮片的炮制研究。

**能力目标**：能根据药材的性质选择适宜的炮制技术，能进行肉豆蔻、芒硝、朱砂等的炮制。

**素质目标**：通过本项目的学习，树立细致严谨的饮片生产理念；培养安全生产意识与岗位责任心；培养工匠精神与创新精神。

## 情境导入

**情境**：朱砂是一种天然矿石，在我国的产量非常丰富。在古代，朱砂应用非常广泛，帝王的"朱笔御批"、画家的"水墨丹青"以及道教的画符镇煞、化汞炼丹等，都要用到朱砂。朱砂色红如丹，民间一直将其作为辟邪之物。到现代，具有"中国红"特色和文化内涵的朱砂常被做成摆件、手串等饰品，用以祈福开运。

在中医药世界里，朱砂是临床上一味常用的重镇安神药，古代本草对于朱砂毒性的记载经历了从"无毒"到"有毒"的变化历程。按照中医理论，"重可去怯，能镇能降"，朱砂对于治疗失眠、焦虑症、抑郁症等精神方面的疾病有着很好的疗效。

**思考**：1. 含有朱砂的中成药是否可以长期服用？

2. 朱砂应该怎样炮制使毒性降低？炮制时应注意哪些问题？

除前面各项目叙述的炮制技术外，某些药物还采用烘、焙、煨、提净、水飞及干馏等炮制技术，这些技术涉及品种较少，本教材将这些技术单列一项目，称为其他炮制技术。

## 学习任务一　烘焙技术

将净选或切制后的药物用文火间接或直接加热，使其充分干燥的炮制技术，称为烘焙技术。该技术适用于某些昆虫类或湿药材的干燥，利于粉碎和贮存。

### （一）操作方法

烘焙技术包括烘和焙两种操作技术。

**1. 器具准备**　器具准备齐全，操作前清洁所用器具。

**2. 净制**　除去药材中的杂质。

**3. 烘制**　将待炮制品放在近火处或干燥设备中，间接加热，使药物中水分徐徐蒸发，充分干燥。

焙制　将待炮制品放在瓦片上或适当容器中，用微火或文火直接加热，不断翻动，使药物色泽加深，质地酥脆，充分干燥。

**4. 清场**　操作完成后应及时清场，并将相关器具放置在原位。

**5. 收贮** 将符合标准的成品按要求及时收贮。有大毒的药物应按《医疗用毒性药品管理办法》进行管理。

### （二）成品质量

药物充分干燥，昆虫类药物质地酥脆，易于粉碎。

### （三）炮制目的

**1. 利于干燥** 某些药物经烘焙后可在较短时间内达到干燥的目的。

**2. 利于粉碎** 某些昆虫类药物经烘焙后质地变得酥脆，易于粉碎和服用。

### （四）注意事项

1. 烘焙时温度要适宜，不可过高，一般烘制用文火；焙制多用微火，少数用文火。

2. 烘焙时需勤翻动，以防焦糊，利于干燥。

3. 药物需凉透后收贮，否则会出现霉变或结露现象。

## 蜈蚣

【处方用名】蜈蚣、制蜈蚣。

【来源】本品为蜈蚣科动物少棘巨蜈蚣 *Scolopendra subspinipes mutilans* L. Koch 的干燥体。春、夏二季捕捉，用竹片插入头尾，绷直，干燥。

【炮制方法】

**1. 蜈蚣（净制）** 取原药材，刷去灰屑，除去竹片，用时折断或捣碎。（《上海市中药饮片炮制规范》2018 年版）

**2. 蜈蚣（焙制）** 去竹片，洗净，微火焙黄，剪段。

**3. 制蜈蚣** 取净蜈蚣段，喷白酒适量，置于锅中微炒焙干，取出，放凉。（《江西省中药饮片炮制规范》2008 年版）

每 100kg 蜈蚣，用酒 20kg。

【成品质量】

**1. 蜈蚣（净制）** 本品呈扁平长条形，头部暗红色或红褐色，背板为棕绿色或墨绿色，腹部淡黄色或棕黄色，自第二节起，每节两侧有步足一对，呈弯钩形，最末一对步足尾状，故又称尾足，易脱落。质脆，断面有裂隙。气微腥，有特殊刺鼻的臭气，味辛、微咸。

**2. 蜈蚣（焙制）** 本品形如蜈蚣，呈段状，棕褐色或灰褐色，具焦香气。

每 1000g 含黄曲霉毒素 $B_1$ 不得过 $5\mu g$，黄曲霉毒素 $G_2$、黄曲霉毒素 $G_1$、黄曲霉毒素 $B_2$ 和黄曲霉毒素 $B_1$ 总量不得过 $10\mu g$。

**3. 制蜈蚣** 本品形如蜈蚣，微挂火色，微有酒香气。

【炮制作用】蜈蚣味辛，性温；有毒。归肝经。具有息风镇痉，通络止痛，攻毒散结的功效。用于肝风内动，痉挛抽搐，小儿惊风，中风口㖞，半身不遂，破伤风，风湿顽痹，偏正头痛，疮疡，瘰疬，蛇虫咬伤。生品有毒，气味腥臭，多作外用。如治疗毒蛇咬伤的不二散。蜈蚣焙制和酒制后毒性降低，矫臭矫味，并使其干燥酥脆，利于粉碎。多入丸散内服或外敷，功用同生品。

【炮制研究】蜈蚣含有胆甾醇、脂肪油、蚁酸及多种氨基酸等，还含有组织胺样物质和溶血蛋白质两种毒性物质。传统认为头和足有毒，使用时需去除。现代研究表明，蜈蚣的头、足和体所含成分基本一致，微量元素相同，但躯干微量元素含量微高。因此，除去头足可提高微量元素含量。

研究发现，蜈蚣的两种毒性成分具有溶血作用，能引起过敏性休克，大量能使心肌麻痹，抑制呼吸中枢，少量能兴奋心肌。经炮制后，能破坏其毒性成分，降低毒性。

【贮藏】置干燥处，防霉，防蛀。

虻虫

【处方用名】虻虫、焙虻虫、米炒虻虫。

【来源】本品为虻科昆虫复带虻 *Tabanus bivittatus* Matsumura 的雌虫干燥全体。夏、秋二季捕捉后，用线穿起，晒干或阴干。

【炮制方法】虻虫在《中国药典》2025 版未收载，其饮片及炮制方法收载于《全国中药炮制规范》1988 年版中。

**1. 虻虫** 取原药材，除去杂质及足翅，筛去泥屑。

**2. 焙虻虫** 取净虻虫，置于热锅中，用文火加热，焙至黄褐色或棕黑色，质地酥脆时，取出，放凉。

**3. 米炒虻虫** 取净虻虫，文火加热，与米拌炒至米呈深黄色，取出，筛去米，放凉。

每 100kg 净虻虫，用米 20kg。

【成品质量】

**1. 虻虫** 本品呈椭圆形，头部黑棕色，有光泽，有凸出的两眼及长形的吸吻，背部黑棕色，有光泽，腹部黄褐色，有横纹节，体轻质脆，易破碎，具有腥臭气。

**2. 焙虻虫** 本品形如虻虫，黄褐色或棕黑色，质地酥脆，微有腥臭气味。

**3. 米炒虻虫** 本品形如虻虫，色泽加深，略有米香气。

【炮制作用】虻虫味苦，性微寒；有小毒。归肝经。具有破血逐瘀，散积消癥的功效。虻虫生品腥味较强，破血力猛，并有致泻的副作用，不宜生用。虻虫焙后或米炒后，降低毒性，减弱其腥臭气味和致泻的副作用，利于粉碎。用于血滞经闭，癥瘕积聚以及跌扑损伤等。

【炮制研究】虻虫主要含有蛋白质、胆固醇、氨基酸及镁、磷、钙、铁等无机元素。另有多糖类物质，可以显著延长凝血时间，降低内、外凝血因子的活性，防止血栓的形成和发展。

【贮藏】置通风干燥处，贮干燥容器内，防蛀。

# 学习任务二 煨制技术

将净制或切制后的药物用面皮或湿纸包裹，置于加热的滑石粉中或埋在有余烬的火灰中慢慢令熟；或用吸油纸均匀地隔层分放，然后加热处理；或将其与麸皮同置炒制容器中，用文火炒至规定程度的炮制技术，统称为煨制技术。

## （一）操作方法

**1. 器具准备** 器具准备齐全，操作前清洁所用器具。

**2. 净制** 除去药材中的杂质。

**3. 煨制方法** 常见的有以下几种。

面裹煨 将药物表面用水湿润，如水泛丸法包裹面粉 3～4 层，或取面粉加适量水，做成团块，压成薄片，将药物逐个包裹。药物包好后，晾至半干，投入已加热的滑石粉或砂中，文火加热，掩埋并适当翻动，煨至面皮呈焦黄色，取出，筛去辅料，放凉，剥去面皮，即得。

纸裹煨 将待炮制品用数层湿纸包裹，晾至半干，埋于无烟热火灰中，或埋于热滑石粉中，文火加热，适当翻动，煨至纸呈焦黑色，取出，去纸，放凉，即得。

麦麸煨 将药物与麦麸一同置于预热的锅中，文火加热，掩埋，适当翻动，至麦麸呈焦黄色，药物颜色加深，取出，筛去麦麸，放凉，即得。

滑石粉煨　将滑石粉置于预热适宜的锅中，文火加热炒至灵活状态，投入药物，掩埋，适当翻动，至药物颜色加深，有香气飘出，取出，筛去辅料，放凉。

烘煨　又称隔纸煨，是将药物切制后平铺于吸油纸上，一层纸一层药物，均匀地间隔平铺数层，上下用木板压紧，使药物与吸油纸紧密接触，置于温度较高处或烘干室中，煨至药物中油渗透到纸上，取出，放凉，去纸，即得。

**4. 清场**　操作完成后应及时清场，并将相关器具放置在原位。

**5. 收贮**　将符合标准的成品按要求及时收贮。

## （二）成品质量

药物煨制后含油量减少，色泽加深，有香气。

## （三）炮制目的

**1. 除去药物中部分油质，增强疗效**　如肉豆蔻、葛根、川木香等。

**2. 缓和药性，降低副作用**　如肉豆蔻、葛根等。

## （四）注意事项

1. 煨制时药物应大小分档，以免炮制程度不均匀。

2. 煨制时火力应适宜，一般文火加热，时间长，适当翻动。

3. 操作时辅料用量大，以便药物受热均匀，充分吸附油质。

### 肉豆蔻

【处方用名】肉豆蔻、麸煨肉豆蔻、煨肉豆蔻。

【来源】本品为肉豆蔻科植物肉豆蔻 *Myristica fragrans* Houtt. 的干燥种仁。

【炮制方法】

**1. 肉豆蔻**　取原药材，除去杂质，洗净，干燥。

**2. 煨肉豆蔻**

（1）麸煨　取净肉豆蔻，加入麸皮，麸煨温度 150~160℃，约 15 分钟，至麸皮呈焦黄色，肉豆蔻呈棕褐色，表面有裂隙时取出，筛去麸皮，放凉。用时捣碎。

每 100kg 净肉豆蔻，用麸皮 40kg。

（2）面裹煨　取面粉，加水适量揉成团块，压成薄片，将肉豆蔻逐个包裹，或将肉豆蔻表面用水湿润，如水泛丸法包裹面粉 3~4 层，稍晾，投入已炒热的滑石粉或砂中，文火加热，适当翻动，煨至面皮呈焦黄色，有香气逸出，取出，筛去辅料，放凉，剥去面皮。用时捣碎。（《山东省中药炮制规范》2012 年版）

每 100kg 净肉豆蔻，用滑石粉 50kg。砂的用量，以完全能掩埋药物并稍有剩余为宜。

（3）滑石粉煨　将滑石粉置于锅中，文火加热炒至灵活状态，投入净肉豆蔻，掩埋并适当翻动，至肉豆蔻呈深棕色，有香气逸出，取出，筛去辅料，放凉。用时捣碎。（《福建省中药饮片炮制规范》2012 年版）

每 100kg 净肉豆蔻，用滑石粉 40kg。

【成品质量】

**1. 肉豆蔻**　本品呈卵圆形或椭圆形，表面灰棕色或灰黄色，有时外被白粉（石灰粉末）。全体有浅色纵行沟纹和不规则网状沟纹。种脐位于宽端，呈浅色圆形突起，合点呈暗凹陷。种脊呈纵沟状，连接两端。质坚，断面显棕黄色相杂的大理石花纹，宽端可见干燥皱缩的胚，富油性。气香浓烈，味辛。

肉豆蔻含挥发油不得少于 6.0%（ml/g），含去氢二异丁香酚（$C_{20}H_{22}O_4$）不得少于 0.10%，每 1000g 含黄曲霉毒素 $B_1$ 不得过 5μg，黄曲霉毒素 $G_2$、黄曲霉毒素 $G_1$、黄曲霉毒素 $B_2$ 和黄曲霉毒素 $B_1$ 的总量不得过 10μg。

**2. 煨肉豆蔻** 面裹煨和滑石粉煨肉豆蔻表面棕黄色或深棕色，稍显油性，香气浓烈，味辛辣。麸煨肉豆蔻表面棕褐色，有裂隙。气香，味辛。

麸煨肉豆蔻含挥发油不得少于 4.0%（ml/g），含去氢二异丁香酚（$C_{20}H_{22}O_4$）不得少于 0.080%，黄曲霉毒素同生品。

**【炮制作用】** 肉豆蔻味辛，性温。归脾、胃、大肠经。具有温中行气，涩肠止泻的功效。用于脾胃虚寒，久泻不止，脘腹胀痛，食少呕吐。肉豆蔻生品辛温气香，长于暖胃消食，下气止呕。但生品含大量油质，有滑肠之弊，并有刺激性，故多煨制用。肉豆蔻煨制后可除去部分油质，免于滑肠，减小刺激性，增强了固肠止泻的作用。用于心腹胀痛，脾胃虚寒，久泻不止，宿食不消，呕吐等。如治疗脾胃虚寒的本车二神丸。

**【炮制研究】** 肉豆蔻中脂肪油含量为 25%～40%，挥发油达 8%～15%，脂肪油中主要含肉豆蔻酸甘油酯，挥发油中含丁香酚、肉豆蔻醚、黄樟醚及多种萜类化合物。

研究表明，肉豆蔻炮制后挥发油成分发生了质和量的变化，有 4 个成分消失，13 个新成分产生，其中毒性成分肉豆蔻醚和黄樟醚含量降低，其中肉豆蔻醚含量是面煨＜麸煨＜滑石粉煨＜生品。挥发油中丁香酚炮制前后变化不大，而甲基异丁香酚、甲基丁香酚明显增加。

药理研究表明，肉豆蔻不同炮制品中的挥发油均有明显的止泻作用。生制品均有较好的抗炎作用，但镇痛作用不明显。肉豆蔻及其炮制品均有很好的抗菌作用，其中对变形杆菌、肺炎杆菌及金黄色葡萄球菌作用最强。肉豆蔻醚具有明显的镇痛、抗炎和抗癌作用，但具有毒性，可致幻，经炮制后毒性降低。因此，临床上肉豆蔻应炮制入药。

工艺研究表明，肉豆蔻麦麸煨以 150～160℃，15 分钟为宜。

**【贮藏】** 置阴凉干燥处，防蛀。

# 诃子

**【处方用名】** 诃子、诃子肉、炒诃子肉、煨诃子。

**【来源】** 本品为使君子科植物诃子 *Terminalia chebula* Retz. 或绒毛诃子 *Terminalia chebula* Retz. var. *tomentella* Kurt. 的干燥成熟果实。秋、冬二季果实成熟时采收，除去杂质，晒干。

**【炮制方法】**

**1. 诃子** 取原药材，除去杂质，洗净，干燥。用时打碎。

**2. 诃子肉** 取净诃子，稍浸，闷润，去核，干燥。

**3. 炒诃子肉** 取净诃子肉，大小分档，置于预热的锅中，用文火炒至焦黄色，具香气时，取出，放凉。（《江苏省中药饮片炮制规范》2002 年版）

**4. 煨诃子**

（1）面裹煨 取面粉，加适量水做成面块，压成薄片，将净诃子逐个包裹 2～3mm 厚，晾至半干，在烫砂中埋煨（410℃±10℃，7 分钟），至面皮呈焦黄色时取出；或先用面皮包裹约 3mm 厚，再用泥外裹，煨 4 小时，取出，剥去裹层。（《内蒙古蒙药饮片炮制规范》2020 年版）

每 100kg 净诃子，用面粉 300kg。

（2）麦麸煨 取净诃子，与麦麸一同置于锅中，文火加热，掩埋，适当翻动，缓缓翻煨至麦麸呈焦黄色，诃子呈深棕色时，取出，筛去麦麸，轧开去核取肉。（《安徽省中药饮片炮制规范》2019 年版）

每 100kg 净诃子，用麦麸 50kg。

【成品质量】

**1. 诃子** 本品为长圆形或卵圆形，表面黄棕色或暗棕色，有纵棱线和不规则的皱纹。果肉黄棕色或黄褐色，果核浅黄色，种子狭长纺锤形。气微，味酸涩后甜。

**2. 诃子肉** 本品呈全裂或半裂开的扁长梭形、扁长圆形或扁卵圆形、横断裂开的锥形或不规则块状。外表面棕色、黄褐色或暗棕褐色。内表面暗棕色、暗黄褐色或暗棕褐色。气微，味微酸、涩后甜。

**3. 炒诃子肉** 本品形如诃子肉，表面焦黄色，有焦斑，断面黄褐色，微有香气，味涩。

**4. 煨诃子** 本品形如诃子，表面鼓起，黄棕色或暗棕色，质地较松脆，具焦香气，味酸，极涩。

【炮制作用】诃子味苦、酸、涩，性平。归大肠经。具有涩肠止泻，敛肺止咳，降火利咽的功效。诃子生品性略偏凉，长于敛肺利咽，用于治疗肺虚喘咳，久嗽不止，咽痛音哑。诃子肉炒后酸涩之性缓和，具有涩肠止泻，温散寒气的作用。用于消食化积及虚寒久泻、久痢、腹痛等症。如治疗小儿宿食不化的诃黎勒散。诃子煨制后药性缓和，涩敛之性增强，涩肠止泻作用增强。用于老人久泻久痢，便血脱肛。

【炮制研究】诃子中鞣质含量为 20%~40%，主要为诃子酸、诃黎勒酸、原诃子酸等。生诃子肉鞣质的含量约为诃子核的 6.5 倍，而诃子核占诃子总重量的 15%~30%，因此，诃子去核十分必要，可提高药效。

实验研究表明，诃子不同炮制品之间没食子酸含量存在明显差异，炮制品中没食子酸含量均有所增加。不同炮制温度对诃子鞣质含量有影响，其中砂烫带核诃子，砂温保持在 160℃左右为宜；煨制时，滑石粉温度保持在 240~260℃可提高鞣质含量。

【贮藏】置干燥处。

## 木香

【处方用名】木香、煨木香、麸煨木香。

【来源】本品为菊科植物木香 *Aucklandia lappa* Decne. 的干燥根。秋、冬二季采挖，除去泥沙和须根，切段，大的再纵剖成瓣，干燥后撞去粗皮。

【炮制方法】

**1. 木香** 取原药材，除去杂质，洗净，闷透，切厚片，干燥。

**2. 煨木香** 取未干燥的木香片，在铁丝匾中，用一层草纸，一层木香片，如此间隔平铺数层，上下用平坦木板压紧，捆扎结实，使木香与草纸紧密接触，置炉火旁或烘干室内，煨至木香所含挥发油渗透到纸上，取出，放凉，备用。

**3. 麸煨木香** 取木香，除去杂质，洗净，润透，切厚片，干燥。取木香片与麦麸，置于锅中，文火加热，适当翻动，至木香呈深棕色、麦麸呈焦黄色时，取出，筛去麦麸，放凉。(《四川省中药饮片炮制规范》2015 年版)

每 100kg 木香，用麸皮 50kg。

【成品质量】

**1. 木香** 本品呈类圆形或不规则的厚片。外表皮黄棕色至灰褐色，有纵皱纹。切面棕黄色至棕褐色，中部有明显菊花心状的放射纹理，形成层环棕色，褐色油点（油室）散在。气香特异，味微苦。

木香含木香烃内酯（$C_{15}H_{20}O_2$）和去氢木香内酯（$C_{15}H_{18}O_2$）的总量不得少于 1.5%。

**2. 煨木香** 本品形如木香片。气微香，味微苦。

3. **麸煨木香** 本品形如木香片，深棕色，有香气。

【炮制作用】木香味辛、苦，性温。归脾、胃、大肠、三焦、胆经。具有行气止痛，健脾消食的功效。木香生品行气作用强，用于胸胁、脘腹胀痛，泻痢后重，食积不消，不思饮食。煨木香除去部分油质，长于实肠止泻。多用于泄泻腹痛。如泻痢导滞散。麸煨木香增强健脾作用。

【炮制研究】木香中主含挥发油。有研究报道，木香不同炮制品均比生品中的挥发油含量有所减少。麸煨、麸炒、纸煨能使去氢木香内酯、木香烃内酯等的含量显著降低。采用 GC/MS 法分析表明，麸煨木香中挥发油组分发生了很大改变，新生成 α-石竹烯、α-紫罗兰酮、β-倍半水芹烯及 α-长叶松烯等多种挥发性组分，α-水芹烯等成分消失，二氢-α-紫罗兰酮、榄香烯、β-石竹烯等含量增加。

研究表明，煨木香水煎剂能显著抑制肠管蠕动，其挥发油乳剂也显著抑制肠蠕动，且作用比生品强。因此，煨木香的炮制原理可能是改变挥发油的性质，增强对肠蠕动的抑制，这为临床多选用煨木香进行固肠止泻提供了科学依据。

【贮藏】置干燥处，防潮。

## 川木香

【处方用名】川木香、煨川木香。

【来源】本品为菊科植物川木香 *Vladimiria souliei*（Franch.）Ling 或灰毛川木香 *Vladimiria souliei*（Franch.）Ling var. *cinerea* Ling 的干燥根。秋季采挖，除去须根、泥沙及根头上的胶状物，干燥。

【炮制方法】

1. **川木香** 取原药材，除去杂质及根头的黑色发黏的胶状物（油头），洗净，润透，切厚片，晾干或低温干燥。

2. **煨川木香** 取净川木香片，在铁丝匾中，用一层草纸，一层川木香片，如此间隔平铺数层，上下用平坦木板压紧，捆扎结实，使川木香与草纸紧密接触，置烘干室内或炉火旁，煨至川木香所含挥发油渗透到纸上，取出，放凉。

【成品质量】

1. **川木香** 本品呈类圆形切片直径 1~3cm，外皮黄褐色至棕褐色。切面黄白色至黄棕色，有深黄色稀疏油点及裂隙，木部显菊花心状的放射纹理，有的中心呈枯朽状，周边有一明显的环纹。体较轻，质硬脆。气微香，味苦，嚼之粘牙。

川木香含木香烃内酯（$C_{15}H_{20}O_2$）和去氢木香内酯（$C_{15}H_{18}O_2$）的总量不得少于 3.2%。

2. **煨川木香** 本品形如川木香片，气微香，味苦，嚼之粘牙。

【炮制作用】川木香味辛、苦，性温。归脾、胃、大肠、胆经。具有行气止痛的功效。川木香生品长于行气止痛。用于胸胁、脘腹胀痛，肠鸣腹泻，里急后重。川木香煨制后除去了部分油质，长于实肠止泻。用于泄泻腹痛。

【贮藏】置阴凉干燥处。

## 葛根

【处方用名】葛根、煨葛根。

【来源】本品为豆科植物野葛 *Pueraria lobata*（Willd.）Ohwi 的干燥根。习称野葛。秋、冬二季采挖，趁鲜切成厚片或小块；干燥。

【炮制方法】

1. **葛根** 取原药材，除去杂质，洗净，润透，切厚片、粗丝或方块，晒干。

**2. 煨葛根**

（1）纸裹煨　取葛根片或块，用三层湿草纸包裹，晾至半干，埋于无烟热火灰中，煨至纸呈黑色，葛根呈微黄色时，取出，去纸，放凉。（《广西壮族自治区中药饮片炮制规范》2007年版）

（2）麦麸煨　取麦麸，撒入热锅内，用中火加热，待起烟后，投入葛根片，拌炒至葛根片呈焦黄色时，取出，筛去辅料，放凉。（《宁夏中药饮片炮制规范》2017年版）

每100kg净葛根，用麦麸30kg。

【成品质量】

**1. 葛根**　本品呈不规则的厚片、粗丝或方块。切面浅黄棕色至棕黄色。质韧，纤维性强。气微，味微甜。

葛根含葛根素（$C_{21}H_{20}O_9$）不得少于2.4%。铅不得过5mg/kg；镉不得过1mg/kg；砷不得过2mg/kg；汞不得过0.2mg/kg；铜不得过20mg/kg。

**2. 煨葛根**　本品表面微黄色、米黄色或深黄色，气微，味微甜。

【炮制作用】葛根味甘、辛，性凉。归脾、胃、肺经。具有解肌退热，生津止渴，透疹，升阳止泻，通经活络，解酒毒的功效。葛根生品长于解肌退热，生津止渴，透疹、通经活络，解酒毒。用于外感发热头痛，项背强痛，口渴，消渴，麻疹不透，热痢，泄泻，眩晕头痛，中风偏瘫，胸痹心痛，酒毒伤中。如治疗消渴证的玉泉丸。葛根煨制后能使发散作用减弱，止泻功能增强。多用于湿热泻痢，脾虚泄泻。如治疗湿热泻痢的葛根芩连汤。

【炮制研究】葛根主要含有葛根素、大豆苷等黄酮类成分及多种人体必需氨基酸、矿物元素及多量淀粉。

研究表明，葛根炮制后水煎液中有效成分总黄酮及葛根素、大豆苷和大豆苷元的含量均高于生品。有报道，葛根不同炮制品中总黄酮和葛根素的含量有差别，总黄酮含量：醋炙＞米汤煨＞滑石粉煨＞麦麸煨＞湿纸煨＞炒制＞生品；葛根素含量：醋炙＞炒黄＞麦麸煨＞米汤煨＞生品＞炒炭。

实验表明，葛根生品和煨制品均能抑制大鼠离体十二指肠平滑肌运动，煨葛根作用明显强于生葛根。

【贮藏】置通风干燥处，防蛀。

# 学习任务三　提净技术

将某些矿物药，特别是一些可溶性无机盐类药物，经过溶解，过滤，除尽杂质后，再进行重结晶的炮制技术，称为提净技术，也叫精提技术。

（一）操作方法

**1. 器具准备**　器具准备齐全，操作前清洁所用器具。

**2. 净制**　除去药材中的杂质。

**3. 结晶**

冷结晶（降温结晶）　将药物与辅料加水共煮后，滤去杂质，将滤液置阴凉处，使之冷却重新结晶。

热结晶（蒸发结晶）　将药物先适当粉碎，加入适量水加热溶化后，滤去杂质，将滤液置于搪瓷盆中，加入定量米醋，再将容器隔水加热，使液面析出结晶物，随析随捞取，至析尽为止；或将原药材与醋共煮后，滤去杂质，将滤液加热蒸发至一定体积后再使之自然干燥。

**4. 清场** 操作完成后应及时清场，并将相关器具放置在原位。

**5. 收贮** 将符合标准的成品按要求及时收贮。

## （二）成品质量

芒硝提净后应为无色透明或类白色半透明的结晶体，含硫酸钠（$Na_2SO_4$）不得少于 99.0%；硼砂应为灰白色或微带黄色或紫红色的结晶性粉末。

## （三）炮制目的

**1. 使药物纯净** 如芒硝。

**2. 缓和药性，增强疗效** 如芒硝。

**3. 降低毒性** 如硼砂。

## （四）注意事项

1. 蒸发结晶不应使用金属器皿，以防被腐蚀。

2. 采用隔水加热时，析出的结晶应随析随捞取，否则会影响结晶的析出。

## 芒硝

【处方用名】芒硝。

【来源】本品为硫酸盐类矿物芒硝族芒硝，经加工精制而成的结晶体。主含含水硫酸钠（$Na_2SO_4 \cdot 10H_2O$）。

【炮制方法】取适量鲜萝卜，洗净，切成片，置于加热锅中，加入适量水煮透，捞出萝卜，再投入适量朴硝共煮，至全部溶化，取出，滤过或澄清以后取上清液，放冷，待结晶大部分析出后，取出，置于避风处适当干燥，即得。其结晶母液经浓缩后可继续析出结晶，直至不再析出结晶为止。（本品收载于《中国药典》2025 版一部，但未列净制方法。具体炮制方法见《全国中药炮制规范》1988 年版）

每 100kg 朴硝，用萝卜 20kg。

【成品质量】本品为棱柱状、长方形或不规则块状及粒状。无色透明或类白色半透明。质脆，易碎，断面呈玻璃样光泽。气微，味咸。

芒硝含硫酸钠（$Na_2SO_4$）不得少于 99.0%，含重金属、砷盐均不得过十万分之一。

【炮制作用】芒硝味咸、苦，性寒。归胃、大肠经。具有泻下通便，润燥软坚，清火消肿的功效。朴硝杂质较多，不作内服，长于消积散痞，多外用于乳痈。朴硝用萝卜煮制后所得的芒硝，其纯净度提高，同时其咸寒之性缓和，并借萝卜消导降气的作用，以增强芒硝润燥软坚，消导，下气通便之功。用于实热积滞，腹满胀痛，大便燥结，肠痈肿痛；外治乳痈，痔疮肿痛。如治疗阳明腑实证的大承气汤。

【炮制研究】芒硝主含硫酸钠，另外还有氯化钠、硫酸钙、硫酸镁等。

朴硝经不同方法炮制后钠元素含量无明显变化，钙、镁离子含量显著下降，芒硝加萝卜制后钾元素含量明显升高，萝卜中的锰、锌、铁等元素进入了芒硝，成为炮制后芒硝的组成成分。同时，萝卜吸附了铅、铜、铬等离子，从而降低了对人体健康不利成分的含量。因此，芒硝提净后具有一定的降低毒性作用。

【贮藏】密闭，在 30℃ 以下保存，防风化。

## 玄明粉

【处方用名】玄明粉。

【来源】本品为芒硝经风化干燥制得。主含硫酸钠（$Na_2SO_4$）。

【炮制方法】取重结晶的芒硝，打碎，用纸或合适的材料包裹，悬挂于阴凉通风处，令其自然风化成白色质轻粉末。（《全国中药炮制规范》1988 年版）

【成品质量】本品为白色粉末。气微，味咸。有引湿性。

玄明粉含硫酸钠不得少于 99.0%，含重金属不得过 20mg/kg，含砷量不得过 20mg/kg。

【炮制作用】玄明粉味咸、苦，性寒。归胃、大肠经。具有泻下通便，润燥软坚，清火消肿的功效。玄明粉为芒硝经风化失去结晶水后制得，其性缓和而不泄利。用于实热积滞，大便燥结，腹满胀痛；外治咽喉肿痛，口舌生疮，牙龈肿痛，目赤，痈肿，丹毒。

【炮制研究】玄明粉主含无水硫酸钠。在古代，风化硝是朴硝以萝卜汁制过后重结晶所得芒硝，经风化而成；玄明粉是朴硝以萝卜加甘草等制后所得的重结晶经风化而成。现今，风化硝与玄明粉为同一物质。芒硝风化的温度一般不超过 30℃，否则容易液化。但自然风化时间较长，常因风化不完全而残留水分。为使芒硝快速风化，可将其置于搪瓷器皿中，放水浴锅上加热，结晶体溶化，水分逐渐蒸发，即可得到白色粉末状玄明粉。该法风化时间较自然风化时间短。

【贮藏】密封，防潮。

## 硇砂

【处方用名】硇砂、醋硇砂。

【来源】本品为氯化物矿物硇砂 *Sal ammoniac* 或紫色石盐 *Halite violaceous* 的晶体。前者称白硇砂，主含氯化铵（$NH_4Cl$）；后者称紫硇砂，主含氯化钠（$NaCl$）。全年可采，挖出后除去杂质即得。

【炮制方法】

1. 硇砂 取原药材，除去杂质，砸成小块。（《福建省中药饮片炮制规范》2012 年版）

2. 醋硇砂 取净硇砂块，置沸水中溶解，滤过后倒入搪瓷盆中，加入适量米醋，将搪瓷盆放在锅中，隔水加热蒸发，当液面出现结晶时随时捞起，直至无结晶析出为止，干燥。或将上法滤过获得的清液置于非铁容器中，加入适量米醋，加热蒸发至干，取出，干燥。（《全国中药炮制规范》1988 年版）

每 100kg 硇砂，用米醋 50kg。

【成品质量】

1. 硇砂 白硇砂为不规则碎块状结晶，表面灰白色或暗白色，有部分呈黄色。质酥脆，易破碎，断面显束针状纹理。具土腥气，味咸、苦，有刺舌感。紫硇砂为不规则块状，有棱角，表面暗红色或紫红色，质坚而脆，断面平滑光亮，具玻璃样光泽。具臭气，味极咸而刺舌。手摸之有凉感，易潮解。

2. 制硇砂 本品为灰白色或微带黄色或紫红色的结晶性粉末。味咸、苦，刺舌。

【炮制作用】硇砂味咸、苦、辛，性温；有毒。归肝、脾、胃经。具有消积软坚，破瘀散结的功效。硇砂生品具有腐蚀性，只作外用，用于息肉，疣赘，瘰疬，痈肿，恶疮。硇砂醋制使药物纯净，毒性降低，同时借助醋散瘀之性，增强软坚化瘀，消癥瘕积块的作用。用于癥瘕痃癖，噎膈反胃，外治目翳。现多用于治疗各种恶性肿瘤，如配伍沉香、礞石、硼砂等治疗食管癌。

【炮制研究】白硇砂主要含有氯化铵，还含 $Ca^{2+}$、$Fe^{3+}$、$Mg^{2+}$、$SO_4^{2-}$ 等离子。紫硇砂主要含有氯化钠，另含有 $Mg^{2+}$、$Fe^{2+}$、$Fe^{3+}$、$S^{2-}$ 及 $SO_4^{2-}$。

研究表明，紫硇砂中硫化物和多硫化物是主要毒性物质。通过对紫硇砂生品及不同炮制品中硫和多硫化物进行测定，结果直火醋制品中硫和多硫化物含量最低，因此，以直火醋制炮制法为好。从临床效果考虑，炮制应有度，又以隔水醋制浮霜法为宜。紫硇砂经炮制后，As、Cr、Cd、Pb 等对人体有害的元素含量下降。紫硇砂生品对小鼠 $S_{180}$ 肉癌抑制效果较好，醋后能减弱对胃、肠黏膜刺激黏性，降低急性毒性。白硇砂没有抑制肿瘤作用，毒性也较大，应区别用药。同时，若作抗癌药，以生紫硇砂为好。

【贮藏】贮干燥容器内，密闭，置阴凉干燥处，防潮。

# 学习任务四　水飞技术

某些不溶于水的矿物类和贝壳类药物，经反复研磨，制成细粉，利用粗细粉末在水中悬浮性不同，而分离制备极细腻粉末的技术，称为水飞技术。

## （一）操作方法

**1. 器具准备**　器具准备齐全，操作前清洁所用器具。

**2. 净制**　除去药材中的杂质。

**3. 水飞**　将药物适当破碎，置于乳钵或其他适宜容器内，加入适量清水，研磨成糊状，再加大量水搅拌均匀，静置，待粗粉下沉后，立即倾出混悬液，下沉的粗粒再继续研磨，如此反复操作，至研细为止。最后将不能混悬的杂质弃去，将前后倾出的混悬液合并静置，待沉淀完全后，倾去上面的清水，将沉淀物干燥，再研磨成极细粉末。

**4. 清场**　操作完成后应及时清场，并将相关器具放置在原位。

**5. 收贮**　将符合标准的成品按要求及时收贮。

## （二）成品质量

成品为朱红色、橙黄色、白色或类白色的极细粉末。

## （三）炮制目的

**1. 除去杂质，使药物洁净**　如朱砂、雄黄。

**2. 使药物更加细腻，利于内服和外用**　如朱砂。

**3. 除去水溶性毒性物质，降低毒性**　如雄黄。

**4. 防止药物在研磨时粉尘飞扬，污染环境**　如朱砂。

## （四）注意事项

1. 在研磨过程中应少量加水，以防溢出或研磨不便。

2. 搅拌混悬时应大量加水，以除去溶解度较小的杂质或有毒物质。

3. 药物在干燥时温度不宜过高，可晾干或低温烘干。

4. 朱砂和雄黄在研磨过程中需忌铁器，同时控制温度。

### 朱砂

【处方用名】朱砂、朱砂粉。

【来源】本品为硫化物类矿物辰砂族辰砂，主含硫化汞（HgS）。采挖后，选取纯净者，用磁铁吸净含铁的杂质，再用水淘去杂石和泥沙。

【炮制方法】朱砂粉的炮制方法如下。

（1）水飞法　取朱砂粗粉，用磁铁吸尽铁屑，置于乳钵中，加适量清水研磨成糊状，然后加大量清水搅拌，使成混悬液，稍停，倾出混悬液。下沉的粗粉再按上法，反复研磨数次，直至手捻细腻，无亮星为止，弃去杂质，合并混悬液，静置后倾去上层清水，取沉淀，晾干或在40℃以下干燥，再研细。

（2）**球磨机研磨法**　将朱砂粗粉用磁铁吸去铁屑，置于球磨机中，球磨水飞成细粉，晾干或40℃以下烘干，过200目筛。（《北京市中药饮片炮制规范》2005年版）

【成品质量】　朱砂粉　本品为朱红色极细粉末，体轻，以手指撮之无粒状物，以磁铁吸之，无铁末。气微，味淡。

朱砂粉含硫化汞（HgS）不得少于98.0%。

【炮制作用】　朱砂味甘，性微寒；有毒。归心经。具有清心镇惊，安神，明目，解毒的功效。朱砂水飞后可使药物纯净，极细，便于制剂及服用。内服多入丸散，不宜入煎剂，多用于心悸易惊，失眠多梦，癫痫肿毒等。如治疗心火亢盛的朱砂安神丸；外用治疗疔疮疖肿的紫金锭。

【炮制研究】　朱砂的主要成分为硫化汞，另含微量杂质游离汞和可溶性汞盐，其中后者的毒性极大，是朱砂的主要毒性成分。

研究表明，被吸收入血的游离汞和可溶性汞盐分布到各组织器官中，与肾、肝、心脏等组织中的含巯基的蛋白酶结合，使酶蛋白功能降低，进而对细胞的正常代谢产生影响。因此，朱砂超量或长期服用可造成急性或慢性中毒，中毒后主要表现为严重的急性胃肠炎，出现腹痛、恶心等，严重者出现脓血便，少尿、无尿、尿毒症以及昏迷等。

研究证实，朱砂水飞可使毒性汞含量下降，同时降低铅和铁等金属的含量。水飞时洗涤次数越多，可溶性汞盐的含量越少，而基本不影响HgS的含量。大生产时，干研法所得朱砂粉中游离汞和可溶性汞盐的含量比研磨水飞法所得朱砂粉中的要高。

【贮藏】　置干燥处。

## 雄黄

【处方用名】　雄黄、雄黄粉。

【来源】　本品为硫化物类矿物雄黄族雄黄，主含二硫化二砷（$As_2S_2$）。采挖后，除去杂质。

【炮制方法】　雄黄粉　取净雄黄，置乳钵中，加适量清水共研至细，加大量清水搅拌，稍停，倾取混悬液，下沉部分再按上法反复操作数次，除去杂质，合并混悬液，静置后，取沉淀，晾干，研细。

【成品质量】　雄黄粉　本品为橙黄色或橙红色极细粉末。易粘手，气特异。

雄黄粉含砷量以二硫化二砷（$As_2S_2$）计，不得少于90.0%。含三价砷和五价砷的总量以砷（As）计，不得过7.0%。

【炮制作用】　雄黄味辛，性温；有毒。归肝、大肠经。具有解毒杀虫，燥湿祛痰，截疟的功效。雄黄水飞后使药粉达到纯净和极细，毒性降低，便于制剂。用于痈肿疔疮，蛇虫咬伤，虫积腹痛，惊痫，疟疾。如治一切痈疽恶疮的雄黄膏。

【炮制研究】　雄黄主含二硫化二砷，毒性很小，同时含有剧毒物质砒霜，需炮制以降低或除去杂质后供临床使用。

研究表明，雄黄采用干研法不能减少其中$As_2O_3$的含量，而水飞法能降低其中$As_2O_3$含量，水飞时用水量越多，$As_2O_3$去除得越干净。另有报道，雄黄在空气中受热，当温度升高到180℃以上，至200~250℃时，$As_2S_2$大量转化生成$As_2O_3$，因此，雄黄不能在有氧情况下加热炮制，且水飞后应晾干或低温干燥。此外，由于$As_2O_3$可溶于水，与稀盐酸作用生成$AsCl_3$，易溶于水被洗除，而$As_2S_2$既不溶于水，也不溶于稀酸。因此，将雄黄3次酸洗，5次水洗，$As_2O_3$可基本除净。

雄黄中的毒性成分$As_2O_3$进入机体后作用于酶系，可抑制酶蛋白的巯基，使之失去活性，减弱了酶的正常功能，细胞的氧化和呼吸被阻止，严重干扰组织代谢，造成胃肠道不适，呕吐，血尿，抽搐，昏迷甚至死亡。精制雄黄能显著增强小鼠细胞免疫功能，而天然雄黄则无明显影响，精制雄黄

$LD_{50}$ 为 25g/kg，而天然雄黄混悬液灌胃小鼠的 $LD_{50}$ 为 3.21g/kg，表明雄黄精制后能明显降低毒性。

【贮藏】置干燥处。

## 滑石

【处方用名】滑石、滑石粉。

【来源】本品为硅酸盐类矿物滑石族滑石，主含含水硅酸镁 $[Mg_3(Si_4O_{10})(OH)_2]$。采挖后，除去泥沙和杂石。

【炮制方法】

**1. 滑石** 取原药材，除去杂石，洗净，砸成碎块，粉碎成细粉，或照水飞法水飞，晾干。

**2. 滑石粉** 取净滑石，砸碎，粉碎成细粉。或取滑石粗粉，加水少量，碾细，再加适量清水搅拌，倾出上层混悬液，下沉部分再按上法反复操作数次，合并混悬液，静置沉淀，倾去上清液，将沉淀物晒干，研成细粉。

【成品质量】

**1. 滑石** 本品多为块状集合体。呈不规则的块状。白色、黄白色或淡蓝灰色，有蜡样光泽。质软，细腻，手摸有滑润感，无吸湿性，置水中不崩散。气微，味淡。

**2. 滑石粉** 本品为白色或类白色、微细、无砂性的粉末，手摸有滑腻感。气微，味淡。

滑石粉含硅酸镁 $[Mg_3(Si_4O_{10})(OH)_2]$ 不得少于 88.0%。含重金属不得过 40mg/kg，含砷盐不得过 2mg/kg。

【炮制作用】滑石味甘、淡，性寒。归膀胱、肺、胃经。具有利尿通淋，清热解暑的功效；外用祛湿敛疮。滑石多水飞后入药，能使药物纯净和极细，便于内服及外用。用于热淋，石淋，尿热涩痛，暑湿烦渴，湿热水泻；外治湿疹，湿疮，痱子。如治疗热淋的滑石散。

【贮藏】密闭。

## 玛瑙

【处方用名】玛瑙。

【来源】本品为三方晶系矿物石英的亚种玛瑙 agate，主含二氧化硅。全年均可采挖。采得后，除去泥沙、杂石。

【炮制方法】取原药材，除去杂质，洗净，干燥，水飞或研成极细粉。（《全国中药炮制规范》1988 年版）

【成品质量】本品为极细粉状，浅红色、橙红色或深红色，具光泽。无臭，味淡。

【炮制作用】玛瑙味辛，性寒。归肝经。具有清热解毒，除障明目的功效。玛瑙水飞后使药物纯净细腻，主要用于目生翳障。

【贮藏】贮干燥处，防尘。

# 学习任务五 干馏技术

将药物置于容器中，以火烤灼，使其产生汁液的技术，称为干馏技术。

**（一）操作方法**

**1. 器具准备** 器具准备齐全，操作前清洁所用器具。

**2. 净制** 除去药材中的杂质。

**3. 熬法**　取净药物，研碎，置于铁锅或铁勺中，先文火后武火加热炒熬，至油出尽为止，收集油状物。

坛口向上法　取净药物，制成颗粒状，装入砂质壶中，壶口向上，盖好，用黏土泥将壶盖及壶口周围密封，另在壶嘴上接一冷凝器及接收瓶（连接处亦需密封），将壶置于炉火上或砂浴中加热，在干馏器上部收集冷凝的液状物。

坛口向下法　取净药物，装入坛内，坛口向下，架起，坛的四周用劈柴、锯末、米糠围严，点火燃烧，坛口下部放一接受容器，收集加热后产生的液状物。

**4. 清场**　操作完成后应及时清场，并将相关器具放置在原位。

**5. 收贮**　将符合标准的成品按要求及时收贮。

## （二）成品质量

成品为不同颜色的浓稠液体。

## （三）炮制目的

制备新药，扩大药源，满足临床用药需求。

## （四）注意事项

1. 干馏法所需温度较高，多在 120~450℃ 进行，但由于原料不同，各干馏物裂解温度也不一样，如竹沥油在 350~400℃，蛋黄油在 280℃ 左右，豆类的干馏物一般在 400~450℃ 制成。

2. 制备蛋黄油时应先文火再武火，同时需防爆溅。

3. 制备黑豆馏油时需静置分层，弃去下层液体，留用上层的黑色液体。

## 竹沥

【处方用名】竹沥。

【来源】本品为禾本科植物淡竹 *Phyllostachys nigra*（Lodd.）Munro var *henonis*（Mitf.）Stapf ex Rendle 及同属数种植物的鲜杆经加热后自然沥出的液体。

【炮制方法】取鲜嫩竹茎，截成 0.1~0.15m 的段，劈开，去掉竹节，洗净，装入坛内，装满后坛口向下，架起，用锯末和劈柴将坛的底面及周围围严，点火燃烧，坛口下面置一罐，竹片受热后即有汁液流出，滴注罐内，至竹中汁液流尽为止，取出，过滤，放冷即得。（《湖南省中药材炮制规范》1999 年版）

或取鲜竹竿，锯成段，两端去节，架起，中部用火烤烧，两端流出的汁液滴入容器中，即得。[《江苏省中药饮片炮制规范》（2020 年版）第二册]

【成品质量】本品为青黄色或黄棕色浓稠液体，具焦香气，味微甜。

【炮制作用】竹沥味甘、苦，性寒。入心、肺、胃经。具有清热豁痰，镇惊利窍的功效。用于肺热痰壅，咳逆胸闷，中风痰迷，惊痫癫狂等，为痰家之圣剂。如治疗痰热咳嗽，痰黄黏稠的复方鲜竹沥液。

【炮制研究】竹沥的水溶性成分主要为谷氨酸、天门冬氨酸等 13 种氨基酸；醚提取液含愈创木酚、苯酚、甲酚、乙酸、水杨酸、苯甲酸等。研究表明，竹沥采用干馏法、烧制法、渗法、回流法等方法制备，其中愈创木酚转移率分别为 0.08%、0.11%、49.5%、84.5%。实验证明，竹沥可祛痰镇咳，并能促进小鼠小肠推进。竹沥中的氨基酸成分还有镇咳作用。抑菌试验表明，对各种腐败菌竹沥均有较强的抑制作用，其具有广谱的抗菌活性，其中对枯草芽孢杆菌、金黄色葡萄球菌、黑曲霉和大肠埃希菌的抑制效果最显著。

【贮藏】装瓶，置阴凉处。

## 蛋黄油

【处方用名】蛋黄油。

【来源】本品为雉科动物家鸡 *Gallus gallus* domesticus Brisson 的蛋，煮熟后剥取蛋黄，经熬炼制得。

【炮制方法】将鸡蛋煮熟后，剥取蛋黄置于锅中，先文火加热以除尽水分，后用武火加热，炒熬至蛋黄油出尽为止，滤尽蛋黄油，装瓶备用。(《四川省中药饮片炮制规范》2015 年版)

在操作中需先将蛋黄捣碎，以防爆溅；另需先文火加热炒至水分蒸发，然后用武火（280℃）煎出油为度。

【成品质量】本品为棕褐色浓稠油状物，气微腥。

【炮制作用】蛋黄油味甘，性平。归脾经。具有消肿解毒，敛疮生肌的功效。用于湿疹，皮肤瘙痒，烫伤，手足皲裂等。

【炮制研究】蛋黄油主含磷脂、脂肪酸、叶酸等，另有磷、钙、铁等多种无机元素。研究表明，不同方法制备的蛋黄油主要含有油酸、亚油酸、棕榈酸、棕榈油酸以及其他饱和或不饱和脂肪酸，含量所占比例大致相同，这说明干馏法和烘法的炮制过程对蛋黄中脂肪性成分影响不大。

蛋黄油的传统炮制方法为干馏法，温度在 260～280℃ 之间，烘法近年来广泛应用，温度控制在 280℃ 左右。在高温处理后，蛋黄中的成分易发生分解产生新的成分。有报道，从蛋黄油碱性部分中分离得到具有抗菌活性的纳尔哈尔满、哈尔满、3－烷基吡啶及烷基苯并咪唑等化合物。药理研究表明，蛋黄油具有抗过敏、抗真菌的作用。

【贮藏】装瓶，置阴凉处。

## 黑豆馏油

【处方用名】黑豆馏油。

【来源】本品为豆科植物黑大豆 *Glycine max*（L.）Merr. 的黑色种子经干馏制得。

【炮制方法】取净大豆，轧成颗粒，装入砂质壶 2/3 处，盖好，用黏土泥将壶盖及壶口周围密封，另在壶嘴上接一冷凝器及接收瓶（连接处亦需密封），置于炉火上干馏，得到黑色黏稠液体，此为粗制黑豆馏，若进一步精制，可将粗制品放在分液漏斗内，静置 20～30 分钟使其分层，上层是馏油，下层为水和水溶性混合物，弃掉下层液体。取上层馏油装入蒸馏瓶中，置于水浴上蒸馏，温度保持在 80～100℃，约经 30 分钟，蒸馏出来的是淡黄色透明液，为干馏油中的挥发性物质，临床验证无效，而留在蒸馏瓶中的黑色有光泽的浓稠物，则为黑豆馏油，可供临床使用。（本品制法收载于《卫生部药品标准》中药成方制剂第十二册"黑豆馏油软膏"中）

【成品质量】本品为黑色、有光泽的浓稠液体，气焦臭。

【炮制作用】黑豆干馏制成黑豆馏油后具有新的功效，能清热、利湿、收敛。可用于湿疹，牛皮癣，神经性皮炎等。

【炮制研究】黑豆含蛋白质、脂肪、胡萝卜素、维生素 B、烟酸等。研究报道，从大豆饼干馏所得的油层中分离得到烷基吡啶、吡啶、喹啉、α－吡考啉、喹那啶、石炭酸、多种煤酚、丁酸等。研究表明，大豆干馏物能抗过敏、消炎、止痒、抗真菌、止痛及促进伤口愈合等。黑豆馏油凝胶能抑制二甲苯所致小鼠耳肿胀，对皮炎、湿疹类疾病联系紧密的表皮葡萄球菌、金黄色葡萄球菌、大肠埃希菌均有抑制作用。

【贮藏】装瓶，置阴凉处。

## 执考对接

根据《国家执业药师资格考试大纲》（第九版·2025）要求，其他制法为考点内容，其具体要求与教材内容见表16-1。

表 16-1 其他制法考点与教材内容对照表

| 细目 | 要点 | 教材内容 |
|---|---|---|
| 其他制法 | 煨：肉豆蔻、木香的炮制方法与作用 | 煨制技术：肉豆蔻、木香 |
| | 提净：芒硝的炮制方法与作用 | 提净技术：芒硝 |
| | 水飞：朱砂、雄黄的炮制方法与作用 | 水飞技术：朱砂、雄黄 |
| | 干馏：竹沥、蛋黄油的炮制方法与作用 | 干馏技术：竹沥、蛋黄油 |
| | 制绒：艾叶的炮制方法与作用 | 项目十学习任务二醋炙技术：艾叶 |
| | 拌衣：灯心草的炮制方法与作用 | 项目十一学习任务三扣锅煅技术：灯心草 |

## 目标检测

答案解析

### 一、单项选择题

1. 朱砂采用的炮制方法是（　　）
   A. 闷煅　　　　　　　B. 豆腐制　　　　　　C. 碾捣
   D. 明煅　　　　　　　E. 水飞

2. 常用烘焙法炮制的药物有（　　）
   A. 五倍子　　　　　　B. 斑蝥　　　　　　　C. 蕲蛇
   D. 蜈蚣　　　　　　　E. 红娘虫

3. 肉豆蔻煨后长于（　　）
   A. 固肠止泻　　　　　B. 滑肠致泻　　　　　C. 温中行气
   D. 和胃止呕　　　　　E. 宽中和胃

4. 蛋黄油的作用为（　　）
   A. 健脾燥湿　　　　　B. 清热解毒　　　　　C. 清化热痰
   D. 清热泻火　　　　　E. 固肠止泻

5. 水飞法主要适用于（　　）
   A. 不溶于水的矿物药　　B. 植物药　　　　　C. 化石类药物
   D. 贝壳类药物　　　　　E. 易溶于水的矿物药

6. 芒硝风化后得到的物质称作（　　）
   A. 朴硝　　　　　　　B. 玄明粉　　　　　　C. 硝石
   D. 土硝　　　　　　　E. 皮硝

7. 朱砂的干燥温度是（　　）
   A. 60℃　　　　　　　B. 80℃以下　　　　　C. 40℃以下
   D. 70℃以下　　　　　E. 50℃

## 二、多项选择题

1. 肉豆蔻的煨制方法有（　　）

A. 麦麸煨 　　　　　　B. 面裹煨 　　　　　　C. 蛤粉煨

D. 滑石粉煨 　　　　　E. 米煨

2. 水飞的目的是（　　）

A. 去除杂质洁净药物 　　　　　　B. 除去药物中可溶于水的毒性物质

C. 使药物质地细腻 　　　　　　　D. 防止药物在研磨过程中粉尘飞扬

E. 缓和药性

## 三、简答题

水飞法研磨时加水的目的及加水量为多少？

---

书网融合……

重点小结　　　习题

# 项目十七  实训指导

## 实训任务一  饮片生产企业参观见习

### 一、实训目的

1. 通过参观真实中药饮片企业职场环境，增强学生对本课程的认同。
2. 通过基本技能的练习，培养学生的基本操作能力。
3. 通过企业文化熏陶，培养学生对专业的情感。

### 二、实训场地

中药饮片生产企业。

### 三、实训内容

#### （一）参观见习

学生到中药饮片生产企业的各部门巡回参观，企业教师讲解中药炮制的重要性、中药饮片 GMP 工业的管理、饮片厂的设计、各生产车间和仓库的职能、生产车间的安全操作规程等相关知识。

#### （二）企业实训

企业师傅根据当天具体的工作任务，首先给学生讲授相关理论知识，再示范基本操作，若条件许可，学生可以每 4～5 人作为学习团队进行练习操作，企业师傅和教师巡回指导。

### 四、实训思考

1. 简述中药饮片生产企业各生产车间的职能及操作要点。
2. 通过参观见习，你有哪些体会和收获？对今后的工作有何设想？

### 五、实训评价

表 17 -1  饮片生产企业参观见习

| 评价项目 | 评价指标 | 评价要点 | 分值 | 得分 | |
|---|---|---|---|---|---|
| | | | | 学生自评 | 教师评分 |
| 实训前准备 | 预习 | 查找相关资料将预习内容提前完成 | 10 | | |
| 实训过程 | 参观见习 | 听从企业师傅的安排，遵守纪律，认真做笔记 | 15 | | |
| | 企业实训 | 听从企业师傅的安排，学习企业设备的操作要点 | 15 | | |
| 实训后处理 | 清洁卫生 | 没有遗留垃圾 | 10 | | |
| 实训结果 | 数据记录 | 实训报告内容数据真实、完整、齐全和准确，书写清楚整洁，结果明确 | 20 | | |

| 评价项目 | 评价指标 | 评价要点 | 分值 | 得分 | |
|---|---|---|---|---|---|
| | | | | 学生自评 | 教师评分 |
| 实训素质 | 实训纪律 | 没有迟到、早退、旷课、违反课堂纪律等情况；穿着符合企业要求 | 10 | | |
| | 合作精神 | 分工明确，能主动完成实训操作，如小组成员不积极参与实训操作，视情节程度扣分 | 10 | | |
| | 安全意识 | 没有损坏企业设备或违规使用企业设备 | 10 | | |
| | | 合计 | 100 | | |

# 实训任务二　饮片切制技术

## 一、实训目的

1. 能根据药材特性选择合适的软化方法，并能正确判断药材软化程度。
2. 能规范操作切药机械等进行饮片机械或手工切制。
3. 能正确分析切制过程不合格饮片产生的原因。

## 二、实训设备及材料

**1. 实训设备**　盆、竹匾、切药刀、参茸切片机、捣筒、打粉机、棉麻布、笼屉。
**2. 实训材料**　甘草、陈皮、栀子等。

## 三、实训内容

### （一）准备

1. 核对药材的品名、规格、批号等信息。
2. 检查环境卫生，检查设备是否能正常使用，检查工具与容器的卫生。
3. 校验称量设备。

### （二）操作

**1. 机器切制甘草**　将甘草原药材，除去非药用部位、虫蛀霉变、杂质等，并大小分档；用水洗净表面的泥沙，捞出置润药台上，用湿纱布覆盖后堆润；用弯曲法检查软化程度，当甘草软硬适度时准备切制；将甘草切成2～4mm的厚片，并剔除其中的异形片；将温度设置为80℃干燥，待水分不超过10%为止；筛去药屑后称量甘草饮片的总重量；将生产好的甘草饮片置洁净的聚乙烯包装袋内，密封后贮藏。

**2. 手工切制蒸陈皮**　将陈皮原药材，除去非药用部位、虫蛀霉变、杂质等；将净陈皮置笼屉内在沸水锅内隔水加热20分钟；用手捏法检查软化程度，当陈皮软硬适度时准备切制；将蒸陈皮切成2～4mm丝，并剔除其中的残缺品；将温度设置为50℃干燥，待水分不超过10%为止；筛去药屑后称量蒸陈皮饮片的总重量；将生产好的蒸陈皮饮片置洁净的聚乙烯包装袋内，密封后贮藏。

**3. 其他切制工具（捣筒、打粉机等）**　取净栀子，置冲钵或打粉机内，捣或打碎。

## （三）记录

根据切制实训结果，填写实训记录表 17 – 2。

表 17 – 2　切制技术实训结果记录

| 序号 | 实训内容 | 实训结果 |
|------|----------|----------|
| 1 | 机器切制甘草 | 甘草原枝：_____g　　　甘草饮片：_____g<br>软化程度：<br>饮片性状： |
| 2 | 手工切制蒸制陈皮 | 陈皮药材：_____g　　　陈皮饮片：_____g<br>软化程度：<br>饮片性状： |
| 3 | 其他切制工具 | 栀子药材：_____g　　　栀子碎块：_____g<br>饮片性状： |

## （四）清场

1. 将切药刀、参茸切片机、捣筒、打粉机等切药器械清洁干净，抹干水渍晾干。
2. 将盛药器具、药筛、瓷盆等容器具抹净后摆放整齐，整理好桌面物品，保持整洁。
3. 清扫实训室卫生。
4. 检查设备是否切断气源、电源等，检查环境卫生，检查工具与容器的卫生。

## 四、注意事项

1. 浸泡水分要适当，软化太过或不及会影响饮片质量。
2. 手工切制时持刀要从旁边持握，放刀要平稳。
3. 机器切制后，注意关掉电源再将药材取出。

## 五、实训思考

在饮片切制过程中的注意事项有哪些？

## 六、实训评价

表 17 – 3　饮片切制技术实训评价

| 评价项目 | 评价指标 | 评价要点 | 分值 | 得分 | |
|----------|----------|----------|------|------|------|
| | | | | 学生自评 | 教师评分 |
| 实训前准备 | 实训器材 | 课前检查实训器材是否齐全 | 5 | | |
| | 预习 | 查找相关资料将预习内容提前完成 | 10 | | |
| 实训操作 | 洁净 | 操作台面、装药容器洁净 | 5 | | |
| | 称量 | 正确使用电子天平 | 5 | | |
| | 软化 | 正确判断待切制药材的软化程度 | 10 | | |
| | 切制 | 正确使用切药刀；正确使用切药机 | 10 | | |
| 实训后处理 | 清洁卫生 | 台面整洁、仪器清洁完好；<br>器皿清洗干净，摆放整齐 | 10 | | |
| 实训结果 | 成品质量 | 片型符合《中国药典》或《中药饮片质量标准通则》要求 | 20 | | |
| 实训报告 | 数据记录 | 实训报告内容数据真实、完整、齐全和准确，书写清楚整洁，结果明确 | 5 | | |

续表

| 评价项目 | 评价指标 | 评价要点 | 分值 | 得分 | |
|---|---|---|---|---|---|
| | | | | 学生自评 | 教师评分 |
| 实训素质 | 实训纪律 | 没有迟到、早退、旷课、违反课堂纪律等情况；穿着符合实训室要求 | 5 | | |
| | 合作精神 | 分工明确，能主动完成实训操作，如小组成员不积极参与实训操作，视情节程度扣分 | 5 | | |
| | 安全意识 | 实训操作后及时关闭电、气 | 5 | | |
| 其他 | | 积极主动回答问题、做实训示范以及协助老师完成任务可加分 | 5 | | |
| 合计 | | | 100 | | |

# 实训任务三  清炒技术

## 一、实训目的

1. 能正确调节火力和判断火候。
2. 能规范进行3种清炒法的操作，并得到合格的炮制品。
3. 能分析清炒过程不合格饮片产生的原因，并正确处理。

## 二、实训设备及材料

**1. 实训设备**  煤气灶、炒锅、铲子、刷子、盛药器具、电子秤、炊帚、喷水壶。

**2. 实训材料**  王不留行、麦芽、山楂、栀子、白茅根、茜草。

## 三、实训内容

### 子任务一  炒黄技术（炒王不留行、炒麦芽）

#### （一）准备

1. 核对药材的品名、规格、批号等信息。
2. 检查环境卫生，检查设备是否能正常使用，检查工具与容器的卫生。
3. 校验称量设备。

#### （二）操作

**1. 炒王不留行**  称取王不留行，除去非药用部位、虫蛀霉变、杂质等，称取100g；检查炒锅、铲子和盛药器具是否洁净，必要时进行清洁；将炒锅按30～45°角斜放置在煤气灶上；打开煤气灶开关，用大（武）火加热；锅预热好后，调至中火，快速将净制后的王不留行投入到炒锅内，用炊帚加热翻炒，当80%以上的王不留行爆成白花，并放出固有气味时迅速出锅；将炒王不留行过筛后，盛放在洁净的容器内，晾凉；清洗炒锅和铲子；将生产好的炒王不留行置洁净的聚乙烯包装袋内，密封后贮藏。

**2. 炒麦芽**  取麦芽除去非药用部位、虫蛀霉变、杂质等，称取100g；检查炒锅、铲子和盛药器具是否洁净，必要时进行清洁；将炒锅按30～45°角斜放置在煤气灶上；打开煤气灶开关，用大

（武）火加热；锅预热好后，调节火力至小火，快速将净制后的麦芽投入到炒锅内，炒至表面棕黄色、偶有焦斑，有香气逸出时迅速出锅；将炒麦芽过筛后，盛放在洁净的容器内，晾凉；清洗炒锅和铲子；将生产好的炒麦芽置洁净的聚乙烯包装袋内，密封后贮藏。

### （三）记录

根据炒黄实训结果，填写实训记录表 17 - 4。

表 17 - 4　炒黄技术实训结果记录

| 序号 | 实训内容 | 实训结果 |
| --- | --- | --- |
| 1 | 炒王不留行 | 王不留行：_____ g　　炒王不留行：_____ g<br>炒制程度：<br>饮片性状： |
| 2 | 炒麦芽 | 麦芽：_____ g　　炒麦芽：_____ g<br>炒制程度：<br>饮片性状： |

### （四）清场

1. 将炒锅和铁铲清洗干净，抹干水渍后置煤气灶上烘干。
2. 将盛药器具、药筛、瓷盆等容器具抹净后摆放整齐，整理好桌面物品，保持整洁。
3. 清扫实训室卫生。
4. 检查设备是否切断气源、电源等，检查环境卫生，检查工具与容器的卫生。

## 子任务二　炒焦技术（焦山楂、焦栀子）

### （一）准备

1. 核对药材的品名、规格、批号等信息。
2. 检查环境卫生，检查设备是否能正常使用，检查工具与容器的卫生。
3. 校验称量设备。

### （二）操作

**1. 焦山楂**　取山楂，除去非药用部位、虫蛀霉变、杂质等，并大小分档，称取 100g；检查炒锅、铲子和盛药器具是否洁净，必要时进行清洁；将炒锅按 30～45°角斜放置在煤气灶上；打开煤气灶开关，用大（武）火加热；锅预热好后，调至中火，快速将净制后的山楂投入到炒锅内，炒至外表焦褐色、内部焦黄色，焦香气味浓郁时，迅速出锅。将焦山楂过筛后，盛放在洁净的容器内，晾凉；清洗炒锅和铲子；将生产好的焦山楂置洁净的聚乙烯包装袋内，密封后贮藏。

**2. 焦栀子**　取栀子，除去非药用部位、虫蛀霉变、杂质等，并大小分档，称取 100g；检查炒锅、铲子和盛药器具是否洁净，必要时进行清洁；将炒锅按 30～45°角斜放置在煤气灶上；打开煤气灶开关，用大（武）火加热；锅预热好后，调至中火，快速将净制后的栀子投入到炒锅内，炒至表面焦褐色或焦黑色，果皮内表面棕色，种子表面为黄棕色或棕褐色时，迅速出锅；将焦栀子过筛后，盛放在洁净的容器内，晾凉；清洗炒锅和铲子；将生产好的焦栀子置洁净的聚乙烯包装袋内，密封后贮藏。

### （三）记录

根据炒焦实训结果，填写实训记录表 17 - 5。

表 17 - 5　炒焦技术实训结果记录

| 序号 | 实训内容 | 实训结果 |
| --- | --- | --- |
| 1 | 焦山楂 | 山楂：_____ g　　焦山楂：_____ g<br>炒制程度：<br>饮片性状： |
| 2 | 焦栀子 | 栀子：_____ g　　焦栀子：_____ g<br>炒制程度：<br>饮片性状： |

### （四）清场

1. 将炒锅和铁铲清洗干净，抹干水渍后置煤气灶上烘干。
2. 将盛药器具、药筛、瓷盆等容器具抹净后摆放整齐，整理好桌面物品，保持整洁。
3. 清扫实训室卫生。
4. 检查设备是否切断气源、电源等，检查环境卫生，检查工具与容器的卫生。

## 子任务三　炒炭技术（茅根炭、茜草炭）

### （一）准备

1. 核对药材的品名、规格、批号等信息。
2. 检查环境卫生，检查设备是否能正常使用，检查工具与容器的卫生。
3. 校验称量设备。

### （二）操作

**1. 茅根炭**　取白茅根，除去非药用部位、虫蛀霉变、杂质等，并大小分档，称取 100g；检查炒锅、铲子和盛药器具是否洁净，必要时进行清洁；将炒锅按 30～45°角斜放置在煤气灶上；打开煤气灶开关，用大（武）火加热；锅预热好后，调至中火，快速将净制后的白茅根投入到炒锅内，炒至焦褐色，略具焦香气时，迅速出锅；将白茅根炭过筛后，盛放在洁净的容器内，晾凉；清洗炒锅和铲子；将生产好的白茅根炭置洁净的聚乙烯包装袋内，密封后贮藏。

**2. 茜草炭**　取茜草，除去非药用部位、虫蛀霉变、杂质等，并大小分档，称取 100g；检查炒锅、铲子和盛药器具是否洁净，必要时进行清洁；将炒锅按 30～45°角斜放置在煤气灶上；打开煤气灶开关，用大（武）火加热；锅预热好后，快速将净制后的茜草投入到炒锅内，继续用武火炒至表面黑褐色，内部棕褐色，喷淋清水，灭尽火星后，迅速出锅；将茜草炭过筛后，盛放在洁净的容器内，晾凉；清洗炒锅和铲子；将生产好的茜草炭置洁净的聚乙烯包装袋内，密封后贮藏。

### （三）记录

根据炒炭实训结果，填写实训记录表 17 - 6。

表 17 - 6　炒炭技术实训结果记录

| 序号 | 实训内容 | 实训结果 |
| --- | --- | --- |
| 1 | 茅根炭 | 白茅根：_____ g　　茅根炭：_____ g<br>炒制程度：<br>饮片性状： |
| 2 | 茜草炭 | 茜草：_____ g　　茜草炭：_____ g<br>炒制程度：<br>饮片性状： |

### （四）清场

1. 将炒锅和铁铲清洗干净，抹干水渍后置煤气灶上烘干。
2. 将盛药器具、药筛、瓷盆等容器具抹净后摆放整齐，整理好桌面物品，保持整洁。

3. 清扫实训室卫生。

4. 检查设备是否切断气源、电源等，检查环境卫生，检查工具与容器的卫生。

## 四、注意事项

1. 药物炒制前要大小分档。

2. 炒制时要勤翻动。但王不留行翻炒不宜过快，否则影响其爆花率及爆花程度。

3. 炒炭时若出现火星要及时喷洒适量清水，以免药物燃烧，失去药性。

## 五、实训思考

1. 炒黄法中的注意事项有哪些？

2. 请谈谈火力和火候的不同。

3. 山楂等药材炒焦时为什么应喷水降温？

4. 请谈谈炒炭技术中"炒炭存性"的内涵。

## 六、实训评价

表 17-7　清炒法实训评价表

| 能力目标 | 评价项目 | 评价指标 | 评价要点 | 分值 | 得分 | |
| --- | --- | --- | --- | --- | --- | --- |
| | | | | | 学生自评 | 教师评分 |
| 自学能力 | 实训前准备 | 实训器材 | 课前检查实训器材是否齐全；操作台面、装药容器洁净 | 5 | | |
| | | 预习 | 查找相关资料将预习内容提前完成 | 10 | | |
| 操作及合作能力 | 实训操作 | 称量 | 正确使用电子天平 | 5 | | |
| | | 药物处理 | 饮片中无杂质、变异品、大小分档 | 5 | | |
| | | 预热 | 炒锅倾斜 30~45°；炒锅预热 | 5 | | |
| | | 翻炒 | 火力适宜；翻炒时"亮锅底"；动作娴熟，药物受热均匀 | 10 | | |
| | | 出锅 | 出锅及时；药物摊开晾凉 | 5 | | |
| | 实训后处理 | 清洁卫生 | 台面整洁、仪器清洁完好；器皿清洗干净，摆放整齐 | 10 | | |
| | 实训结果 | 成品质量 | 成品符合《中国药典》或《中药饮片质量标准通则》要求；药屑及杂质含量符合《中药饮片质量标准通则》要求 | 15 | | |
| 语言表达能力 | 实训报告 | 数据记录 | 实训报告内容数据真实、完整、齐全和准确，书写清楚整洁，结果明确 | 5 | | |
| 实训素质 | | 实训纪律 | 没有迟到、早退、旷课、违反课堂纪律等情况；穿着符合实训室要求 | 5 | | |
| | | 合作精神 | 分工明确，能主动完成实训操作，如小组成员不积极参与实训操作，视情节程度扣分 | 5 | | |
| | | 质量意识 | 对产品质量和生产过程有清晰的认识，能够遵循相关标准和规程；对出现的质量问题能够及时发现并采取措施进行改进 | 5 | | |
| | | 安全意识 | 实训操作后及时关闭煤气炉 | 5 | | |
| | 其他 | | 积极主动回答问题、做实训示范以及协助老师完成任务可加分 | 5 | | |
| 合计 | | | | 100 | | |

# 实训任务四　加固体辅料炒制技术

## 一、实训目的

1. 能正确选择和处理固体辅料。
2. 能规范进行加固体辅料炒法的操作,并得到合格的炮制品。
3. 能分析加固体辅料炒制过程中不合格饮片产生的原因,并正确处理。

## 二、实训设备及材料

**1. 实训设备**　煤气灶或电磁炉、炒锅、铁铲、炊帚、刷子、盛药器具、电子秤、药筛、瓷盆等。
**2. 实训材料**　枳壳、麦麸、党参、大米、山药、赤石脂粉、骨碎补、河砂、鳖甲、醋、阿胶、蛤粉。

## 三、实训内容

### 子任务一　麸炒枳壳、米炒党参、土炒山药

**(一) 准备**

1. 核对药材的品名、规格、批号等信息。
2. 检查环境卫生、检查设备是否能正常使用、检查工具与容器的卫生。
3. 校验称量设备。

**(二) 操作**

**1. 麸炒枳壳**　将净枳壳片,大小分档;称取枳壳100g,麦麸10g;将炒锅放置在煤气灶上,中火加热炒锅,待锅温适宜后投入适量的麦麸,中火加热至冒烟时立即投入净枳壳,快速炒至色变深,取出;筛去麦麸,放凉;称量麸炒枳壳饮片的总重量;将生产好的麸炒枳壳置洁净的聚乙烯包装袋内,密封后贮藏。

**2. 米炒党参**　将净党参片,大小分档;称取党参片100g,米20g;将炒锅放置在煤气灶上,中火加热炒锅,待锅温适宜后将米与党参片置锅内共炒或先将湿米炒至冒烟时即倒入党参片,轻轻翻动炒至米呈焦黄色或微带焦斑,党参片表面深黄色时,取出;筛去米,放凉;称量米炒党参饮片的总重量;将生产好的米炒党参置洁净的聚乙烯包装袋内,密封后贮藏。

**3. 土炒山药**　将净山药片,大小分档;称取山药片100g,赤石脂粉30g;将炒锅放置在煤气灶上,中火加热炒锅,待锅温适宜后将赤石脂粉置预热的炒制器具内,用中火加热至灵活状态时,投入净山药片,翻炒至表面均匀挂土粉,呈土黄色时,取出;筛去土粉,放凉;称量土炒山药饮片的总重量;将生产好的土炒山药置洁净的聚乙烯包装袋内,密封后贮藏。

**(三) 记录**

根据加固体辅料炒制实训结果,填写实训记录表17-8。

表17-8　加固体辅料炒制实训结果记录

| 序号 | 实训内容 | 实训结果 |
|------|----------|----------|
| 1 | 麸炒枳壳 | 枳壳片:_____g　　麸炒枳壳:_____g<br>炒制程度:<br>饮片性状: |

续表

| 序号 | 实训内容 | 实训结果 |
|---|---|---|
| 2 | 米炒党参 | 党参片：_____ g　　　米炒党参：_____ g<br>炒制程度：<br>饮片性状： |
| 3 | 土炒山药 | 山药片：_____ g　　　土炒山药：_____ g<br>炒制程度：<br>饮片性状： |

### （四）清场

1. 将炒锅和铁铲清洗干净，抹干水渍后置煤气灶上烘干。
2. 将盛药器具、药筛、瓷盆等容器具抹净后摆放整齐，整理好桌面物品，保持整洁。
3. 清扫实训室卫生。
4. 检查设备是否切断气源、电源等，检查环境卫生，检查工具与容器的卫生。

### 子任务二　烫骨碎补、醋鳖甲、阿胶珠

#### （一）准备

1. 核对药材的品名、规格、批号等信息。
2. 检查环境卫生，检查设备是否能正常使用，检查工具与容器的卫生。
3. 校验称量设备。

#### （二）操作

**1. 烫骨碎补**　将净骨碎补饮片，大小分档；称取骨碎补100g，河砂适量；将炒锅放置在煤气灶上，武火加热炒锅，待锅温适宜后将河砂置炒锅内，用武火加热至滑利自如时，投入分档的骨碎补，炒至鼓起，取出；筛去砂，放凉，撞去毛；称量烫骨碎补的总重量；将生产好的烫骨碎补置洁净的聚乙烯包装袋内，密封后贮藏。

**2. 醋鳖甲**　将净鳖甲片，大小分档；称取鳖甲片100g，河砂适量，米醋20g；将炒锅放置在煤气灶上，武火加热炒锅，待锅温适宜后将河砂置炒锅内，用武火加热至滑利自如时，加入大小分档的净鳖甲片，不断翻炒至表面淡黄色，取出；筛去河砂，立即趁热投入醋液中淬酥，迅速捞出，干燥；称量醋鳖甲的总重量；将生产好的醋鳖甲置洁净的聚乙烯包装袋内，密封后贮藏。

**3. 蛤粉炒阿胶**　取阿胶块，置文火上烘软，切成小方块（习称"阿胶丁"）；称取阿胶丁100g，蛤粉30g；将炒锅放置在煤气灶上，中火加热炒锅，待锅温适宜后将蛤粉置预热的炒制器具内，用中火加热至灵活状态时，立即投入阿胶丁，快速翻炒至表面鼓起成珠，内无溏心时，取出；筛去蛤粉，放凉；称量阿胶珠的总重量；将生产好的阿胶珠置洁净的聚乙烯包装袋内，密封后贮藏。

#### （三）记录

根据加固体辅料炒制实训结果，填写实训记录表17-9。

表17-9　加固体辅料炒制实训结果记录

| 序号 | 实训内容 | 实训结果 |
|---|---|---|
| 1 | 烫骨碎补 | 骨碎补：_____ g　　　烫骨碎补：_____ g<br>炒制程度：<br>饮片性状： |
| 2 | 醋鳖甲 | 鳖甲：_____ g　　　醋鳖甲：_____ g<br>炒制程度：<br>饮片性状： |
| 3 | 阿胶珠 | 阿胶：_____ g　　　阿胶珠：_____ g<br>炒制程度：<br>饮片性状： |

### （四）清场

1. 将炒锅和铁铲清洗干净，抹干水渍后置煤气灶上烘干。
2. 将盛药器具、药筛、瓷盆等容器具抹净后摆放整齐，整理好桌面物品，保持整洁。
3. 清扫实训室卫生。
4. 检查设备是否切断气源、电源等，检查环境卫生，检查工具与容器的卫生。

## 四、注意事项

1. 药物在炒制前要净选，大小分档。
2. 麸炒时火力可稍大，撒入麸皮要均匀迅速，操作也要力求迅速。
3. 阿胶丁以边长 6～10mm 的立方体为宜。

## 五、实训思考

1. 试述本任务中药物的操作要求，成品性状和炮制作用。
2. 砂烫与土炒有什么区别？
3. 麸炒有哪些操作要点？

## 六、实训评价

表 17-10　加固体辅料炒制技术实训评价表

| 能力目标 | 评价项目 | 评价指标 | 评价要点 | 分值 | 得分 | |
|---|---|---|---|---|---|---|
| | | | | | 学生自评 | 教师评分 |
| 自学能力 | 实训前准备 | 实训器材 | 课前检查实训器材是否齐全；操作台面、装药容器洁净 | 5 | | |
| | | 预习 | 查找相关资料将预习内容提前完成 | 10 | | |
| 操作及合作能力 | 实训操作 | 称量 | 正确使用电子天平 | 5 | | |
| | | 药物处理 | 饮片中无杂质、变异品、大小分档 | 5 | | |
| | | 预热 | 炒锅倾斜 30～45°；炒锅预热 | 2 | | |
| | | 投辅料 | 辅料用量符合要求；将辅料加热到适宜程度 | 5 | | |
| | | 投药 | 投药时机适当 | 3 | | |
| | | 翻炒 | 火力适宜；翻炒时"亮锅底"；动作娴熟，药物受热均匀 | 5 | | |
| | | 出锅 | 出锅及时；药物摊开晾凉；正确处理辅料 | 5 | | |
| | 实训后处理 | 清洁卫生 | 台面整洁、仪器清洁完好；器皿清洗干净，摆放整齐 | 5 | | |
| | 实训结果 | 成品质量 | 成品符合《中国药典》或《中药饮片质量标准通则》要求；药屑及杂质含量符合《中药饮片质量标准通则》要求 | 20 | | |
| 语言表达能力 | 实训报告 | 数据记录 | 实训报告内容数据真实、完整、齐全和准确，书写清楚整洁，结果明确 | 10 | | |

| 能力目标 | 评价项目 | 评价指标 | 评价要点 | 分值 | 得分 | |
|---|---|---|---|---|---|---|
| | | | | | 学生自评 | 教师评分 |
| 实训素质 | | 实训纪律 | 没有迟到、早退、旷课、违反课堂纪律等情况；穿着符合实训室要求 | 5 | | |
| | | 合作精神 | 分工明确，能主动完成实训操作，如小组成员不积极参与实训操作，视情节程度扣分 | 5 | | |
| | | 质量意识 | 对产品质量和生产过程有清晰的认识，能够遵循相关标准和规程；对出现的质量问题能够及时发现并采取措施进行改进 | 5 | | |
| | | 安全意识 | 实训操作后及时关闭煤气炉 | 5 | | |
| 合计 | | | | 100 | | |

# 实训任务五　炙制技术

## 一、实训目的

1. 能正确选择和处理液体辅料。
2. 能规范进行炙法的操作，并得到合格的炮制品。
3. 能分析炙法过程中不合格饮片产生的原因，并正确处理。

## 二、实训设备及材料

**1. 实训设备**　煤气灶、铁锅、铁铲、盛药盆、摊晾盘、筛子、电子秤、量筒等。

**2. 实训材料**　黄酒、当归、白芍、黄连、米醋、香附、三棱、乳香、食盐、杜仲、小茴香、知母、蜂蜜、甘草、黄芪、麻黄、生姜或干姜、羊脂油、厚朴、竹茹、淫羊藿。

## 三、实训内容

### 子任务一　酒炙技术（酒当归、酒白芍、酒黄连）

#### （一）准备

1. 核对药材的品名、规格、批号等信息。
2. 检查环境卫生，检查设备是否能正常使用，检查工具与容器的卫生。
3. 校验称量设备。

#### （二）操作

**1. 酒当归、酒白芍、酒黄连**　取净制或切制后的药物，大小分档，与定量的黄酒拌匀，闷润，待酒被药物吸尽后，置于温度适宜的热锅内，用文火炒干，取出，晾凉，除去药屑。

每100kg净药物，当归、白芍用黄酒10kg，黄连用黄酒12.5kg。

**2. 成品性状**

（1）酒当归　表面深黄色或浅棕黄色，略有焦斑，香气浓郁，略有酒香气。

（2）酒白芍　表面微黄色或淡黄棕色，偶见焦斑，微有酒香气。

（3）酒黄连　色泽加深，略有酒香气，味极苦。

## （三）记录

根据炙法实训结果，填写实训记录表17-11。

表17-11　炙法实训结果记录

| 序号 | 实训内容 | 实训结果 |
|---|---|---|
| 1 | 酒当归 | 当归片：_____ g　　酒当归：_____ g<br>炒制程度：<br>饮片性状： |
| 2 | 酒白芍 | 白芍片：_____ g　　酒白芍：_____ g<br>炒制程度：<br>饮片性状： |
| 3 | 酒黄连 | 黄连片：_____ g　　酒黄连：_____ g<br>炒制程度：<br>饮片性状： |

## （四）清场

1. 将炒锅和铁铲清洗干净，抹干水渍后置煤气灶上烘干。

2. 将盛药器具、药筛、瓷盆等容器具抹净后摆放整齐，整理好桌面物品，保持整洁。

3. 清扫实训室卫生。

4. 检查设备是否切断气源、电源等，检查环境卫生，检查工具与容器的卫生。

### 子任务二　醋炙技术（醋乳香、醋香附、醋三棱）

## （一）准备

1. 核对药材的品名、规格、批号等信息。

2. 检查环境卫生，检查设备是否能正常使用，检查工具与容器的卫生。

3. 校验称量设备。

## （二）操作

**1. 醋乳香**　取净制后的乳香，大小分档，置于温度适宜的热锅内，用文火炒至表面熔化发亮或炒至表面颜色改变，均匀喷洒定量的米醋，用文火炒至微干，取出，摊开晾干。

每100kg净药物，乳香用米醋5kg。

**2. 醋香附、醋三棱**　取净选或切制后的药物，大小分档，与定量米醋拌匀，闷润，待醋被药物吸尽后，置于温度适宜的热锅内，用文火炒至一定程度，取出，晾凉。

每100kg净药物，香附用米醋20kg，三棱用米醋15kg。

**3. 成品性状**

（1）醋乳香　表面深黄色，显油亮光泽，略透明，微有醋气。

（2）醋香附　外表黑褐色，切面浅棕色或深棕色，微有焦斑，微有醋香气。

（3）醋三棱　表面黄色或灰棕色，偶见焦黄斑，微有醋香气。

## （三）记录

根据炙法实训结果，填写实训记录表17-12。

表 17 – 12 炙法实训结果记录

| 序号 | 实训内容 | 实训结果 |
|------|----------|----------|
| 1 | 醋乳香 | 乳香：_____g 醋乳香：_____g<br>炒制程度：<br>饮片性状： |
| 2 | 醋香附 | 香附片：_____g 醋香附：_____g<br>炒制程度：<br>饮片性状： |
| 3 | 醋三棱 | 三棱片：_____g 醋三棱：_____g<br>炒制程度：<br>饮片性状： |

## （四）清场

1. 将炒锅和铁铲清洗干净，抹干水渍后置煤气灶上烘干。
2. 将盛药器具、药筛、瓷盆等容器具抹净后摆放整齐，整理好桌面物品，保持整洁。
3. 清扫实训室卫生。
4. 检查设备是否切断气源、电源等，检查环境卫生，检查工具与容器的卫生。

### 子任务三 盐炙技术（盐杜仲、盐小茴香、盐知母）

## （一）准备

1. 核对药材的品名、规格、批号等信息。
2. 检查环境卫生、检查设备是否能正常使用、检查工具与容器的卫生。
3. 校验称量设备。

## （二）操作

**1. 食盐水溶液的制备** 将食盐加适量清水［食盐：水 = 1：（4 ~ 5）］溶解，过滤，即得。每100kg 净药物，用食盐 2kg。

**2. 盐杜仲、盐小茴香** 净药物与定量的食盐水拌匀，闷润，待盐水被药物吸尽后，置于温度适宜的热锅内，用文火（杜仲用中火）炒至适中的程度，晾凉。

**3. 盐知母** 取净药物，置于温度适宜的热锅内，用文火炒至一定程度，均匀喷洒适量的盐水，文火炒干，取出，晾凉。

**4. 成品性状**

（1）盐杜仲 表面黑褐色，内表面褐色，折断时胶丝弹性较差，味微咸。
（2）盐小茴香 表面微黄色，微鼓起，偶有焦斑，香气浓，略有咸味。
（3）盐知母 表面黄色，偶见焦斑，气微，味微咸，嚼之有黏性。

## （三）记录

根据炙法实训结果，填写实训记录表 17 – 13。

表 17 – 13 炙法实训结果记录

| 序号 | 实训内容 | 实训结果 |
|------|----------|----------|
| 1 | 盐杜仲 | 杜仲片：_____g 盐杜仲：_____g<br>炒制程度：<br>饮片性状： |

续表

| 序号 | 实训内容 | 实训结果 |
|------|----------|----------|
| 2 | 盐小茴香 | 小茴香：_____ g    盐小茴香：_____ g<br>炒制程度：<br>饮片性状： |
| 3 | 盐知母 | 知母片：_____ g    盐知母：_____ g<br>炒制程度：<br>饮片性状： |

### （四）清场

1. 将炒锅和铁铲清洗干净，抹干水渍后置煤气灶上烘干。
2. 将盛药器具、药筛、瓷盆等容器具抹净后摆放整齐，整理好桌面物品，保持整洁。
3. 清扫实训室卫生。
4. 检查设备是否切断气源、电源等，检查环境卫生，检查工具与容器的卫生。

## 子任务四　蜜炙技术（炙甘草、炙黄芪、蜜麻黄）

### （一）准备

1. 核对药材的品名、规格、批号等信息。
2. 检查环境卫生，检查设备是否能正常使用，检查工具与容器的卫生。
3. 校验称量设备。

### （二）操作

**1. 蜂蜜的炼制**　将蜂蜜置于铝锅内，加热至徐徐沸腾后，改用文火，保持微沸，并除去泡沫及上浮蜡质，然后用笌或纱布滤去死蜂、杂质，再倾入锅内，加热至116~118℃，满锅起鱼眼泡，手捻之有黏性，两指间尚无长白丝出现时，迅速出锅。

**2. 蜜炙甘草、蜜炙黄芪、蜜炙麻黄**　先取一定量的炼蜜，加适量开水稀释，与净制或切制后的药物拌匀，闷润，待蜜被药物吸尽后，置于温度适宜的热锅内，用文火炒至颜色加深、不粘手时，取出，摊晾，凉后及时收贮。

每100kg净药物，甘草、黄芪用炼蜜25kg；麻黄用炼蜜20kg。

**3. 成品性状**

（1）炙甘草　表面老黄色，微有光泽，质稍黏，具焦香气，味甜。

（2）炙黄芪　外表皮浅棕黄或棕褐色，略有光泽，切面皮部黄白色，木质部淡黄色，具蜜香气，味甜，略带黏性，嚼之微有豆腥味。

（3）蜜麻黄　表面深黄色，微有光泽，略带黏性，有蜜香气，味微甜。

### （三）记录

根据炙法实训结果，填写实训记录表17-14。

表17-14　炙法实训结果记录

| 序号 | 实训内容 | 实训结果 |
|------|----------|----------|
| 1 | 炙甘草 | 甘草片：_____ g    炙甘草：_____ g<br>炒制程度：<br>饮片性状： |

续表

| 序号 | 实训内容 | 实训结果 |
|---|---|---|
| 2 | 炙黄芪 | 黄芪片：_____ g　　炙黄芪：_____ g<br>炒制程度：<br>饮片性状： |
| 3 | 蜜麻黄 | 麻黄：_____ g　　蜜麻黄：_____ g<br>炒制程度：<br>饮片性状： |

### （四）清场

1. 将炒锅和铁铲清洗干净，抹干水渍后置煤气灶上烘干。

2. 将盛药器具、药筛、瓷盆等容器具抹净后摆放整齐，整理好桌面物品，保持整洁。

3. 清扫实训室卫生。

4. 检查设备是否切断气源、电源等，检查环境卫生，检查工具与容器的卫生。

### 子任务五　姜炙技术和油炙技术（姜炙厚朴、姜炙竹茹、油炙淫羊藿）

### （一）准备

1. 核对药材的品名、规格、批号等信息。

2. 检查环境卫生，检查设备是否能正常使用，检查工具与容器的卫生。

3. 校验称量设备。

### （二）操作

**1. 姜汁的制备**　将生姜洗净切碎，置于适宜容器内，捣烂，加入适量水，压榨取汁；残渣再加水共捣，压榨取汁，如此反复2~3次，合并姜汁，要求所得姜汁与生姜的比例为1∶1。也可以取生姜片，置锅内，加入适量水煎煮，过滤，残渣再加水煮，过滤，合并滤液，适当浓缩至姜汁与生姜的比例为1∶1。

若无生姜，可用干姜煎汁，用量约为生姜的三分之一。

**2. 姜炙厚朴**　取净厚朴丝，与定量姜汁拌匀，闷润，待姜汁被吸尽后，置于温度适宜的热锅内，用文火炒干，取出，晾凉。

每100kg净药物，用生姜10kg。

**3. 姜炙竹茹**　取净竹茹，揉成3g重的小团，压平，再将姜汁均匀淋洒于竹茹团上，稍闷润，置热锅内，用文火加热，如烙饼法烙至两面呈微黄色，有黄色焦斑时，取出，晾干。

每100kg净药物，用生姜10kg。

**4. 油炙淫羊藿**　先将羊脂油置于锅内，用文火加热，至全部熔化时，倒入净淫羊藿丝，炒至微黄色，油脂被吸尽时，取出，放凉。

每100kg净淫羊藿，用羊脂油20kg。

**5. 成品性状**

（1）姜炙厚朴　表面灰褐色，偶见焦斑，略有姜辣气。

（2）姜炙竹茹　黄色，有少许焦斑，微有姜的气味。

（3）油炙淫羊藿　表面浅黄色，显油亮光泽，微有羊脂油气。

## （三）记录

根据炙法实训结果，填写实训记录表 17-15。

表 17-15　炙法实训结果记录

| 序号 | 实训内容 | 实训结果 |
|---|---|---|
| 1 | 姜炙厚朴 | 厚朴：＿＿＿＿ g　　　姜炙厚朴：＿＿＿＿ g<br>炒制程度：<br>饮片性状： |
| 2 | 姜炙竹茹 | 竹茹：＿＿＿＿ g　　　姜炙竹茹：＿＿＿＿ g<br>炒制程度：<br>饮片性状： |
| 3 | 油炙淫羊藿 | 淫羊藿：＿＿＿＿ g　　　油炙淫羊藿：＿＿＿＿ g<br>炒制程度：<br>饮片性状： |

## （四）清场

1. 将炒锅和铁铲清洗干净，抹干水渍后置煤气灶上烘干。
2. 将盛药器具、药筛、瓷盆等容器具抹净后摆放整齐，整理好桌面物品，保持整洁。
3. 清扫实训室卫生。
4. 检查设备是否切断气源、电源等，检查环境卫生，检查工具与容器的卫生。

## 四、注意事项

1. 液体辅料用量较少，不能与药物拌匀时，可先加适量水稀释后，再与药物拌润。
2. 采用先拌药物后炒药时，要闷润至辅料完全吸尽，方可进行炒制。酒、醋等挥发性辅料闷润时，容器要加盖密封。
3. 盐炙知母时，要注意喷洒盐水的时机和用量。
4. 炙法炒制时，火力不宜过大，翻炒宜勤。

## 五、实训思考

1. 试述所炙药物的操作要点、成品性状及炮制作用。
2. 试述所用液体辅料的处理方法、一般常用量及炮制药物时的作用。
3. 比较炙法与加辅料炒法在方法、加热火力和时间以及成品质量方面的异同点。

## 六、实训评价

表 17-16　炙制技术实训评价表

| 能力目标 | 评价项目 | 评价指标 | 评价要点 | 分值 | 得分 | |
|---|---|---|---|---|---|---|
| | | | | | 学生自评 | 教师评分 |
| 自学能力 | 实训前准备 | 实训器材 | 课前检查实训器材是否齐全；<br>操作台面、装药容器洁净 | 2 | | |
| | | 预习 | 查找相关资料将预习内容提前完成 | 10 | | |

| 能力目标 | 评价项目 | 评价指标 | 评价要点 | 分值 | 得分 | |
|---|---|---|---|---|---|---|
| | | | | | 学生自评 | 教师评分 |
| 操作及合作能力 | 实训操作 | 称量 | 正确使用电子天平 | 3 | | |
| | | 药物处理 | 先炒药后加辅料：<br>①饮片中无杂质、变异品、大小分档；<br>②及时加入辅料；<br>③辅料用量符合要求。<br>先加辅料闷润：<br>①辅料均匀喷洒在药物上；<br>②药物与辅料拌匀、润制 | 10 | | |
| | | 预热 | 炒锅倾斜 30~45°；炒锅预热 | 5 | | |
| | | 投药 | 投药时机适当 | 2 | | |
| | | 翻炒 | 火力适宜；翻炒时"亮锅底"；<br>动作娴熟，药物受热均匀 | 5 | | |
| | | 出锅 | 出锅及时；药物摊开晾凉。 | 3 | | |
| | 实训后处理 | 清洁卫生 | 台面整洁、仪器清洁完好；<br>器皿清洗干净，摆放整齐 | 10 | | |
| | 实训结果 | 成品质量 | 成品符合《中国药典》或《中药饮片质量标准通则》要求；<br>药屑及杂质含量符合《中药饮片质量标准通则》要求 | 20 | | |
| 语言表达能力 | 实训报告 | 数据记录 | 实训报告内容数据真实、完整、齐全和准确，书写清楚整洁，结果明确 | 10 | | |
| 实训素质 | | 实训纪律 | 没有迟到、早退、旷课、违反课堂纪律等情况；穿着符合实训室要求 | 5 | | |
| | | 合作精神 | 分工明确，能主动完成实训操作，如小组成员不积极参与实训操作，视情节程度扣分 | 5 | | |
| | | 质量意识 | 对产品质量和生产过程有清晰的认识，能够遵循相关标准和规程；对出现的质量问题能够及时发现并采取措施进行改进 | 5 | | |
| | | 安全意识 | 实训操作后及时关闭煤气炉 | 5 | | |
| 合计 | | | | 100 | | |

# 实训任务六  煅制技术

## 一、实训目的

1. 能规范进行加 3 种煅制技术的操作，并得到合格的炮制品。
2. 能分析煅制过程中不合格饮片的产生原因，并正确处理。

## 二、实训设备及材料

**1. 实训设备**  煤气灶、铁铲、炒锅、坩埚、烧杯、量筒、火钳、电炉、大小瓷蒸发皿、搪瓷盘、电子秤、马弗炉等。

**2. 实训材料** 白矾、石膏、石决明、牡蛎、米醋、水、自然铜、磁石、炉甘石、棕榈、人发。

# 三、实训内容

## 子任务一 明煅技术（枯矾、煅石膏、煅石决明、煅牡蛎）

### （一）准备

1. 核对药材的品名、规格、批号等信息。

2. 检查环境卫生，检查设备是否能正常使用，检查工具与容器的卫生。

3. 校验称量设备。

### （二）操作

**1. 枯矾** 取净药物，打碎，置于适宜的容器内，用武火加热，不得搅拌，煅至水分完全蒸发，无气体放出时，取出，放凉。

**2. 煅石膏** 取净药物，敲成小块，置于适宜的耐火容器内，用武火加热，煅至红透，取出，放凉。

**3. 煅石决明、煅牡蛎** 取净药物，置于无烟炉火上或适宜的耐火容器内，用武火煅至质地酥脆时，取出放凉，碾碎。

**4. 成品性状**

（1）枯矾呈不透明、白色、蜂窝状或海绵状的固体块状物或细粉，无结晶样物质，体轻质松，手捻易碎，味酸、涩。

（2）煅石膏为白色的粉末或酥松块状物，表面透出微红色的光泽，不透明，体较轻，质软，易碎，捏之成粉，气微，味淡。

（3）煅石决明呈不规则的碎块或粗粉，灰白色，无光泽，质酥脆，断面呈层状。

（4）煅牡蛎为不规则的碎块或粗粉，灰白色，质酥脆，断面层状。

### （三）记录

根据明煅法实训结果，填写实训记录表 17 – 17。

表 17 – 17 明煅法实训结果记录

| 序号 | 实训内容 | 实训结果 |
|------|----------|----------|
| 1 | 枯矾 | 饮片重量：<br>成品性状： |
| 2 | 煅石膏 | 饮片重量：<br>成品性状： |
| 3 | 煅石决明 | 饮片重量：<br>成品性状： |
| 4 | 煅牡蛎 | 饮片重量：<br>成品性状： |

### （四）清场

1. 将煅制设备关闭，完全冷却后清除杂物，并清理干净。

2. 将盛药器具、瓷盆等容器具洗净后摆放整齐，整理好桌面物品，保持整洁。

3. 清扫实训室卫生。

4. 检查设备是否切断气源、电源等，检查环境卫生，检查工具与容器的卫生。

### 子任务二　煅淬技术（煅自然铜、煅磁石、煅炉甘石）

#### （一）准备

1. 核对药材的品名、规格、批号等信息。

2. 检查环境卫生，检查设备是否能正常使用，检查工具与容器的卫生。

3. 校验称量设备。

#### （二）操作

**1. 煅自然铜**　将药物直接放于无烟炉火中，或适宜的耐火容器内煅烧至红透，立即投入规定量的米醋中浸淬。如此反复煅淬数次，直至质地酥松为度。

每 100kg 净药物，用米醋 30kg。

**2. 煅磁石**　将药物直接放于无烟炉火中，或适宜的耐火容器内煅烧至红透，立即投入规定量的米醋中浸淬。如此反复煅淬数次，直至质地酥松为度。

每 100kg 净药物，用米醋 30kg。

**3. 煅炉甘石**　取净炉甘石碎粒，置于适宜容器内，用武火加热，煅至红透，取出后立即放入水中浸淬，搅拌，倾出混悬液，未透者沥干后再煅烧，如此反复煅淬 2～3 次。合并混悬液，静置，倾去上层清水，干燥，碾细。

**4. 成品性状**

（1）煅自然铜为不规则碎粒，呈黑褐色，无金属光泽，质地疏松，易打碎，有醋气。

（2）煅磁石为不规则碎块或颗粒，表面黑色质硬而酥，无磁性，有醋香气。

（3）煅炉甘石呈白色、淡黄色或粉红色的粉末，体质松软而细腻光滑。

#### （三）记录

根据煅淬法实训结果，填写实训记录表 17 - 18。

表 17 - 18　煅淬法实训结果记录

| 序号 | 实训内容 | 实训结果 |
|---|---|---|
| 1 | 煅自然铜 | 饮片重量：<br>成品性状： |
| 2 | 煅磁石 | 饮片重量：<br>成品性状： |
| 3 | 煅炉甘石 | 饮片重量：<br>成品性状： |

#### （四）清场

1. 将煅制设备关闭，完全冷却后清除杂物，并清理干净。

2. 将盛药器具洗净后摆放整齐，整理好桌面物品，保持整洁。

3. 清扫实训室卫生。

4. 检查设备是否切断气源、电源等，检查环境卫生，检查工具与容器的卫生。

### 子任务三　扣锅煅技术（棕榈炭或血余炭）

#### （一）准备

1. 核对药材的品名、规格、批号等信息。

2. 检查环境卫生，检查设备是否能正常使用，检查工具与容器的卫生。

3. 校验称量设备。

## （二）操作

**1. 棕榈炭** 取净棕榈，置于铁锅内，上扣一较小的无耳铁锅，两容器结合处用盐泥封固，上压重物，在上锅脐处贴一块白纸条或放大米数粒，先用文火加热，后用武火煅至白纸或大米呈深黄色时，停火，待凉后，取出。

**2. 血余炭** 取净头发（头发应先用碱水，再用清水洗去污垢，干燥），同棕榈炭同法操作。

**3. 成品性状**

（1）棕榈炭表面黑褐色至黑色，有光泽，有纵直条纹，触之有黑色炭粉，内部焦黄。

（2）血余炭为不规则块，乌黑光亮，有多数细孔，呈蜂窝状，体轻，质脆，研之有清脆声，用火烧之有焦发气，味苦。

## （三）记录

根据扣锅煅法实训结果，填写实训记录表 17 – 19。

表 17 – 19　扣锅煅法实训结果记录

| 序号 | 实训内容 | 实训结果 |
| --- | --- | --- |
| 1 | 棕榈炭 | 饮片重量：<br>成品性状： |
| 2 | 血余炭 | 饮片重量：<br>成品性状： |

## （四）清场

1. 将煅锅清洗干净，抹干水渍后置煤气灶上烘干。
2. 将盛药器具洗净后摆放整齐，整理好桌面物品，保持整洁。
3. 清扫实训室卫生。
4. 检查设备是否切断气源、电源等，检查环境卫生，检查工具与容器的卫生。

## 四、注意事项

1. 煅明矾时，装量宜少且要一次煅透，中途不得停火，切忌搅拌。
2. 药物煅制前应砸成小块，以缩短煅制时间，减少煅淬次数。
3. 煅淬药物火力要强，并要趁热淬之，淬至辅料被吸尽。
4. 煅制自然铜过程中，会产生硫的升华物或有毒的二氧化硫气体，应在通风处操作。
5. 扣锅煅法药物不宜压得过紧，装量一般以不超过锅容积的 2/3 为宜。煅透后务必放冷后再开启。

## 五、实训思考

1. 三种煅法各有何特点？分别适用于哪类药材？
2. 为什么煅白矾时装量要少，且应一次煅透，不得搅拌？
3. 结合实训内容，试述煅制药物的操作要点、成品性状和炮制作用。

## 六、实训评价

表 17 - 20　煅制技术实训评价表

| 能力目标 | 评价项目 | 评价指标 | 评价要点 | 分值 | 得分 | |
|---|---|---|---|---|---|---|
| | | | | | 学生自评 | 教师评分 |
| 自学能力 | 实训前准备 | 实训器材 | 课前检查实训器材是否齐全；操作台面、装药容器洁净 | 2 | | |
| | | 预习 | 查找相关资料将预习内容提前完成 | 15 | | |
| 操作及合作能力 | 实训操作 | 称量 | 正确使用电子天平 | 3 | | |
| | | 煅制 | 药物无杂质、变异品、大小分档；火力大小合适 | 5 | | |
| | | 停火 | 能确定煅制标准，及时关火 | 5 | | |
| | | 取药 | 确定取药时间；药物摊开晾凉 | 5 | | |
| | 实训后处理 | 清洁卫生 | 台面整洁、仪器清洁完好；器皿清洗干净，摆放整齐 | 10 | | |
| | 实训结果 | 成品质量 | 成品符合《中国药典》或《中药饮片质量标准通则》要求 | 20 | | |
| 语言表达能力 | 实训报告 | 数据记录 | 实训报告内容数据真实、完整、齐全和准确，书写清楚整洁，结果明确 | 10 | | |
| 实训素质 | | 实训纪律 | 没有迟到、早退、旷课、违反课堂纪律等情况；穿着符合实训室要求 | 5 | | |
| | | 合作精神 | 分工明确，能主动完成实训操作，如小组成员不积极参与实训操作，视情节程度扣分 | 5 | | |
| | | 质量意识 | 对产品质量和生产过程有清晰的认识，能够遵循相关标准和规程；对出现的质量问题能够及时发现并采取措施进行改进 | 5 | | |
| | | 安全意识 | 实训操作后及时关闭煤气炉、电源 | 5 | | |
| 其他 | | | 积极主动回答问题、做实训示范以及协助老师完成任务可加分 | 5 | | |
| 合计 | | | | 100 | | |

# 实训任务七　蒸、煮、燀制技术

## 一、实训目的

1. 能规范进行加蒸、煮、燀制技术的操作，并得到合格的炮制品。
2. 能分析加蒸、煮、燀制过程中不合格饮片的产生原因，并正确处理。
3. 能根据药物需要正确选择及处理辅料。

## 二、实训设备及材料

**1. 实训设备**　煤气灶、铁锅、筛子、切药刀、盛药器具、电子秤、不锈钢蒸锅。
**2. 实训材料**　黄芩、地黄、巴戟天、远志、苦杏仁、白扁豆等。

## 三、实训内容

### 子任务一 蒸制技术（黄芩片、熟地黄）

#### （一）准备

1. 核对药材的品名、规格、批号等信息。
2. 检查环境卫生，检查设备是否能正常使用，检查工具与容器的卫生。
3. 校验称量设备。

#### （二）操作

**1. 黄芩片** 将黄芩原药材除去非药用部位、虫蛀霉变、杂质等，并大小分档；将黄芩置于蒸笼内，圆汽后蒸制30分钟，趁热闷透；用弯曲法检查软化程度，当黄芩软硬适度时趁热切制成薄片；将黄芩切片置烘箱干燥，将温度设置为80℃，干燥至水分不超过12%止；筛去药屑后称量黄芩饮片的总重量；将生产好的黄芩饮片置洁净的聚乙烯包装袋内，密封后贮藏。

**2. 熟地黄** 将地黄原药材除去非药用部位、虫蛀霉变、杂质等，并大小分档；将地黄置于陶罐内，加适量黄酒，密闭，润透（每100kg地黄，用黄酒30~50kg）；将装有地黄的陶罐，隔水炖，炖至酒被吸尽，地黄成乌黑色，有光泽时取出；晒至外皮黏液稍干，切制成厚片；将熟地黄切片置烘箱干燥，将温度设置为80℃干燥，待水分不超过15%为止；筛去药屑后称量熟地黄饮片的总重量；将生产好的熟地黄饮片置洁净的聚乙烯包装袋内，密封后贮藏。

#### （三）记录

根据蒸法实训结果，填写实训记录表17-21。

**表17-21 蒸法实训结果记录**

| 序号 | 实训内容 | 实训结果 |
|---|---|---|
| 1 | 黄芩片 | 饮片重量：<br>成品性状： |
| 2 | 熟地黄 | 饮片重量：<br>成品性状： |

#### （四）清场

1. 将盛药器具、蒸笼、陶罐等器具洗净后摆放整齐，整理好桌面物品，保持整洁。
2. 清扫实训室卫生。
3. 检查设备是否切断气源、电源等，检查环境卫生，检查工具与容器的卫生。

### 子任务二 煮制技术（制远志、制巴戟天）

#### （一）准备

1. 核对药材的品名、规格、批号等信息。
2. 检查环境卫生，检查设备是否能正常使用，检查工具与容器的卫生。
3. 校验称量设备。

#### （二）操作

**1. 制远志** 称取远志和甘草，将远志除去非药用部位、虫蛀霉变、杂质等；检查不锈钢锅和盛药器具是否洁净，必要时进行清洁；取净甘草至不锈钢锅内，加适量水，水平放置煤气灶上；打开煤气灶开关，用大（武）火加热；煎煮两次，去渣，合并煎液，甘草汁浓缩至甘草量的10倍；取净远志段置不锈钢锅内，用文火加热，煮至甘草汁被吸尽，出锅；将制远志盛放在洁净的容器内，干燥；将生产好的制远志置洁净的聚乙烯包装袋内，密封后贮藏。

**2. 制巴戟天**　称取巴戟天和甘草，将巴戟天除去非药用部位、虫蛀霉变、杂质等；检查不锈钢锅和盛药器具是否洁净，必要时进行清洁；取净甘草至不锈钢锅内，加适量水，水平放置在煤气灶上；打开煤气灶开关，用大（武）火加热；煎煮两次，去渣，合并煎液，甘草汁浓缩至甘草量的 10 倍；取净巴戟天置不锈钢锅内，用文火加热，煮至甘草汁被吸尽，出锅，趁热除去木心；将制巴戟天盛放在洁净的容器内，干燥；将生产好的制巴戟天置洁净的聚乙烯包装袋内，密封后贮藏。

### （三）记录

根据煮法实训结果，填写实训记录表 17 - 22。

表 17 - 22　煮法实训结果记录

| 序号 | 实训内容 | 实训结果 |
|---|---|---|
| 1 | 制巴戟天 | 饮片重量：<br>成品性状： |
| 2 | 制远志 | 饮片重量：<br>成品性状： |

### （四）清场

1. 将盛药器具、铁锅等器具洗净后摆放整齐，整理好桌面物品，保持整洁。
2. 清扫实训室卫生。
3. 检查设备是否切断气源、电源等，检查环境卫生，检查工具与容器的卫生。

## 子任务三　燀制技术（燀苦杏仁、燀白扁豆）

### （一）准备

1. 核对药材的品名、规格、批号等信息。
2. 检查环境卫生，检查设备是否能正常使用，检查工具与容器的卫生。
3. 校验称量设备。

### （二）操作

**1. 燀苦杏仁**　称取苦杏仁，将苦杏仁除去非药用部位、虫蛀霉变、杂质等；检查不锈钢锅和盛药器具是否洁净，必要时进行清洁；加入药材 10 倍量水后，将不锈钢锅水平放置在煤气灶上；打开煤气灶开关，用大（武）火加热至沸腾；将苦杏仁投入锅内用沸水煮烫 5 分钟，至种皮鼓起后，立即放冷水中稍浸；搓开种皮与种仁，将净种仁置洁净的容器内，烘干；用簸箕簸出种皮，将燀苦杏仁称重；将生产好的燀苦杏仁置洁净的聚乙烯包装袋内，密封后贮藏。

**2. 燀白扁豆**　称取白扁豆，除去非药用部位、虫蛀霉变、杂质等；检查不锈钢锅和盛药器具是否洁净，必要时进行清洁；加入药材 10 倍量水后，将不锈钢锅水平放置在煤气灶上；打开煤气灶开关，用大（武）火加热至沸腾；将白扁豆投入锅内用沸水煮烫 10 分钟，至种皮膨胀后，捞出，立即放冷水中稍浸；搓开种皮与种仁，将净种仁置洁净的容器内，烘干；用簸箕簸取种仁，将白扁豆仁称重；将生产好的白扁豆仁置洁净的聚乙烯包装袋内，密封后贮藏。

### （三）记录

根据燀法实训结果，填写实训记录表 17 - 23。

表 17 – 23　焯法实训结果记录

| 序号 | 实训内容 | 实训结果 |
|------|----------|----------|
| 1 | 焯苦杏仁 | 饮片重量：<br>成品性状： |
| 2 | 焯白扁豆 | 饮片重量：<br>成品性状： |

## （四）清场

1. 将盛药器具、铁锅、筛子等器具洗净后摆放整齐，整理好桌面物品，保持整洁。
2. 清扫实训室卫生。
3. 检查设备是否切断气源、电源等，检查环境卫生，检查工具与容器的卫生。

## 四、注意事项

1. 加液体辅料拌蒸的药物应待辅料被吸尽后再蒸制。蒸制完毕后，若有剩余的药汁，应拌入药物吸收后再干燥。
2. 需长时间蒸制的药物应不断添加开水，以免水煮干，要有专人值班，以保安全。
3. 焯制苦杏仁时，要注意用水量、水温和时间。

## 五、实训思考

1. 黄芩除可以蒸制软化以外，也可以采用沸水煮 10 分钟软化，请思考为什么一定要用沸水？
2. 地黄蒸制后性状发生了什么变化？药性发生了哪些变化？
3. 请谈谈药物煮制过程中的注意事项。

## 六、实训评价

表 17 – 24　蒸、煮、焯制技术实训评价表

| 能力目标 | 评价项目 | 评价指标 | 评价要点 | 分值 | 得分 | |
|----------|----------|----------|----------|------|------|------|
| | | | | | 学生自评 | 教师评分 |
| 自学能力 | 实训前准备 | 实训器材 | 课前检查实训器材是否齐全；操作台面、装药容器洁净 | 5 | | |
| | | 预习 | 查找相关资料将预习内容提前完成 | 10 | | |
| 操作及合作能力 | 实训操作 | 称量 | 正确使用电子天平 | 5 | | |
| | | 蒸制/煮制/焯制 | 药物无杂质、变异品、大小分档 | 5 | | |
| | | | 辅料用量符合要求 | 5 | | |
| | | | 炮制方法正确 | 5 | | |
| | | | 火力大小合适 | 5 | | |
| | | 取药 | 炮制程度适宜；停火后取药；摊开晾凉 | 5 | | |
| | 实训后处理 | 清洁卫生 | 台面整洁、仪器清洁完好；器皿清洗干净，摆放整齐 | 10 | | |
| | 实训结果 | 成品质量 | 成品符合《中国药典》或《中药饮片质量标准通则》要求 | 15 | | |

续表

| 能力目标 | 评价项目 | 评价指标 | 评价要点 | 分值 | 得分 | |
|---|---|---|---|---|---|---|
| | | | | | 学生自评 | 教师评分 |
| 语言表达能力 | 实训报告 | 数据记录 | 实训报告内容数据真实、完整、齐全和准确，书写清楚整洁，结果明确 | 5 | | |
| 实训素质 | | 实训纪律 | 没有迟到、早退、旷课、违反课堂纪律等情况；穿着符合实训室要求 | 5 | | |
| | | 合作精神 | 分工明确，能主动完成实训操作，如小组成员不积极参与实训操作，视情节程度扣分 | 5 | | |
| | | 质量意识 | 对产品质量和生产过程有清晰的认识，能够遵循相关标准和规程；对出现的质量问题能够及时发现并采取措施进行改进 | 5 | | |
| | | 安全意识 | 实训操作后及时关闭煤气炉 | 5 | | |
| 其他 | | | 积极主动回答问题、做实训示范以及协助老师完成任务可加分 | 5 | | |
| 合计 | | | | 100 | | |

# 实训任务八　复制技术

## 一、实训目的

1. 能规范进行清半夏、姜半夏、法半夏等半夏饮片炮制，并得到合格的饮片。
2. 能正确选择和处理炮制所需辅料。
3. 能分析炮制过程中不合格饮片的产生原因，并正确处理。

## 二、实训设备及材料

**1. 实训设备**　电炉、锅具、筛子、瓷盘、瓷盆等。
**2. 实训材料**　半夏、白矾、甘草、生石灰、生姜。

## 三、实训内容

### （一）准备

1. 核对药材的品名、规格、批号等信息。
2. 检查环境卫生，检查设备是否能正常使用，检查工具与容器的卫生。
3. 校验称量设备。

### （二）操作

**1. 清半夏**　称取净半夏100g，白矾50g。将白矾配置成8%的溶液，加入净半夏，浸泡或煮至内无干心，口尝微有麻舌感，取出。洗净，切厚片，干燥。

**2. 姜半夏**　称取净半夏100g，生姜25g，白矾12.5g。将净半夏用水浸泡至内无干心时，取出。取生姜切片煎汤，加入白矾与半夏共煮透，取出。切薄片，干燥。

**3. 法半夏** 称取净半夏 100g，甘草 15g，生石灰 10g。取净半夏用水浸泡至内无干心，取出。再取甘草，加水煎煮二次，合并煎液，倒入用适量水制成的石灰液中，搅匀，加入上述已浸透的半夏，浸泡，每日搅拌 1～2 次，并保持浸液 pH 12 以上，至剖面黄色均匀，口尝微有麻舌感时，取出。洗净，阴干或烘干，即得。

### （三）记录

根据复制法实训结果，填写实训记录表 17－25。

表 17－25　复制法实训结果记录

| 序号 | 实训内容 | 实训结果 |
|---|---|---|
| 1 | 清半夏 | 饮片重量：<br>成品性状： |
| 2 | 姜半夏 | 饮片重量：<br>成品性状： |
| 3 | 法半夏 | 饮片重量：<br>成品性状： |

### （四）清场

1. 将盛药器具、药筛、瓷盆等容器具洗净后摆放整齐，整理好桌面物品，保持整洁。
2. 清扫实训室卫生。
3. 检查设备是否切断气源、电源等，检查环境卫生，检查工具与容器的卫生。

## 四、注意事项

1. 浸泡宜选在春、秋季，于阴凉处，避免暴晒，以免温度过高导致发酵腐烂（化缸）。
2. 浸泡过程中使内无干心，不能太过或不及；注意每日搅拌 1～2 次，使辅料与药物充分作用。
3. 如果采用煮法，则注意火力均匀、水量适当，以免糊汤。
4. 注意辅料的加入顺序及用量、浸泡液的 pH。

## 五、实训思考

1. 请谈谈药物复制过程中的注意事项。
2. 半夏的炮制品有哪些？简述各炮制品所用辅料及辅料所起作用。

## 六、实训评价

表 17－26　复制技术实训评价表

| 能力目标 | 评价项目 | 评价指标 | 评价要点 | 分值 | 得分 | |
|---|---|---|---|---|---|---|
| | | | | | 学生自评 | 教师评分 |
| 自学能力 | 实训前准备 | 实训器材 | 课前检查实训器材是否齐全；操作台面、装药容器洁净 | 5 | | |
| | | 预习 | 查找相关资料将预习内容提前完成 | 10 | | |

续表

| 能力目标 | 评价项目 | 评价指标 | 评价要点 | 分值 | 得分 | |
|---|---|---|---|---|---|---|
| | | | | | 学生自评 | 教师评分 |
| 操作及合作能力 | 实训操作 | 称量 | 正确使用电子天平 | 5 | | |
| | | 复制 | 药物无杂质、变异品、大小分档 | 5 | | |
| | | | 辅料用量符合要求 | 5 | | |
| | | | 炮制方法正确 | 5 | | |
| | | | 火力大小合适 | 5 | | |
| | | 取药 | 炮制程度适宜；摊开晾凉 | 5 | | |
| | 实训后处理 | 清洁卫生 | 台面整洁、仪器清洁完好；器皿清洗干净，摆放整齐 | 10 | | |
| | 实训结果 | 成品质量 | 成品符合《中国药典》或《中药饮片质量标准通则》要求 | 15 | | |
| 语言表达能力 | 实训报告 | 数据记录 | 实训报告内容数据真实、完整、齐全和准确，书写清楚整洁，结果明确 | 5 | | |
| 实训素质 | | 实训纪律 | 没有迟到、早退、旷课、违反课堂纪律等情况；穿着符合实训室要求 | 5 | | |
| | | 合作精神 | 分工明确，能主动完成实训操作，如小组成员不积极参与实训操作，视情节程度扣分 | 5 | | |
| | | 质量意识 | 对产品质量和生产过程有清晰的认识，能够遵循相关标准和规程；对出现的质量问题能够及时发现并采取措施进行改进 | 5 | | |
| | | 安全意识 | 实训操作后及时关闭煤气炉 | 5 | | |
| 其他 | | | 积极主动回答问题、做实训示范以及协助老师完成任务可加分 | 5 | | |
| 合计 | | | | 100 | | |

# 实训任务九　发酵、发芽技术

## 一、实训目的

1. 能规范进行发酵、发芽操作，并得到合格的饮片。
2. 能分析发酵、发芽过程中不合格饮片的产生原因，并正确处理。

## 二、实训设备及材料

**1. 实训设备**　筛子、竹匾、电炉、铁锅、铁铲、瓷盘、瓷盆、刀、模具、排水容器、棉布。

**2. 实训材料**　麦麸、苦杏仁、面粉、赤小豆、鲜青蒿、鲜辣蓼、鲜苍耳草、青蒿、桑叶、黑大豆、大麦、大豆、水。

## 三、实训内容

### 子任务一 发酵技术（六神曲、淡豆豉）

#### （一）准备

1. 核对药材的品名、规格、批号等信息。

2. 检查环境卫生，检查设备是否能正常使用，检查工具与容器的卫生。

3. 校验称量设备。

#### （二）操作

**1. 六神曲**

（1）处方 麦麸60g，苦杏仁4g，面粉40g，赤小豆4g，鲜青蒿7g，鲜辣蓼7g，鲜苍耳草7g。

（2）制法 先将赤小豆煮烂，苦杏仁碾成泥状（或将杏仁和赤小豆碾成粉末），与麦麸、面粉混匀，再将鲜辣蓼、鲜青蒿、鲜苍耳草等洗净，用适量水煎汁，将汁液加入上述药物中，揉搓成团块。然后置于木制模型中，压成扁平方块（33cm×20cm×6.6cm），再用苘麻叶（或粗纸）包好，置于木箱或席篓内，每块间要留有空隙，按品字形堆放，上面用厚棉被或鲜青蒿等物盖严。一般室温在30~37℃，相对湿度在70%~80%，经4~6天即能发酵，待表面全部生出黄白色霉衣时，取出，除去苘麻叶或粗纸，切成小方块，干燥。

**2. 淡豆豉** 取青蒿、桑叶加水煎煮，滤过，取黑大豆洗净，将煎汁拌入净大豆中，待汤液被吸尽后，蒸透，取出，稍凉，再置于容器中，用煎过汁的青蒿和桑叶渣覆盖，在温度25~28℃，相对湿度80%的条件下闷至发酵，至黄衣上遍时，取出，除去药渣，洗净，置于容器中，保持温度50~60℃，再闷15~20天，至充分发酵，有香气逸出时，取出，略蒸，干燥。

每100kg净黑大豆，用桑叶、青蒿各7~10kg。

#### （三）记录

根据发酵法实训结果，填写实训记录表17-27。

表17-27 发酵法实训结果记录

| 序号 | 实训内容 | 实训结果 |
|---|---|---|
| 1 | 六神曲 | 饮片重量：<br>成品性状： |
| 2 | 淡豆豉 | 饮片重量：<br>成品性状： |

#### （四）清场

1. 将盛药器具、药筛、瓷盆等容器具抹净后摆放整齐，整理好桌面物品，保持整洁。

2. 清扫实训室卫生。

3. 检查设备是否切断气源、电源等，检查环境卫生，检查工具与容器的卫生。

### 子任务二 发芽技术（麦芽、大豆黄卷）

#### （一）准备

1. 核对药材的品名、规格、批号等信息。

2. 检查环境卫生，检查设备是否能正常使用，检查工具与容器的卫生。

3. 校验称量设备。

## （二）操作

**1. 麦芽**　取成熟饱满的净大麦，用清水浸泡至六七成透（3～4小时），捞出，置于能排水的容器中，湿物盖好，每日淋水2～3次，保持适宜的温度和湿度，经5～7天，待芽长至约0.5cm时，取出，低温干燥或晒干。

**2. 大豆黄卷**　取成熟饱满的净大豆，用水浸泡至膨胀，捞出，置于能排水的容器中，湿布盖好，每日淋水2～3次，保持湿润，待芽长至0.5～1cm时，取出，干燥。

## （三）记录

根据发芽法实训结果，填写实训记录表17-28。

表17-28　发芽法实训结果记录

| 序号 | 实训内容 | 实训结果 |
|---|---|---|
| 1 | 麦芽 | 饮片重量：<br>成品性状： |
| 2 | 大豆黄卷 | 饮片重量：<br>成品性状： |

## （四）清场

1. 将盛药器具、药筛、瓷盆等容器具抹净后摆放整齐，整理好桌面物品，保持整洁。
2. 清扫实训室卫生。
3. 检查设备是否切断气源、电源等，检查环境卫生，检查工具与容器的卫生。

# 四、注意事项

1. 发酵前应进行杀菌、杀虫处理，整个发酵过程需一次完成。
2. 发酵需保证温度和湿度适宜，整个过程要勤检查，防止发酵过度。
3. 发芽的果实和种子应新鲜、成熟饱满。
4. 发芽需保证温度和湿度适宜，整个过程要勤检查，防止发芽过度。

# 五、实训思考

1. 请谈谈发酵的操作要点和注意事项。
2. 请谈谈发芽的操作要点和注意事项。

# 六、实训评价

表17-29　发酵、发芽技术实训评价表

| 能力目标 | 评价项目 | 评价指标 | 评价要点 | 分值 | 得分 | |
|---|---|---|---|---|---|---|
| | | | | | 学生自评 | 教师评分 |
| 自学能力 | 实训前准备 | 实训器材 | 课前检查实训器材是否齐全；操作台面、装药容器洁净 | 5 | | |
| | | 预习 | 查找相关资料将预习内容提前完成 | 10 | | |

续表

| 能力目标 | 评价项目 | 评价指标 | 评价要点 | 分值 | 得分 | |
|---|---|---|---|---|---|---|
| | | | | | 学生自评 | 教师评分 |
| 操作及合作能力 | 实训操作 | 称量 | 正确使用电子天平 | 5 | | |
| | | 发酵/发芽 | 发酵/发芽温度和湿度适宜 | 10 | | |
| | | | 发酵成品无异味和异常颜色；发芽成品芽长符合药典要求，发芽率在85%以上 | 15 | | |
| | 实训后处理 | 清洁卫生 | 台面整洁、仪器清洁完好；器皿清洗干净，摆放整齐 | 10 | | |
| | 实训结果 | 成品质量 | 成品符合《中国药典》或《中药饮片质量标准通则》要求 | 15 | | |
| 语言表达能力 | 实训报告 | 数据记录 | 实训报告内容数据真实、完整、齐全和准确，书写清楚整洁，结果明确 | 5 | | |
| 实训素质 | | 实训纪律 | 没有迟到、早退、旷课、违反课堂纪律等情况；穿着符合实训室要求 | 5 | | |
| | | 合作精神 | 分工明确，能主动完成实训操作，如小组成员不积极参与实训操作，视情节程度扣分 | 5 | | |
| | | 质量意识 | 对产品质量和生产过程有清晰的认识，能够遵循相关标准和规程；对出现的质量问题能够及时发现并采取措施进行改进 | 5 | | |
| | | 安全意识 | 实训操作后及时关闭煤气炉 | 5 | | |
| 其他 | | | 积极主动回答问题、做实训示范以及协助老师完成任务可加分 | 5 | | |
| 合计 | | | | 100 | | |

# 实训任务十　其他炮制技术

## 一、实训目的

1. 能规范进行制霜、煨制等炮制操作，并得到合格的饮片。
2. 能分析制霜、煨制等炮制过程中不合格饮片的产生原因，并正确处理。

## 二、实训设备及材料

**1. 实训设备**　乳钵、压榨器、电炉、蒸锅、瓦罐、吸油纸、竹签、毛刷、索氏提取器、烧瓶、称量瓶、水浴锅、天平、滤纸、蒸发皿、量筒、草纸、铁铲、铁锅、铁丝匾、固定木夹、切刀、砧板、电炉、铁锅、铁铲、瓷盘、瓷盆、乳钵、烧杯等。

**2. 实训材料**　巴豆仁、淀粉、乙醚、无水硫酸钠、西瓜、芒硝、肉豆蔻、木香、面粉、滑石粉、芒硝、新鲜萝卜、鸡蛋、磁铁、朱砂粗粉。

## 三、实训内容

### 子任务一　制霜技术（巴豆霜）

#### （一）准备

1. 核对药材的品名、规格、批号等信息。

2. 检查环境卫生，检查设备是否能正常使用，检查工具与容器的卫生。

3. 校验称量设备。

#### （二）操作

**1. 巴豆霜**

（1）传统制霜法　取净巴豆仁，碾烂成泥，用布包严，蒸热后压榨去油，如此反复操作数次，至药物松散成粉，不再粘结成饼为度，再研成松散粉末。量少时，可将巴豆仁碾烂成泥，用数层吸油纸包裹，微热后反复压榨换纸，达到松散成粉不粘结成饼为度。

成品性状：本品为粒度均匀、松散的淡黄色粉末，显油性，味辛辣。其含油量应为18%~20%。

（2）淀粉稀释法　取巴豆仁碾细后，照如下方法测定脂肪油含量，加适量的淀粉，使脂肪油含量符合规定，混匀，即得。

脂肪油含量测定：取巴豆仁约5g，精密称定，置索氏提取器中，加乙醚100ml，加热回流提取（6~8小时）至脂肪油提尽，收集提取液，置已干燥至恒重的蒸发皿中，在水浴上低温蒸干，在100℃干燥1小时，移置干燥器中，冷却30分钟，精密称定，计算，即得。

计算公式：

$$脂肪油含量（\%）= \frac{脂肪油重量}{样品重量} \times 100\%$$

检查脂肪油是否提取完全：从提取装置中吸取10滴乙醚提取液于表面皿上，置于水浴锅上挥尽溶剂，再加入4~5粒无水$Na_2SO_4$，置于电炉上加热，若无丙烯醛气味，或将乙醚提取液滴于白色滤纸上，使溶剂挥尽，若无油迹，则为提取完全。

淀粉稀释法制备巴豆霜：取已知含油量的净巴豆仁，称重，碾烂成泥，加入定量淀粉稀释混匀，过80~100目筛，即得巴豆霜。

淀粉加入量的计算公式如下。

$$淀粉加入量（g）= \frac{W[V-(18\%~20\%)]}{(18\%~20\%)}$$

式中，$W$表示巴豆仁的重量（g）；$V$表示测得的巴豆脂肪油含量（%）。

（3）成品性状　巴豆霜含油量应为18%~20%。成品为粒度均匀、松散的淡黄色粉末，显油性，味辛辣。

**2. 西瓜霜**

（1）西瓜析霜　取新鲜西瓜，沿蒂头切一厚片作顶盖，挖出部分瓜瓤，将芒硝填入瓜内，盖上顶盖，用竹签插牢，用碗或碟托住，盖好，悬挂于阴凉通风处，待西瓜表面析出白霜时，随时刮下，直到无白霜析出时即可，晾干。

（2）瓦罐析霜　取新鲜西瓜，切碎，放入不带釉的瓦罐内，一层西瓜一层芒硝，将罐口封严，悬挂于阴凉通风处，数日后，瓦罐表面析出白色结晶物，随析随收集，至无结晶析出为止。

每100kg西瓜，用芒硝15kg。

（3）成品性状　西瓜霜为类白色至黄白色结晶性粉末，气微，味咸。

## （三）记录

根据制霜法实训结果，填写实训记录表17-30。

表17-30　制霜法实训结果记录

| 序号 | 实训内容 | 实训结果 |
|---|---|---|
| 1 | 巴豆霜 | 饮片重量：<br>成品性状： |
| 2 | 西瓜霜 | 饮片重量：<br>成品性状： |

## （四）清场

1. 将盛药器具、药筛、瓷盆等容器具抹净后摆放整齐，整理好桌面物品，保持整洁。
2. 清扫实训室卫生。
3. 检查设备是否切断气源、电源等，检查环境卫生，检查工具与容器的卫生。

### 子任务二　煨制技术（煨肉豆蔻、煨木香）

## （一）准备

1. 核对药材的品名、规格、批号等信息。
2. 检查环境卫生，检查设备是否能正常使用，检查工具与容器的卫生。
3. 校验称量设备。

## （二）操作

**1. 煨肉豆蔻**　取面粉，加水适量揉成团块，压成薄片，将肉豆蔻逐个包裹，或将肉豆蔻表面用水湿润，如水泛丸法包裹面粉3~4层，稍晾至半干。投入已加热呈滑利状态的滑石粉中，适当翻动，至面皮呈焦黄色时，取出，筛去滑石粉，剥去面皮。

每100kg净肉豆蔻，用面粉50kg。

**2. 煨木香**　取未干燥的木香片，在铁丝匾中，用一层草纸，一层木香片，如此间隔平铺数层，上下用平坦木板压紧，捆扎结实，使木香与草纸紧密接触，放烘干室或炉火旁，煨至木香所含挥发油渗透到纸上，取出，放凉，备用。

## （三）记录

根据煨制法实训结果，填写实训记录表17-31。

表17-31　煨制法实训结果记录

| 序号 | 实训内容 | 实训结果 |
|---|---|---|
| 1 | 煨肉豆蔻 | 饮片重量：<br>成品性状： |
| 2 | 煨木香 | 饮片重量：<br>成品性状： |

## （四）清场

1. 将盛药器具等容器具抹净后摆放整齐，整理好桌面物品，保持整洁。
2. 清扫实训室卫生。
3. 检查设备是否切断气源、电源等，检查环境卫生，检查工具与容器的卫生。

## 子任务三　提净技术（芒硝）

### （一）准备

1. 核对药材的品名、规格、批号等信息。
2. 检查环境卫生，检查设备是否能正常使用，检查工具与容器的卫生。
3. 校验称量设备。

### （二）操作

取适量鲜萝卜，洗净，切成片，置于加热锅中，加入适量水煮透，捞出萝卜，再投入适量朴硝（天然芒硝）共煮，至全部溶化，取出，滤过或澄清以后取上清液，放冷，待结晶大部分析出后，取出，置于避风处适当干燥，即得。其结晶母液经浓缩后可继续析出结晶，直至不再析出结晶为止。

每100kg朴硝，用萝卜20kg。

### （三）记录

根据提净法实训结果，填写实训记录表17-32。

表17-32　提净法实训结果记录

| 实训内容 | 实训结果 |
| --- | --- |
| 芒硝 | 饮片重量：<br>成品性状： |

### （四）清场

1. 将盛药器具、药筛、瓷盆等容器具抹净后摆放整齐，整理好桌面物品，保持整洁。
2. 清扫实训室卫生。
3. 检查设备是否切断气源、电源等，检查环境卫生，检查工具与容器的卫生。

## 子任务四　水飞技术（朱砂）

### （一）准备

1. 核对药材的品名、规格、批号等信息。
2. 检查环境卫生、检查设备是否能正常使用、检查工具与容器的卫生。
3. 校验称量设备。

### （二）操作

取朱砂粗粉，用磁铁吸尽铁屑，置于乳钵中，加适量清水研磨成糊状，然后加大量清水搅拌，使成混悬液，稍停，倾出混悬液。下沉的粗粉再按上法，反复研磨数次，直至手捻细腻，无亮星为止，弃去杂质，合并混悬液，静置后倾去上层清水，取沉淀，晾干或在40℃以下烘干，再研细即可。

### （三）记录

根据水飞法实训结果，填写实训记录表17-33。

表17-33　水飞法实训结果记录

| 实训内容 | 实训结果 |
| --- | --- |
| 水飞朱砂 | 饮片重量：<br>成品性状： |

### （四）清场

1. 将盛药器具、药筛、瓷盆等容器具抹净后摆放整齐，整理好桌面物品，保持整洁。

2. 清扫实训室卫生。

3. 检查设备是否切断气源、电源等，检查环境卫生，检查工具与容器的卫生。

### 子任务五 干馏技术（蛋黄油）

#### （一）准备

1. 核对药材的品名、规格、批号等信息。

2. 检查环境卫生，检查设备是否能正常使用，检查工具与容器的卫生。

3. 校验称量设备。

#### （二）操作

将鸡蛋煮熟后，剥取蛋黄置于锅中，先文火加热以除尽水分，后用武火加热，炒熬至蛋黄油出尽为止，滤尽蛋黄油，装瓶备用。

#### （三）记录

根据干馏法实训结果，填写实训记录表 17 – 34。

表 17 – 34 干馏法实训结果记录

| 实训内容 | 实训结果 |
| --- | --- |
| 蛋黄油 | 饮片重量：<br>成品性状： |

#### （四）清场

1. 将盛药器具、药筛、瓷盆等容器具抹净后摆放整齐，整理好桌面物品，保持整洁。

2. 清扫实训室卫生。

3. 检查设备是否切断气源、电源等，检查环境卫生，检查工具与容器的卫生。

## 四、注意事项

1. 巴豆生品有大毒，操作时应戴上口罩及手套等防护，所用器具应及时洗净。

2. 西瓜霜制备时应在秋季凉爽有风时进行，霜应随析随扫。

3. 煅制时应控制火力，使温度低，油质能徐徐渗出而被辅料吸收。

4. 芒硝提净时加水量不宜过多，使药物全部溶解为宜，否则不易结晶。

5. 朱砂研磨时要忌铁器，且加水量宜少，搅拌混悬时用水量宜大；干燥时温度不宜过高，以40℃以下烘干或晾干为宜。

6. 蛋黄油制备时蛋黄要先研碎，熬油时应先文火炒至水分蒸发完全，再用武火加热，所得蛋黄油要及时装瓶贮藏。

## 五、实训思考

1. 巴豆有哪几种制霜方法？制霜的目的是什么？

2. 制备西瓜霜时放入不带釉瓦罐中的原因是什么？

3. 请谈谈煅制技术的操作要点和注意事项。

4. 芒硝与玄明粉的区别是什么？

5. 水飞法制备朱砂粉的目的是什么？此法有什么优缺点？

6. 蛋黄油在临床上有什么用途？

## 六、实训评价

表 17 – 35 其他炮制技术实训评价表

| 能力目标 | 评价项目 | 评价指标 | 评价要点 | 分值 | 得分 | |
|---|---|---|---|---|---|---|
| | | | | | 学生自评 | 教师评分 |
| 自学能力 | 实训前准备 | 实训器材 | 课前检查实训器材是否齐全；操作台面、装药容器洁净 | 5 | | |
| | | 预习 | 查找相关资料将预习内容提前完成 | 10 | | |
| 操作及合作能力 | 实训操作 | 称量 | 正确使用电子天平 | 5 | | |
| | | 其他炮制技术 | 药物无杂质、变异品、大小分档 | 5 | | |
| | | | 辅料用量及处理符合要求 | 5 | | |
| | | | 炮制方法操作规范 | 10 | | |
| | | | 火力大小合适 | 5 | | |
| | | | 炮制程度适宜；停火后取药；摊开晾凉 | 5 | | |
| | 实训后处理 | 清洁卫生 | 台面整洁、仪器清洁完好；器皿清洗干净，摆放整齐 | 5 | | |
| | 实训结果 | 成品质量 | 成品符合《中国药典》或《中药饮片质量标准通则》要求 | 15 | | |
| 语言表达能力 | 实训报告 | 数据记录 | 实训报告内容数据真实、完整、齐全和准确，书写清楚整洁，结果明确 | 5 | | |
| 实训素质 | | 实训纪律 | 没有迟到、早退、旷课、违反课堂纪律等情况；穿着符合实验室要求 | 5 | | |
| | | 合作精神 | 分工明确，能主动完成实训操作，如小组成员不积极参与实训操作，视情节程度扣分 | 5 | | |
| | | 质量意识 | 对产品质量和生产过程有清晰的认识，能够遵循相关标准和规程；对出现的质量问题能够及时发现并采取措施进行改进 | 5 | | |
| | | 安全意识 | 实训操作后及时关闭煤气炉 | 5 | | |
| 其他 | | 加分项 | 积极主动回答问题、做实训示范以及协助老师完成任务可加分 | 5 | | |
| 合计 | | | | 100 | | |

# 实训任务十一 干姜炮制前后浸出物及 6 - 姜辣素的含量比较

## 一、实训目的

测定干姜炮制前后的水溶性浸出物、6 - 姜辣素的含量变化，为干姜的炮制机制提供实验依据，理解中药炮制中"生熟异治"的内涵。

## 二、实训设备及材料

**1. 炮姜制备** 干姜片、炒药锅及铲、燃气灶、铁丝网、装药盘、河砂。

**2. 水溶性浸出物测定** 干姜、炮姜、中药高速粉碎机、二号筛、电子分析天平（1mg）、锥形瓶、加热回流提取装置、过滤装置、量筒、蒸发皿、水浴锅、烘箱。

**3. 6 - 姜辣素含量测定** 高效液相色谱仪（DAD 检测器）、电子分析天平（感量：0.1mg，0.01mg）、超声波清洗器（功率 100W，频率 40kHz）、中药高速粉碎机、二号筛、微孔滤膜（0.45μm）。

## 三、实训内容

### 子任务一 制备炮姜

#### （一）准备

1. 核对药材的品名、规格、批号等信息。
2. 检查环境卫生，检查设备是否能正常使用，检查工具与容器的卫生。
3. 校验称量设备。

#### （二）操作

取干姜片，除去杂质，大小分档，称取 100g，备用。取净砂放置于锅内，用武火加热至滑利状态时，投入净干姜片，不断翻动，烫至鼓起，松泡，表面棕褐色时，取出，筛去砂，放凉。

#### （三）记录

根据制备炮姜实训结果，填写实训记录表 17 - 36。

表 17 - 36 制备炮姜实训结果记录

| 实训内容 | 实训结果 |
| --- | --- |
| 炮姜 | 饮片重量：<br>成品性状： |

#### （四）清场

1. 将盛药器具、药筛、瓷盆等容器具抹净后摆放整齐，整理好桌面物品，保持整洁。
2. 清扫实训室卫生。
3. 检查设备是否切断气源、电源等，检查环境卫生，检查工具与容器的卫生。

### 子任务二 测定干姜、炮姜的水溶性浸出物

#### （一）准备

1. 核对药材的品名、规格、批号等信息。
2. 检查环境卫生，检查设备是否能正常使用，检查工具与容器的卫生。
3. 校验称量设备。

#### （二）操作

照《中国药典》2025 年版四部 2201 浸出物测定法·水溶性浸出物测定法（热浸法）测定。分别将干姜、炮姜样品粉碎，使能通过二号筛，并分别混合均匀。取供试品 2~4g，精密称定（$m_1$），置 100~250ml 的锥形瓶中，精密加水 50ml，密塞，称定重量，静置 1 小时后，连接回流冷凝管，加热至沸腾，并保持微沸 1 小时。放冷后，取下锥形瓶，密塞，再称定重量，用水补足减失的重量，摇匀，用干燥滤器滤过，精密量取滤液 25ml，置已干燥至恒重的蒸发皿中（$m_2$），在水浴上蒸干后，于 105℃干燥 3 小时，置干燥器中冷却 30 分钟，迅速精密称定重量（$m_3$）。然后，以干燥品计算供试品中水溶性浸出物的含量（%）。

$$水溶性浸出物（\%）=\frac{（m_3-m_2）\times 50}{m_1 \times 25}\times 100\%$$

## （三）记录

根据浸出物实训结果，填写实训记录表 17-37。

表 17-37 浸出物实训结果记录

| 饮片 | 测定数据及计算结果 | | | |
|---|---|---|---|---|
| | $m_1$（g） | $m_2$（g） | $m_3$（g） | 浸出物（%） |
| 干姜 | | | | |
| 炮姜 | | | | |

## （四）清场

1. 将粉碎机、药筛、玻璃器皿等器具清洁后摆放整齐，整理好桌面物品，保持整洁。

2. 清扫实训室卫生。

3. 检查仪器设备是否切断气源、电源等，检查环境卫生，检查工具与容器的卫生。

### 子任务三 测定干姜、炮姜的 6-姜辣素含量

## （一）准备

1. 核对药材的品名、规格、批号等信息。

2. 检查环境卫生，检查设备是否能正常使用，检查工具与容器的卫生。

3. 校验称量设备。

## （二）操作

按照《中国药典》2025 年版一部干姜项下含量测定方法测定。

色谱条件与系统适用性试验 以十八烷基硅烷键合硅胶为填充剂；以乙腈-甲醇-水（40:5:55）为流动相；检测波长为 280nm。理论板数按 6-姜辣素峰计算应不低于 5000。

对照品溶液的制备 取 6-姜辣素对照品适量，精密称定，加甲醇制成每 1ml 含 0.1mg 的溶液，即得。

供试品溶液的制备 分别取干姜/炮姜样品粉末（过三号筛）约 0.25g，精密称定，置具塞锥形瓶中，精密加入 75% 甲醇 20ml，称定重量，超声处理（功率 100W，频率 40kHz）40 分钟，放冷，再称定重量，用 75% 甲醇补足减失的重量，摇匀，滤过，取续滤液，即得。

测定法 分别精密吸取对照品溶液与供试品溶液各 10μl 注入液相色谱仪，测定。

采集峰面积数据，按下式计算干姜、炮姜样品（按干燥品计）中 6-姜辣素的百分含量。

$$含量（\%）=\frac{C_R \times \dfrac{A_x}{A_R}\times V}{m_s \times（1-药材水分）}\times 100\%$$

式中，$A_x$ 为供试品峰面积；$A_R$ 为对照品的峰面积；$C_R$ 为对照品的浓度（mg/ml）；$V$ 为供试品加入溶剂的体积（ml）；$m_s$ 为供试品取样量（mg）。

## （三）记录

根据含量测定实训结果，填写实训记录表 17-38。

表 17-38  含量测定实训结果记录

| 样品类别 | 测定数据及计算结果 |
|---|---|
| 对照品 | $C_R =$ _____ mg/ml  $A_R =$ _____ |
| 干姜 | $m_x =$ _____ mg  $A_x =$ _____<br>水分 = _____  含量（%） _____ |
| 炮姜 | $m_x =$ _____ mg  $A_x =$ _____<br>水分 = _____  含量（%） _____ |

### （四）清场

1. 将粉碎机、药筛、玻璃器皿等器具清洁后摆放整齐，整理好桌面物品，保持整洁。
2. 按仪器操作规程冲洗色谱柱，关闭高效液相色谱仪。
3. 清扫实训室卫生。
4. 检查仪器设备是否切断气源、电源等，检查环境卫生，检查工具与容器的卫生。

### 子任务四  实验结果分析

将实验结果填写表 17-39，并对干姜炮制前后相关指标进行比较和分析。

表 17-39  实验结果记录表

| 测定指标 \ 饮片 | 干姜 | 炮姜 | 比较分析 |
|---|---|---|---|
| 性状 | | | |
| 水浸出物 | | | |
| 6-姜辣素 | | | |

## 四、注意事项

1. 所制备的炮姜饮片性状要符合《中国药典》要求。
2. 测定水溶性浸出物时所用的蒸发皿在使用前应先干燥至恒重。
3. 在测定 6-姜辣素含量时，待仪器稳定平衡好后要先进一针空白溶液，检查色谱柱是否有杂质干扰。确定无杂质干扰后才能进样测定。

## 五、实训思考

请从性状、水溶性浸出物、6-姜辣素含量变化的角度阐释为何干姜制成炮姜后其功效会发生变化。

## 六、实训评价

表 17-40  干姜炮制前后浸出物及 6-姜辣素的含量比较实训评价表

| 能力目标 | 评价项目 | 评价指标 | 评价要点 | 分值 | 得分 学生自评 | 教师评分 |
|---|---|---|---|---|---|---|
| 自学能力 | 实训前准备 | 实训器材 | 课前检查实训器材是否齐全；操作台面、装药容器洁净 | 2 | | |
| | | 预习 | 查找相关资料将预习内容提前完成 | 3 | | |

续表

| 能力目标 | 评价项目 | 评价指标 | 评价要点 | 分值 | 得分 | |
|---|---|---|---|---|---|---|
| | | | | | 学生自评 | 教师评分 |
| 操作及合作能力 | 制备炮姜 | 药物处理 | 饮片中无杂质、变异品、大小分档，正确使用电子天平 | 2 | | |
| | | 炮制 | 炒锅预热：炒锅倾斜 30~45°；<br>投辅料：辅料用量符合要求；<br>投放顺序正确；辅料加热程度适宜；<br>投药：投药时机适当；<br>炒药：火力适宜，翻炒时"亮锅底"，<br>动作娴熟，药物受热均匀；<br>出锅：出锅及时，并将药物摊开晾凉 | 15 | | |
| | | 成品质量 | 炮制程度适中，均匀，达到性状要求的饮片超过80% | 10 | | |
| | | 清洁卫生 | 台面整洁、仪器清洁完好；<br>器皿清洗干净，摆放整齐 | 3 | | |
| | 水浸出物检查 | 测定 | 正确按照药典要求进行供试品的粉碎、过筛、称量、滤过、移液、干燥等操作 | 10 | | |
| | | 浸出物含量计算 | 能根据测定数据，正确计算样品浸出物含量 | 3 | | |
| | | 清洁卫生 | 台面整洁、仪器清洁完好；<br>器皿清洗干净，摆放整齐 | 2 | | |
| | 6-姜辣素测定 | 制备供试品 | 正确按照药典要求进行供试品的粉碎、过筛、称量、滤过等操作 | 5 | | |
| | | 仪器操作 | 正确按照仪器操作规程要求进行进样、导出分析数据、清洗色谱柱等操作 | 5 | | |
| | | 含量计算 | 能根据测定数据，正确计算样品含量 | 5 | | |
| | 实验结果分析 | 数据分析 | 能根据实验结果对干姜炮制前后指标变化趋势进行正确描述，原因分析及结论基本正确 | 5 | | |
| 语言表达能力 | 实训报告 | 数据记录 | 实训报告内容数据真实、完整、齐全和准确，书写清楚整洁，结果明确 | 5 | | |
| 实训素质 | | 实训纪律 | 没有迟到、早退、旷课、违反课堂纪律等情况；穿着符合实训室要求 | 5 | | |
| | | 合作精神 | 分工明确，能主动完成实训操作，如小组成员不积极参与实训操作，视情节程度扣分 | 5 | | |
| | | 质量意识 | 对产品质量和生产过程有清晰的认识，能够遵循相关标准和规程；对出现的质量问题能够及时发现并采取措施进行改进 | 5 | | |
| | | 安全意识 | 实训操作后及时关闭煤气炉 | 5 | | |
| 其他（加分项） | | | 积极主动回答问题、做实训示范以及协助老师完成任务可加分 | 5 | | |
| 合计 | | | | 100 | | |

# 参考文献

［1］国家中医药管理局职业技能鉴定指导中心．中药炮制工［M］．北京：中国医药科技出版社，2019.

［2］国家中医药管理局执业药师认证中心．中药学专业知识［M］．北京：中国医药科技出版社，2020.

［3］刘波，李卫先．中药炮制技术［M］. 5 版．北京：人民卫生出版社，2023.

［4］龚千锋．中药炮制学［M］. 4 版．北京：中国中医药出版社，2016.

［5］张昌文．中药炮制技术［M］. 2 版．北京：中国中医药出版社，2018.

［6］邵芸．中药炮制技术［M］. 3 版．北京：科学出版社，2021.

［7］钟凌云．中药炮制学［M］. 4 版．北京：中国中医药出版社，2021.

［8］陈秀瑗，姚腊初．中药炮制技术［M］. 4 版．北京：中国医药科技出版社，2022.

［9］段启，沈伟．中药炮制技术［M］．北京：中国医药科技出版社，2021.

［10］冯建华．中药炮制技术［M］. 3 版．北京：中国医药科技出版社，2021.